医·学·与·延·寿

傅青主女人经

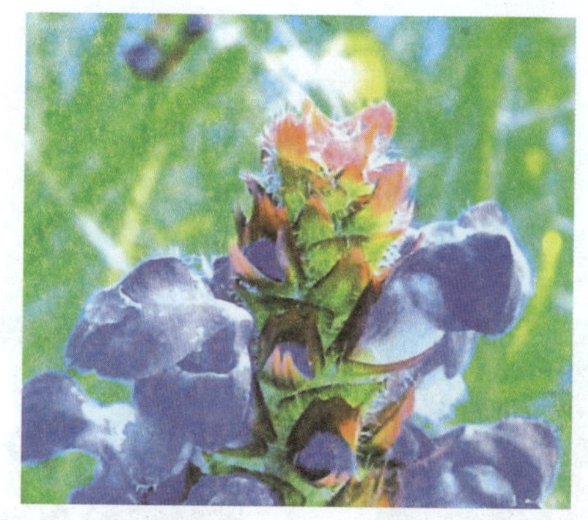

万象文画编写组 编

内蒙古人民出版社

图书在版编目(CIP)数据

傅青主女人经/《万象文画》编写组编.--呼和浩特:
内蒙古人民出版社,2010.8
(万象文画.医学与延寿)
ISBN 978-7-204-10657-8

Ⅰ.①傅… Ⅱ.①万… Ⅲ.①中医妇科学 Ⅳ.
①R271.1

中国版本图书馆 CIP 数据核字(2010)第 173061 号

医·学·与·延·寿

傅青主女人经

万象文画编写组 编

执行主编 黄淑芳 梁纪文

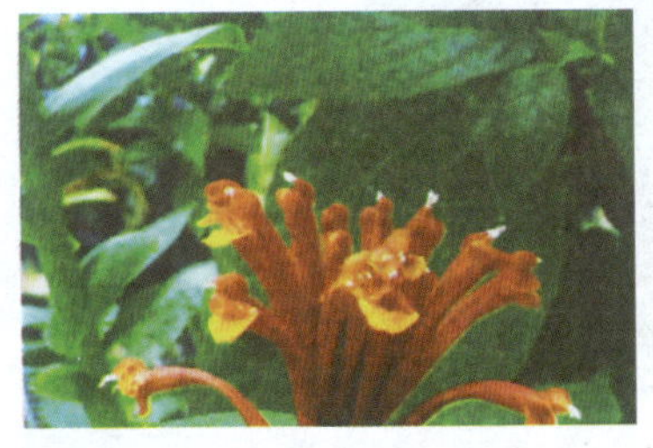

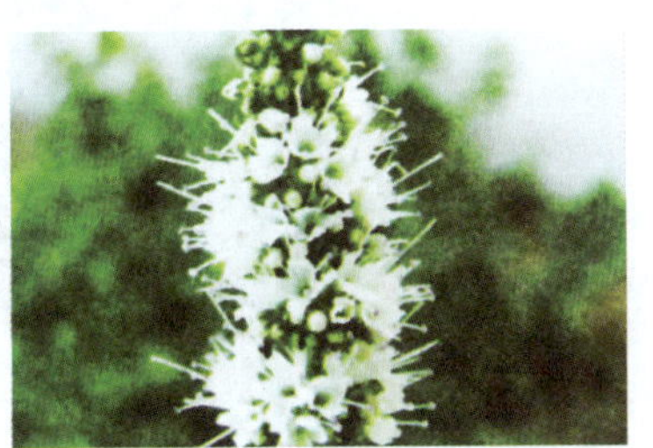

策　　划　王东生 段秋艳
责任编辑　王继雄
装帧设计　纸上魔方
出版发行　内蒙古人民出版社
地　　址　呼和浩特市新城区中山东路 8 号波士名人国际 B 座
网　　址　http://www.impph.com
印　　刷　三河市华新科达彩色印刷有限公司
开　　本　720×1000　1/16
字　　数　160 千
印　　张　20
版　　次　2011 年 1 月第 1 版
印　　次　2011 年 1 月第 1 次印刷　2017 年 3 月第 2 次印刷
书　　号　ISBN 978-7-204-10657-8
定　　价　39.80 元

如出现印装质量问题,请与我社联系。
联系电话:(0471)3946173　3946120

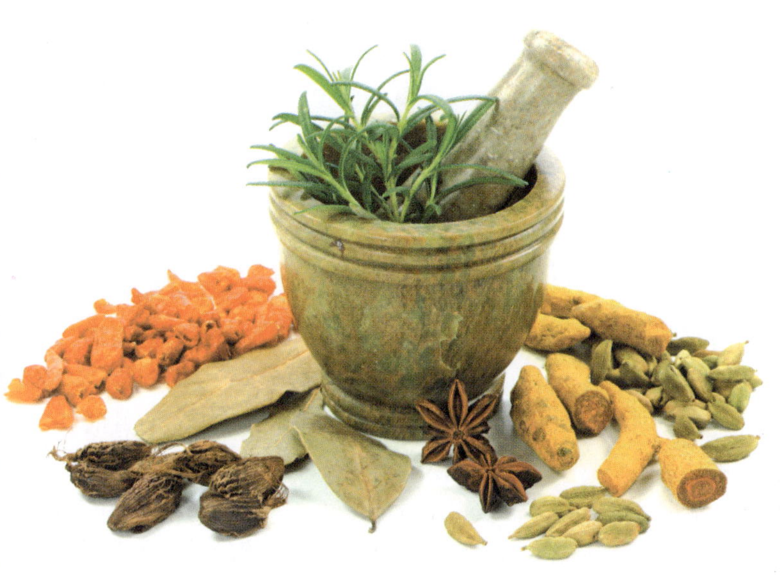

《傅青主女科》简介

《傅青主女科》又名《女科》二卷，傅山撰，约成书于17世纪，而至道光七年(1827)方有初刊本，后收入《傅青主男女科》中；合刊本《傅氏女科全集》后附《产后篇》2卷，故或又为《女科·产后编》；陆懋修《世补斋医书》收入之校订本，将女科析为8卷、八门，改称《重订傅徵君女科》,《产后编》改名《生化编》。今本《傅青主女科》(《女科》)上卷载带下、血崩、鬼胎、调经、种子等五门，每门又分若干病候，计38条、39症、41方。下卷则包括妊娠、小产、难产、正产、产后诸症，亦五门，共39条、41症、42方。《产后编》上卷包括产后总论、产前产后方症宜忌及产后诸症治法三部，分列为17症；下卷继之而分列26症，并附补篇一章。全书文字朴实，论述简明扼要，理法药方谨严而实用，重视肝、脾、肾三脏病机，善用气血培补、脾胃调理之法，故颇受妇产医家推崇。

敬告读者：出版此书重在使读者了解我国古代医学的成就，普及中医中药知识，并非提供治疗疾病的药方。每个人的病情、病因不同，身体差异很大，若生病或身体不适，必须找医生诊治，请遵照医生的处方用药，千万不能个人主观判断，自行配置服用。

因编者水平所限，书中差错在所难免，恳请广大读者批评指正。

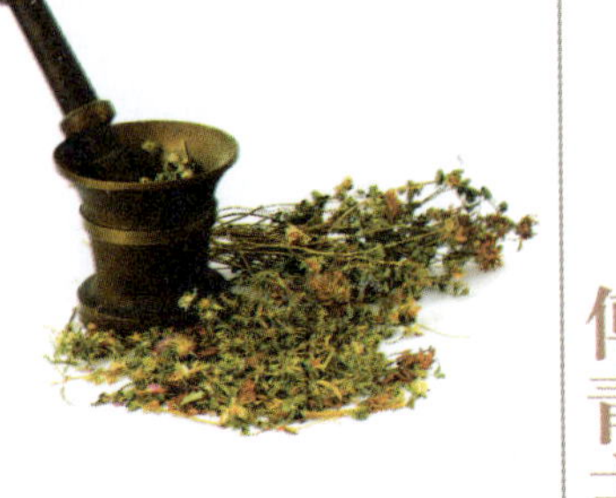

傅青主介绍

傅青主（1607–1684），名傅山，字青竹，后改字为青主，山西阳曲人，是明末清初著名的医学家。著有《傅青主女科》《傅青主男科》等传世之作，在当时有“医圣”之名。

在明朝末期清朝初期，社会动荡，连年战乱，百姓的生活苦不堪言。致使民间疫病不断流行，民间缺医少药，生活困苦的百姓只能遭受疫病的折磨，死去的人更是难以计数。傅青主先生亲眼目睹了这样悲惨的情景，下定决心要做一个治病救人的良医，拯救处在水深火热之中的贫困患者。

傅青主先生出生在一个医学世家里，他的祖辈通晓医学，从小受到祖辈的影响和熏陶，也为傅青主先生的医学生涯创造了一个良好的环境氛围。经过几年的潜心研修，也就精通了医理。

傅青主不仅重视医学理论的探讨，还外出游历不断地向医家和懂医术的道士学习，进行讨论研究。在游历期间他广泛搜集民间药方，用医术来救济世人。不仅医术高超，而且医德高尚。如果是贫穷的病人请他去看病，哪怕是山高路远，他都会马上出诊，非但不要酬金，还免费送给贫穷病人药材。傅青主还曾经在太原的三桥街设“卫生馆”，他的医名远扬四方，受到世人的颂扬。

在傅青主先生留下的遗著当中，《傅青主女科》是最为知名的一部著作。其内容体例以及所用的药方与其他妇科书籍都大为不同，有自己独特的见解。

《傅青主女科》全书一共分为：带下、血崩、鬼胎、调经、种子、妊娠、小产、难产、正产、产后等病症。产后每个病症分为几个类型，每一个类型先从病症的原理讲起，对病源进行透彻的剖析，然后再列出药方，通过药方的药性和作用来进行治疗。

在论述病症当中，先叙述出一般人对这个病症的理解，然后再提出自己的意见，进行辩驳分析，来找到真正的病源所在。比如对行房小产的病例，就做出了以下的辩证分析：妊妇因行房致小产血崩不止，人以为火动之极也，谁知是气脱之故乎！血崩本于气虚，火盛本于水亏，肾水既亏，则气之生源涸矣；气源既涸，而气有不脱者乎！

《傅青主女科》中说到的方剂，大多都是傅青主自己创制的。比如，把带下病症分为五种类型：

脾虚湿重的服用完带汤；肝经湿热的服用加减逍遥散；肾火盛而脾虚形成下焦湿热的服用易黄汤；肝经脾湿而下溢的服用清肝止淋汤。纵观全书的内容，《傅青主女科》中主要抓住了肝、肾、脾之间的相互关系，对妇科疾病进行了调治，处方较为切合临床实用性，因此受到后世医家的十分的推崇。傅青主虽然以《傅青主女科》一书而闻名于世，但是在医学造诣上傅青主是知识很全面的一位医者，并不是只精通妇科。因此被世人称作是“医圣”。

傅青主在书法造诣上也是极为出色的，他曾经为晋祠“齐年古柏”所作的“晋源之柏第一章”的书题，风格苍劲有力，气势磅礴，颇有大手笔的风采，被誉为晋祠三绝之一。可见傅青主书法造诣的境界之高。

傅青主先生在绘画方面也十分擅长，他画的山水画“丘壑磊落，以骨胜”，画的墨竹也气势不凡。

傅青主先生是集文学、书画、医学于一身的大家，但是傅青主先生对医学方面的造诣更为看重，傅青主曾经对他的友人说过：吾书不如吾画，吾画不如吾医。其实傅青主之所以称“吾书不如吾画，吾画不如吾医”，一方面是傅青主先生对自己书法和绘画水平的一种自谦，一方面也表达出了他对医学方面的偏重。

明朝末年，社会动荡，外有清军的步步逼近，内有宦官专权，官场腐败至极，傅青主为人正直，不愿意阿谀奉承权贵，愤然放弃仕途，专心去研究学问，博览群书，终日手不释卷。

1644年明朝灭亡，傅青主是位非常有气节的人，为了信守民族的气节，他换上道士服饰，从此隐居在深山中，

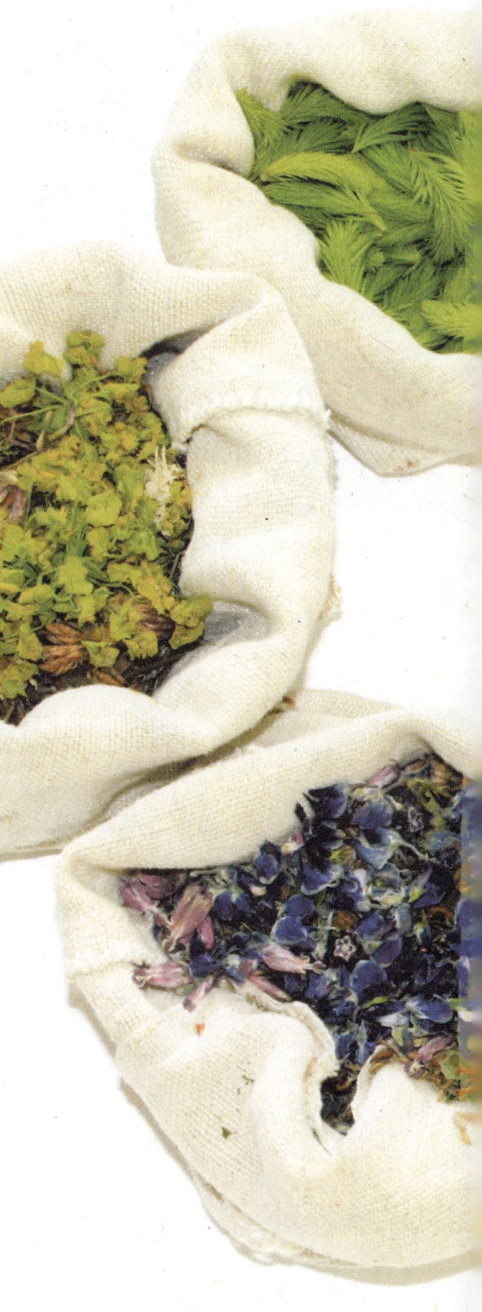

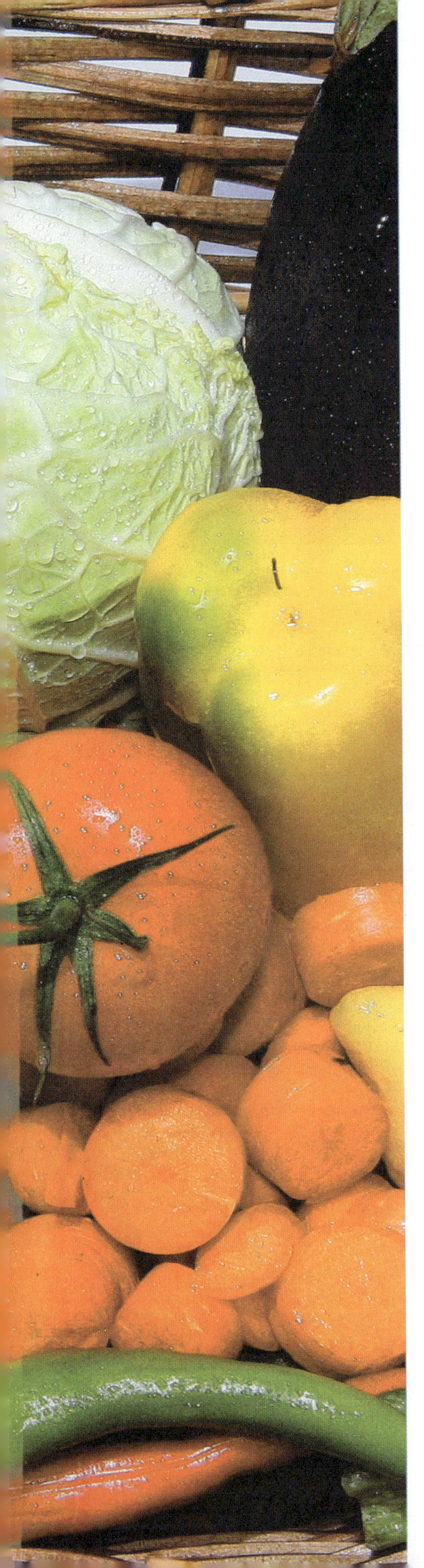

和自己母亲还有儿子一起，过着砍樵采药的生活。

他外出的时候总是身上穿着一件朱红色的外衣，来表示不忘“朱”明的意思。傅青主曾经写过一副对联：“日上山红，赤县灵金三剑动；月来水白，真人心印一珠明。”这副对联的第一个字是“日”和“月”两个字，合起来便是一个“明”字，表达了傅青主作这副对联时反清复明的思想。这副对联一直到今天仍然挂在晋祠云陶洞的洞门上面。

傅青主和自己的儿子傅眉感情非常的深厚，非常让人感动，傅青主27岁的时候，自己的爱妻不幸去世离开。那个时候傅青主的儿子才只有5岁。傅青主因为对妻子以及儿子的感情至深，发誓不再娶妻，和自己的儿子相依为命，艰苦度日。傅青主时常与自己的儿子乘坐在一个车子里，一起外出去采药卖药。到了晚上，父子两个围坐在灯下，傅青主为儿子讲授文学、医理等方面的知识。傅青主的儿子傅眉也精通了文学和医学。傅青主在外流离期间以及隐居的生涯当中，傅青主的儿子傅眉一直相伴在他的身边。在隐居晋祠那段时间，傅青主和傅眉都非常喜欢在晋祠的“齐年古柏”下面悠闲的散步，傅青主为齐年古柏书写了“晋源之柏第一章”的题字，表达了傅青主对古柏的无比喜爱。傅眉为此也写了一首《古柏歌》：“左柏右柏幽影寒，客子徘徊于其间；右柏左柏幽影淡，客子歌罢高云散。”傅青主对儿子傅眉所作的诗非常欣赏。

傅青主先生是一位博学多才的人，傅青主先生的学问在当时被人们称赞为像大海一样广博，也可以说他是一位百科全书式的学者，无论是经学、先秦子学、佛经道藏、医学、书法、绘画、诗词、音韵、训诂之学，还是武学，都有较深造诣，他学问涉及范围之广，成就之大，在世界上也是不多见的。特别是傅青主先生生活在明末清初战乱动荡的年代，“著述无时又无地”，能取得如此之大成就可谓是一个难得的奇迹。

傅青主先生是一位在书法上颇有建树的人，被推为清初第一人。在《淮安府志》当中有记载傅青主到淮安后，傅青主先生题名的寺山诗名遍及天下，淮安人素闻傅青主先生之名，求诗字者更是甚多，求诗字者几乎要把门槛踩断，并且时常为淮安的人民洗脱冤情，人们都非常敬仰和爱戴他。是一位德高望重医者，但是他每到一个地方，遇到路见不平的事情就会挺身而出，为人民解去冤情，深得百姓的爱戴。

傅青主先生也是一个画家，他的画风与八大山人的风格相近，在《图绘宝鉴》中有评述道“画出町畦之外，邱壑迥不犹人，其才品海内无匹，人不能尽识也。”赞誉他的山水画突破传统技法风骨，更是突出新颖之处，卓绝于世。

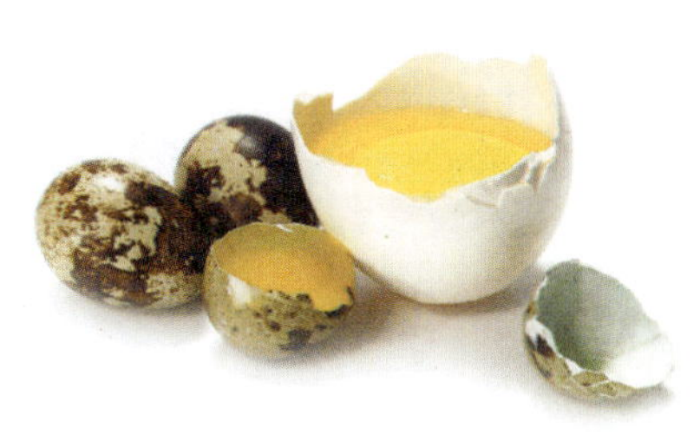

傅青主先生是一个医学家。说傅青主先生是医学家除了医术高明之外，还是因为他写了不少的医学著作，据传傅青主先生不管遇到多么复杂难治的病，他都能应付自如做到手到病除，因此找他看病的人非常多，傅青主先生都能做到一视同仁。不会因为人的贵贱富穷而差别对待，在当时就有“仙医”的美名。

傅青主先生最让人佩服和敬仰的是他的民族气节和至性至情，自从满清入主中原以后，傅青主先生作为一名有民族气节的知识分子，积极参与并支持了民间百姓的抵抗运动，并且因为此事而被官兵逮入监狱，受到严刑拷打，但是他“抗词不屈，绝粒九日几死，门人有以奇计救者得免”。康熙皇帝当政时期，曾经下诏举行博学鸿词科的考试，通过这种手段来网罗各地有名儒士，让他们效忠顺服于大清。傅青主先生被迫到北京后，平日就听说傅青主先生才学的康熙帝免去了他考试的形式，直接授予他“中书舍人”的名誉官职。按照常规惯例是要向皇帝磕头谢恩的，但年迈的傅青主先生倒在地上，绝不磕头，在那个专制权威压死人的时代，这是难能可贵的民族傲骨。

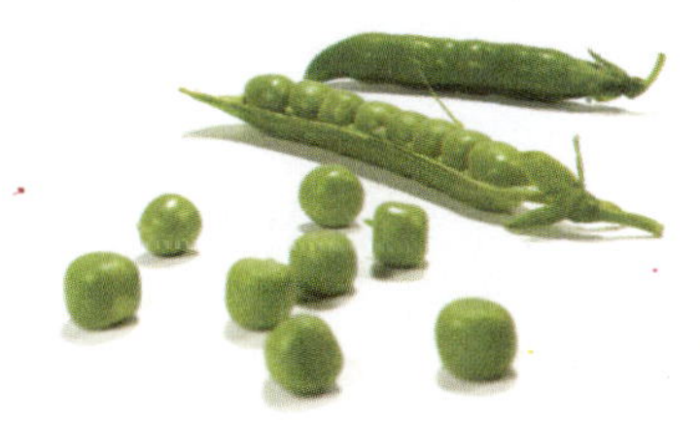

傅青主先生是一位至情至性的人。他非常看重师生之间的情义，在崇祯九年的时候，傅青主的老师袁继咸被人诬陷入狱，29岁的傅青主带领书院的同学100多人到京城去告状。

历史记载：“山徒步走千里，伏阙讼冤。孙振怒，大索山。山敝衣蓝缕，转徙自匿，百折不回，继咸冤得白。当是时，山义声满天下。”（孙振，指当时诬陷袁继咸的山西巡按御史张孙振）更可贵的是，当袁继咸重新被启用后，在武昌当官（“湖广武昌道”），邀请傅青主先生去武昌，但青主用很久没有见到老母亲的理由婉言谢绝了。

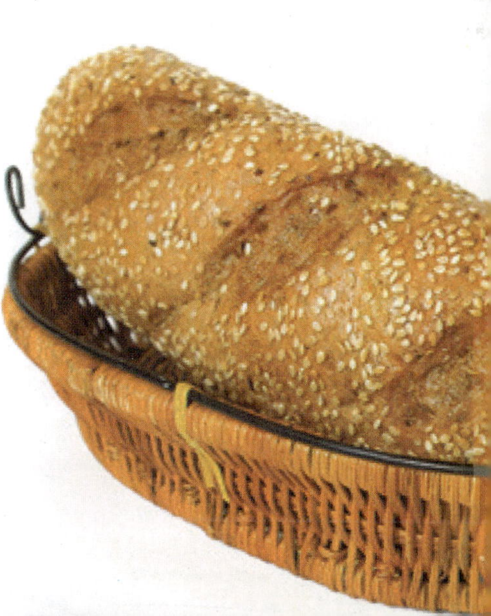

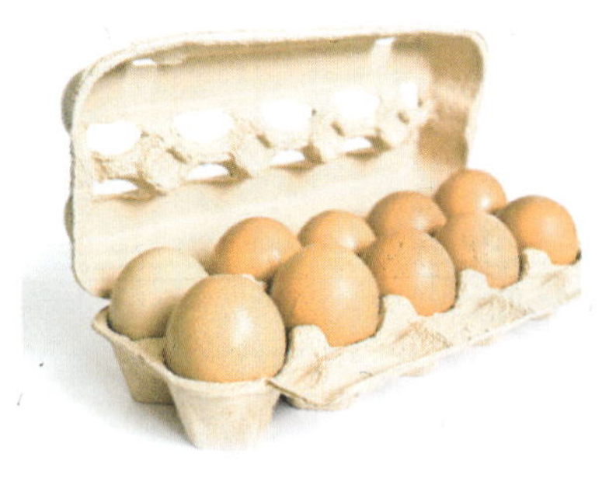

傅青主也非常的看重夫妻之间的那份感情。傅青主的一生只娶了一个妻子，在傅青主26岁的时候他的爱妻因病逝世，自从他的妻子逝世后他再也没有续弦。傅青主自己说因为是做了道士的缘故，而真正了解他的戴廷栻则一语道破，“自谓闻道，而苦于情重”。十四年后，傅青主先生在漂泊的路上，怀念离世已久的妻子，并为此作诗一首。诗中有“不然尔尚存，患难未能舍”的句子，让人读起来有种心酸想哭的痛。魏宗禹先生曾经说傅青主先生行医之所以如此精通妇科，细细想来是因为妻子的缘故。

傅青主先生在年近80岁的时候，相依为命的爱子傅眉却过早的离开了人世。傅青主先生经受不住晚年丧子的巨大悲痛和沉重打击，在数月后也离世而去。傅青主先生在下葬的时候，仍然身穿着那身朱红色的衣服。参加傅青主先生葬礼的有数千人。傅青主先生辞世到现在已经有300多年的时间了，但是人们并没有因为时间的变迁而忘记这位杰出的医学家、文学家。在傅青主先生曾经隐居过的山西晋祠，人们修建了傅山（青主）纪念馆，馆内有傅青主先生的雕像。他隐居的云陶洞（又称茶烟洞），也依然在供游人观瞻，并被命名为“石洞茶烟”而成为晋祠的八景之一。

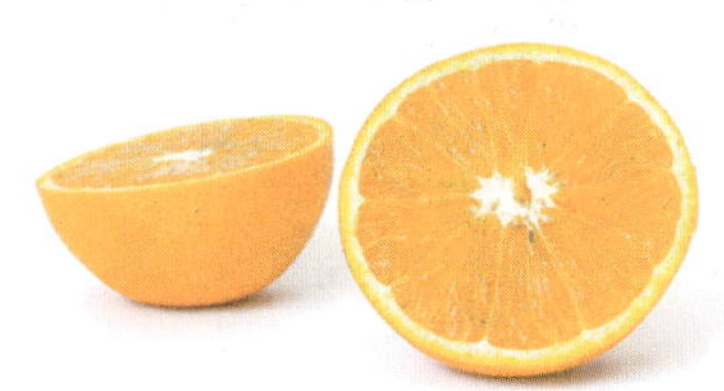

他是我们中华民族的骄傲，也是中国医学史上的一个骄傲，他的名字永远不会磨灭，因为他已经深深的留在了人们的心中。

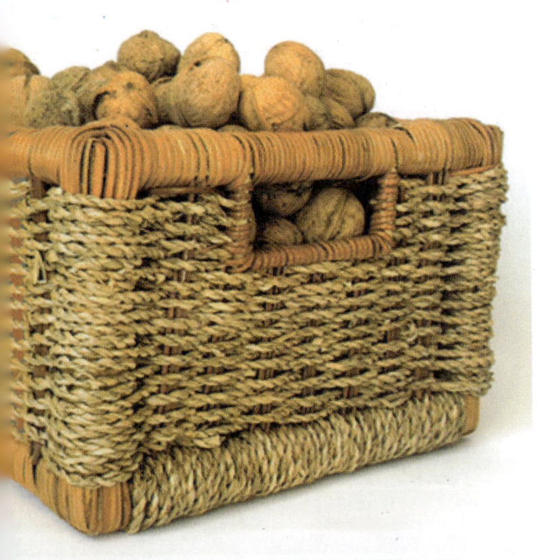

张序

青主先生于明季时，以诸生伏阙上书，讼袁临侯冤事，寻得白，当时义声动天下。《马文甬义士传》比之裴瑜、魏邵。国变后，隐居崛（山围）山中，四方仰望丰采。己未鸿词之荐，先生坚卧不赴。有司敦促就道，先生卒守介节，圣祖仁皇帝鉴其诚，降旨：傅山文学素着，念其年迈，从优加衔，以示恩荣。遂授内阁中书，听其回籍。盖其高尚之志，已久为圣一辈子所心重矣。而世之称者，乃盛传其字学与医术，不已细哉！字为六艺之一，先生固尝究心。若医者，先生所以晦迹而逃名者也。而名即随之，抑可奇矣。且夫医亦何可易言。自后汉张仲景创立方书以来，几千年来，专门名家，罕有穷其奥者。先生以余事及之，遽通乎神。余读《兼济堂文集》并《觚賸》诸书，记先生轶事。其诊疾也微而臧，其用方也奇而法，有非东垣、丹溪诸人所能及者。昔人称张仲景有神思而乏高韵，故以方术名。先生即擅高韵，又绕精思，贤者不可测如是耶。向闻先生有手著女科并产后书二册，未之见也，近得钞本于友人处。乙酉适世兄王奎章来省试，具道李子缉中贤。至丙戌冬，果寄资命剞劂。甚德事也。故乐为序而行之，并述先生生平大节，及圣朝广大之典，不禁为之掩卷而三叹也。

道光丁亥夏五月丹崖张凤翔题

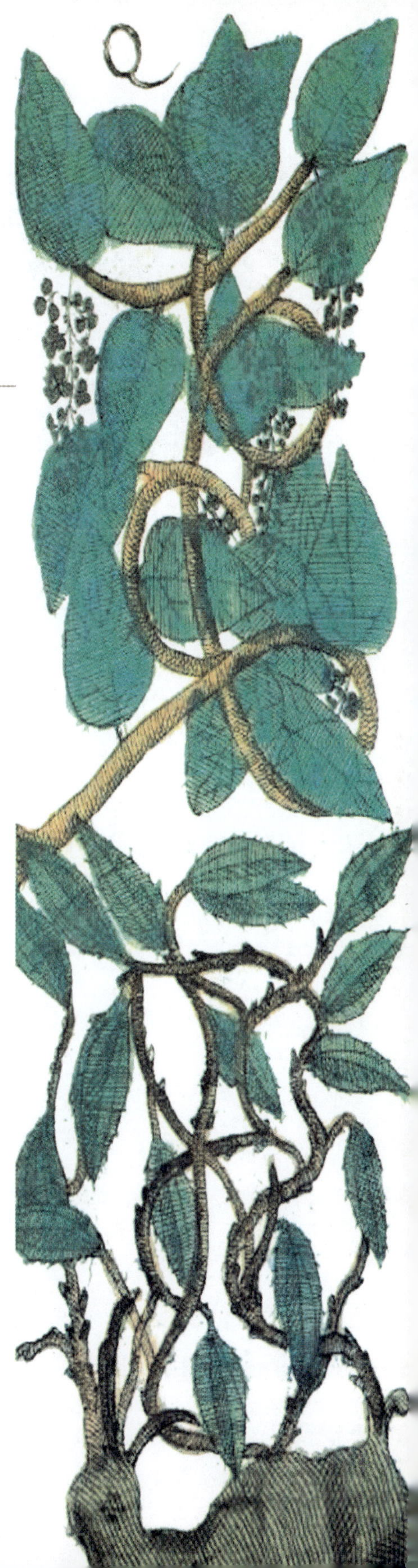

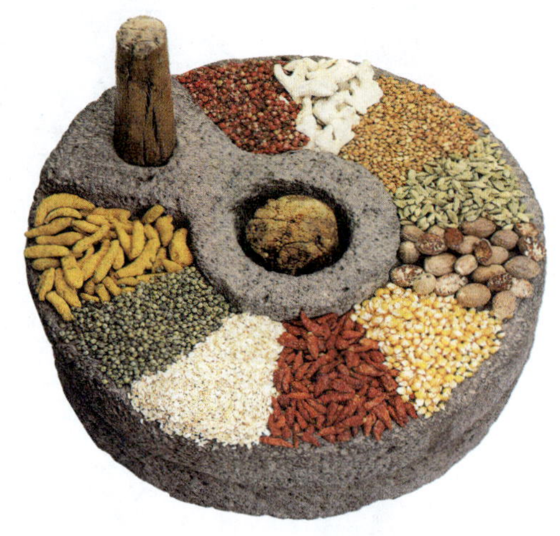

祁序

执成方而治病，古今之大患也。昔人云：用古方治今病，如拆旧屋盖新房，不经大匠之手，经营如何得宜。诚哉是言！昔张仲景先生作《伤寒论》，立一百一十三方，言后世必有执其方以误人者甚矣，成方之不可执也。然则今之女科一书，何为而刻乎？此书为傅青主征君手着，其居心与仲景同，立方与仲景异。何言之？仲景伤寒论杂症也，有五运六气之殊，有中表传里之异。或太阳、太阴不一其禀，或内伤、外感不一其原，或阳极似阴、阴极似阳不一其状，非精心辨证，因病制方，断不能易危就安，应手即愈。此书则不然，其方专为女科而设，其证则为妇女所同。带下血崩，调经种子，以及胎前产后，人虽有虚实、寒热之分，而方则极平易、精详之至，故用之当时而效，传之后世而无不效。非若伤寒杂病，必待临症详审，化裁通变，始无贻误也。尝慨后世方书汗牛充栋，然或偏攻偏补，专于一家，主热主寒，坚执谬论，炫一己之才华，失古人之精奥。仲景而后，求其贯彻《灵》、《素》，能收十全之效者，不数数觏。读征君此书，谈证不落古人窠臼，制方不失古人准绳。用药纯和，无一峻品；辨证详明，一目了然。病重者，十剂奏功；病浅者，数服立愈。较仲景之《伤寒论》，方虽不同，而济世之功则一也。此书晋省钞本甚伙，然多秘而不传，间有减去药味，错乱分量者，彼此参证，多不相符。兹不揣冒昧，详校而重刊之。窃愿家置一编，遇症翻检，照方煎服，必能立起沉疴，并登寿域。或亦济人利世之一端也夫。

道光十一年新正上元同里后学祁尔诚谨序

目录

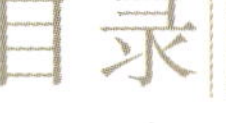

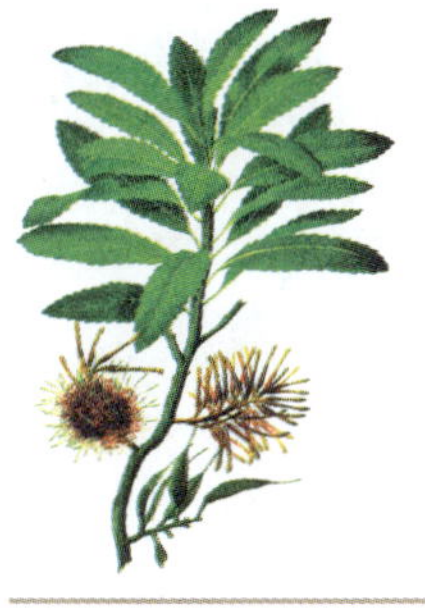
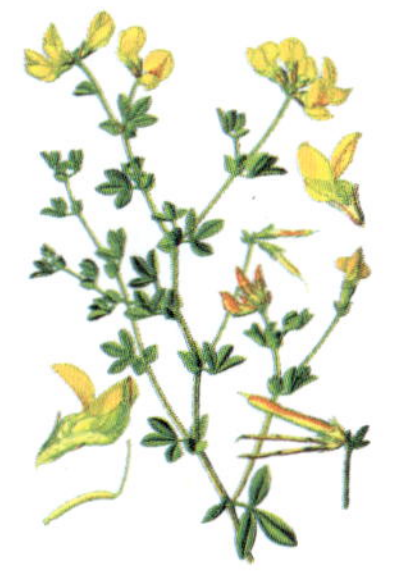
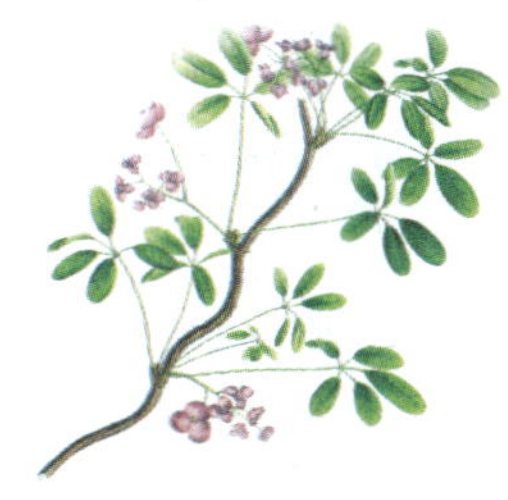
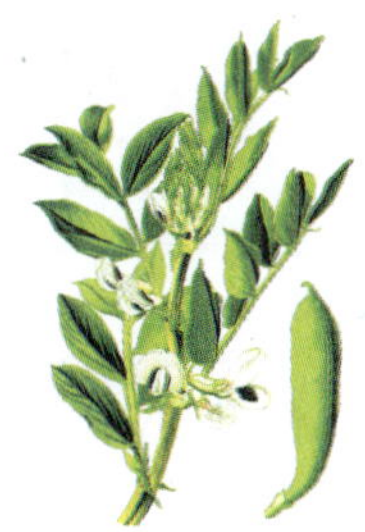

女科上卷

CONTENTS

目录

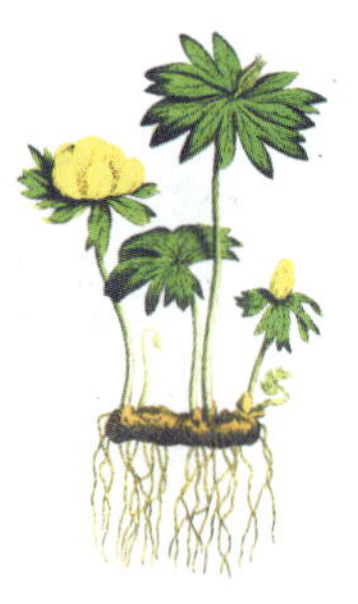
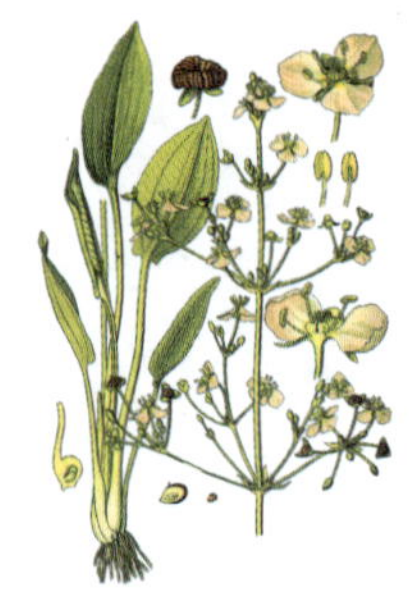
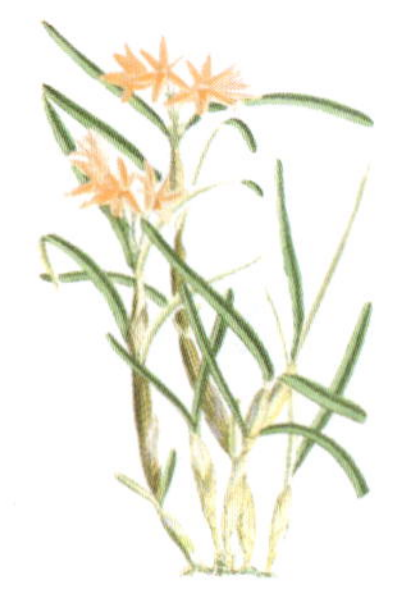
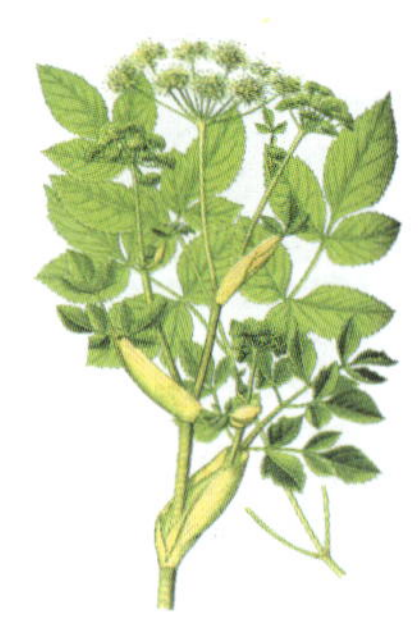

女科下卷

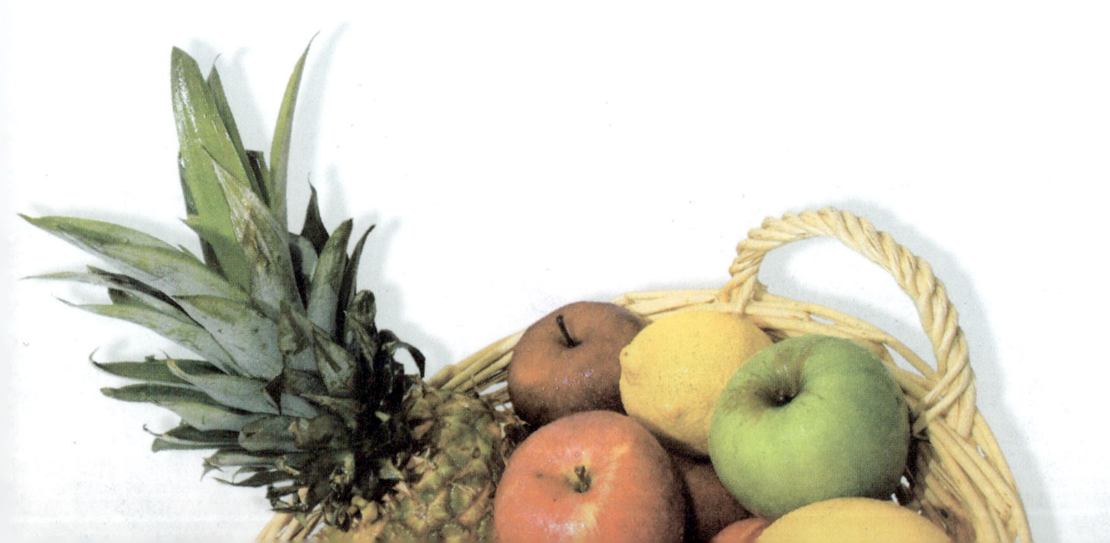

目录

CONTENTS

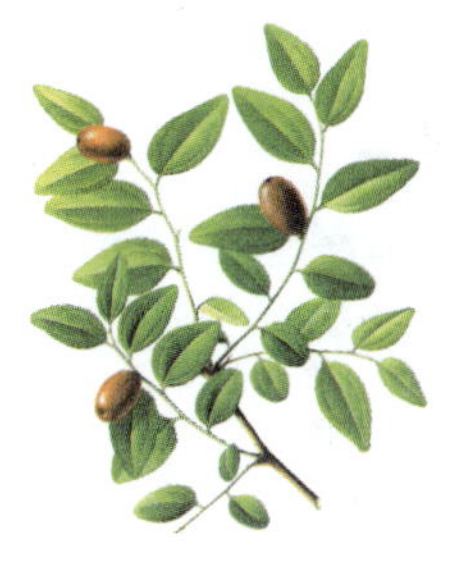
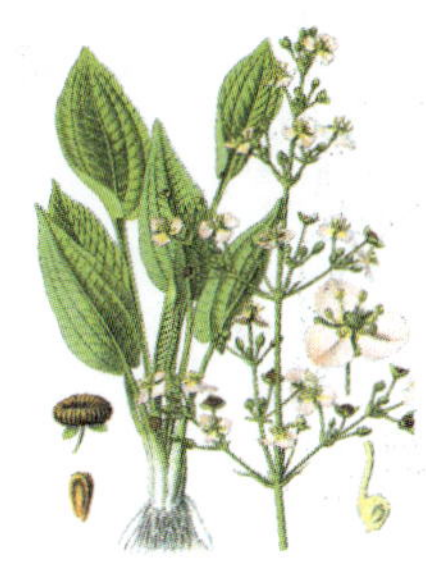
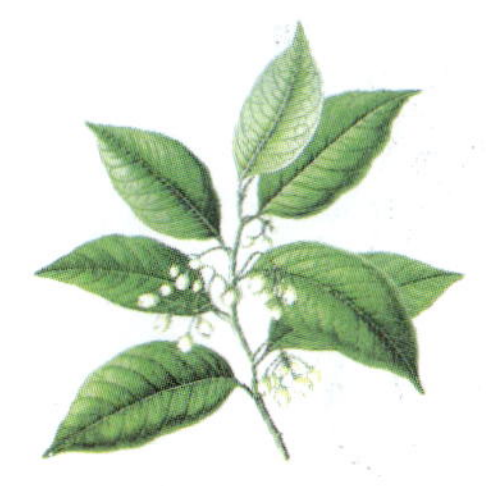
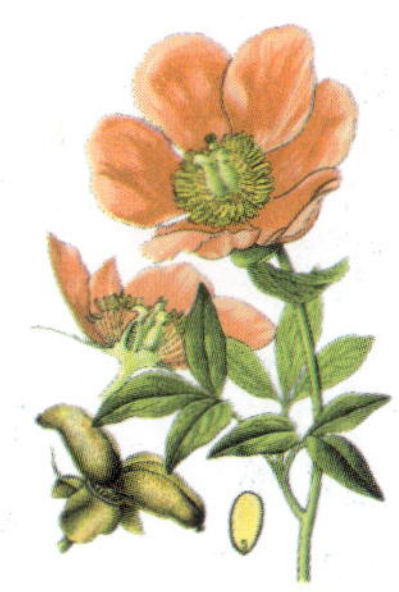

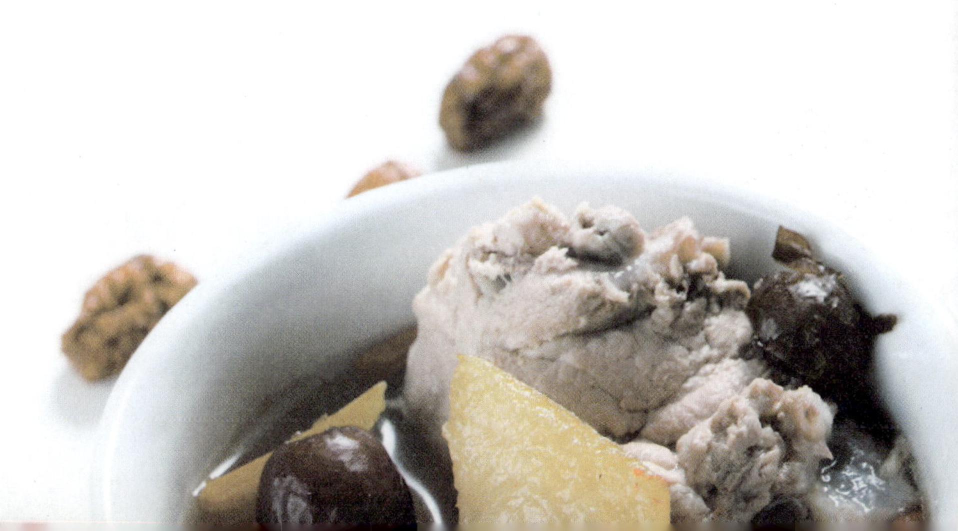

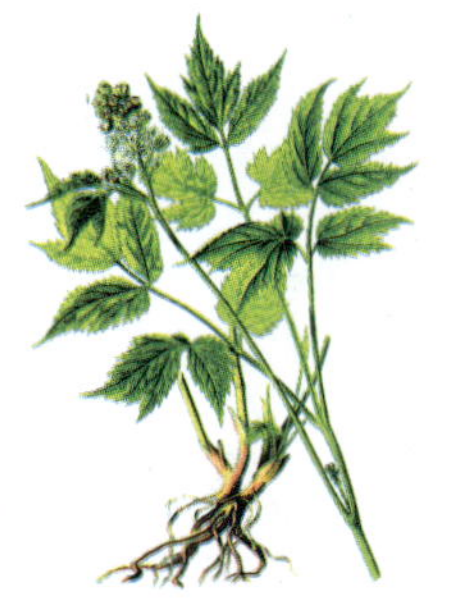
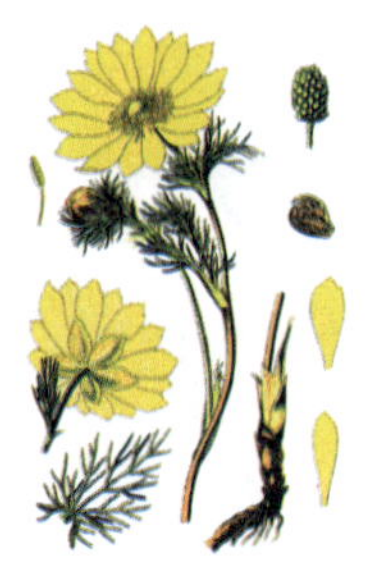
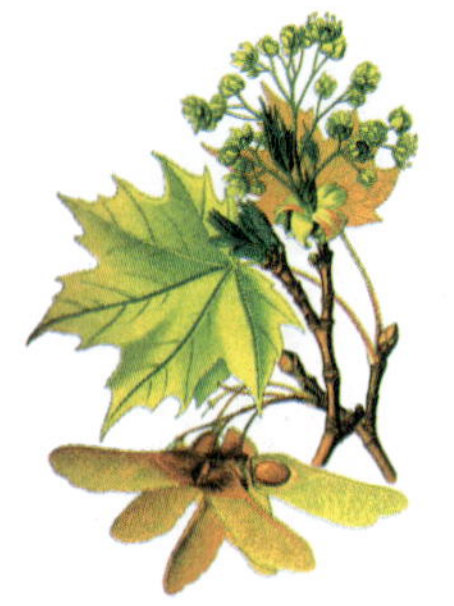
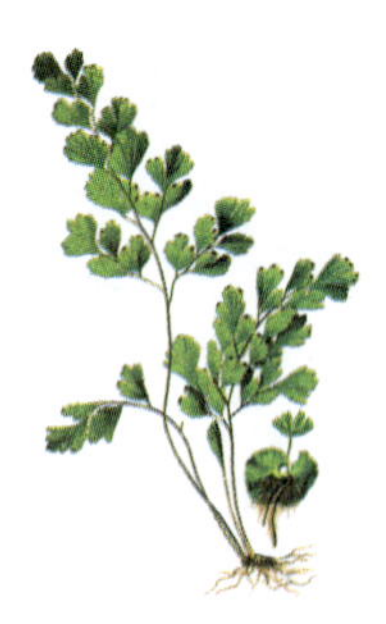

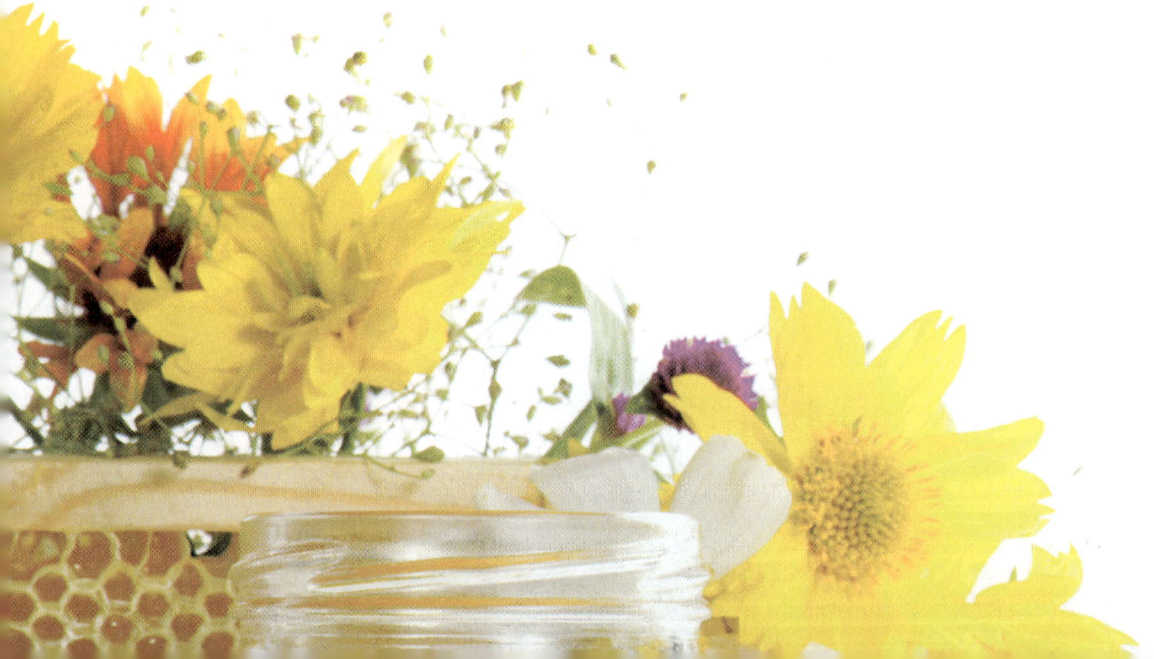

女科 上卷

带下病症类型

血崩病症类型

鬼胎病症类型

月经症状

妇人不孕症状

妊娠病症

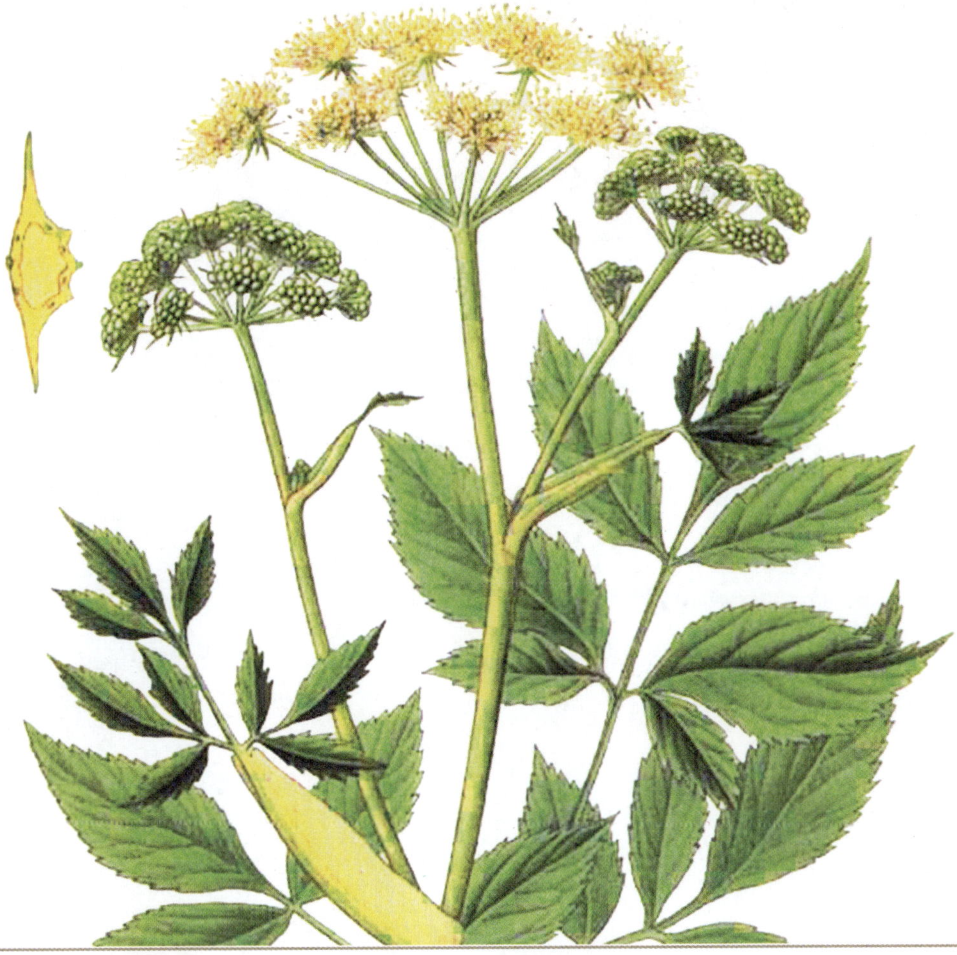

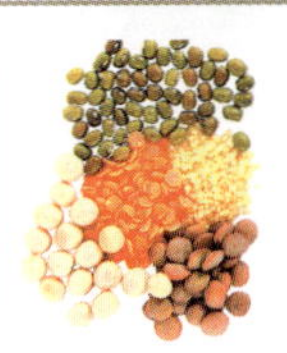

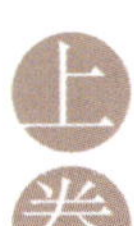

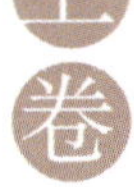

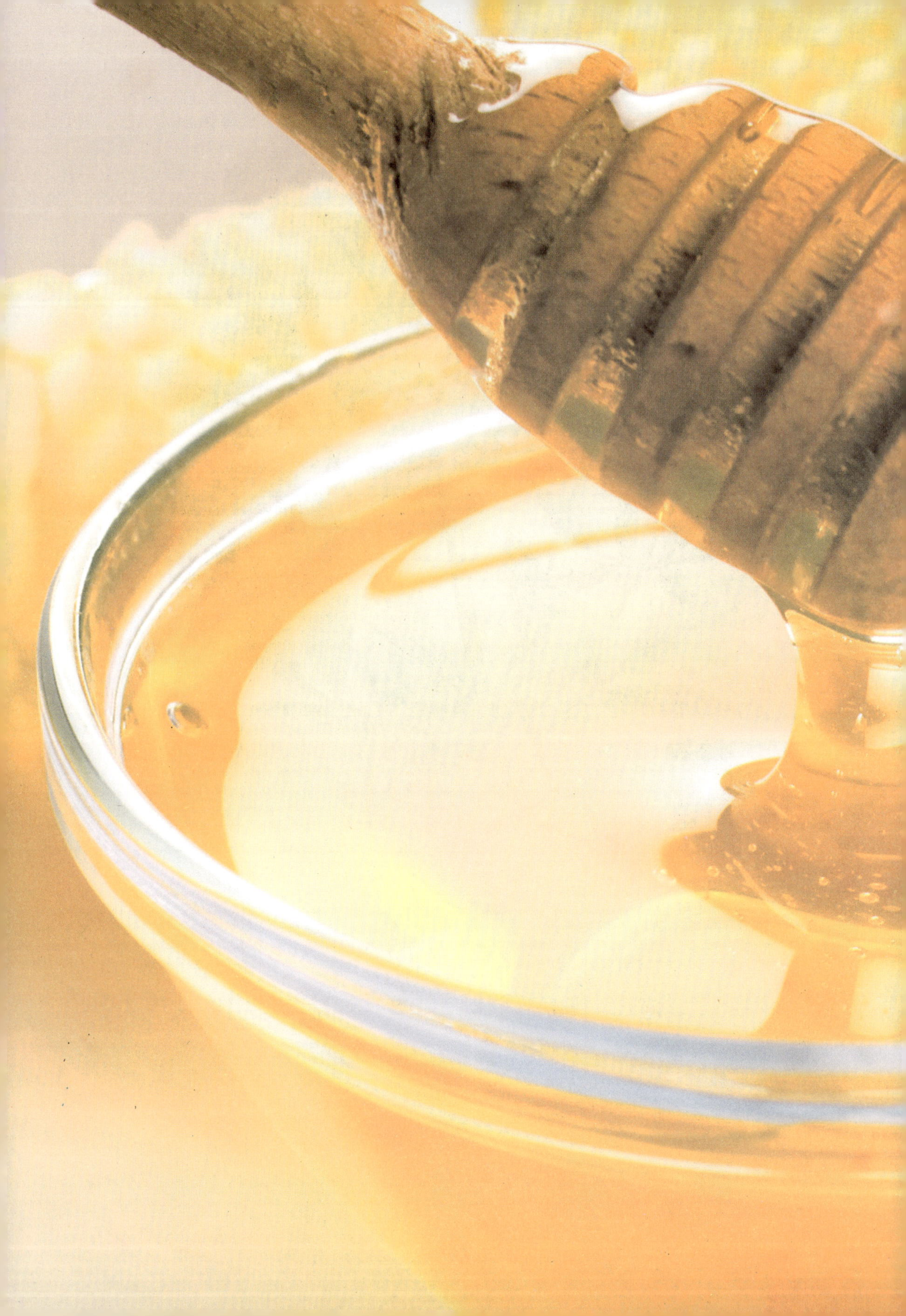

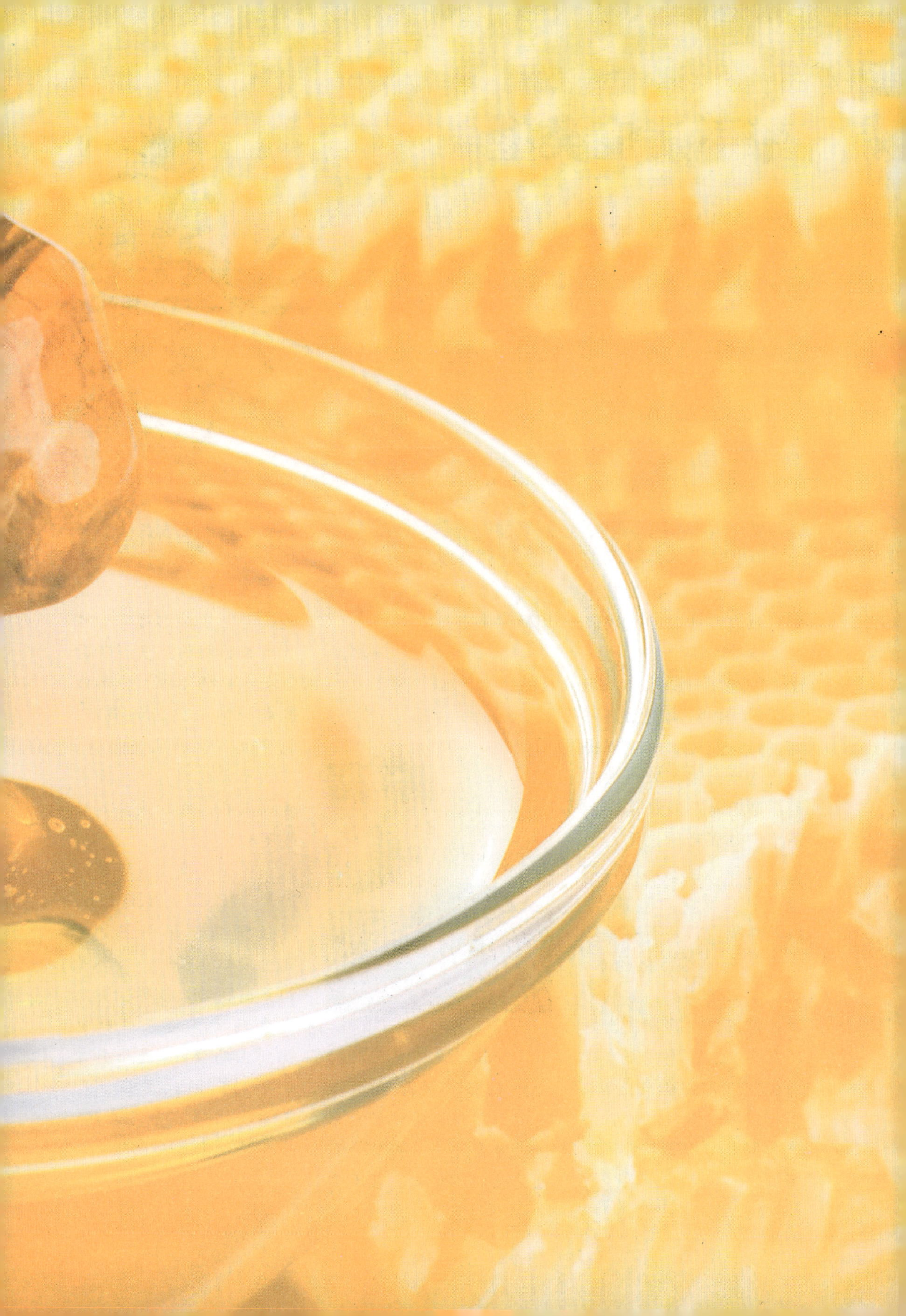

带下病症类型

> 夫带下俱是湿症。而以『带』名者，因带脉不能约束而有此病，故以名之。盖带脉通于任、督，任、督病而带脉始病。带脉者，所以约束胞胎之系也。带脉无力，则难以提系，必然胎胞不固，故曰带弱则胎易坠，带伤则胎不牢。然而带脉之伤，非独跌闪挫气已也，或行房而放纵，或饮酒而癫狂，虽无疼痛之苦，而有暗耗之害，则气不能化经水，而反变为带病矣。

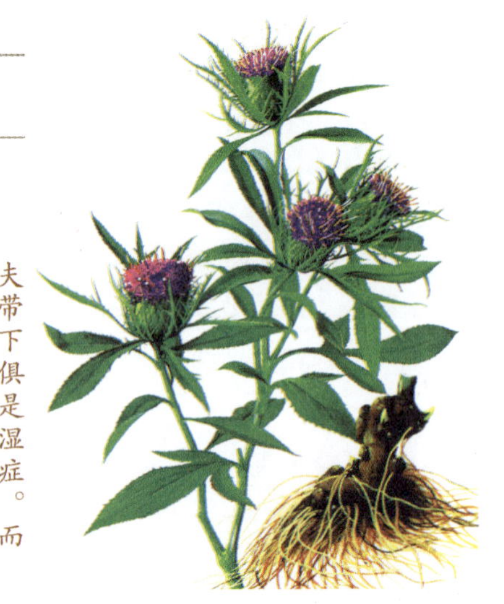

原文

夫带下俱是湿症。而以“带”名者，因带脉不能约束而有此病，故以名之。盖带脉通于任、督，任、督病而带脉始病。带脉者，所以约束胞胎之系也。带脉无力，则难以提系，必然胎胞不固，故曰带弱则胎易坠，带伤则胎不牢。然而带脉之伤，非独跌闪挫气已也，或行房而放纵，或饮酒而癫狂，虽无疼痛之苦，而有暗耗之害，则气不能化经水，而反变为带病矣。故病带者，惟尼僧、寡妇、出嫁之女多有之，而在室女则少也。况加以脾气之虚，肝气之郁，湿气之侵，热气之逼，安得不成带下之病哉！

译文

由于带脉不能约束又因为湿邪导致而引起的病叫做“带下”。

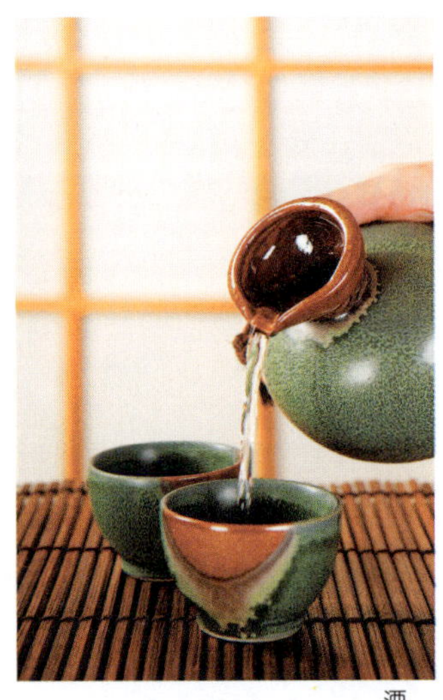

酒

带脉，是维系胞胎的一条经脉。带脉虚弱或是受到损伤，带脉的约束功能就会无力，必然会引起胞胎的不稳固，甚至会引起胞胎容易发生坠堕现象。那么，跌仆闪挫，房事不节，纵欲过度，或饮酒过量，致神志失常皆可造成带脉损伤。虽说暂时没有疼痛的疾苦，但却能造成经脉、脏腑的损害，使津液不能转化为精血，下注子宫成为月经，反而变成湿邪，导致发生各种带下病变。

有些人脾虚或肝郁的因素，就会形成湿聚热生，流注下焦，损伤任督二脉（带脉与任脉、督脉是相互通联的，任脉、督脉发生病变，进而带脉也就发生病变），进而引发带下病。因此尼姑、已婚妇女比较容易患此病，而未婚少女发病率较少。

白带病症

故妇人有终年累月下流白物，如涕如唾，不能禁止，甚则臭秽者，所谓白带也。夫白带乃湿盛而火衰，肝郁而气弱，则脾土受伤，湿土之气下陷，是以脾精不守，不能化荣血以为经水，反变成白滑之物，由阴门直下，欲自禁而不可得也。治法宜大补脾胃之气，稍佐以舒肝之品，使风木不闭塞于地中，则地气自升腾于天上，脾气健而湿气消，自无白带之患矣。

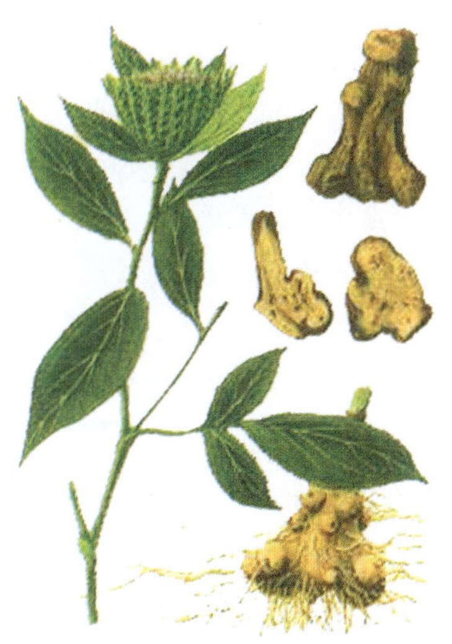

原文

故妇人有终年累月下流白物，如涕如唾，不能禁止，甚则臭秽者，所谓白带也。

夫白带乃湿盛而火衰，肝郁而气弱，则脾土受伤，湿土之气下陷，是以脾精不守，不能化荣血以为经水，反变成白滑之物，由阴门直下，欲自禁而不可得也。治法宜大补脾胃之气，稍佐以舒肝之品，使风木不闭塞于地中，则地气自升腾于天上，脾气健而湿气消，自无白带之患矣。

完带汤

白术（一两，土炒）山药（一两，炒）人参（二钱）白芍（五钱，酒炒）车前子（三钱，酒炒）苍术（三钱，制）甘草（一钱）陈皮（五分）黑芥穗（五分）柴胡（六分）。

水煎服。两剂轻，四剂止，六剂则白带全愈。此方脾、胃、肝三经同治之法，寓补于散之中，寄消于升之内，开提肝木之气，则肝血不燥，何至下克脾土；补益脾土之元，则脾气不湿，何难分消水气。至于补脾而兼以补胃者，由里以及表也。脾非胃气之强，则脾之弱不能旺，是补胃正所以补脾耳。

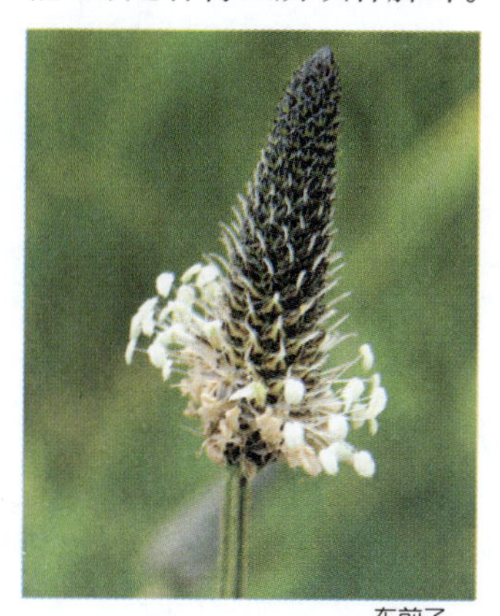

车前子

译文

妇女长年累月的有像鼻涕唾液般的白物从阴道流出，不能停止。严重的伴有臭秽气，这就是白带。

所谓白带症状是因为湿气过盛、阳气衰弱的原因，肝气郁结并且气弱，脾土就会受到损伤，导致脾气虚弱不能上升反而下降，这就造成脾运化的水谷不能转化为气血，更不能把气血转化为经水，反而变成了白色滑腻的物质，从阴道排下，不能止住。这就是造成白带的原因。

治疗方法，适宜补脾胃的气为主，稍用舒肝的药物来帮助肝气得以疏散，郁结病状就会解开，脾气主升的功能也就会恢复，

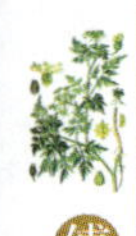

脾气健康旺盛了，水湿也就能正常运化，自然也就不会有白色带下的病症了。治疗方用完带汤。

完带汤

白术（一两，土炒）山药（一两，炒）人参（二钱）白芍（五钱，酒炒）车前子（三钱，酒炒）苍术（三钱，制）甘草（一钱）陈皮（五分）黑芥穗（五分）柴胡（六分）。

用水煎服，两剂服后白带症状就会有所减轻，四剂服完白带就会控制住，六剂服用完后此病就会治好。

完带汤这个药方是连同脾、胃、肝三脏一起治疗的方法。

方中药物是为疏肝散郁中补脾胃的气，脾气旺盛了，运化水湿就能顺利的进行。至于补脾的同时又要一起补胃，是因为脾胃为表里的关系，脾如果没有多气多血的强盛营养支持，那么脾气虚弱就不可能健旺起来。

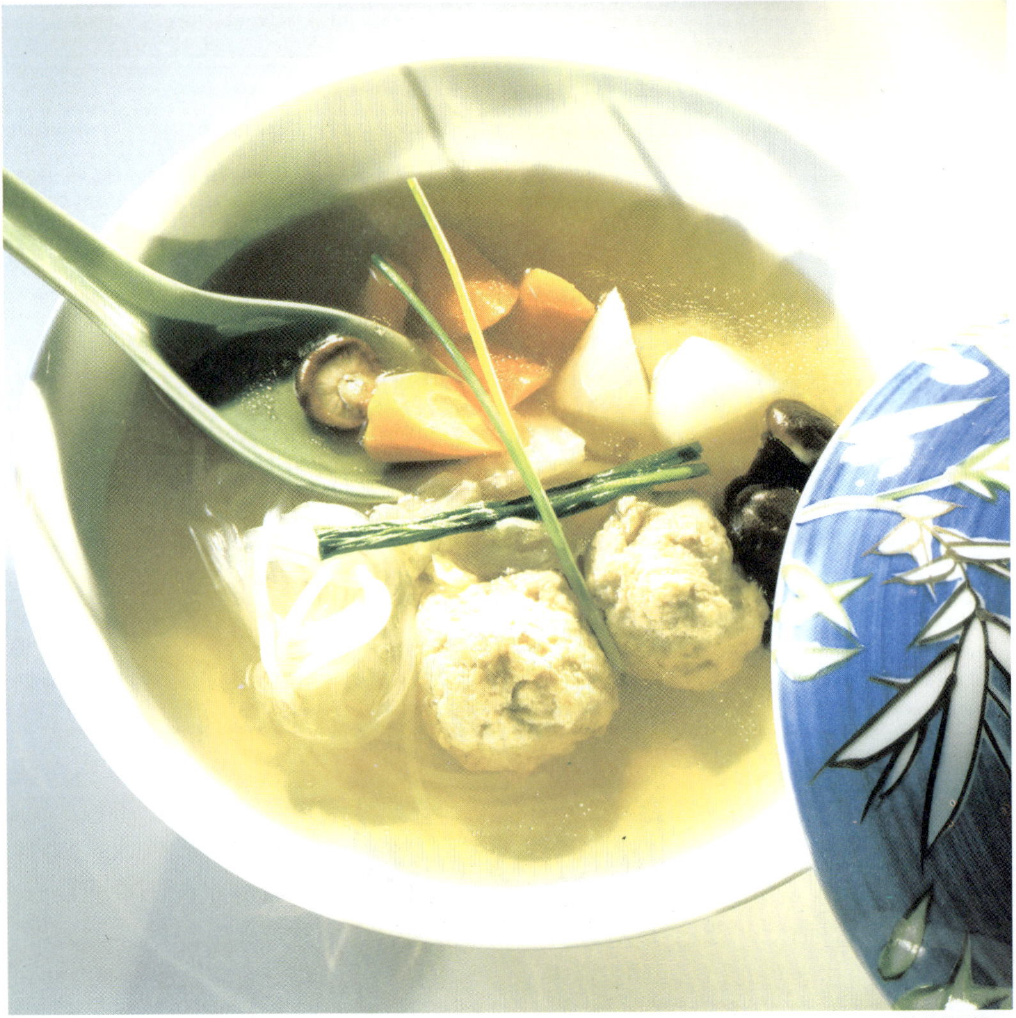

补中益气汤

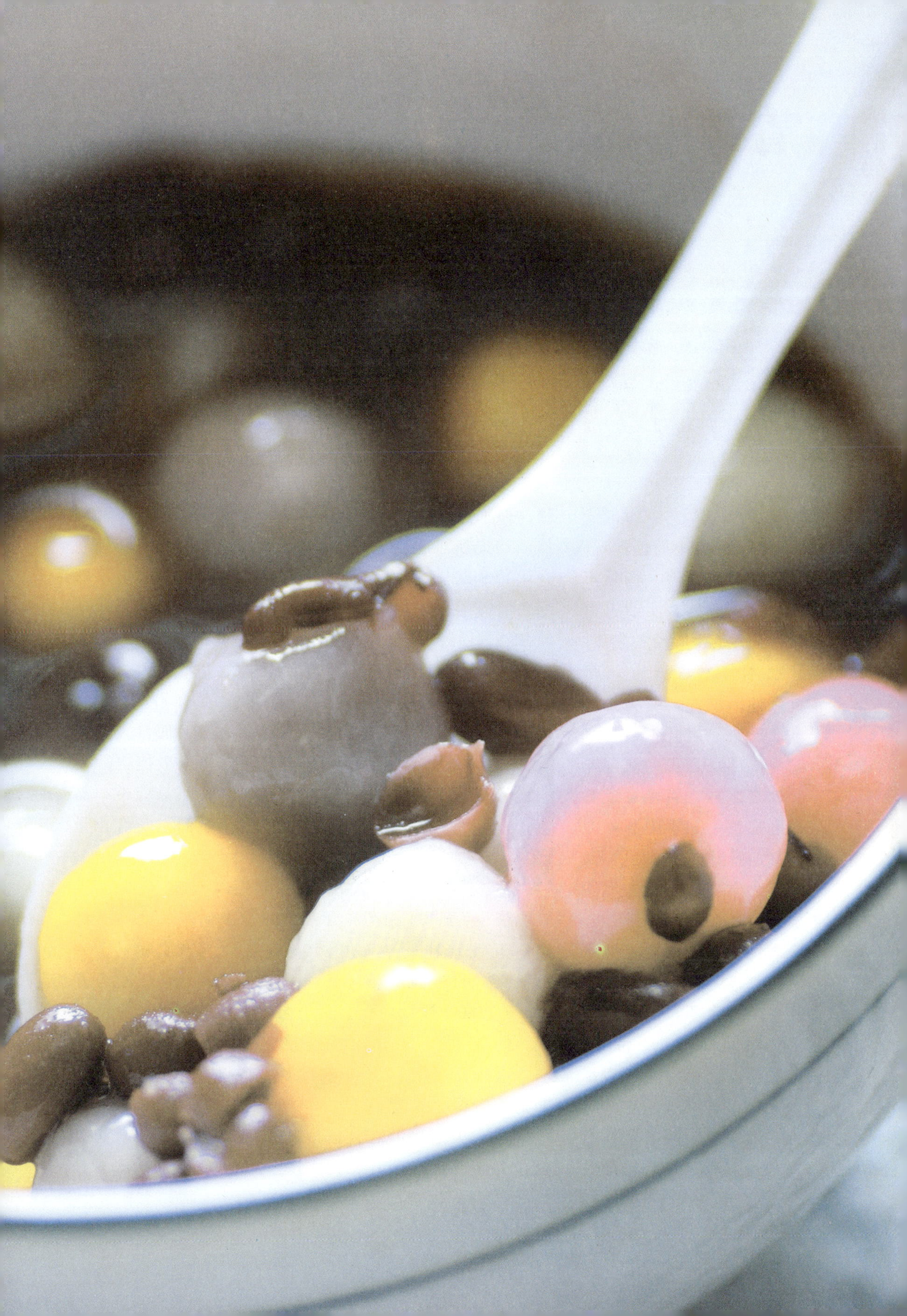

青带病症

妇人有带下而色青者，甚则绿如绿豆汁，稠黏不断，其气腥臭，所谓青带也。夫青带乃肝经之湿热。肝属木，木色属青，带下流如绿豆汁，明明是肝木之病矣。但肝木最喜水润，湿亦水之积，似湿非肝木之所恶，何以竟成青带之症？不知水为肝木之所喜，而湿实肝木之所恶，以湿为土之气故也。以所恶者合之所喜必有违者矣。肝之性既违，则肝之气必逆。

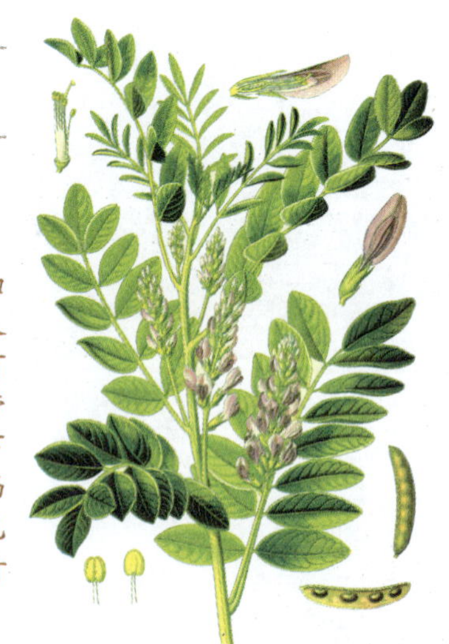

原文

妇人有带下而色青者，甚则绿如绿豆汁，稠黏不断，其气腥臭，所谓青带也。夫青带乃肝经之湿热。肝属木，木色属青，带下流如绿豆汁，明明是肝木之病矣。但肝木最喜水润，湿亦水之积，似湿非肝木之所恶，何以竟成青带之症？不知水为肝木之所喜，而湿实肝木之所恶，以湿为土之气故也。以所恶者合之所喜必有违者矣。肝之性既违，则肝之气必逆。气欲上升，而湿欲下降，两相牵掣，以停住于中焦之间，而走于带脉，遂从阴器而出。其色青绿者，正以其乘肝木之气化也。逆轻者，热必轻而色青；逆重者，热必重而色绿。似乎治青易而治绿难，然而均无所难也。解肝木之火，利膀胱之水，则青绿之带病均去矣。

加减逍遥散

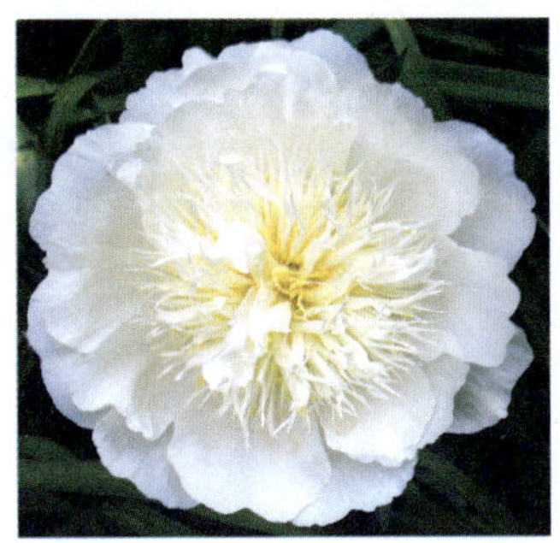

白芍

茯苓（五钱）白芍（酒炒，五钱）甘草（生用，五钱）柴胡（一钱）茵陈（三钱）陈皮（一钱）栀子（三钱，炒）。

水煎服。两剂而色淡，四剂而青绿之带绝，不必过剂矣。夫逍遥散之立法也，乃解肝郁之药耳，何以治青带若斯其神与？盖湿热留于肝经，因肝气之郁也，郁则必逆，逍遥散最能解肝之郁与逆。郁逆之气既解，则湿热难留，而又益之以茵陈之利湿，栀子之清热，肝气得清，而青绿之带又何自来！此方之所以奇而效捷也。倘仅以利湿清热治青带，而置肝气于不问，安有止带之日哉！

译文

青带的症状是由于肝经湿热的缘故引起的，妇女患带下病症状表现为青色为主，严重时流出的带色可像绿豆汁样，黏稠量多，伴腥臭气味的病，这便是青带。

这明明就是肝木病引起的，然肝木本来就喜好肾水的滋润，湿是积水过多所致，但湿气并非是肝木所憎恶的，为何成为青带的症状了呢？

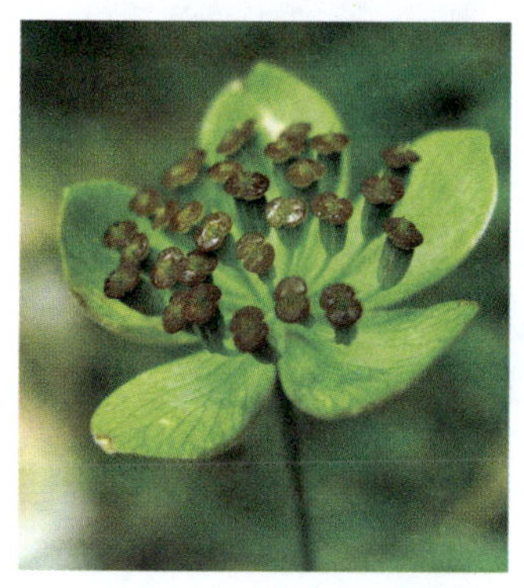
柴胡

不知道肝木是喜好肾水滋润，而认为湿土气为肝木所憎恶的，以为是湿土气的缘故。认为所憎恶的却是肝木所喜好的，必然违背了肝木的特性。既然违背肝木的特性，那么肝气必然逆化上升。而湿邪气重就要下降。热气与湿气相互牵制，停滞在中焦的部位，就会损伤到带脉，津液就会变为带下从阴道中排出。

带下色为青绿的，是趁肝木的病气转化而成的。

如果肝气上逆轻的，是因为热势轻，带下颜色青为主；如果肝气上逆重的，是因为热势重，带下叶色绿为主。

好像看起来热轻的青色带治疗容易，而热重的绿色带治疗难，其实青、绿两种色的带下症都没什么难以治疗的。

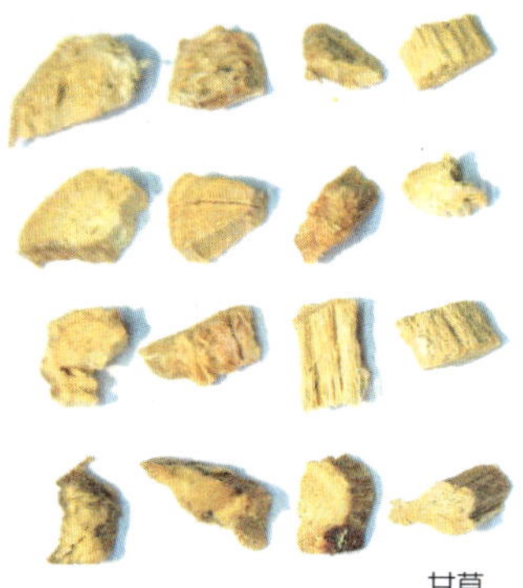
甘草

治疗方法应采用解除肝木的郁火，清利下焦的湿热，让湿热的邪气从小便而出，那么青绿色的带下病症都可消除了。

加减逍遥散

茯苓（五钱）白芍（酒炒，五钱）甘草（生用，五钱）柴胡（一钱）茵陈（三钱）陈皮（一钱）栀子（三钱，炒）。

用水煎服，两剂服下，带下的青绿带色就会变淡，四剂服完带下的青绿带色就会完全消失。不必过多服用，逍遥散的功效方法，就是用疏解肝郁的药物来配制的。

它最能够疏解肝气郁结和肝气上逆，肝的上逆之气得到了疏解，肝的功能自然也就恢复正常了，那么湿热的邪气就难以留聚。方中又增加了茵陈用于利湿，栀子用于清热，肝经湿热得到清利，青带就不会产生了。

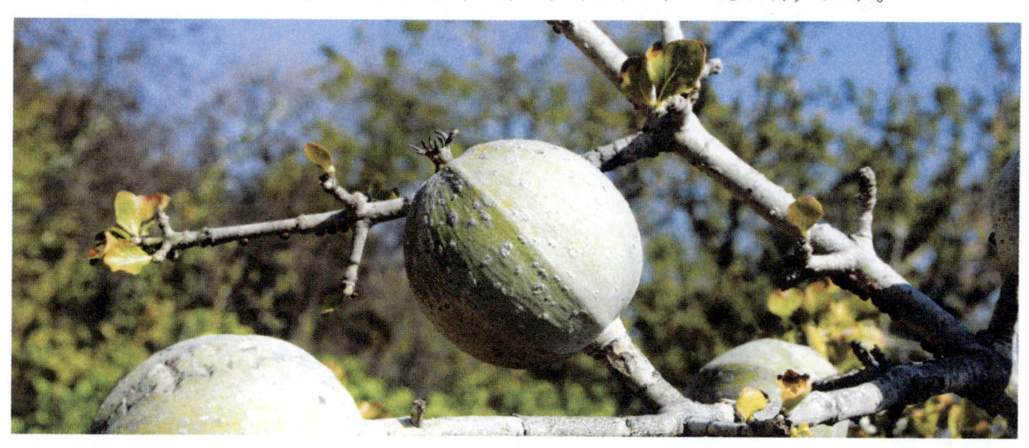

黄带病症

妇人有带下而色黄者，宛如黄茶浓汁，其气腥秽，所谓黄带是也。夫黄带乃任脉之湿热也。任脉本不能容水，湿气安得再入而化为黄带乎？不知带脉横生，通于任脉，任脉直上走于唇齿，唇齿之间，原有不断之泉下贯于任脉以化精，使任脉无热气之绕，则口中之津液尽化为精，以入于肾矣。惟有热邪存于下焦之间，则津液不能化精，而反化湿也。

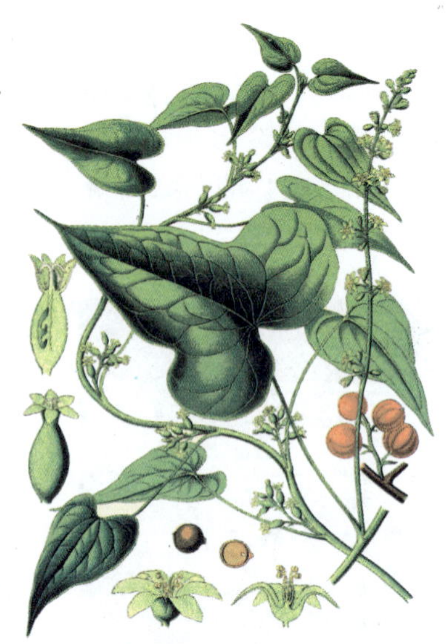

原文

妇人有带下而色黄者，宛如黄茶浓汁，其气腥秽，所谓黄带是也。夫黄带乃任脉之湿热也。任脉本不能容水，湿气安得再入而化为黄带乎？不知带脉横生，通于任脉，任脉直上走于唇齿，唇齿之间，原有不断之泉下贯于任脉以化精，使任脉无热气之绕，则口中之津液尽化为精，以入于肾矣。惟有热邪存于下焦之间，则津液不能化精，而反化湿也。夫湿者，土之气，实水之侵；热者，火之气，实木之生。水色本黑，火色本红，今湿与热合，欲化红而不能，欲返黑而不得，煎熬成汁，因变为黄色矣。此乃不从水火之化，而从湿化也。所以世之人有以黄带为脾之湿热，单去治脾而不得痊愈者，是不知真水、真火合成丹邪、元邪，绕于任脉、胞胎之间，而化此黔色也，单治脾何能痊乎！法宜补任脉之虚，而清肾火之炎，则庶几矣。

易黄汤

山药(一两，炒)芡实(一两、炒)黄柏(二钱，盐水炒)车前子（一钱，酒炒）白果（十枚，碎）。

水煎。连服四剂，无不痊愈。此不特治黄带方也，凡有带病者，均可治之，而治带之黄者，功更奇也。盖山药、芡实专补任脉之虚，又能利水，加白果引入任脉之中，更为便捷，所以奏功之速也。至于用黄柏清肾中之火也，肾与任脉相通以相济，解肾中之火，即解任脉之热矣。

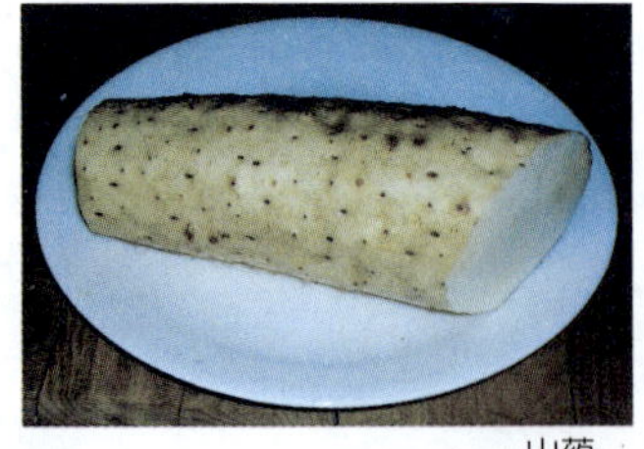

山药

译文

黄带是因为任脉受到湿热的邪气侵害而造成的。妇女患带下的病症是黄色为主，带的颜色像黄茶浓汁般，并伴有腥秽气味的病症，这就是黄带。

妇人黄带是因为任脉的受损，津液才变成黄色带下，由于下部任脉有热邪，任脉的津液不能化成阴精，反而成为了湿邪，湿邪与热邪相结，津液受湿热邪的煎熬，就不能转化成心主血的火色，也不能变为肾藏相的水色，因此变成病态的黄色。

治法适宜补任脉的虚弱，清肾中的虚火，就差不多了。

易黄汤

山药（一两，炒）芡实（一两、炒）黄柏（二钱，盐水炒）车前子（一钱，酒炒）白果（十枚，碎）。

用水煎服，连着服用四剂，没有不痊愈的。

这个药方并不是专门治疗黄带的方剂，凡是有带下病症的，都可以服用这个方剂来进行治疗，只不过治疗黄色的带症。效果更好而已。方中山药、芡实是专门补益任脉虚弱的，又能够利水。

配上白果引药到达任脉，让药效更快发挥作用，迅速取得疗效。

用黄柏可以清肾中虚火，肾与任脉是相通的，在功能上相互补济，清解肾中虚火，就能解散任脉的热症了。

黑带病症

妇人有带下而色黑者，甚则如黑豆汁，其气亦腥，所谓黑带也。夫黑带者，乃火热之极也，或疑火色本红，何以成黑？谓为下寒之极或有之。殊不知火极似水，乃假象也。其症必腹中疼痛，小便时如刀刺，阴门必发肿，面色必发红，日久必黄瘦，饮食必兼人，口中必热渴，饮以凉水，少觉宽快，此胃火太旺，与命门、膀胱、三焦之火合而熬煎，所以熬干而变为炭色，断是火热之极之变，而非少有寒气也。

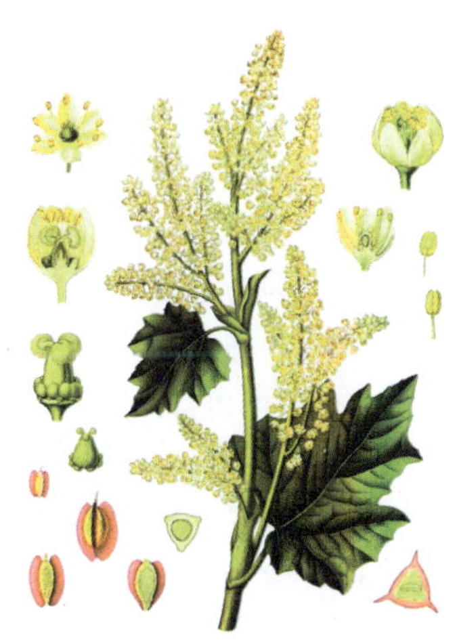

原文

妇人有带下而色黑者，甚则如黑豆汁，其气亦腥，所谓黑带也。夫黑带者，乃火热之极也，或疑火色本红，何以成黑？谓为下寒之极或有之。殊不知火极似水，乃假象也。其症必腹中疼痛，小便时如刀刺，阴门必发肿，面色必发红，日久必黄瘦，饮食必兼人，口中必热渴，饮以凉水，少觉宽快，此胃火太旺，与命门、膀胱、三焦之火合而熬煎，所以熬干而变为炭色，断是火热之极之变，而非少有寒气也。此

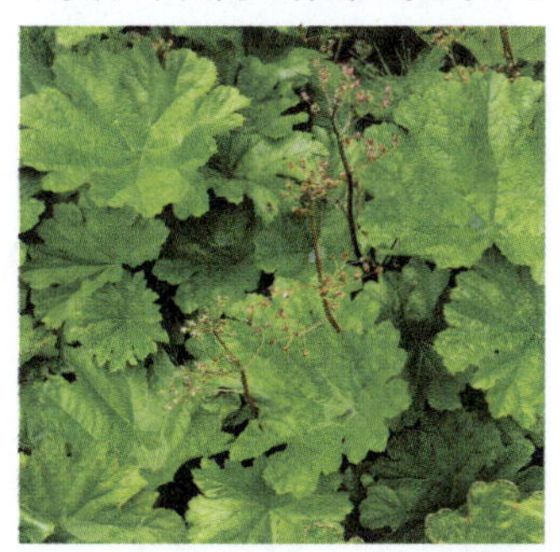

大黄

等之症，不至发狂者，全赖肾水与肺金无病，其生生不息之气，润心济胃以救之耳，所以但成黑带之症，是火结于下而不炎于上也。治法惟以泄火为主，火热退而湿自除矣。

利火汤

大黄（三钱）白术（五钱，土炒）茯苓（三钱）车前子（三钱，酒炒）王不留行（三钱）黄连（三钱）

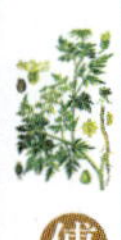

栀子（三钱，炒）知母（二钱）石膏（五钱）刘寄奴（三钱）水煎服。一剂小便疼止而通利，两剂黑带变为白，三剂白亦少减，再三剂全愈矣。或谓此方过于迅利，殊不知火盛之时，用不得根据违之法，譬如救火之焚，而少为迁缓，则火势延燃，不尽不止。今用黄连、石膏、栀子、知母一派寒凉之品，入于大黄之中，则迅速扫除。而又得王不留行与刘寄奴之利湿甚急，则湿与热俱无停住之机。佐白术以辅土、茯苓以渗湿、车前以利水，则火退水进，便成既济之卦矣。

译文

黑带是由于热邪太旺所致，妇女患带下症颜色是黑的，像黑豆水般，并

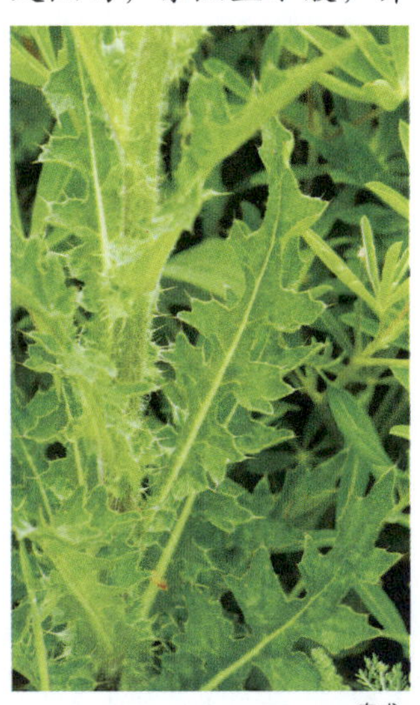

白术

且伴有腥臭气味。妇人有黑带症状，是因为热极的原因，或者有的人怀疑火热本来是红色，为何成了黑色的呢？说是寒邪过盛也是有的，却不知热极像水，是假象。

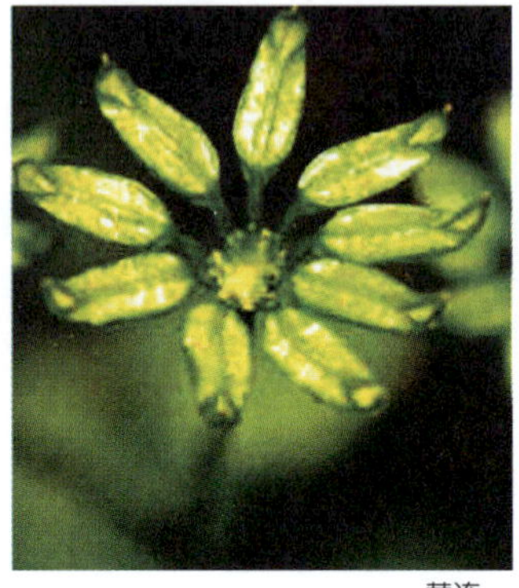

黄连

热极表现为有小腹疼痛，小便涩涌时而如针刺般，阴部必然肿胀，面色必然出现红赤。胃火太旺的时间久了必然会出现身体萎黄消瘦，饮食增多，口中燥渴，喝入凉水，稍微感觉舒服点。

又加上下焦命门火亢盛，传热在膀胱、三焦，上下共同煎熬津液，因此津液被火熬干而变成黑色。这断然是热极造成的，而并非少有寒气的原因。

这种症状之所以没有导致发狂病症，全是依赖肾水与肺金两脏的功能正常，肺金不断生水下、通肾，肾水又不断上济心火，让五脏之间心得到润养，胃得以滋养，才没有导致狂症。至于只造成黑带的病症，是因为热邪只聚集在下部而没有延伸到上焦的原因。

利火汤

大黄（三钱）白术（五钱，土炒）茯苓（三钱）车前子（三钱，酒炒）王不留行（三钱）黄连（三钱）栀子（三钱，炒）知母（二钱）石膏（五钱）刘寄奴（三钱）。

用水煎服，一剂服完可让小便疼痛停止并且小便也通畅了，两剂服完后黑色带下变为白色带，三剂服完后带下白色带量也减少，再服三剂病就能完全痊愈了。

方子用黄连、石膏、栀子、知母等一些寒凉的药品，再配上大黄一起清热泄火，就可迅速清退热邪病症。

又加王不留行和刘寄奴来利湿，湿与热邪都没有停留的机会。同时用白术来帮助健脾燥湿，用茯苓来渗湿，用车前子利水除湿，就能让热邪消退，脏腑之间的功能也恢复正常。

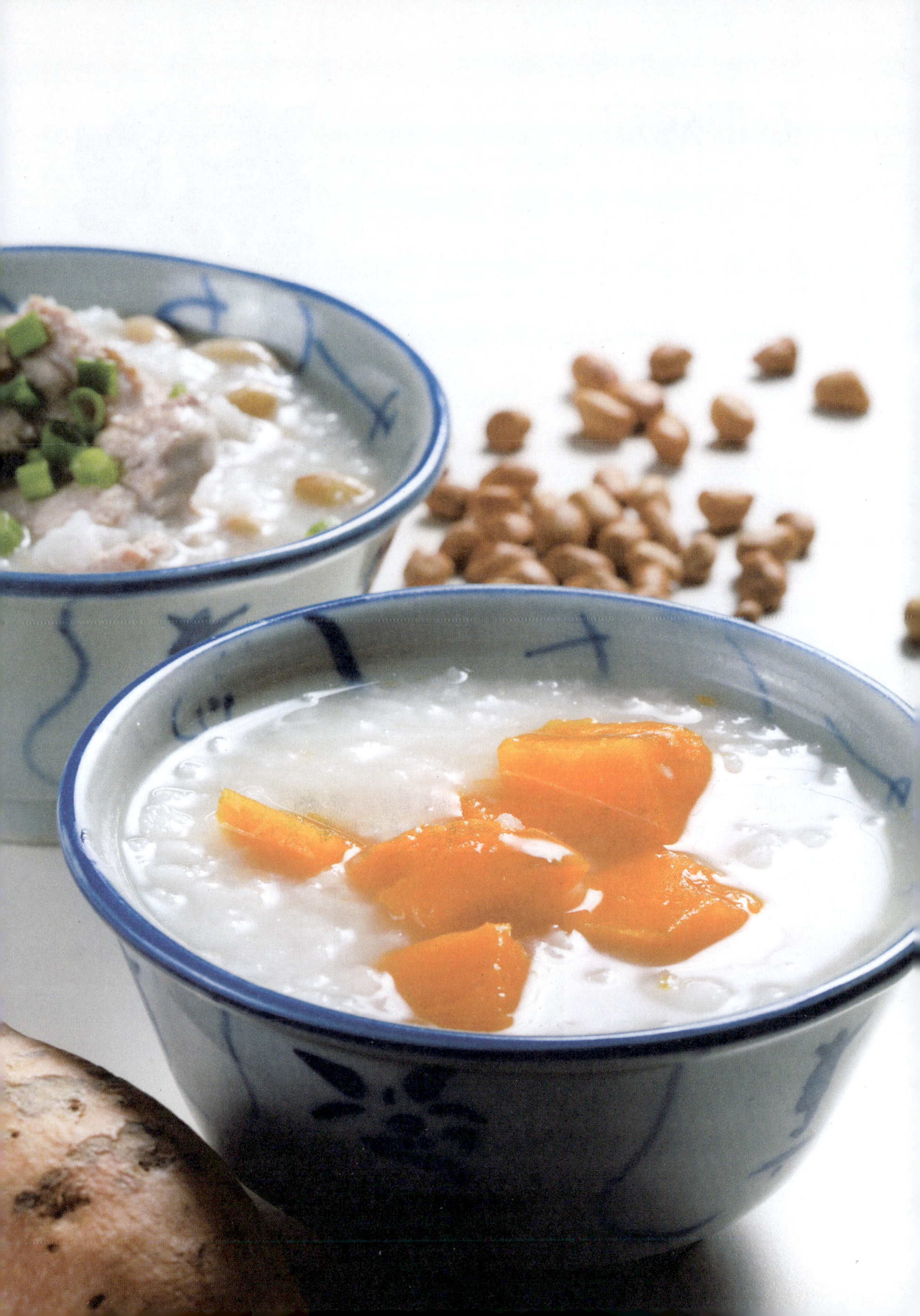

赤带病症

妇人有带下而色红者，似血非血，淋沥不断，所谓赤带也。夫赤带亦湿病，湿是土之气，宜见黄白之色，今不见黄白而见赤者，火热故也。火色赤，故带下亦赤耳。惟是带脉系于腰脐之间，近乎至阴之地，不宜有火。而今见火症，岂其路通于命门，而命门之火出而烧之耶？不知带脉通于肾，而肾气通于肝。

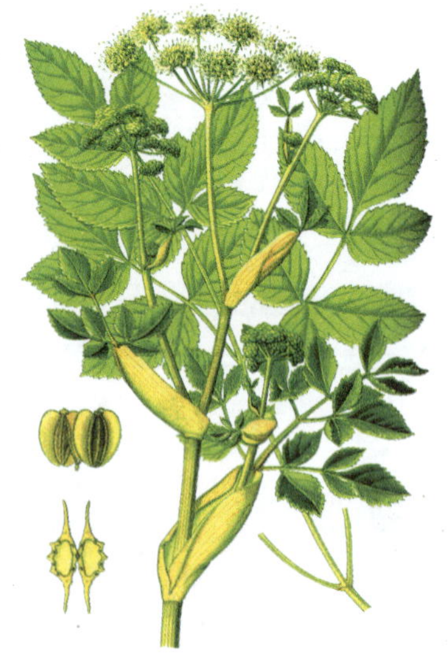

原文

妇人有带下而色红者，似血非血，淋沥不断，所谓赤带也。夫赤带亦湿病，湿是土之气，宜见黄白之色，今不见黄白而见赤者，火热故也。火色赤，故带下亦赤耳。惟是带脉系于腰脐之间，近乎至阴之地，不宜有火。而今见火症，岂其路通于命门，而命门之火出而烧之耶？不知带脉通于肾，而肾气通于肝。妇人忧思伤脾，又加郁怒伤肝，于是肝经之郁火内炽，下克脾土，脾土不能运化，致湿热之气蕴于带脉之间；而肝不藏血，亦渗于带脉之内，皆由脾气受伤，运化无力，湿热之气，随气下陷，同血俱下，所以似血非血之形象，现于其色也。其实血与湿不能两分，世人以赤带属之心火误矣治法须清肝火而扶脾气，则庶几可愈。

清肝止淋汤

白芍（一两，醋炒）当归（一两，酒洗）生地（五钱，酒炒）阿胶（三钱，白面炒）粉丹皮（三钱）黄柏（二钱）牛膝（二钱）香附（一钱，酒炒）红枣（十个）小黑豆（一两）。

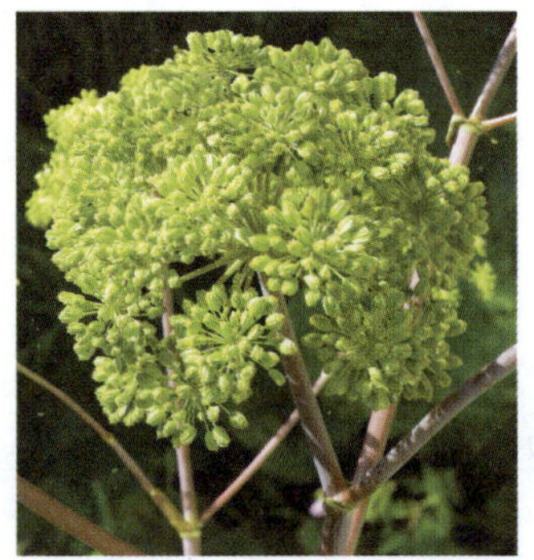

当归

水煎服。一剂少止，两剂又少止，四剂全愈，十剂不再发。此方但主补肝之血，全不利脾之湿者以赤带之为病，火重而湿轻也。夫火之所以旺者，由于血之衰，补血即足以制火。且水与血合而成赤带之症，竟不能辨其是湿非湿，则湿亦尽化而为血矣，所以治血则湿亦除，又何必利湿之多事哉！此方之妙，妙在纯于治血，少加清火之味，故奏功独奇。倘一利其湿，反引火下行，转难遽效矣。或问曰：“先生前言助其脾土之气，今但补其肝木之血何也？”不知用芍药以平肝，则肝气得舒，肝气舒自不克土，脾不受克，则脾土自旺，是平肝正所以扶脾耳，又何必加人参、白术之品，以致累事哉！

译文

赤带是由于湿邪导致，

让妇女患带下病症而带色发赤的，像血却不是血，淋漓不断的病。

妇人的赤带病症又称作湿病，湿本来就是脾土虚弱的病气，应该出现的是黄白的颜色，现在出现的不是黄白的颜色而是赤色，是因为火热的缘故，火为赤色，因而带下呈赤红色。只是带脉在腰与脐之间，而肾又与肝是同源的。妇女如果过于忧思就会伤害脾，若是再加上抑郁和怒气就会伤到肝。从而导致肝经内热，使脾气虚而不能正常运化水谷及水湿，又导致湿热之气积于带脉之间，而肝又不藏血，阴血又会停滞在带脉之间进而伤害带脉。脾气受伤，运行功能就会受影响，所以那些湿热之气随脾气下陷，同血一起同下，形成赤带。

清肝火而健脾气，这样就会基本痊愈。

清肝止淋汤

白芍（一两，醋炒）当归（一两，酒洗）生地（五钱，酒炒）阿胶（三钱，白面炒）粉丹皮（三钱）黄柏（二钱）牛膝（二钱）香附（一钱，酒炒）红枣（十个）小黑豆（一两）。

用水煎服，一剂后能减少带量，两剂服下就会再次减少，四剂服完后就能治好赤带，如果服十剂赤带就会不再复发。

这个方子是补肝凉血为主的，补养肝血就可以达到平定肝火的效果。

并且湿与血相结合而形成的赤带，竟不能分辨是湿还是不是湿，因湿与血已经合为一体了。故采用凉血清肝的治法来达到健脾祛湿的效果。这个方子疗效就在于治疗肝血为主，少配清热凉血的药剂，因此效果奇特。

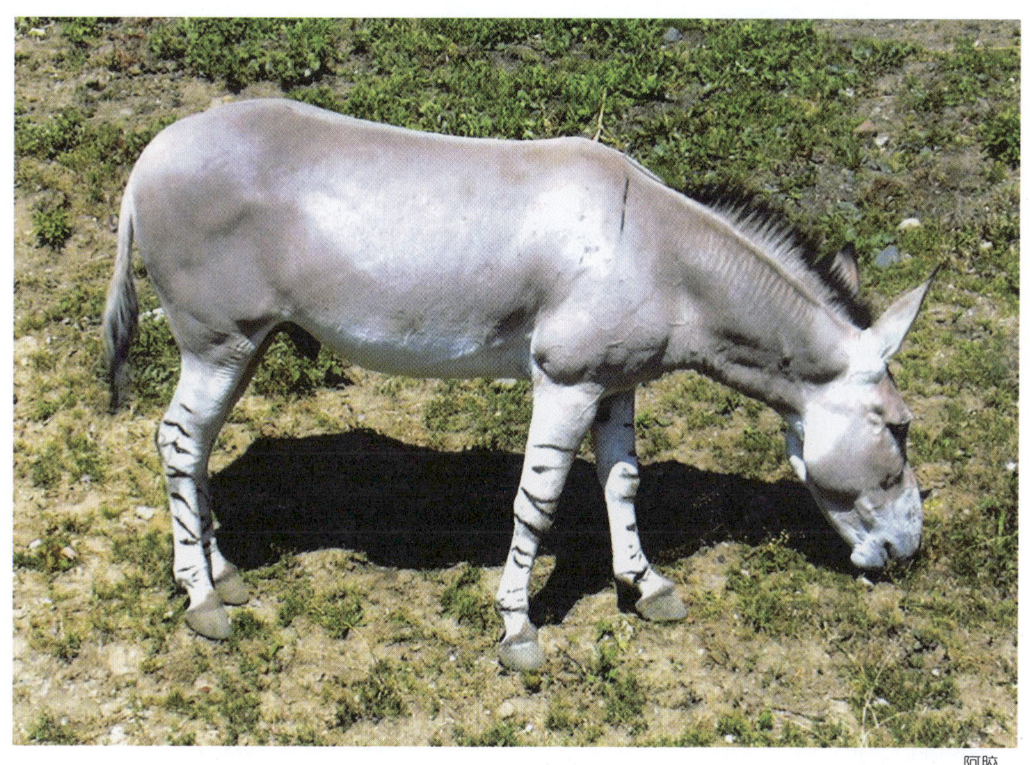

阿胶

血崩昏暗

妇人有一时血崩，两目黑暗，昏晕在地，不省人事者人莫不谓火盛动血也。然此火非实火，乃虚火耳。世人一见血崩，往往用止涩之品，虽亦能取效于一时，但不用补阴之药，则虚火易于冲击，恐随止随发，以致经年累月不能全愈者有之。是止崩之药，不可独用，必须于补阴之中行止崩之法。

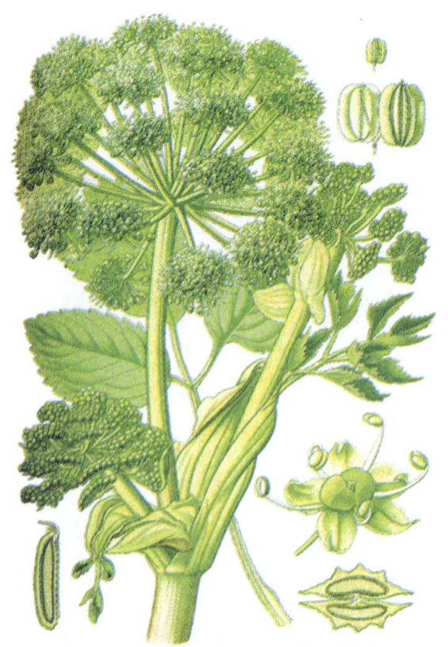

原文

妇人有一时血崩，两目黑暗，昏晕在地，不省人事者人莫不谓火盛动血也。然此火非实火，乃虚火耳。世人一见血崩，往往用止涩之品，虽亦能取效于一时，但不用补阴之药，则虚火易于冲击，恐随止随发，以致经年累月不能全愈者有之。是止崩之药，不可独用，必须于补阴之中行止崩之法。

固本止崩汤

大熟地（一两，九蒸）白术（一两，土炒焦）黄（三钱，生用）当归（五钱，酒洗）黑姜（二钱）人参（三钱）。

水煎服。一剂崩止，十剂不再发。倘畏药味之重而减半，则力薄而不能止。方妙在全不去止血而惟补血，又不止补血而更补气，非惟补气而更补火。盖血崩而至于黑暗昏晕，则血已尽去，仅存一线之气，以为护持，若不急补其气以生血，而先补其血而遗气，则有形之血，恐不能遽生，而无形之气，必且至尽散，此所以不先补血而先补气也。然单补气则血又不易生，单补血而不补火则血又必凝滞，而不能随气而速生。况黑姜引血归经，是补中又有收敛之妙，所以同补气补血之药并用之耳。

译文

血崩昏暗表现为妇女阴道大量出血不能止住，造成妇女两眼看物模糊不清，昏晕倒地，不省人事的病症。

这是因为火气过旺扰动血海引起的，这火是属于虚火，一般的医者一看见血崩病症，往往都会采用收涩止血类的药物来进行治疗，虽然能够得一时的效果，但是不加用滋阴养血的药，虚火就容易扰动血海，恐怕刚止住时间不长又要复发。凡是收涩止血的药物，不能只靠这些药治疗血热崩症，必须在滋阴养血当中用固涩止崩的治疗方法。

固本止崩汤

大熟地（一两，九蒸）白术（一两，土炒焦）黄（三钱，生用）当归（五钱，酒洗）黑姜（二钱）人参（三钱）。

用水煎服，服一剂可让出血停止，十剂服完后此病就不会再复发。如果怕药力太重而减去一半的药量，那么会由于药力太薄而不能让血止住。

年老血崩

妇人有年老血崩者，其症亦与前血崩昏暗者同，人以为老妇之虚耳，谁知是不慎房帏之故乎！

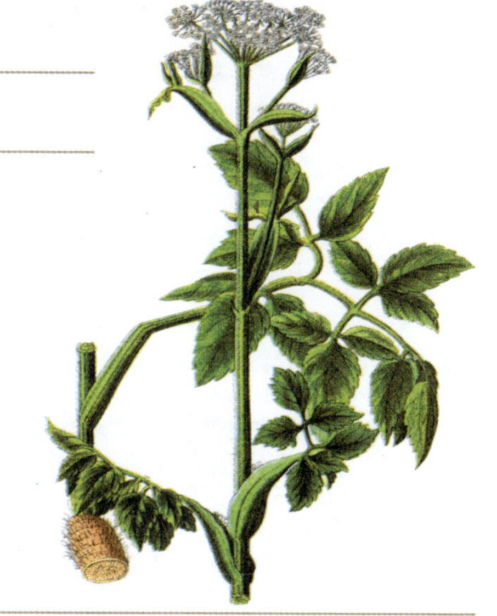

原文

妇人有年老血崩者，其症亦与前血崩昏暗者同，人以为老妇之虚耳，谁知是不慎房帏之故乎！方用：

加减当归补血汤

当归（一两，酒洗）黄芪（一两，生用）三七根末（三钱）桑叶（十四片）水煎服。两剂而血少止，四剂不再发。然必须断欲始除根，若再犯色欲未有不重病者也。夫补血汤乃气血两补之神剂，三七根乃止血之圣药，加入桑叶者，所以滋肾之阴，又有收敛之妙耳。但老妇阴精既亏，用此方以止其临时之漏，实有奇功，而不可责其永远之绩者，以补精之味尚少也。服此四剂后，再增入：白术（五钱）熟地（一两）山药（四钱）麦冬（三钱）北五味（一钱）服百剂，则崩漏之根可尽除矣。

译文

妇人中有年老血崩症状的，症状与前面论述的血崩昏暗症状有相似。人们认为是年老身体虚弱的原因，谁知道原来是房事不谨慎，不节制的缘故。方用：

加减当归补血汤

当归（一两，酒洗）黄芪（一两，生用）三七根末（三钱）桑叶（十四片）。

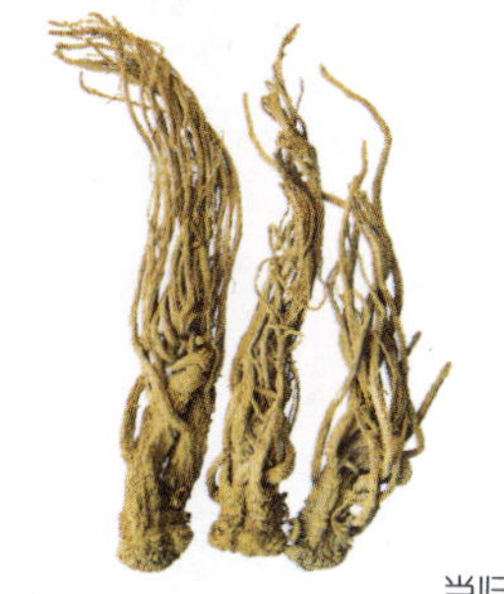

当归

用水煎服，服两剂出血症状就会基本上止住，四剂服完血就会止住不会再发生。如果要预防此病再发必须禁止房事，如果纵欲过度，病会复发的。

加减当归补血汤是气血双补神奇药剂，三七根是止血的良药，加桑叶可滋补肝肾的精血，又有收敛止血的疗效。

然而年老的妇人肝肾本来已亏损，用这个方子只能暂时补气固血止漏，虽然功效神奇，但不能起到治本的作用。

因为滋补肾阴的药还不足。服完加减当归补血汤四剂后，当再加服下方。

白术（五钱）熟地（一两）山药（四钱）麦冬（三钱）北五味（一钱）。

服过百剂就彻底的治好了。

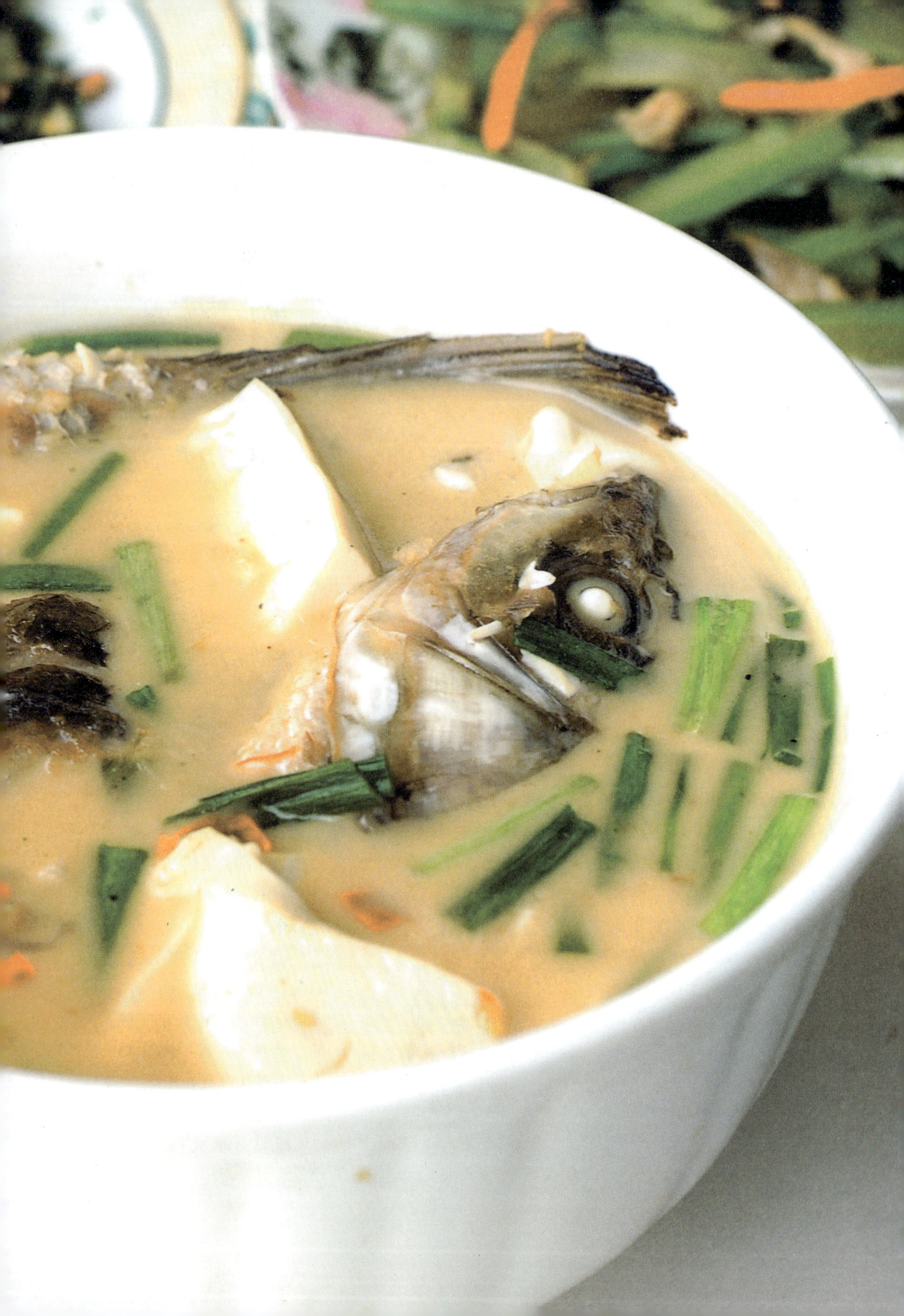

少妇血崩

有少妇甫娠三月，即便血崩，再胎亦随堕，人以为挫闪受伤而致，谁知是行房不慎之过哉！治法自当以补气为主，而少佐以补血之品，斯为得之。

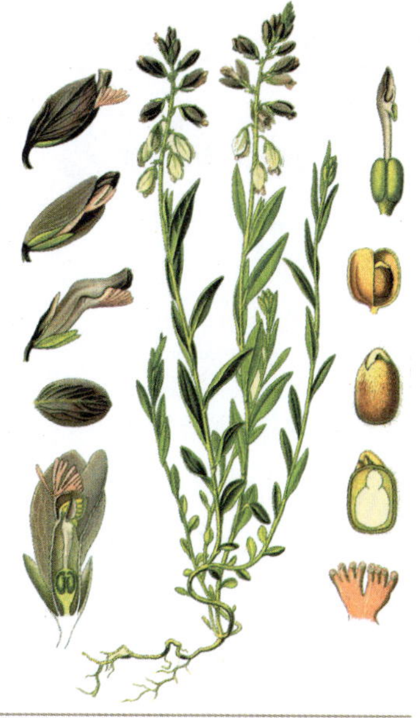

原文

有少妇甫娠三月，即便血崩，再胎亦随堕，人以为挫闪受伤而致，谁知是行房不慎之过哉！治法自当以补气为主，而少佐以补血之品，斯为得之。

固气汤

人参（一两）白术（五钱，土炒）大熟地（五钱，九蒸）当归（三钱，酒洗）白茯苓（二钱）甘草（一钱）杜仲（三钱，炒黑）山萸肉（二钱，蒸）远志（一钱，去心）五味子（十粒，炒）水煎服，一剂而血止，连服十剂全愈。此方固气而兼补血。已去之血，可以速生，将脱之血，可以尽摄。凡气虚而崩漏者，此方最可通治，非仅治小产之崩。其最妙者，不去止血，而止血之味，含于补气之中也。

译文

妇女刚怀孕满三个月，出现血崩，胎儿也随着须堕，人们认为是挫闪受伤导致的，谁知道原来是房事不谨慎引发的。治法自然要以补气为主，用补血的物品辅助，方用固气汤。

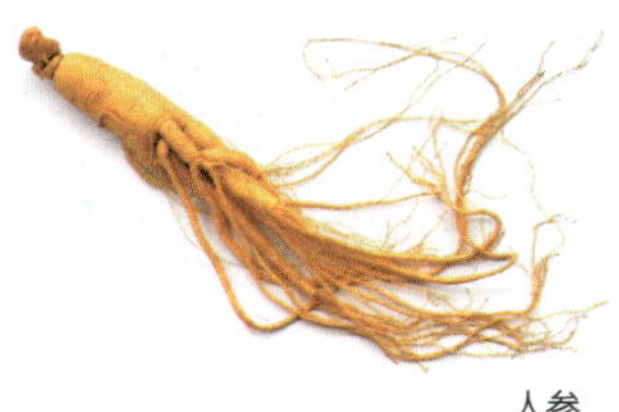

人参

固气汤

人参（一两）白术（五钱，土炒）大熟地（五钱，九蒸）当归（三钱，酒洗）白茯苓（二钱）甘草（一钱）杜仲（三钱，炒黑）山萸肉（二钱，蒸）远志（一钱，去心）五味子（十粒，炒）。

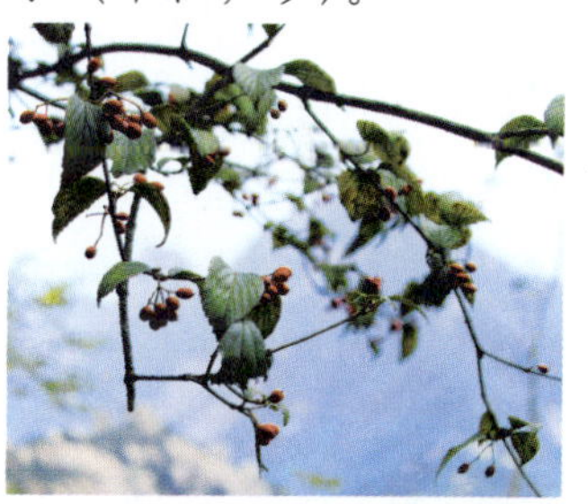

山萸肉

用水煎服，一剂服下血便能够止住，连服十剂就能痊愈了。

这个药方是固气为主并有补血功效，让失去的血，能迅速生成，将要失的血可以统摄。凡是因气虚崩漏的，都可用这个方子进行治疗，并非只用于小产堕胎后的大出血。此方最妙处是不用去止血，而止血的药剂已经包含在补气当中了。

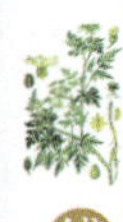

交感血崩

妇人有一交合则流血不止，虽不至于血崩之甚，而终年累月不得愈，未免血气两伤，久则恐有血枯经闭之忧。此等之病，成于经水正来之时交合，精冲血管也。夫精冲血管，不过一时之伤，精出宜愈，何以久而流红？不知血管最娇嫩，断不可以精伤。凡妇人受孕，必于血管已净之时，方保无虞。倘经水正旺，彼欲涌出而精射之，则欲出之血反退而缩入，既不能受精而成胎，势必至集精而化血。

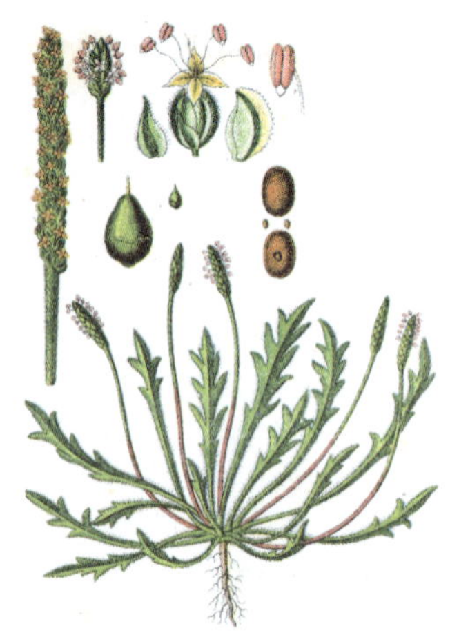

原文

妇人有一交合则流血不止，虽不至于血崩之甚，而终年累月不得愈，未免血气两伤，久则恐有血枯经闭之忧。此等之病，成于经水正来之时交合，精冲血管也。夫精冲血管，不过一时之伤，精出宜愈，何以久而流红？不知血管最娇嫩，断不可以精伤。凡妇人受孕，必于血管已净之时，方保无虞。倘经水正旺，彼欲涌出而精射之，则欲出之血反退而缩入，既不能受精而成胎，势必至集精而化血。交感之际，淫气触动其旧日之精，则两相感召，旧精欲出，而血亦随之而出。治法须通其胞胎之气，引旧日之集精外出，而益之以补气补精之药，则血管之伤，可以补完矣。

引精止血汤

人参（五钱）白术（一两，土炒）茯苓（三钱，去皮）熟地（一两，九蒸）山萸肉（五钱，蒸）黑姜（一钱）黄柏（五分）芥穗（三钱）车前子（三钱，酒炒）。

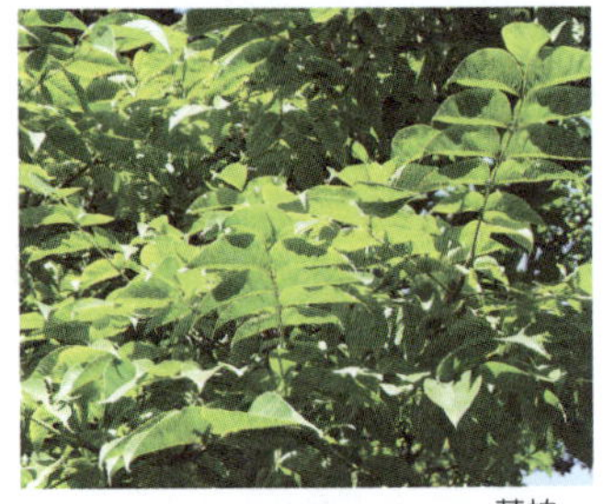

黄柏

水煎。连服四剂愈，十剂不再发。此方用参术以补气，用地萸以补精，精气既旺，则血管流通；加入茯苓、车前以利水与窍，水利则血管亦利；又加黄柏为引，直入血管之中，而引精出于血管之外；芥穗引败血出于血管之内；黑姜以止血管之口。一方之中，实有调停曲屈之妙，故能祛旧病而除陈。然必须慎房帏三月，破者始不至重伤，而补者始不至重损，否则不过取目前之效耳。其慎之哉！宜寡欲。

译文

交感血崩是由于经血来潮的时候行房事，妇女同房时出现阴道流血不止的病症。虽然量不会像血崩那样多，但如果长久持续不能停止，时间久了恐怕会导致冲任血海空虚而发生血枯经闭的可能。这种病是因为，在月经来的时候进行房事，男子精气（精子）冲撞了血管。血管是很脆弱的，在行经的时候，血正向外流出时精子射入，就会导致要流出来的血又被冲退回血室，这样既不能受孕又会使血与精子形成滞血。等在进行房事的时候，淫邪之气就会触动旧日的滞血两邪相应，旧日残留的精子要出来，而血也会随之而出。治疗此病应服用引精止血汤。

引精止血汤

人参（五钱）白术（一两，土炒）茯苓（三钱，去皮）熟地（一两，九蒸）山萸肉（五钱，蒸）黑姜（一钱）黄柏（五分）芥穗（三钱）车前子（三钱，酒炒）。

用水煎服，连服四剂就可以治好，服完十剂后就不再复发。方中用参术补气，用熟地、山萸肉来补精血，棺与气俱旺盛，冲任二脉就通畅；再加上茯苓、车前子利水而通窍道，水道通利则脉道也利；又配黄柏可直入冲任胞宫，而清泄宿日之窃热；芥穗入血分可引痰血而出和；黑姜止血。一个方剂之中，确实存在补泻的复杂之处，因而能祛除往日的重病。但治愈后必须忌房事三个月，才能使损伤之处不再重新遭到伤害，而刚补益的精气不至于重新耗损，否则只能取得暂时效果罢了。

用水煎服，连服四剂就可以治好，服完十剂后就不再复发。方中用参术补气，用熟地、山萸肉来补精血，旺盛了血管就会流通，再加上茯苓、车前利水又通窍。水利了血管也会畅通。又用黄柏为引子，直入到血管之中，将旧日的窃热引到血管之外，又用芥穗引出败血，然后用黑姜止血。但是此病治好后要禁房事三个月，否则此方子只能起到暂时修补的效果。

郁结血崩

妇人有怀抱甚郁，口干舌渴，呕吐吞酸，而血下崩者，人皆以火治之，时而效，时而不效，其故何也？是不识为肝气之郁结也。夫肝主藏血，气结而血亦结，何以反至崩漏？盖肝之性急，气结则其急更甚，更急则血不能藏，故血崩不免也。治法宜以开郁为主，若徒开其郁，而不知平肝，则肝气大开，肝火更炽，而血亦不能止矣。

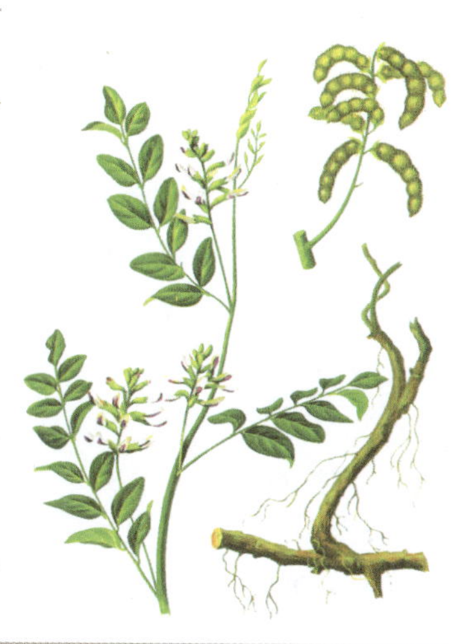

原文

妇人有怀抱甚郁，口干舌渴，呕吐吞酸，而血下崩者，人皆以火治之，时而效，时而不效，其故何也？是不识为肝气之郁结也。夫肝主藏血，气结而血亦结，何以反至崩漏？盖肝之性急，气结则其急更甚，更急则血不能藏，故血崩不免也。治法宜以开郁为主，若徒开其郁，而不知平肝，则肝气大开，肝火更炽，而血亦不能止矣。

平肝开郁止血汤

白芍（一两，醋炒）白术（一两，土炒）当归（一两，酒洗）丹皮（三钱）三七根（三钱，研末）生地（三钱，酒炒）甘草（二钱）黑芥穗（二钱）柴胡（一钱）。

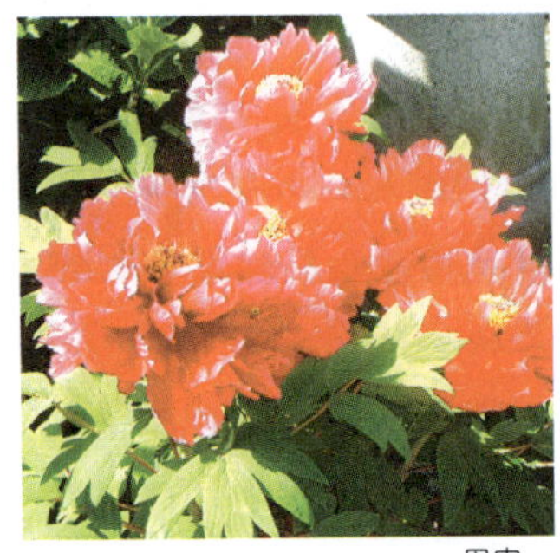
丹皮

水煎服。一剂呕吐止，两剂干渴除，四剂血崩愈。方中妙在白芍之平肝，柴胡之开郁，白术利腰脐，则血无积住之虞。荆芥通经络，则血有归还之乐。丹皮又清骨髓之热。生地复清脏腑之炎。当归、三七于补血之中，以行止血之法，自然郁结散而血崩止矣。

译文

郁结血崩是由于妇女常期性抑郁而导致咽干口燥，嗳气吞酸或恶心呕吐，甚则崩中调下的病症。这是因为肝主藏血又主疏泄，若肝气部结，气机不畅则血亦结滞，又因肝性喜条达，肝气不好就会郁结而失于条达，气结则肝气更旺，肝气疏泄失司则血海不能正常藏血，故发展成崩漏。治法宜解肝郁为主，配以清肝火之药。

若妇女患有郁结血崩，就会口干舌燥，呕吐。这是肝气郁结的原因。肝主藏血，若肝气郁结，血也会结滞。又因为肝气郁结会导致肝气更旺，肝气旺则血不能藏，所以会发生血崩。治疗此病应先排解郁气，进而平肝。

平肝开郁止血汤

白芍（一两，醋炒）白术（一两，土炒）当归（一两，酒洗）丹皮（三钱）三七根（三钱，研末）生地（三钱，酒炒）甘草（二钱）黑芥穗（二钱）柴胡（一钱）。

用水煎服。一剂服下就可以停止呕吐了，两剂服后就能消除口干渴，四剂服完后就能此病就能治好了。这个方子的妙处在于用白芍酸来养肝，柴胡是用来疏肝解郁，白术健脾和胃以培土流利肝木，肝气不郁则血也不会结滞。用荆芥人血分，使血有归经。丹皮清泄肝经郁热，生地又能凉血清脏腑之热，当归、三七于补血之中又能祛换止血，自然使郁结散开，血崩之症止住。

用水煎服。一剂服下就可以停止呕吐了，两剂服后就能消除口干渴，四剂服完后此病就能治好了。这个方子的妙处在于用白芍酸来养肝，柴胡是用来疏肝解郁，白术是用来健脾和胃的。荆芥通经络，使血有归经。又用丹皮清散骨髓之热。而当归、三七即补血又止血，自然能解郁止血崩。

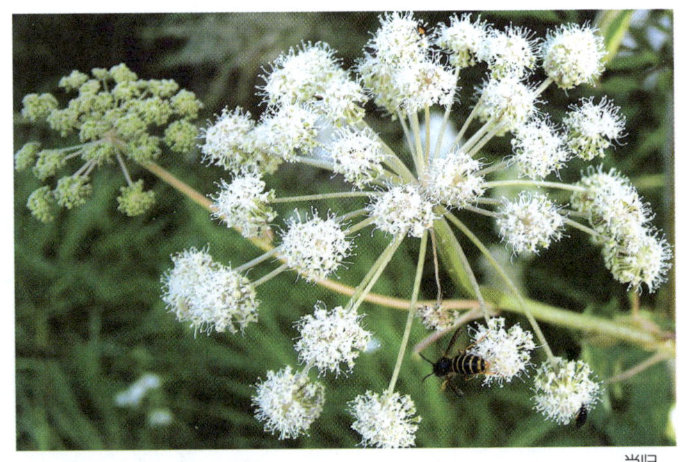
当归

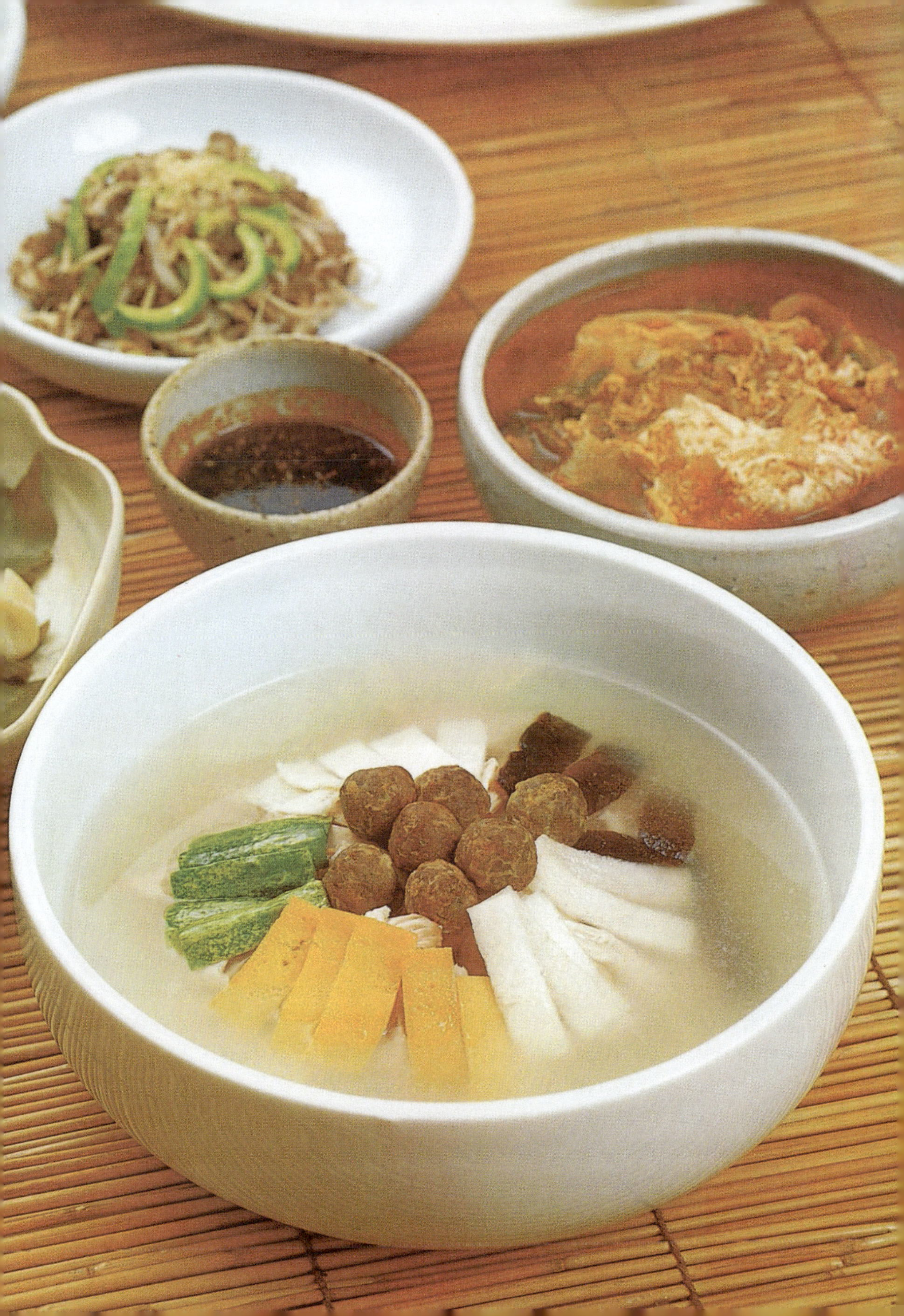

闪跌血崩

妇人有升高坠落，或闪挫受伤，以致恶血下流，有如血崩之状者，若以崩治，非徒无益而又害之也。盖此症之状，必手按之而疼痛，久之则面色萎黄，形容枯槁，乃是瘀血作祟，并非血崩可比。倘不知解瘀而用补涩，则瘀血内攻，疼无止时，反致新血不得生，旧血无由化，死不能悟，岂不可伤哉！治法须行血以去瘀，活血以止疼，则血自止而愈矣。

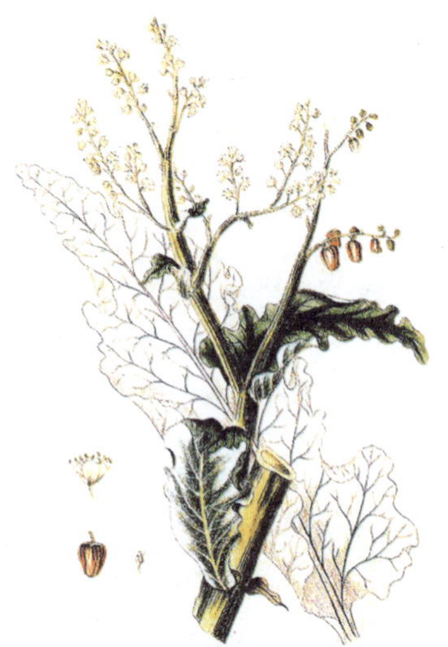

原文

妇人有升高坠落，或闪挫受伤，以致恶血下流，有如血崩之状者，若以崩治，非徒无益而又害之也。盖此症之状，必手按之而疼痛，久之则面色萎黄，形容枯槁，乃是淤血作祟，并非血崩可比。倘不知解瘀而用补涩，则淤血内攻，疼无止时，反致新血不得生，旧血无由化，死不能悟，岂不可伤哉！治法须行血以去瘀，活血以止疼，则血自止而愈矣。

逐瘀止血汤

生地（一两，酒炒）大黄（三钱）赤芍（三钱）丹皮（一钱）当归尾（五钱）枳壳（五钱，炒）龟版（三钱，醋炙）桃仁（十粒，泡炒，研）。

水煎服。一剂疼轻，两剂疼止，三剂血亦全止，不必再服矣。此方之妙，妙于活血之中，佐以下滞之品，故逐瘀如扫，而止血如神。

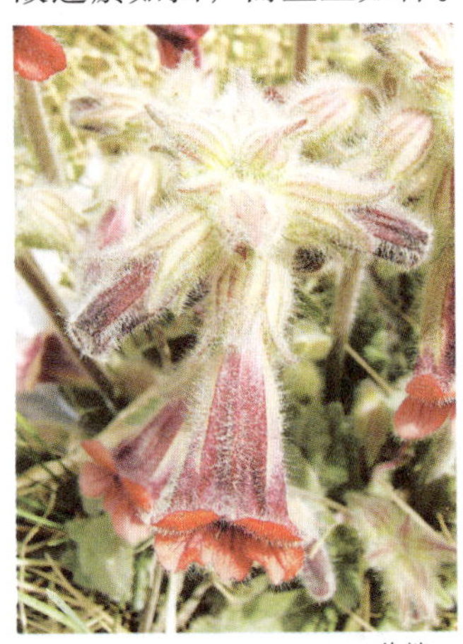

生地

或疑跌闪升坠，是由外而伤内，虽不比内伤之重，而既已血崩，则内之所伤，亦不为轻，何以只治其瘀而罔顾气也？殊不知跌闪升坠，非由内伤以及外伤者可比。盖本实不拨，去其标病可耳，故曰急则治其标。

译文

闪跌血崩是由于妇人从高处坠落，或跌仆内挫而受内外伤损，以致发生阴道流痰黑血，就如患血崩症状似的病。在伤害部位用手触之疼痛，又由于出血过多，时间长了则可见面色萎黄，形体消瘦，肌肤干枯不润泽，这是瘀血所导致的，并不是可以同血崩症相提并论的。若不知用活血化瘀法治疗而去用收涩补血法，那么瘀血停留不化，疼痛就无止休，新血不生，旧血不化，以致引及生命危险还不清楚治法应当活血祛瘀，行滞止痛，则出血可止而愈。

逐瘀止血汤

生地（一两，酒炒）大黄（三钱）赤芍（三钱）丹皮（一钱）当归尾（五钱）枳壳（五钱，炒）龟版（三钱，醋炙）桃仁（十粒，泡炒，研）。

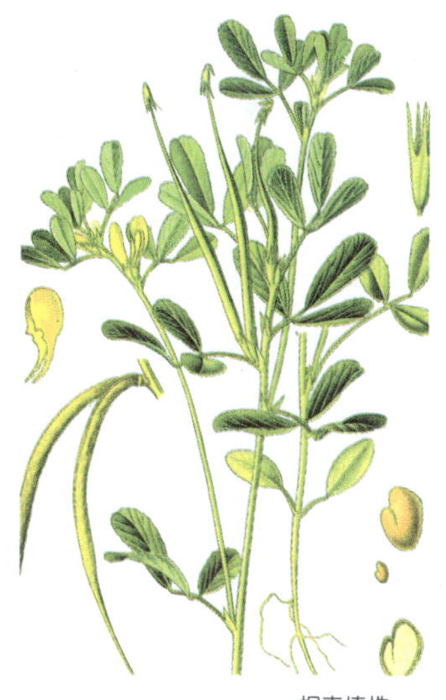
枳壳植株

水煎服，一剂服后疼痛减轻，两剂疼痛即消失，三剂出血也可全部止住，不必再服了。这个方子妙处在于活血之中，又佐以理气行滞之品，因而瘀血可除，止血效果也快。

有的妇女从高处坠落，或因为闪挫受伤的，会导致阴道流出黑色的瘀血，就像血崩一样。若把这些病症当成血崩来治疗，不仅不会治好还会越治越糟。受伤之后，用手按受伤的地方会很痛，时间长了会使人面色枯槁发黄。这是因为体内有瘀血的缘故。倘若在治疗的时候不化瘀血而去补涩，就会使淤血不散，疼痛得不到缓解，新血也不能再生，久而久之可能会危及生命。所以治疗的时候，应该先活血化瘀。

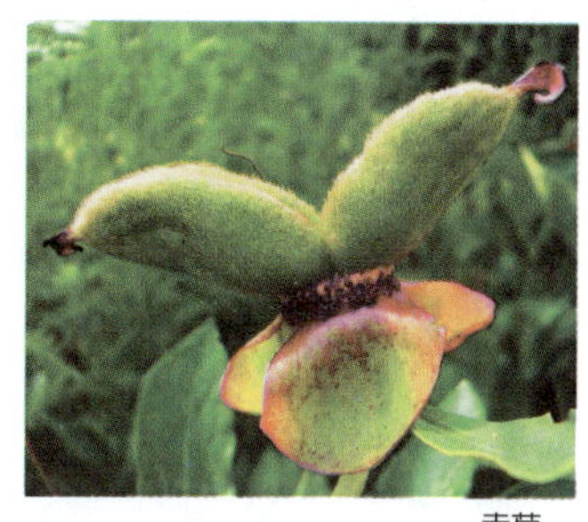
赤芍

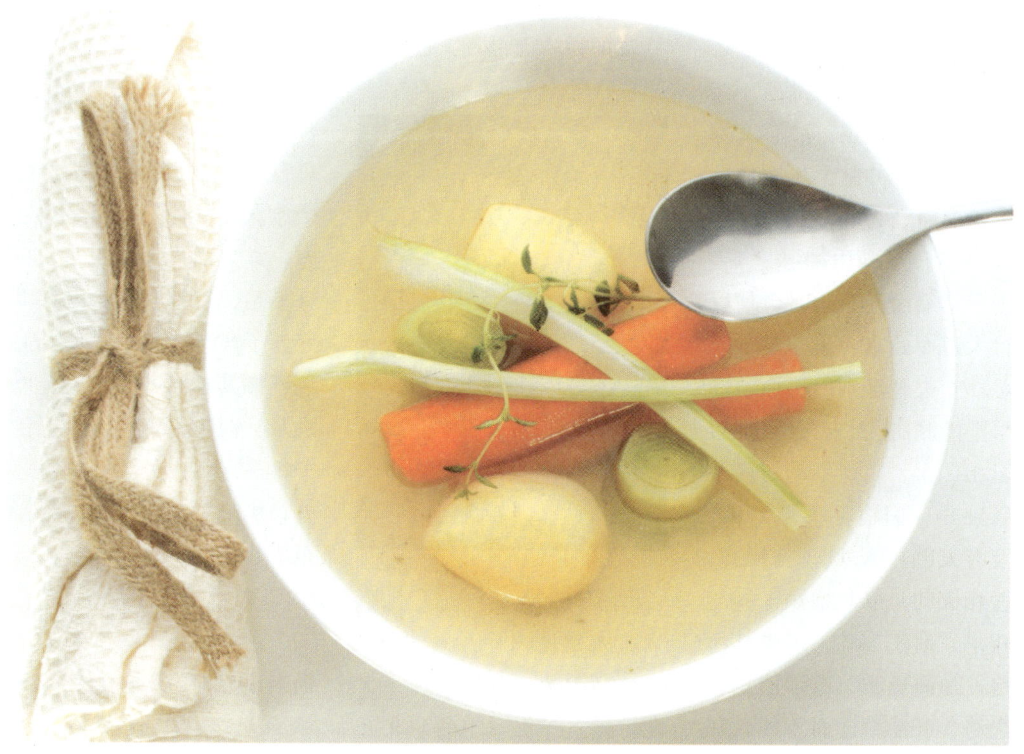

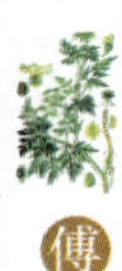

血海太热血崩

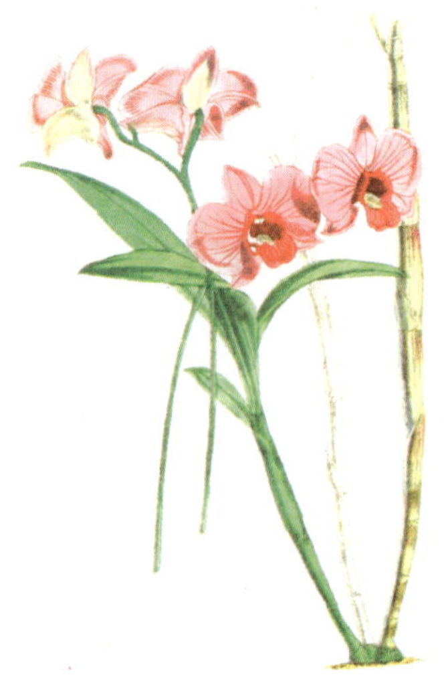

妇人有每行人道，经水即来，一如血崩，人以为胞胎有伤，触之以动其血也，谁知是子宫血海因太热而不固乎！夫子宫即在胞胎之下，而血海又在胞胎之上。血海者，冲脉也。冲脉太寒而血即亏，冲脉太热而血即沸，血崩之为病，正冲脉之太热也。然既由冲脉之热，则应常崩而无有止时，何以行人道而始来，果与肝木无恙耶？夫脾健则能摄血，肝平则能藏血。

原文

妇人有每行人道，经水即来，一如血崩，人以为胞胎有伤，触之以动其血也，谁知是子宫血海因太热而不固乎！夫子宫即在胞胎之下，而血海又在胞胎之上。血海者，冲脉也。冲脉太寒而血即亏，冲脉太热而血即沸，血崩之为病，正冲脉之太热也。然既由冲脉之热，则应常崩而无有止时，何以行人道而始来，果与肝木无恙耶？夫脾健则能摄血，肝平则能藏血。人未入房之时，君相二火，寂然不动，虽冲脉独热，而血亦不至外驰。及有人道之感，则子宫大开，吾相火动，以热招热，同气相求，翕然齐动，以鼓其精房，血海泛滥，有不能止遏之势，肝欲藏之而不能，脾欲摄之而不得，故经水随交感而至，若有声应之捷，是惟火之为病也。治法必须滋阴降火，以清血海而和子宫，则终身之病，可半载而除矣。然必绝欲三月而后可。

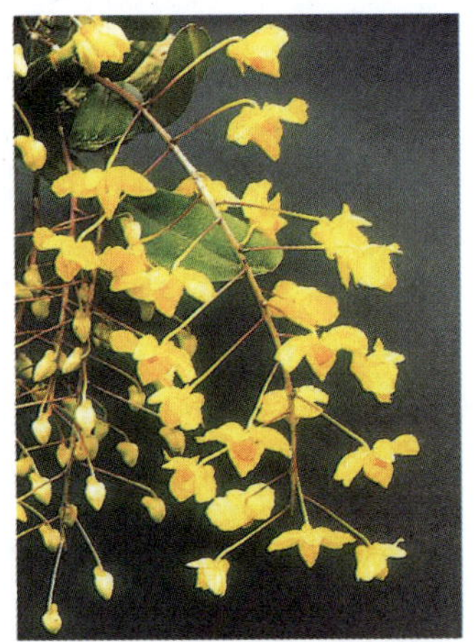

石斛

清海丸

大熟地（一斤，九蒸）山萸（十两，蒸）山药（十两，炒）丹皮（十两）北五味（二两，炒）麦冬肉（十两）白术（一斤，土炒）白芍（一斤，酒炒）龙骨（二两）地骨皮（十两）干桑叶（一斤）元参（一斤）沙参（十两）石斛（十两）。

上十四味，各为细末，合一处，炼蜜丸桐子大，早晚每服五钱，白滚水送下，半载全愈。此方补阴而无浮动之虑，缩血而无寒凉之苦，日计不足，月计有余，潜移默夺，子宫清凉，而血海自固。倘不揣其本而齐其末，徒以发灰、白矾、黄连炭、五倍子等药末，以外治其幽隐之处，则恐愈涩而愈流，终必至于败亡也。可不慎与！

译文

有的妇女每当行房事的时候，月经就会来，就像血崩一样。这是因为子

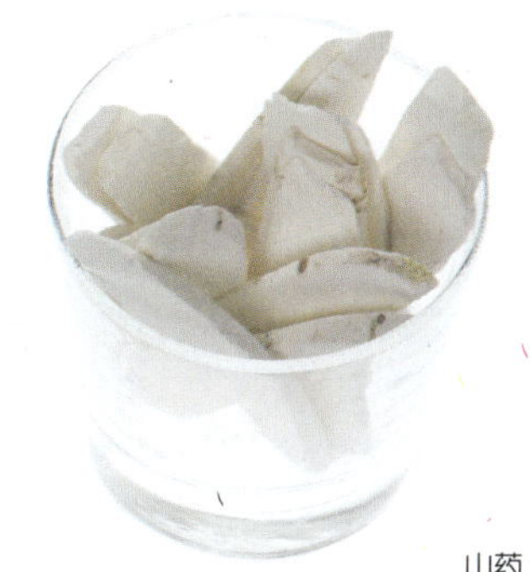
山药

宫血太热从而导致血不太稳定。冲脉太热就会导致血崩，这是因为，脾要是健康就能够统摄血液，肝若平和就能够藏血。当行房的时候，子宫会打开门户，引起心主神之火和肾藏精之火妄动，热上加热，就会引起血海泛滥，而肝又不能藏血，脾弱又不能统摄血液，所以，月经会在行房事的时候来。治疗的时候应该采取滋阴降火的方法，应该服用清海丸，半年就能够治愈。但三个月内必须禁止房事。

清海丸

大熟地（一斤，九蒸）山萸（十两，蒸）山药（十两，炒）丹皮（十两）北五味（二两，炒）麦冬肉（十两）白术（一斤，土炒）白芍（一斤，酒炒）龙骨（二两）地骨皮（十两）干桑叶（一斤）元参（一斤）沙参（十两）石斛（十两）。

以上十四味配方药材，都研制成细末状，混合，加炼密制成桐子大小的药丸。用白开水服下，早晚各一次，每次服五钱。半年后就能够治好。此方剂以滋阴壮水使火无炎上之势，凉血清热而无苦寒浴血之弊。此药方弱只吃几日，效果是不太明显的。必须连续服用数月之久，子宫清凉之后自然就能够统摄住血液。倘若只用发灰、白矾、黄连炭、五倍子等药末涂在患处，会越治越严重，甚至会导致死亡。

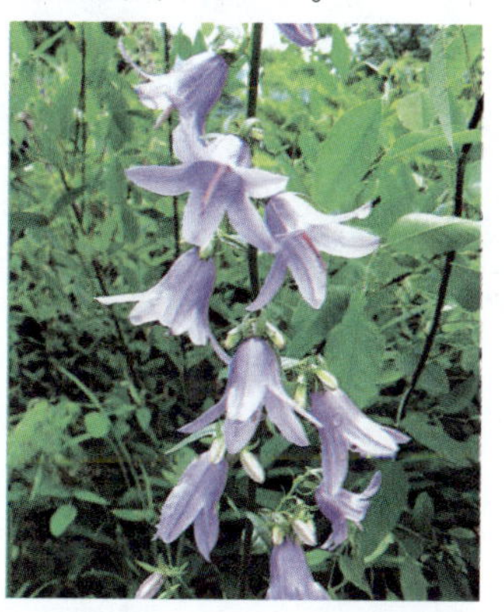
沙参

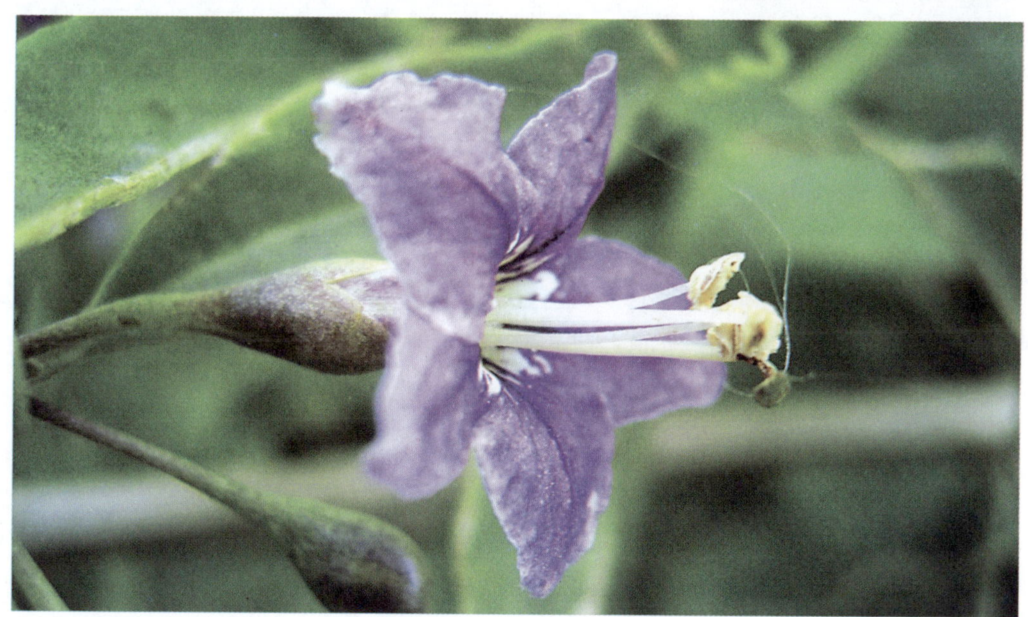
地骨皮

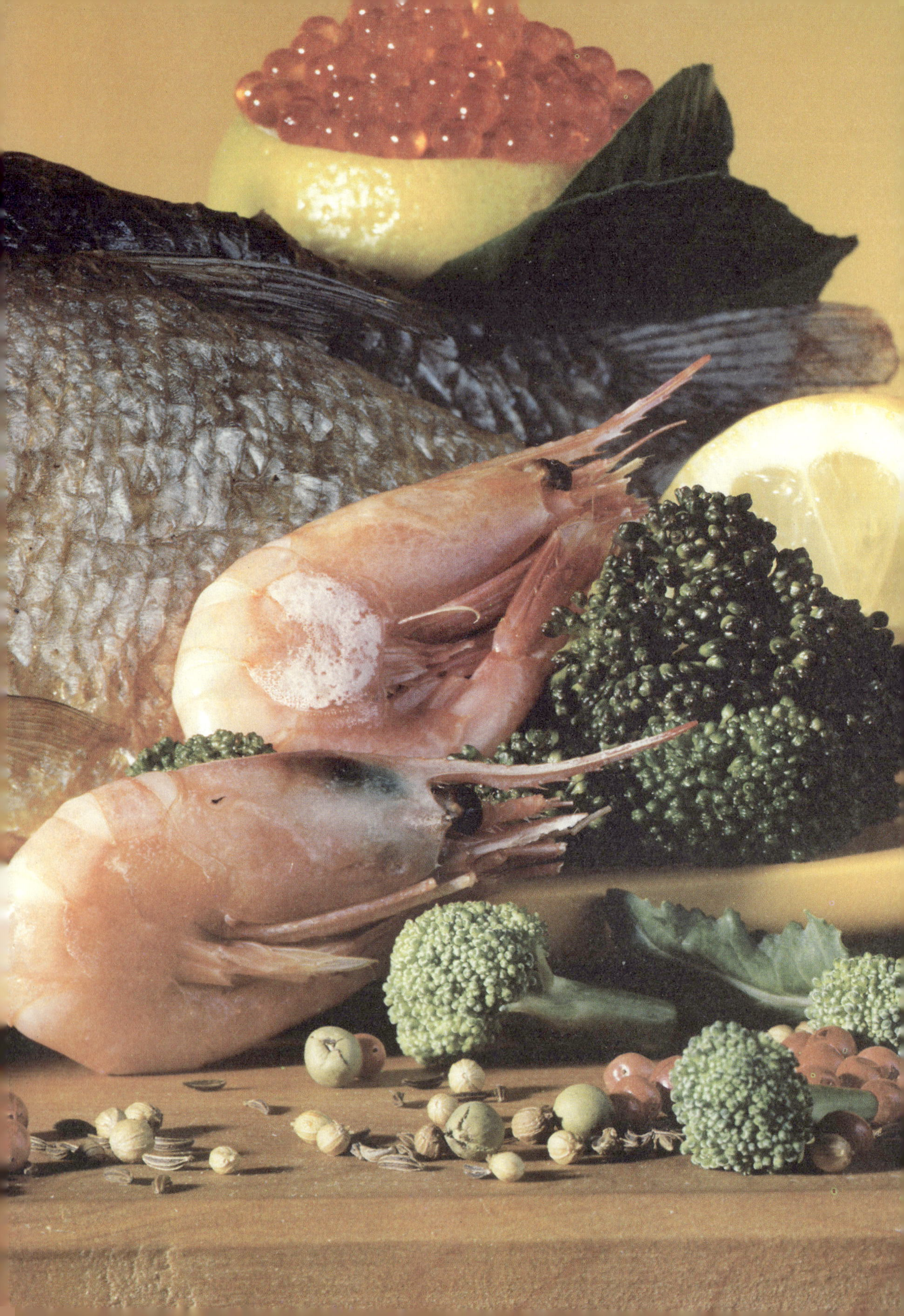

妇人鬼胎

妇人有腹似怀妊，终年不产，甚至二、三年不生者，此鬼胎也。其人必面色黄瘦，肌腹消削，腹大如斗，揆所由来，必素与鬼交，或入神庙而兴云雨之思，或游山林而起交感之念，皆能召祟成胎。幸其人不至淫荡，见祟而有惊惶遇合而生愧恶，则鬼祟不能久恋，一交媾即远去。然淫妖之气已结于腹，遂成鬼胎。

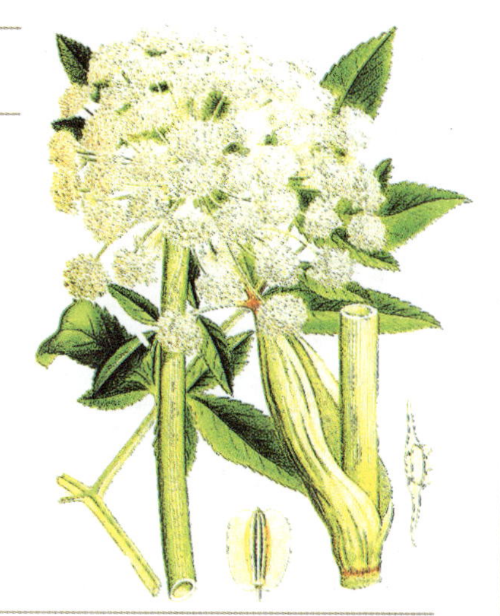

原文

妇人有腹似怀妊，终年不产，甚至二、三年不生者，此鬼胎也。其人必面色黄瘦，肌腹消削，腹大如斗，揆所由来，必素与鬼交，或入神庙而兴云雨之思，或游山林而起交感之念，皆能召祟成胎。幸其人不至淫荡，见祟而有惊惶遇合而生愧恶，则鬼祟不能久恋，一交媾即远去。然淫妖之气已结于腹，遂成鬼胎。其先尚未觉，迨后渐渐腹大，经水不行，内外相危，一如怀妊之状，有似血臌之形，其实是鬼胎而非臌也。治法必须以逐秽为主，然人至怀胎数年不产，即非鬼胎，亦必气血衰微，况此非真妊，则邪气必旺，正不敌邪，其虚弱之状，必有可掬，乌有纯用迅利之药以祛荡乎？必于补中逐之为的也。

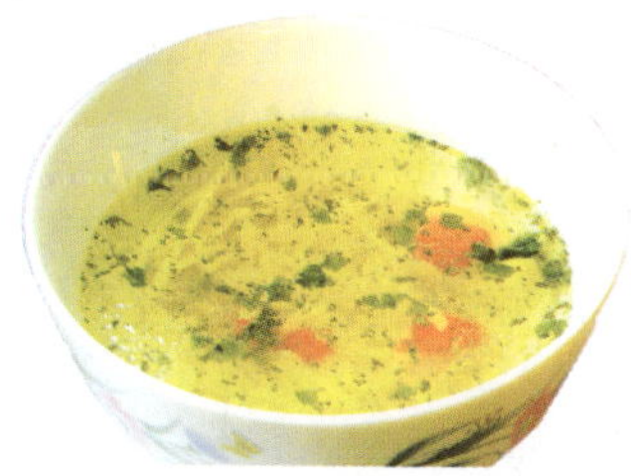

红花汤

荡鬼汤

人参（一两）当归（一两）大黄（一两）雷丸（三钱）川牛膝（三钱）红花（三钱）丹皮（三钱）枳壳（一钱）浓朴（一钱）小桃仁（三十粒）。

水煎服。一剂腹必大鸣，可泻恶物半桶而愈矣，断不可复用三剂也。盖虽补中用逐，未免迅利，多用恐伤损元气。此方用雷丸以祛秽，又得大黄之扫除，且佐以浓朴、红花、桃仁等味，皆善行善攻之品，何邪之尚能留腹中而不尽逐下也哉？尤妙在用参、归以补气血，则邪去而正不伤。若单用雷丸、大黄以迅下之，必有气脱血崩之患矣。倘或知是鬼胎。如室女、寡妇辈，邪气虽盛而真气未漓，可用岐天师新传。

红花霹雳散

红花（半斤）大黄（五两）雷丸（三两）。

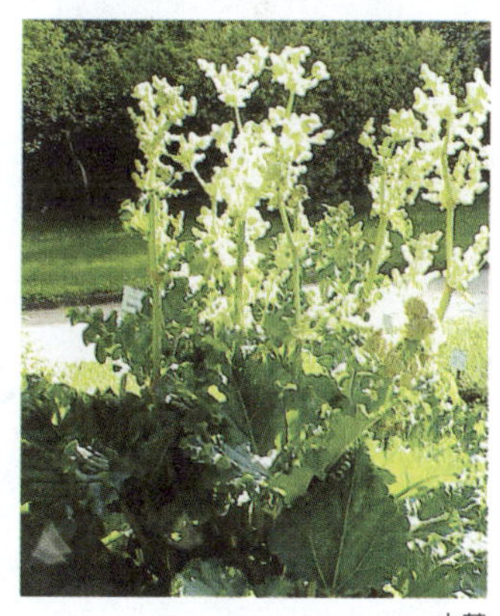

大黄

水煎服，亦能下胎。然未免太过于迅利，过伤气血，不若荡鬼汤之有益无损为愈也，在人临症时斟酌而善用之耳。

译文

有的妇女的的腹部大的就像怀孕了一样，但却不生产，甚至两、三年也不生产。这就是所谓的鬼胎。若是患了此病，人就会面黄肌瘦，肌肤瘦弱无力，腹像斗一样大。患有此病，患者肯定与鬼相交，或是在神庙里祭拜又或是在山林里游玩的时候起了淫邪的意念，这些都会招致鬼邪过来与之相交，幸亏这些人心中还存有正气，那些污浊的东西不能长久留置。所以一交合完，他们就会离去。虽然鬼邪已经离开了，但鬼胎已经形成了。若是得了这种病，开始的时候，是不会觉察的，慢慢的肚子会变大，而月经也会停止，就和怀孕的症状一样。这种症状不是真正的怀孕，而是邪气引起的。所以，治疗的时候应该以驱逐秽气为主。可服用红花霹雳散。

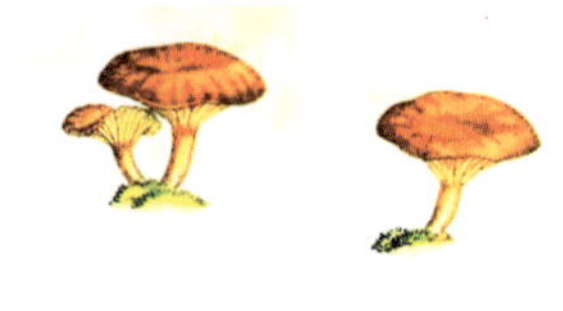

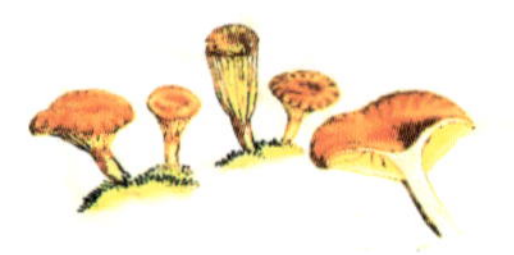

雷丸

荡鬼汤

人参（一两）当归（一两）大黄（一两）雷丸（三钱）川牛膝（三钱）红花（三钱）丹皮（三钱）枳壳（一钱）浓朴（一钱）小桃仁（三十粒）。

用水煎服，服完一剂之后腹中会有如雷的响声，排泄出半桶污秽之物。切记，这个药方最多服两

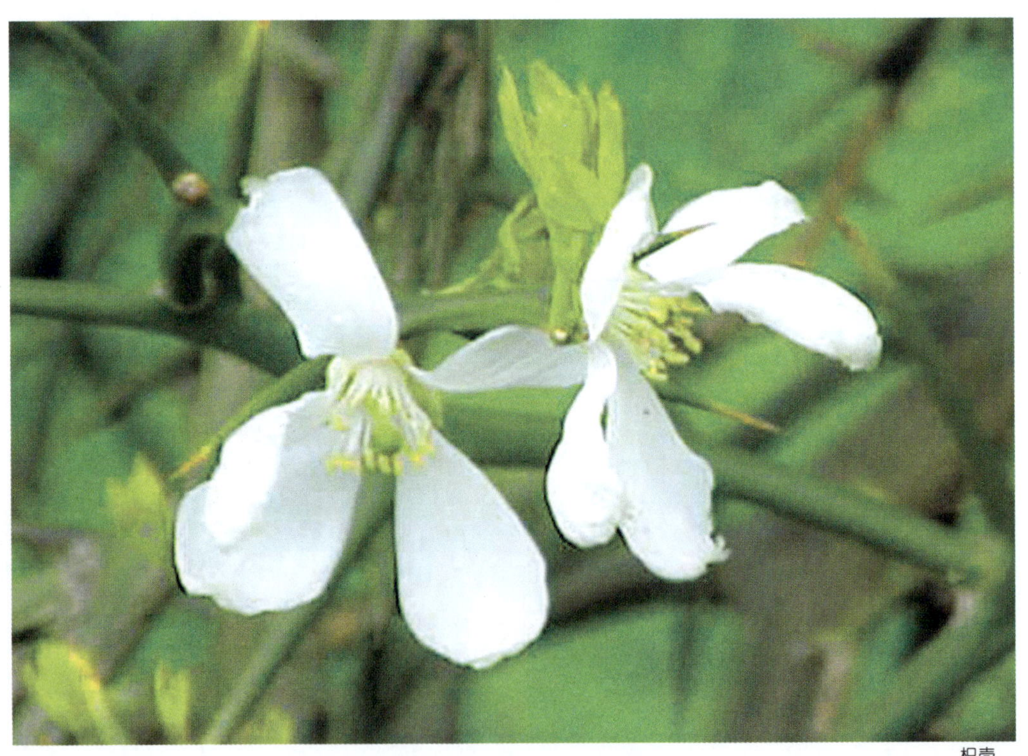

枳壳

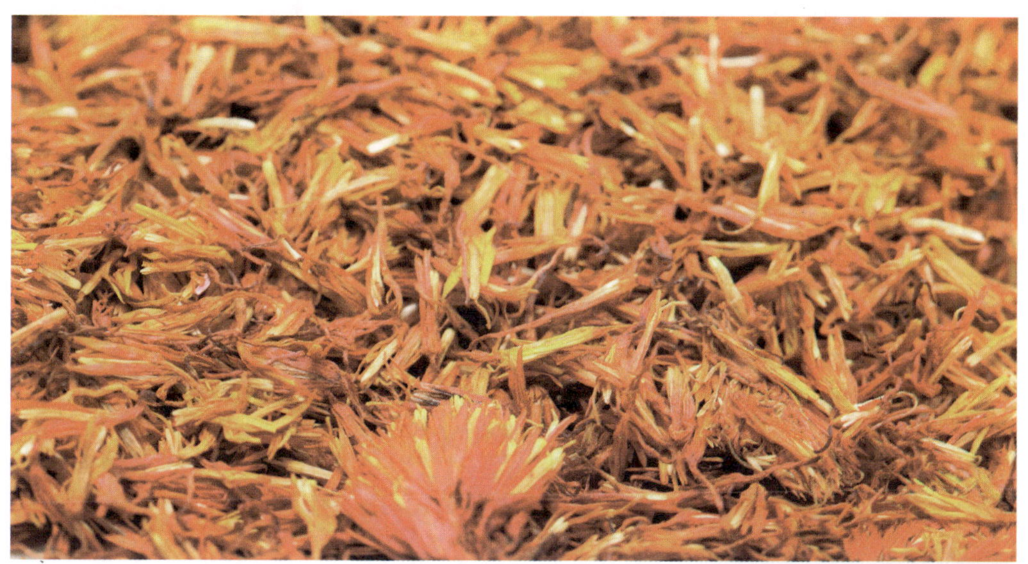
红花

剂，不能再服第三剂。这个药方虽然以逐秽补中为主，但服用多了，会损伤元气。这个方了，用雷丸驱逐秽气，又配有大黄辅助。又加上浓朴、红花、桃仁等味，必能驱逐尽腹中的邪气。此方用参、归补血气，只会驱邪不会损伤正气。倘若是室女或寡妇患了此病。也可以服用

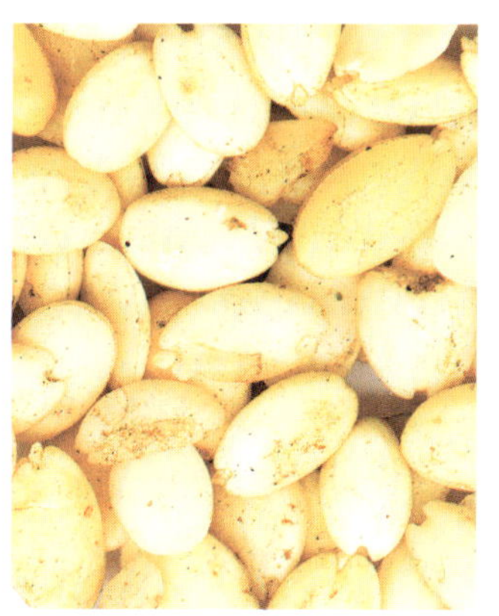
桃仁

歧天师的。

红花霹雳散

红花（半斤）大黄（五两）雷丸（二两）。

用水煎服，但这药方药性可能过猛，会伤血气。不如荡鬼汤那样有益无害。所以在用药的时候，要斟酌用药。

妇人中有表现为腹部增大像怀孕一样，但却不见生产并伴有面色多萎黄无华而消瘦，肌肤瘦弱无力，肚子大的像斗扣在腹上的症状。病初尚无感觉，待以后慢慢腔变大，月经不潮，两者齐现，相互都成危害。一旦如怀孕的状态，腹部增大就像血酸病的形状，其实不是血肢那种病而是属于鬼胎类的疾

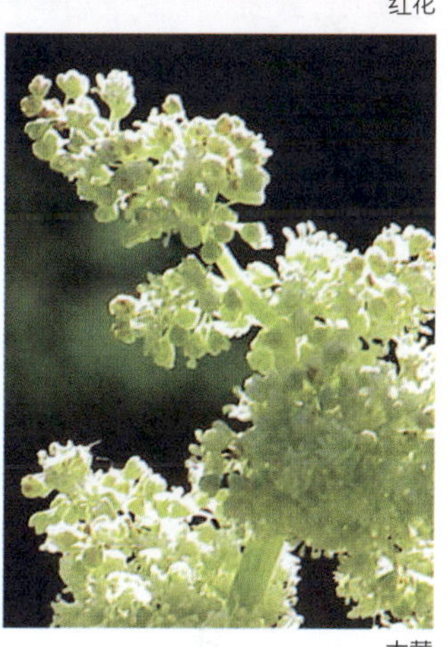
大黄

病。治法必须以逐秽荡恶血为主，但疾病发展到像怀胎那样腹大又数年不见生产，即便不是鬼胎，也必然致病人气血宏微。而是后邪气旺盛，正气衰退而不能敌御邪气了，病人表现的虚弱症象，必当在补养正气之中行逐下之法为治疗目的。

处女鬼胎

女子有在家未嫁，月经忽断，腹大如妊，面色乍赤乍白，六脉乍大乍小，人以为血结经闭也，谁知是灵鬼凭身乎！夫人之身正，则诸邪不敢来侵；其身不正，则诸邪自来犯，或精神恍惚而梦里求亲，或眼目昏花而对面相狎，或假托亲属而暗处贪欢，或明言仙人而静地取乐。其始则惊诧为奇遇而不肯告人，其后则报赧为淫亵而不敢告人。

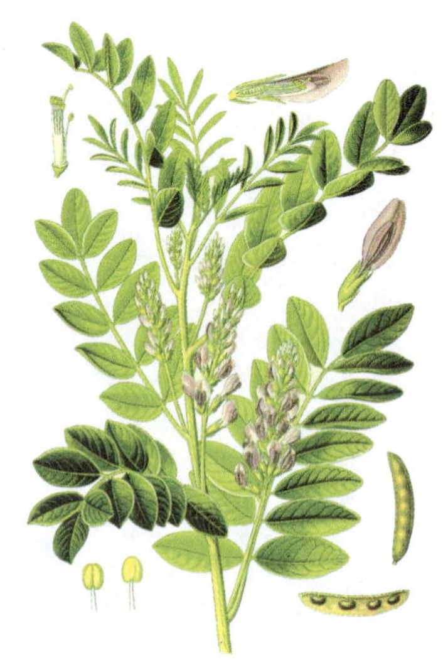

原文

女子有在家未嫁，月经忽断，腹大如妊，面色乍赤乍白，六脉乍大乍小，人以为血结经闭也，谁知是灵鬼凭身乎！夫人之身正，则诸邪不敢来侵；其身不正，则诸邪自来犯，或精神恍惚而梦里求亲，或眼目昏花而对面相狎，或假托亲属而暗处贪欢，或明言仙人而静地取乐。其始则惊诧为奇遇而不肯告人，其后则报赧为淫亵而不敢告人。日久年深，腹大如斗，有如怀妊之状，一身之精血仅足以供腹中之邪，则邪日旺而正日衰，势必至经闭而血枯，后虽欲导其经而邪据其腹则经亦难通，欲生其血而邪食其精，则血实难长。医以为胎而实非真胎，又以为瘕而亦非瘕病，往往因循等待，非因羞愤而亡其生，则成劳瘵而终不起，至死不悟，不重可悲哉！治法似宜补正以祛邪，然邪不先去，补正亦无益也。必须先祛邪而后补正，斯为得之。

荡邪散

雷丸（六钱）桃仁（六十

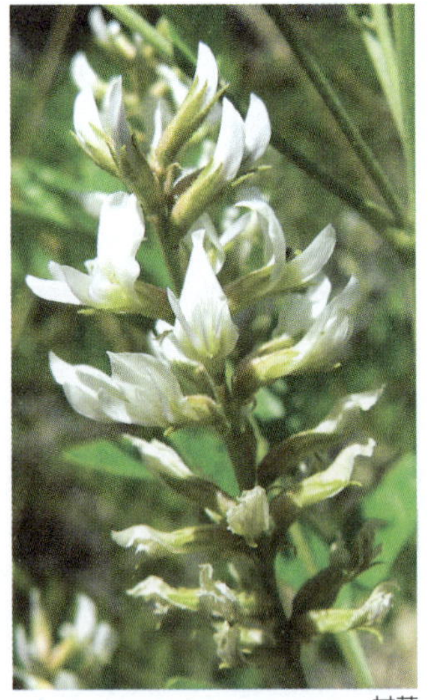

甘草

粒）当归（一两）丹皮（一两）甘草（四钱）水煎服。一剂必下恶物半桶，再服。

调正汤

治之。白术（五钱）苍术（五钱）茯苓（三钱）陈皮（一钱）贝母（一钱）薏米（五钱）。

水煎服。连服四剂则脾胃之气转而经水渐行矣。前方荡邪后方补正，实有次第。或疑身怀鬼胎，必大伤其血，所以经闭。今既坠其鬼胎矣，自当大补其血。乃不补血而反补胃气何故？盖鬼胎中人，其正太虚，可知气虚则血必不能产生。欲补血，必先补气，是补气而血自然生也。用二术以补胃阳，阳气旺则阴气难犯，尤善后之妙法也。倘重用补阴之品，则以阴招阳，吾恐鬼

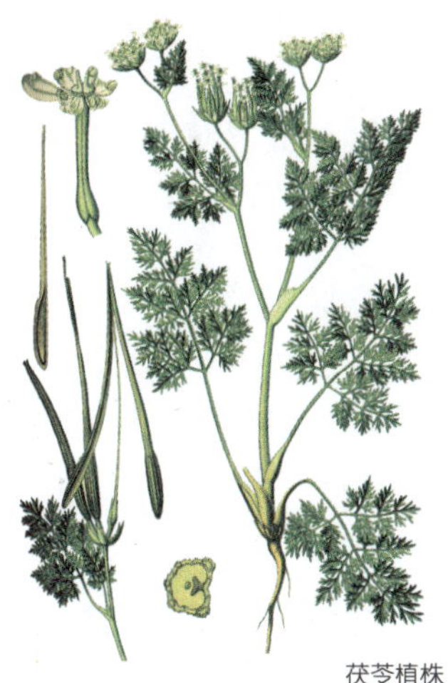
茯苓植株

胎虽下而鬼气未必不再侵，故必以补阳为上策，而血自随气而生也。

译文

若还未出嫁，不曾和男子交合的女子，月经忽然停止，而腹部大的像怀孕了一样，脸也是忽白忽红，而六脉诊断的时候也是忽大忽小的。这就是患了鬼胎。若是患了此病，人会精神恍惚，在梦中和人亲近。或是眼睛昏花，面对面坐着的时候，形态很不庄重。又或是假借亲属关系在暗地里欢愉，或是假借仙人之名来满足淫欲。天长日久，腹部越来越大，就像怀孕了一样，而此时，全身的精血都会被腹中的邪气所消耗，势必会发展到血枯经闭的地步。治疗时应该采取补正驱邪的方法。

荡邪散

雷丸（六钱）桃仁（六十粒）当归（一两）丹皮（一两）甘草（四钱）。

用水煎服，服完一剂之后，会排泄出半桶恶物。再服一剂。用调正汤治之。

调正汤

白术（五钱）苍术（五钱）茯苓（三钱）陈皮（一钱）贝母（一钱）薏米（五钱）

用水煎服，连续服完四剂之后，脾胃之气恢复

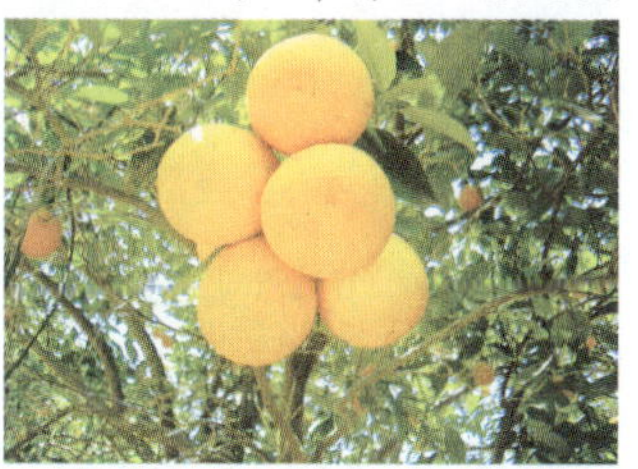
橘子

正常，而月经慢慢的也就来了。前面用荡邪散来驱逐出邪气补充正气，在服用调正汤来补胃气。次序不能颠倒。

水煎服，连续服用四剂则脾胃功能就会好转，经水也逐渐开始来潮。这个方子主要是健脾胃扶正气的，用苍术、白术补胃气，使脾胃之气壮旺，气血有了化源。腹中怀有鬼胎之病，那么必然会大伤病人的精血，所以导致了闭经。如今既然用荡邪散坠落其鬼胎了，她的正气太虚了，气虚则血必不能产生。想要补血的话，必须先补气，只有气旺才能促使血的生成。如果先重用补阴血的药，则阴血易与邪气相得结而形成病理产物，恐怕鬼胎虽逐下而鬼邪之气未必不再侵袭，因而采用健脾胃之气为上策，血则随气而自生。

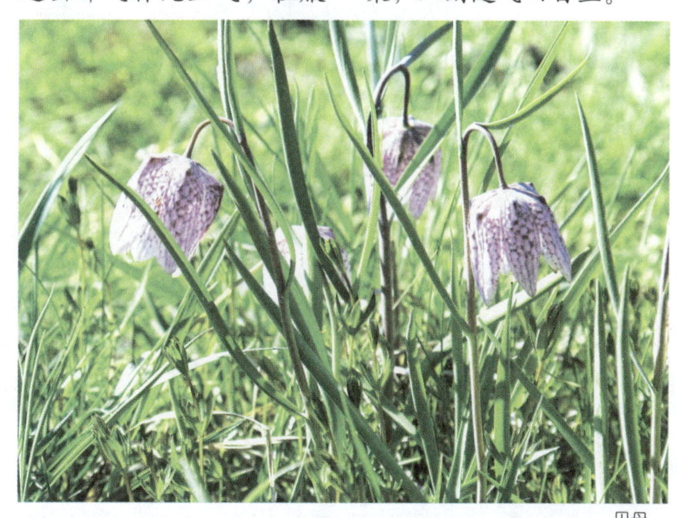
贝母

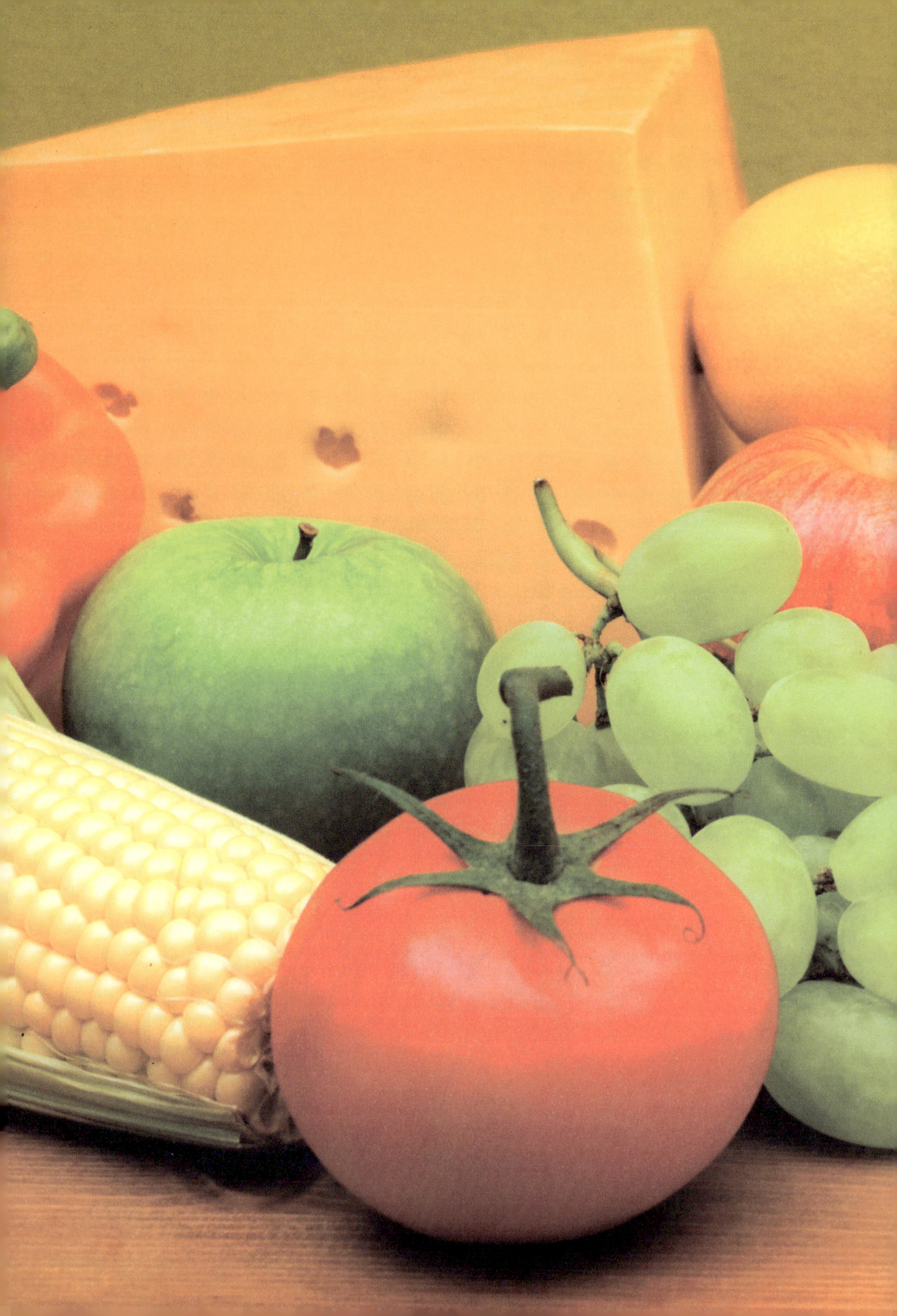

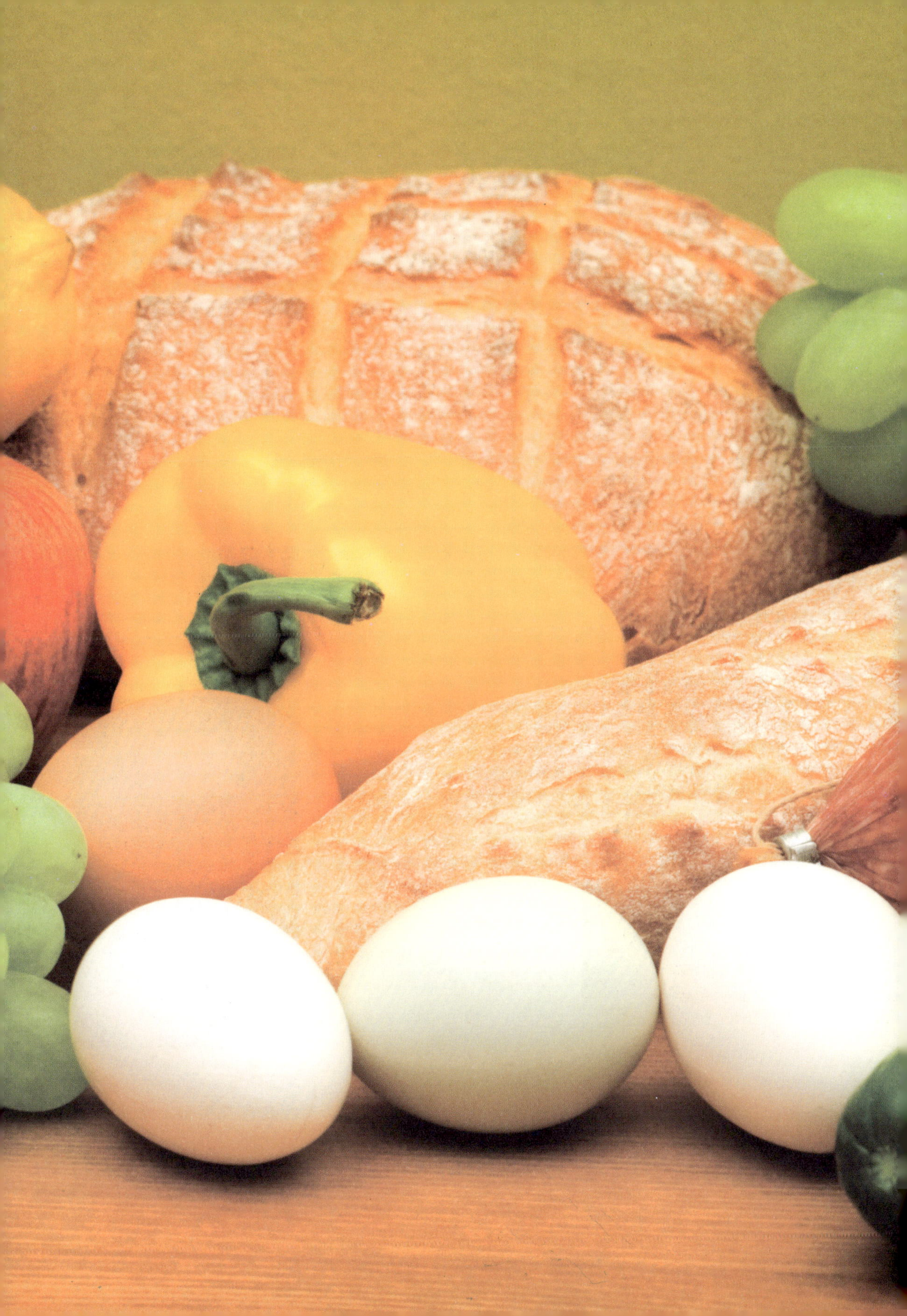

月经提前

妇人有先期经来者，其经甚多，人以为血热之极也，谁知是肾中水火太旺乎！夫火太旺则血热，水太旺则血多，此有余之病，非不足之症也，似宜不药有喜。但过于有余，则子宫太热，亦难受孕，更恐有铄于男精之虑，过者损之，谓非既济之道乎！然而火不可任其有余，而水断不可使之不足。治之法但少清其热，不必泄其水也。

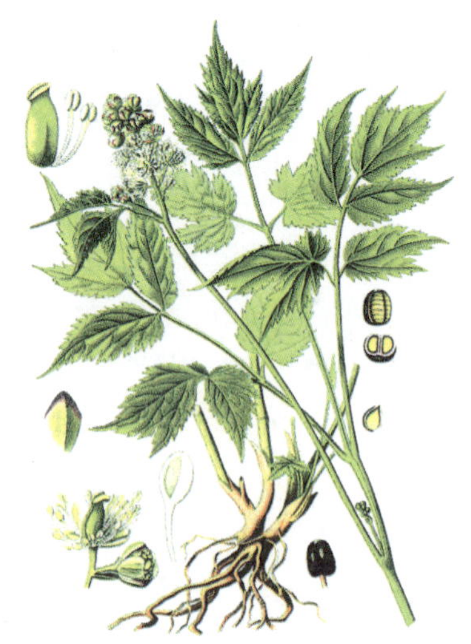

原文

妇人有先期经来者，其经甚多，人以为血热之极也，谁知是肾中水火太旺乎！夫

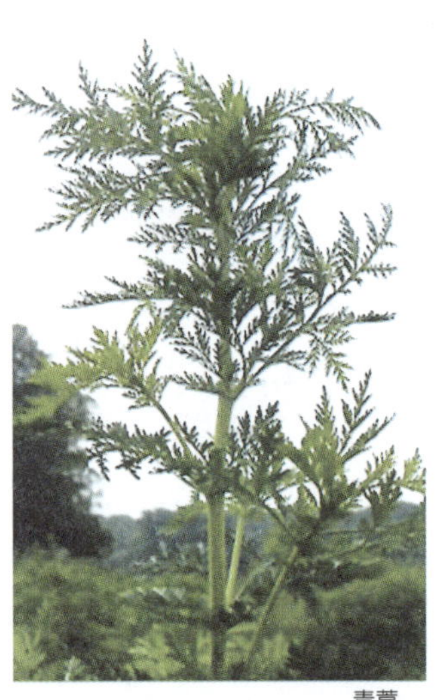

青蒿

火太旺则血热，水太旺则血多，此有余之病，非不足之症也，似宜不药有喜。但过于有余，则子宫太热，亦难受孕，更恐有铄于男精之虑，过者损之，谓非既济之道乎！然而火不可任其有余，而水断不可使之不足。治之法但少清其热，不必泄其水也。两地汤。

有的妇女月经会提前来而且量特别多。这是因为肾中水火太旺盛的，而导致血热。这是热实症，会让子宫太热，很难受孕。甚至会有伤灼男棺的可能。治疗的时候应该想法散热而不伤害阴津。当服用清经散。

清经散

丹皮（三钱）地骨皮（四钱）白芍（三钱，酒炒）大熟地（三钱，九蒸）青蒿（二钱）白茯苓（一钱）黄柏（五分，盐水浸炒）。

水煎服。两剂而火自平。此方虽是清火之品，然仍是滋水之味，火泄而水不与俱泄，损而益也。又有先期经来只一、二点者，人以为血热之极也，谁知肾中火旺而阴水亏乎！夫同是先期之来，何以分虚实之异？盖妇人之

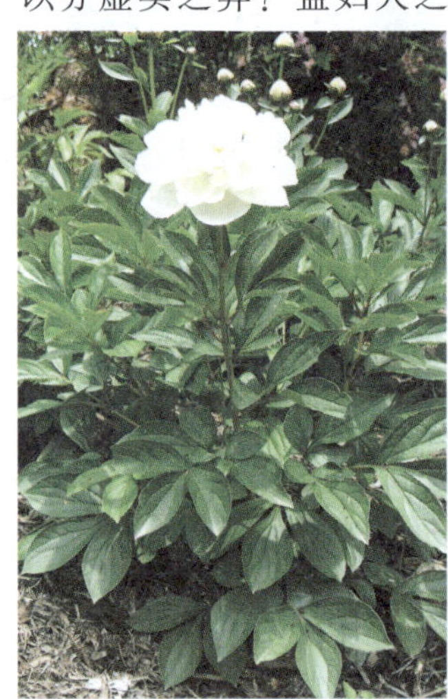

白芍

经最难调，苟不分别细微，用药鲜克有效。先期者火气之冲，多寡者水气之验，故先期而来多者，火热而

水有余也；先期而来少者，火热而水不足也。倘一见先期之来，俱以为有余之热，但泄火而不补水，或水火两泄之，有不更增其病者乎！治之法不必泄火，只专补水，水既足而火自消矣，亦既济之道也。

两地汤

大生地（一两，酒炒）元参（一两）白芍药（五钱，酒炒）麦冬肉（五钱）地骨皮（三钱）阿胶（三钱）。

水煎服。四剂而经调矣。此方之用地骨、生地，能清骨中之热。骨中之热，由于肾经之热，清其骨髓，则肾气自清，而又不损伤胃气，此治之巧也。况所用诸药，又纯是补水之味，水盛而火自平理也。此条与上条参观，断无误治先期之病矣。

译文

月经提前是因为血热实症即热邪太盛就会伏于血分而导致肾中精血太热就会使妇人有月经常提前数天而来的，并且经量很多（精血未被灼伤则经来就血多）。但热邪过盛，就会引起子宫太热，难以受孕，更恐怕有伤灼男棺的可能，人体凡是超过生理界线就为太过，即为邪实，当削减其过。治疗的方法是只用少量苦寒之药清热，而又避免损伤阴津。

清经散

丹皮（三钱）地骨皮（四钱）白芍（三钱，酒炒）大熟地（三钱，九蒸）青蒿（二钱）白茯苓（一钱）黄柏（五分，盐水浸炒）。

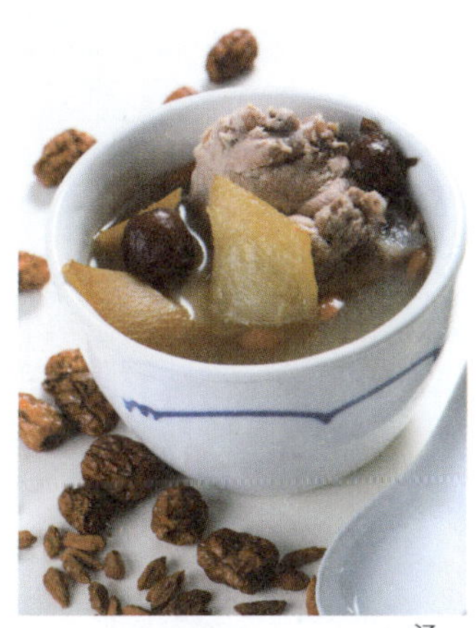

汤

水煎服用。服两剂让热症消除。这个方有滋水养阴的药剂，让热清并且阴津不受损伤，有损热邪益阴津的疗效。

若是肾中阴津亏损而使虚火太旺了那么月经提前来潮经量却很少。

月经先期的主要发病机理是在于血热，月经量的多少主要从津波的根伤及未损伤来辨，因而先期而经量多的，是血热而阴津未伤；先期而经量少的，是血热而津已亏了。倘若一见是月经周期提前，都认为是血热实证，只清热泄火而不去滋水养阴，或者采用泄火损阴的治法，就会有更加重病情的可能。

治法可以只养阴生津，阴津补足了，虚火也就自然会消失。

两地汤

大生地（一两，酒炒）元参（一两）白芍药（五钱，酒炒）麦冬肉（五钱）地骨皮（三钱）阿胶（三钱）。

水煎服用，四剂服后可让月经周期调正。方子用的六种药材配方，都是养阴滋水的一类，让阴津充足虚火自然就会消平，用地骨皮、生地，能清骨中的虚热。骨中的虚热是因为肾经有热的缘故，清骨中的虚热就能够达到清肾的目的，因为没有苦寒的药，所以不会损伤胃气，这就是组方治疗巧妙的地方。

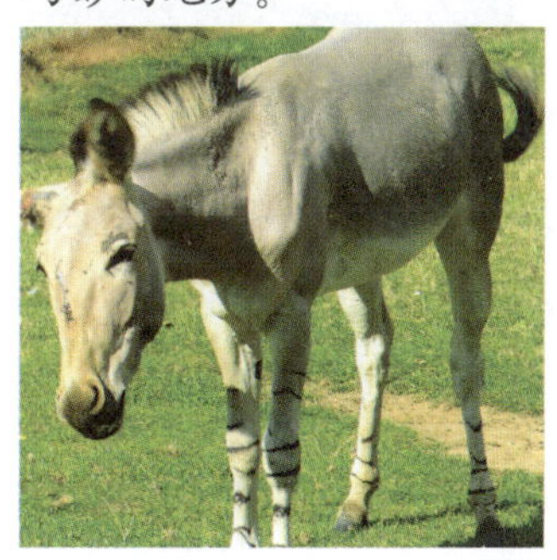

阿胶

月经推迟

妇人有经水后期而来多者，人以为血虚之病也，谁知非血虚乎！盖后期之多少，实有不同，不可执一而论。盖后期而来少，血寒而不足；后期而来多，血寒而有余。夫经本于肾，而其流五脏六腑之血皆归之，故经来而诸经之血尽来附益，以经水行而门启不遑迅阖，诸经之血乘其隙而皆出也，但血既出矣，则成不足。治法宜于补中温散之，不得曰后期者俱不足也。

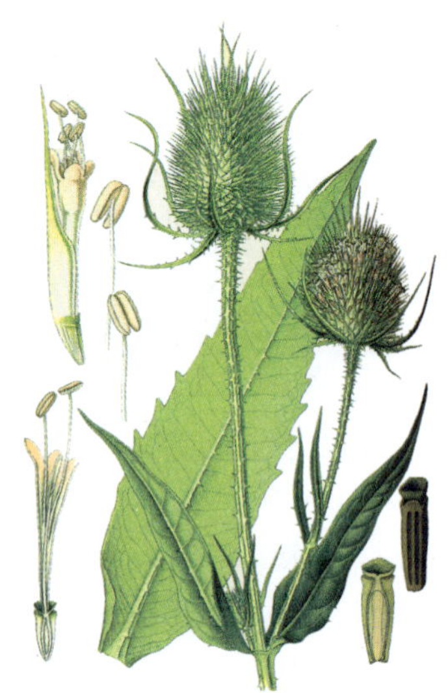

原文

妇人有经水后期而来多者，人以为血虚之病也，谁知非血虚乎！盖后期之多少，实有不同，不可执一而论。盖后期而来少，血寒而不足；后期而来多，血寒而有余。夫经本于肾，而其流五脏六腑之血皆归之，故经来而诸经之血尽来附益，以经水行而门启不遑迅阖，诸经之血乘其隙而皆出也，但血既出矣，则成不足。治法宜于补中温散之，不得曰后期者俱不足也。

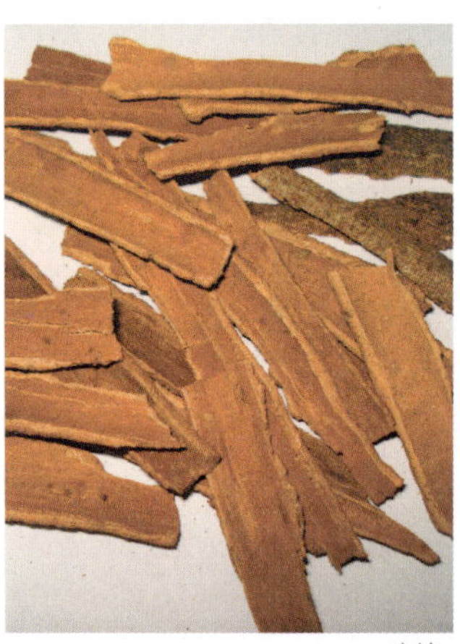
肉桂

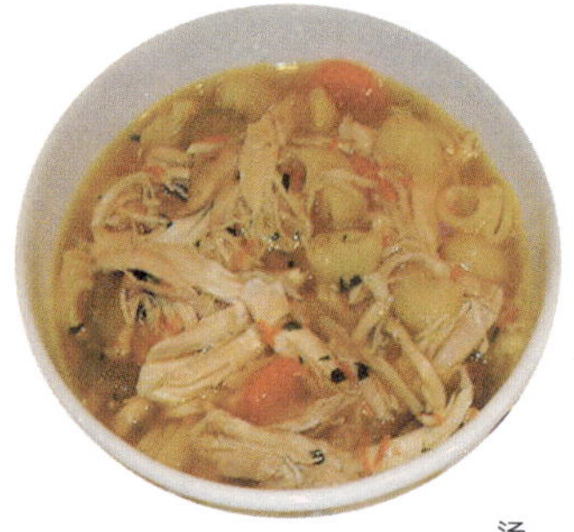
汤

有的妇女月经推后，而且量也比较多，这是寒实症。若是量少的，就是寒虚证。治疗的时候应补中散寒。当用温经摄血汤。

温经摄血汤

大熟地（一两，九蒸）白芍（一两，酒炒）川芎（五钱，酒洗）白术（五钱，土炒）柴胡（五分）五味子（三分）续断（一钱）肉桂（五分，去粗，研）。

用水煎服，服完三剂之后，月经就会正常。此方能补肝、肾、脾得精与血。用肉桂驱寒，柴胡解郁，起到补精血，温而寒邪消的显著功效。若是元气不足就加3～6克的人参。

译文

妇人中有月经周期推后而来，且经量偏多的现象。月经的来潮是源于肾的，五脏六腑的血都要归藏于肾，因而当经水来时，诸经之血都要汇聚于此而充于肾。月经周期推后而经量少，属虚寒证；月经错后而经量多的属实寒证。所以若经水行时而肾主藏的槁血开启之后没有及时

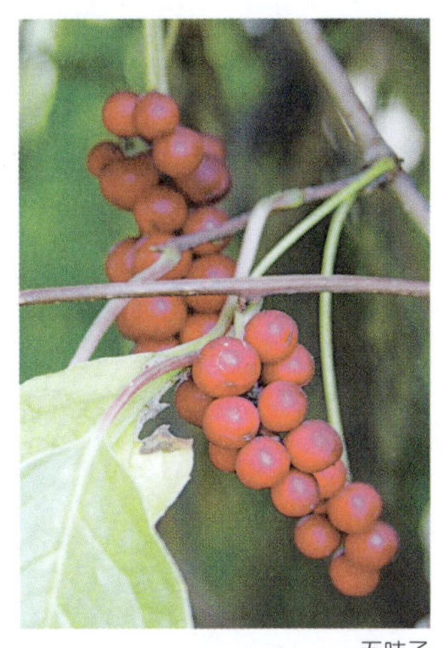

五味子

关闭，可造成诸经之血乘其将关之空陈而都溢出，然而血已经溢出，就造成不足的虚证。治法宜在补槁血中佐以温经散寒。

温经摄血汤

大熟地（一两，九蒸）白芍（一两，酒炒）川芎（五钱，酒洗）白术（五钱，土炒）柴胡（五分）五味子（三分）续断（一钱）肉桂（五分，去粗，研）。

水煎服。三剂服后月经可调正常。倘若元气不足，再加人参一钱也可。这个方剂是大补肝、肾、脾之精血，少加肉桂以温散祛其寒邪，柴胡疏肝解郁使肝能藏血，全方补中有散，不伤正气；滋补之中又能宣泄，又不伤损阴津，所以可起补而益精血，温而寒邪消的显著功效。大凡月经后期的患者，都可用这个方子。

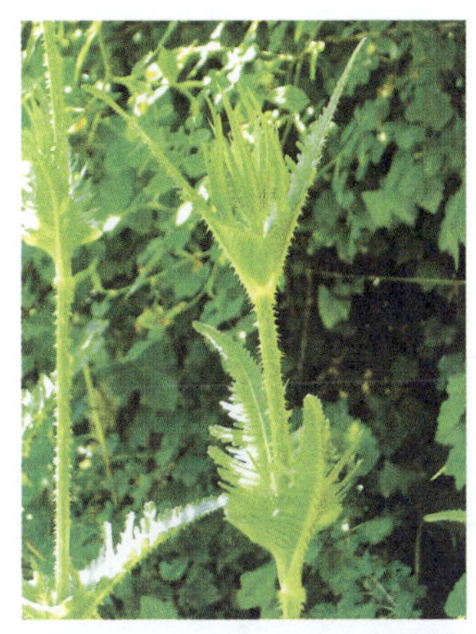

续断

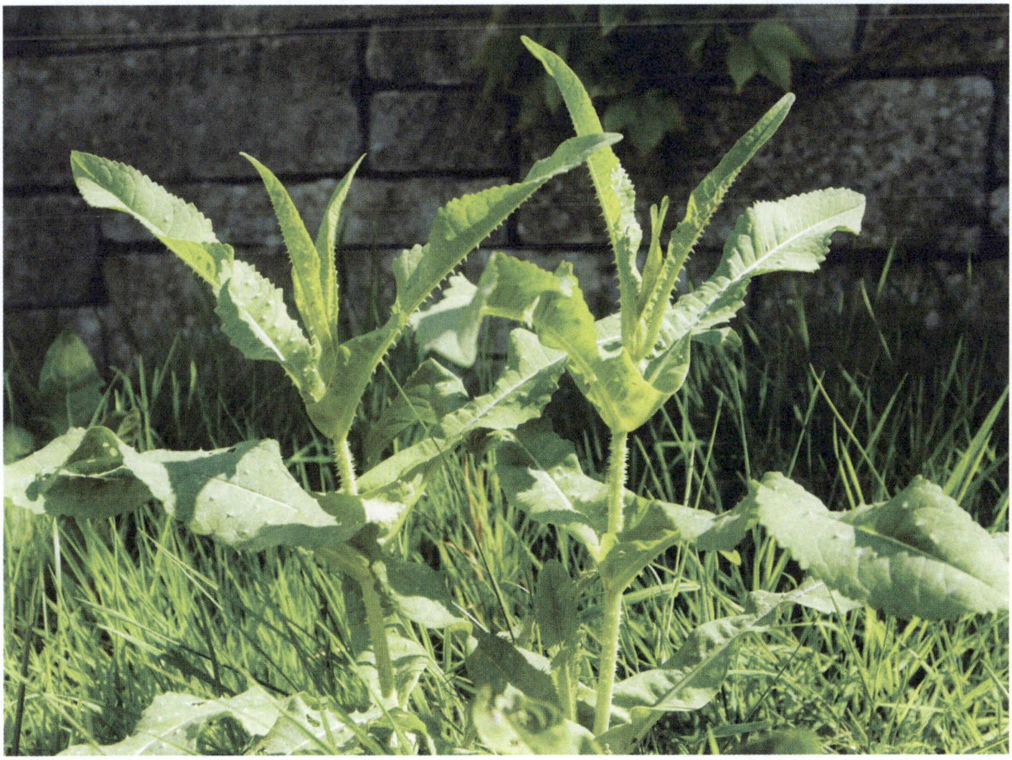

续断

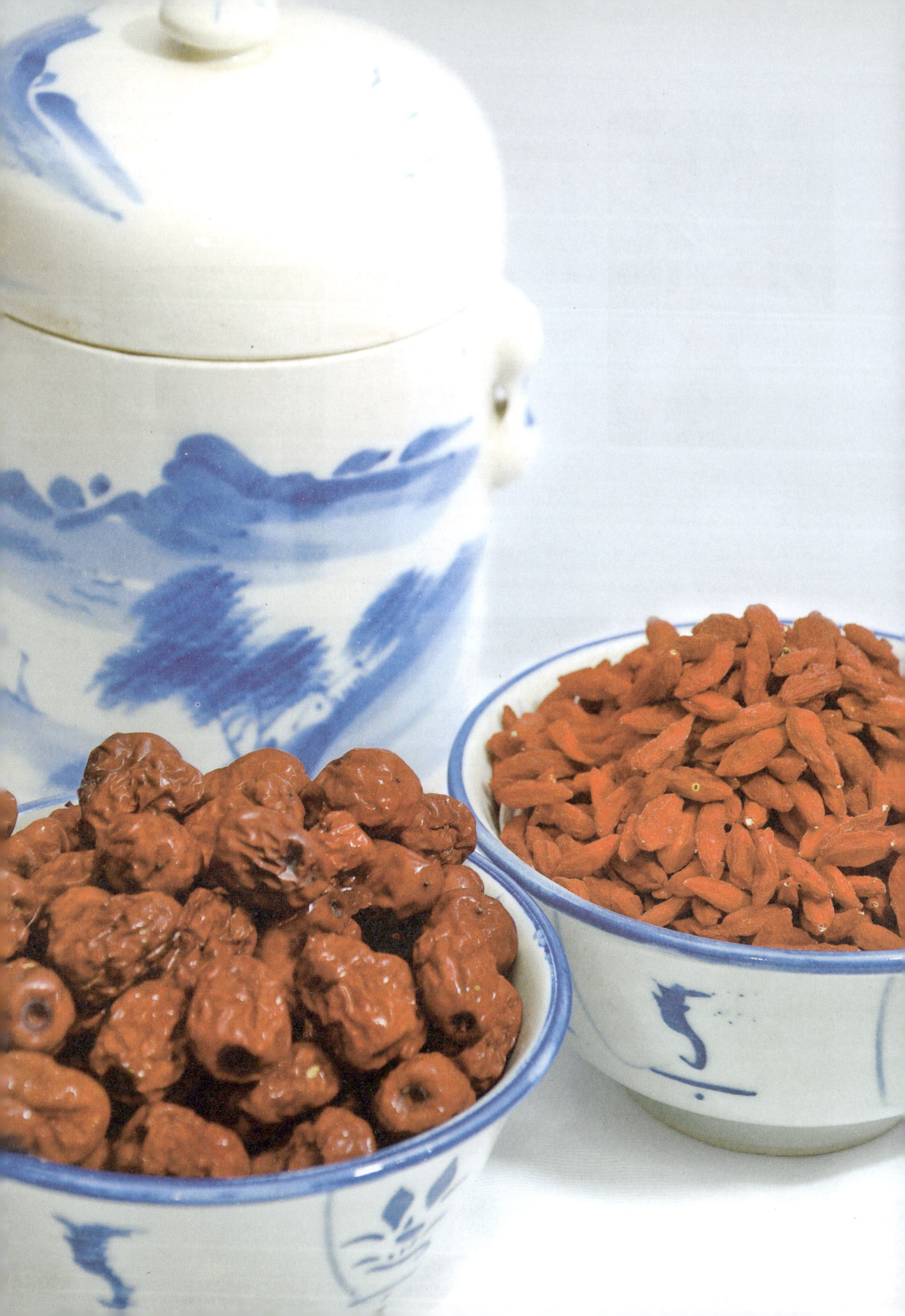

月经不定期

妇人有经来断续，或前或后无定期，人以为气血之虚也，谁知是肝气之郁结乎！夫经水出诸肾，而肝为肾之子，肝郁则肾亦郁矣；肾郁而气必不宣，前后之或断或续，正肾之或通或闭耳；或曰肝气郁而肾气不应，未必至于如此。殊不知子母关切，子病而母必有顾复之情，肝郁而肾不无缱绻之谊，肝气之或开或闭，即肾气之或去或留，相因而致，又何疑焉。

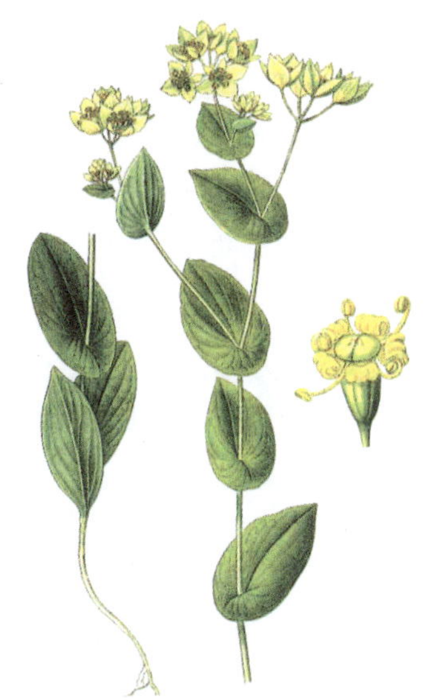

原文

妇人有经来断续，或前或后无定期，人以为气血之虚也，谁知是肝气之郁结乎！夫经水出诸肾，而肝为肾之子，肝郁则肾亦郁矣；肾郁而气必不宣，前后之或断或续，正肾之或通或闭耳；或曰肝气郁而肾气不应，未必至于如此。殊不知子母关切，子病而母必有顾复之情，肝郁而肾不无缱绻之谊，肝气之或开或闭，即肾气之或去或留，相因而致，又何疑焉。治法宜舒肝之郁，即开肾之郁也，肝肾之郁既开。而经水自有一定之期矣。

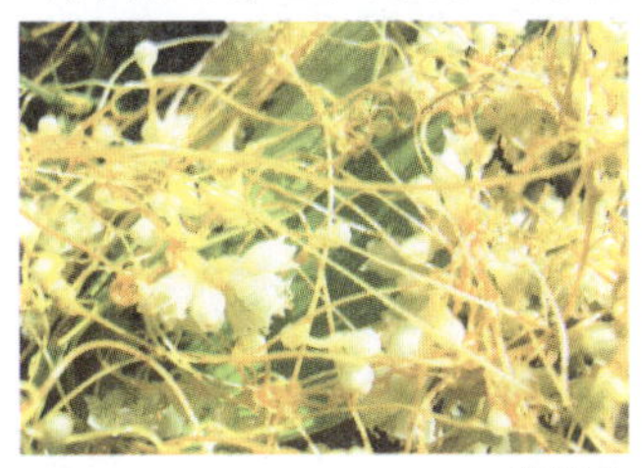

菟丝子

定经汤

菟丝子（一两，酒炒）白芍（一两，酒炒）当归（一两，酒洗）大熟地（五钱，九蒸）山药（五钱，炒）白茯苓（三钱）芥穗柴胡（五分）。

水煎服。两剂而经水净，四剂而经期定矣。此方舒肝肾之气，非通经之药也；补肝肾之精，非利水之品也，肝肾之气舒而精通，肝肾之精旺而水利，不治之治，正妙于治也。

译文

若是肝气郁结妇人就会表现为月经来潮时断断续续不畅，月经周期有时提前有时推后无有定数。月经是赖肾气充沛、肾精充实才能产生而来潮，但

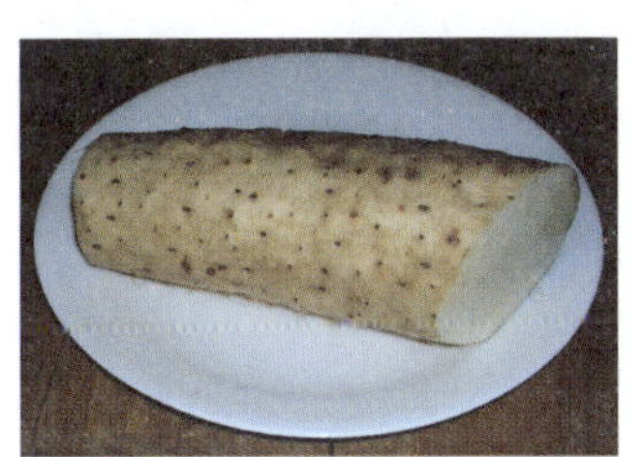

山药

若肾的开与闭呈现失司的病理状态就会导致肝气郁结进而使肾主封藏部闭，肾精不藏，不能涵养肝木，肝气就必然不条达，因而表现出月经或前或后及经行亦断续不畅。若肝气疏泄的太过或不及，就会使肾主封藏的开与闭失职，两者相互影响而导致了经水先后无定期。

治法宜舒肝解郁，也就是补肾益肝，月经自然会恢复一定的周期。

定经汤

菟丝子（一两，酒炒）

白芍(一两，酒炒)当归(一两，酒洗)大熟地(五钱，九蒸)山药(五钱，炒)白茯苓(三钱)芥穗柴胡(五分)。

水煎服。服两剂使经来断续情况消除，四剂使月经周期正常。此方在于舒达肝肾之郁气，采用滋补肝肾精血的方法，使肝肾功能正常，精血就能归藏，肝肾的精血旺盛，月经就能按时畅行。

月经间隔长

妇人有数月一行经者，每以为常，亦无或先或后之异，亦无或多或少之殊，人莫不以为异，而不知非异也。盖无病之人，气血两不亏损耳。然嗜欲损夭之人，亦复甚多，又不可不立一疗救之方以辅之。

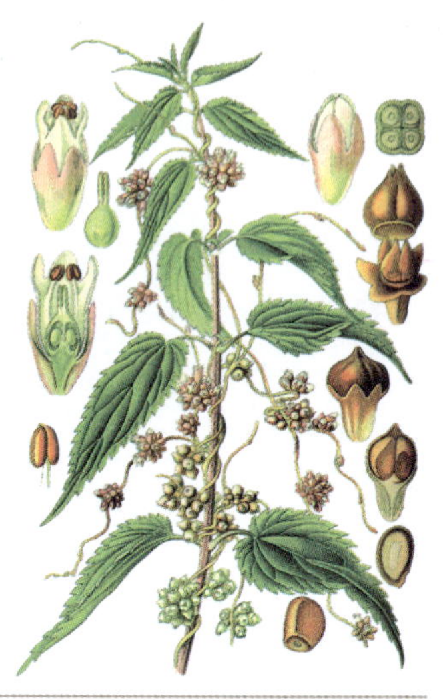

原文

妇人有数月一行经者，每以为常，亦无或先或后之异，亦无或多或少之殊，人莫不以为异，而不知非异也。盖无病之人，气血两不亏损耳。然嗜欲损夭之人，亦复甚多，又不可不立一疗救之方以辅之，

助仙丹

白茯苓(五钱)陈皮(五钱)白术(三钱，土炒)白芍(三钱，酒炒)山药(三钱，炒)菟丝子(二钱，酒炒)杜仲(一钱，炒黑)甘草(一钱)。

河水煎服。四剂而仍如其旧，不可再服也。此方平补之中，实有妙理。健脾益肾而不滞，解郁清痰而不泄，不损天然之气血，便是调经之大法，何得用他药以冀通经哉！

译文

妇女中有个别人表现为月经数月来潮一次，形成有规律的现象，也没有

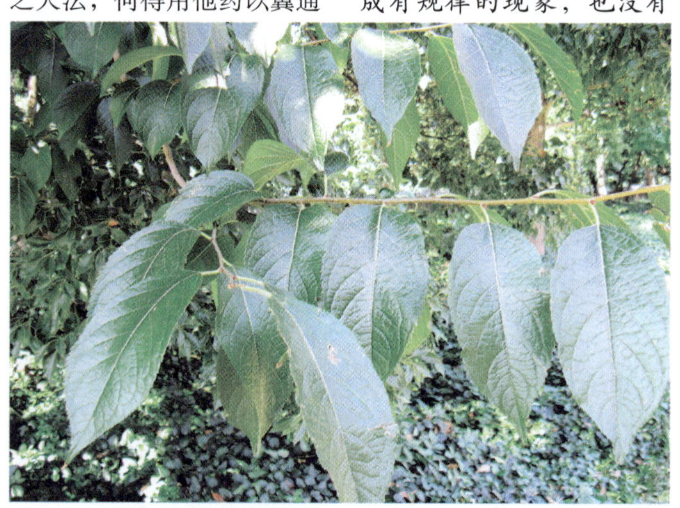

杜仲

周期或提前或推迟的异常情况，经来量也无或多或少的特殊之处，这不属于异常现象，这时因为妇女中也有天生禀赋即这样，月经会每一季度来潮一次。以季作为一个周期，而不以月行经一次。身体无病的人，气与血这两者都不亏损。如果一般的医家不了解，一见月经不按月来潮就误认为是有病，结果是盲目的乱用药。就会用药治成病，这种治疗反倒不如不治。

但也有因房劳过度耗伤精血致成经水数月一行的也很多见，这就必须拟订一个治疗处方以辅助，方名为

助仙丹

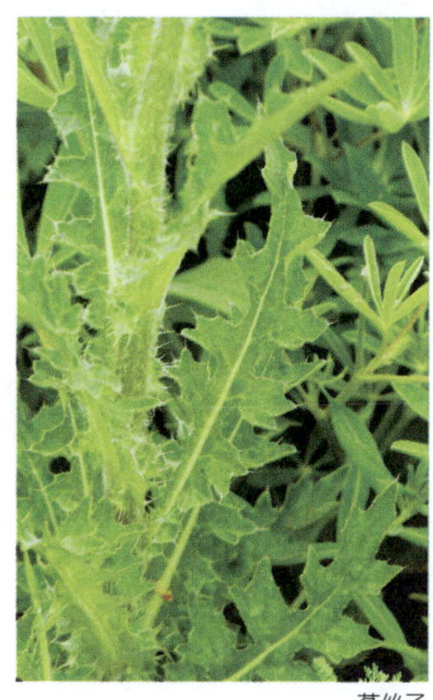
菟丝子

白茯苓（五钱）陈皮（五钱）白术（三钱，土炒）白芍（三钱，酒炒）山药（三钱，炒）菟丝子（二钱，酒炒）杜仲（一钱，炒黑）甘草（一钱）。

用常流动的河水煎服。四剂服下后，就不用再服了。这个方子运用的是平补的药，方中白茯苓、白术、山药健脾气而益气血生化之源；杜仲、菟丝子补益肾气；陈皮理气行滞；白芍养肝血而解郁；甘草合陈皮又可化痰理中焦而无通利之弊，不损伤机体原有的气血。

月经复行

妇人有年五十外或六、七十岁忽然行经者，或下紫血块、或如红血淋，人或谓老妇行经，是还少之象，谁知是血崩之渐乎！夫妇人至七七之外，天癸已竭，又不服济阴补阳之药，如何能精满化经，一如少妇。然经不宜行而行者，乃肝不藏脾不统之故也，非精过泄而动命门之火，即气郁甚而发龙雷之炎，二火交发，而血乃奔矣，有似行经而实非经也。

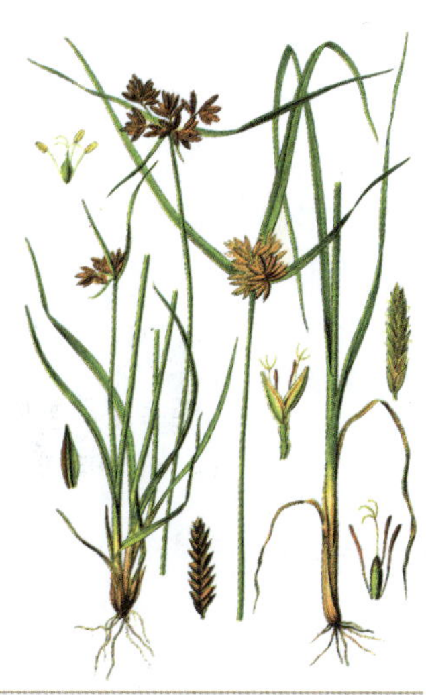

原文

妇人有年五十外或六、七十岁忽然行经者，或下紫血块、或如红血淋，人或谓老妇行经，是还少之象，谁知是血崩之渐乎！夫妇人至七七之外，天癸已竭，又不服济阴补阳之药，如何能精满化经，一如少妇。然经不宜行而行者，乃肝不藏脾不统之故也，非精过泄而动命门之火，即气郁甚而发龙雷之炎，二火交发，而血乃奔矣，有似行经而实非经也。此等之症，非

大补肝脾之气与血，而血安能骤止。

安老汤

人参(一两)黄芪(一两，生用)大熟地(一两，九蒸)

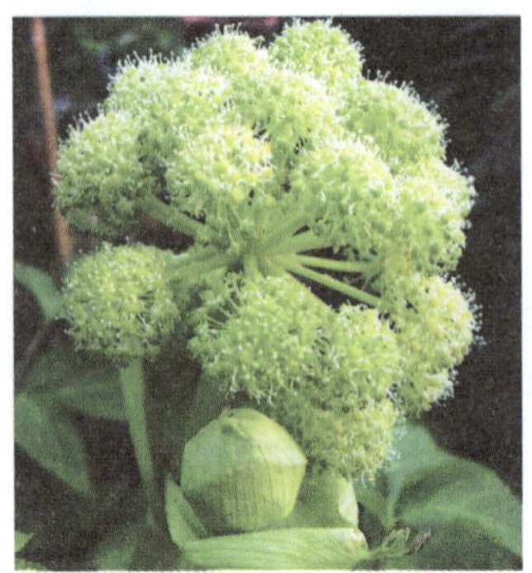
当归

白术(五钱，土炒)当归(五钱，酒洗)山萸(五钱，蒸)阿胶(一钱，蛤粉炒)黑芥穗(一钱)甘草(一钱)香附(五分，酒炒)木耳炭(一钱)。

水煎服。一剂减，两剂尤减，四剂全减，十剂愈。此方补益肝脾之气，气足自能生血而摄血。尤妙大补肾水，水足而肝气自舒，肝舒而脾自得养，肝藏之而脾统之，又安有泄漏者，又何虑其血崩哉!

译文

妇女年龄到了四十九岁以后，行经已竭止，但若是因肾肋亏损而致相火偏亢，或肝郁日久而致肝火偏旺就会致使妇女中有年龄已过五十多岁或者六七十岁的忽然月经来潮，血色有时紫红夹有血块，有时鲜红淋漓不止，有的人称这是少妇经水不断。这是因为脾肝二火相互影响，热边血而成妄行，看似像月经以行，实际不是月经。这种病症，非要大补肝脾之气和血，才能使血宁静而不出。

安老汤

人参（一两）黄芪（一两，生用）大熟地（一两，九蒸）白术（五钱，土炒）当归（五钱，酒洗）山萸（五钱，蒸）阿胶（一钱，蛤粉炒）黑芥穗（一钱）甘草（一钱）香附（五分，酒炒）木耳炭（一钱）。

水煎服。一剂血量稍减，两剂出血基本停止，四剂服后出血全止，十剂可使病完全愈。方中用熟地、山萸大补肾水，使水足了能涵养肝本，肝气自然舒达，肝气条顺又使脾气不受侮而自能健旺，肝能正常生血及脾能正常统血。此方在于补益肝脾之气，脾气健旺就能生血及摄血。

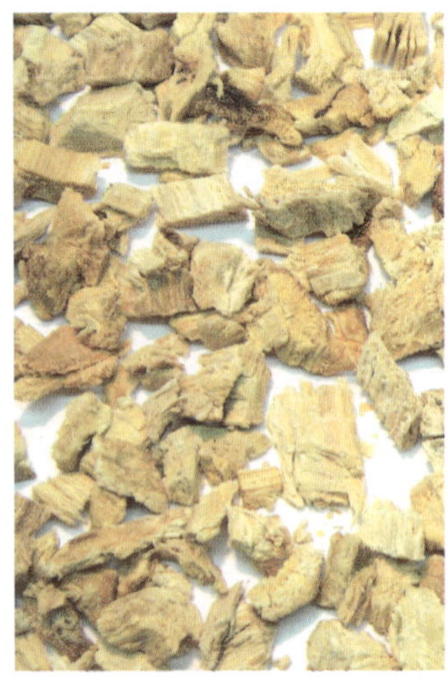
甘草

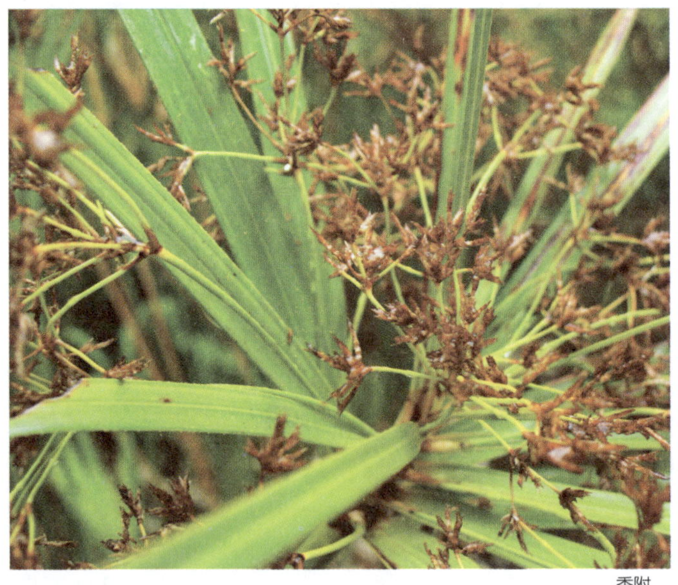
香附

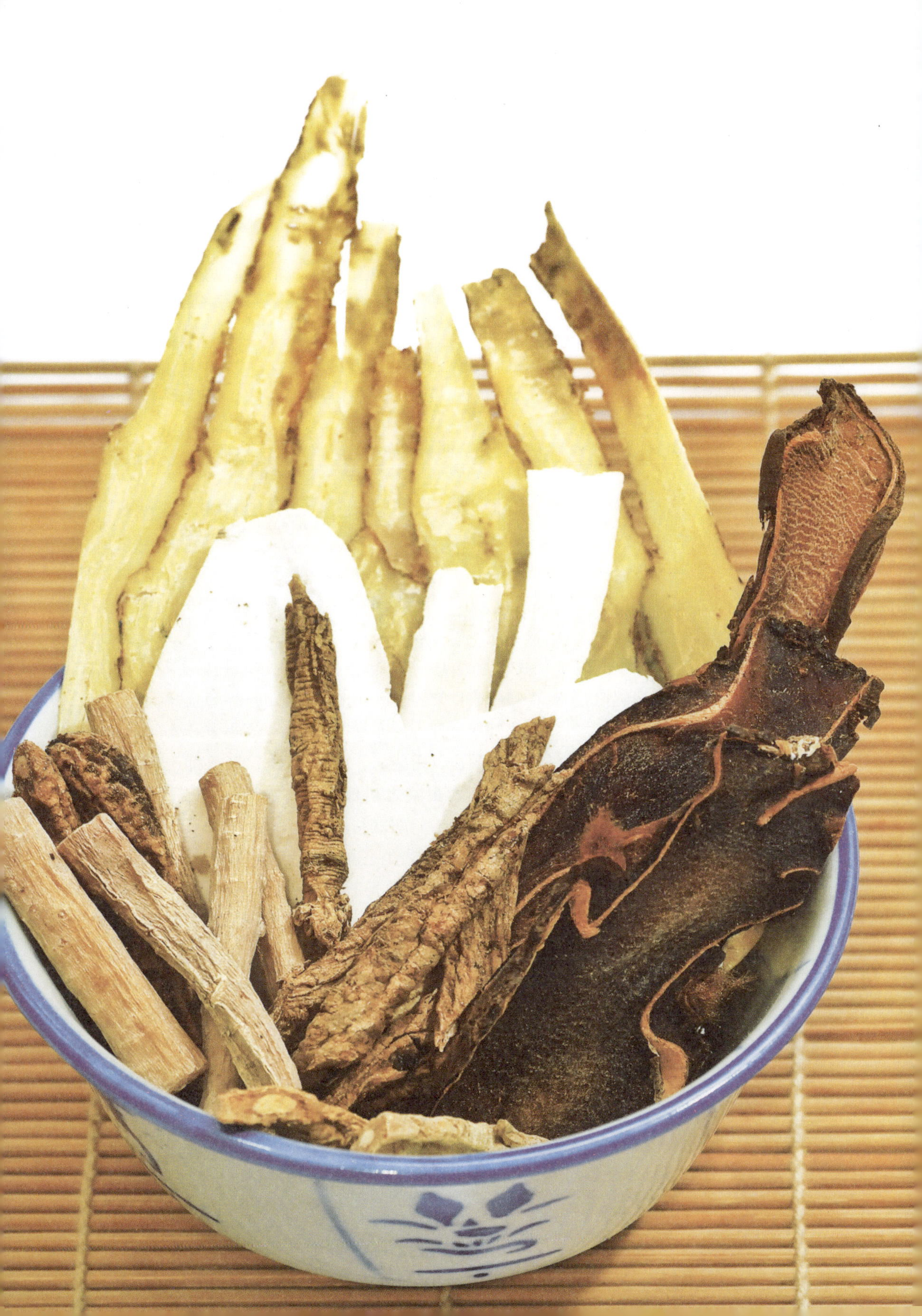

经水忽来忽断时疼时止

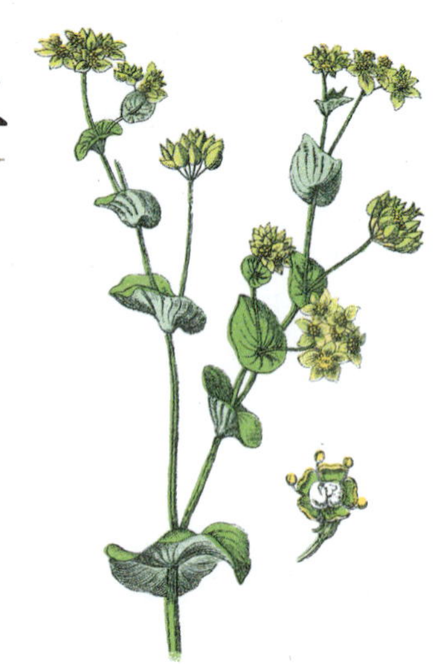

妇人有经水忽来忽断，时疼时止，寒热往来者，人以为血之凝也，谁知是肝气不舒乎！夫肝属木而藏血，最恶风寒。妇人当行经之际，腠理大开，适逢风之吹寒之袭，则肝气为之闭塞，而经水之道路亦随之而俱闭，由是腠理经络，各皆不宣，而寒热之作，由是而起。其气行于阳分则生热，其气行于阴分则生寒，然此犹感之轻者也。

原文

妇人有经水忽来忽断，时疼时止，寒热往来者，人以为血之凝也，谁知是肝气不舒乎！夫肝属木而藏血，最恶风寒。妇人当行经之际，腠理大开，适逢风之吹寒之袭，则肝气为之闭塞，而经水之道路亦随之而俱闭，由是腠理经络，各皆不宣，而寒热之作，由是而起。其气行于阳分则生热，其气行于阴分则生寒，然此犹感之轻者也。倘外感之风寒更甚，则内应之热气益深，往往有热入血室，而变为如狂之症。若但往来寒热，是风寒未甚而热未深耳。治法宜补肝中之血，通其郁而散其风，则病随手而效，所谓治风先治血，血和风自灭，此其一也。

加味四物汤

大熟地（一两，九蒸）白芍（五钱，酒炒）当归（五钱，酒洗）川芎（三钱，酒洗）白术（五钱，土炒）粉丹皮（三钱）元胡（一钱，酒炒）甘草（一钱）柴胡（一钱）。

水煎服。此方用四物以滋脾胃之阴血；用柴胡、白芍、丹皮以宣肝经之风郁；用甘草、白术、元胡以利腰脐而和腹疼，入于表里之间，通乎经络之内，用之得宜，自奏功如响也。

译文

若肝气不舒妇女就会表现为月经来潮时忽行忽止，下而不畅，小腹部疼痛时作时休，并且一会儿发热一会儿恶寒，这时因为妇女正当经行之际，肌表卫气不固则腠理不密，易感受风寒之气侵袭，邪气入于阳经可致阳气偏盛而生热，邪气入于明经可攻阴气偏盛而生寒。倘若风寒之邪侵入更厉害，就会出现神志异常如发狂见到鬼一样的症状。

治法宜补养肝血为主，佐以疏肝解郁而行滞止痛。

加味四物汤

大熟地（一两，九蒸）白芍（五钱，酒炒）当归（五钱，酒洗）川芎（三钱，酒洗）白术（五钱，土炒）粉丹皮（三钱）元胡（一钱，酒炒）甘草（一钱）柴胡（一钱）。

水煎服。此方用四物汤以滋养肝肾之精血；用柴胡、白芍、丹皮以疏肝散风清郁热；用甘草、白术、元胡以健脾和肝而行滞止痛。

经水未来腹先疼痛

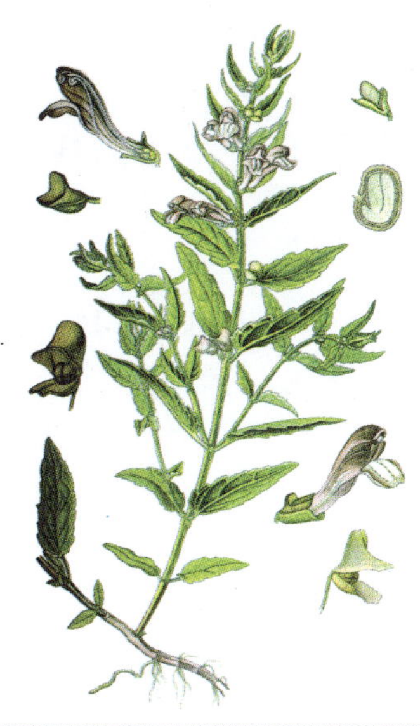

妇人有经前腹疼数日，而后经水行者，其经来多是紫黑块，人以为寒极而然也，谁知是热极而火不化乎！夫肝属木，其中有火，舒则通畅，郁则不扬，经欲行而肝不应，则抑拂其气而疼生。然经满则不能内藏，而肝中之郁火焚烧，内逼经出，则其火亦因之而怒泄。其紫黑者，水火两战之象也；其成块者，火煎成形之状也。经失其为经者，正郁火内夺其权耳。

原文

妇人有经前腹疼数日，而后经水行者，其经来多是紫黑块，人以为寒极而然也，谁知是热极而火不化乎！夫肝属木，其中有火，舒则通畅，郁则不扬，经欲行而肝不应，则抑拂其气而疼生。然经满则不能内藏，而肝中之郁火焚烧，内逼经出，则其火亦因之而怒泄。其紫黑者，水火两战之象也；其成块者，火煎成形之状也。经失其为经者，正郁火内夺其权耳。治法似宜大泄肝中之火，然泄肝之火，而不解肝之郁，则热之标可去，而热之本未除也，其何能益！

宣郁通经汤

白芍（五钱，酒炒）当归（五钱，酒洗）丹皮（五钱）山栀子（三钱，炒）白芥子（二钱，炒研）柴胡（一钱）香附（一钱，酒炒）川郁金（一钱，醋炒）黄芩（一钱，酒炒）生甘草（一钱）。

水煎。连服四剂，下月断不先腹疼而后行经矣。此方补肝之血，而解肝之郁，利肝之气，而降肝之火，所以奏功之速。

译文

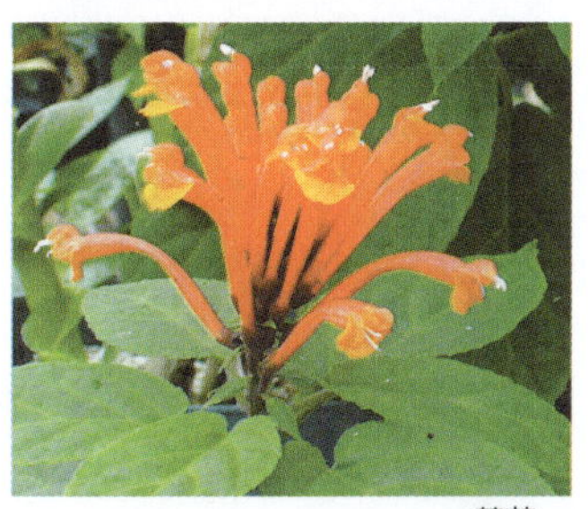

黄芩

若是热邪太盛，妇女就会有表现为月经来潮前数日就小腹疼痛，而后月经才来的，经来时色多为紫黑而有块（经色呈紫黑样，乃是血被热灼的象征；并有血块，是血被火煎熬而成形的状态）。这时因为肝属木，木郁不达就生火，肝木舒则肝气通畅，肝气郁结就不能疏泄，因而当月经将来潮前而肝失疏泄，气机郁滞，冲任二脉不调畅就会导致不通而疼发生。但经水满血海时就不能再藏，而且加之肝郁化火，热扰血海，迫血而出，热亦随血而泄。月经失去了正常的色质，正是郁火干扰了它的生理。治法似乎应当先解肝郁。

宣郁通经汤

白芍（五钱，酒炒）当归（五钱，酒洗）丹皮（五钱）山栀子（三钱，炒）白芥子（二钱，炒研）柴胡（一钱）香附（一钱，酒炒）川郁金（一钱，醋炒）黄芩（一钱，酒炒）生甘草（一钱）。

经后腹痛

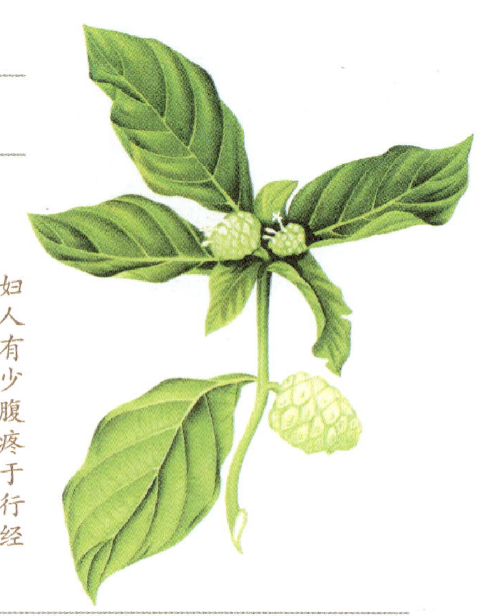

妇人有少腹疼于行经之后者，人以为气血之虚也，谁知是肾气之涸乎！夫经水者，乃天一之真水也，满则溢而虚则闭，亦其常耳，何以虚能作疼哉？盖肾水一虚则水不能生木，而肝木必克脾土，木土相争，则气必逆，故尔作疼。治法必须以舒肝气为主，而益之以补肾之味，则水足而肝气益安，肝气安而逆气自顺，又何疼痛之有哉！

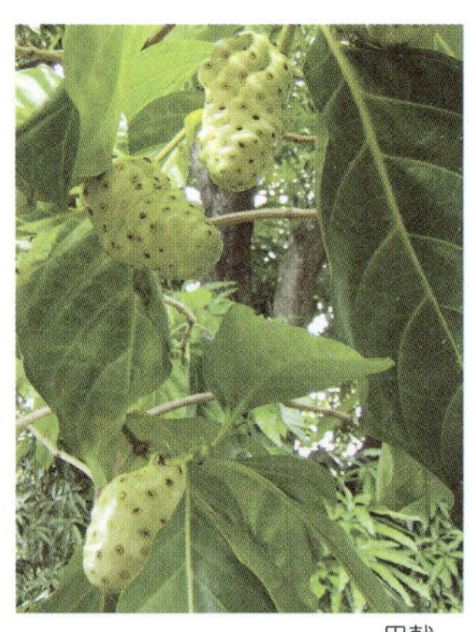

巴戟

原文

妇人有少腹疼于行经之后者，人以为气血之虚也，谁知是肾气之涸乎！夫经水者，乃天一之真水也，满则溢而虚则闭，亦其常耳，何以虚能作疼哉？盖肾水一虚则水不能生木，而肝木必克脾土，木土相争，则气必逆，故尔作疼。治法必须以舒肝气为主，而益之以补肾之味，则水足而肝气益安，肝气安而逆气自顺，又何疼痛之有哉！

调肝汤

山药（五钱，炒）阿胶（三钱，白面炒）当归（三钱，酒洗）白芍（三钱，酒炒）山萸肉（三钱，蒸熟）巴戟（一钱，盐水浸）甘草（一钱）。

水煎服。此方平调肝气，既能转逆气，又善止郁疼。经后之症，以此方调理最佳。不特治经后腹疼之症也。

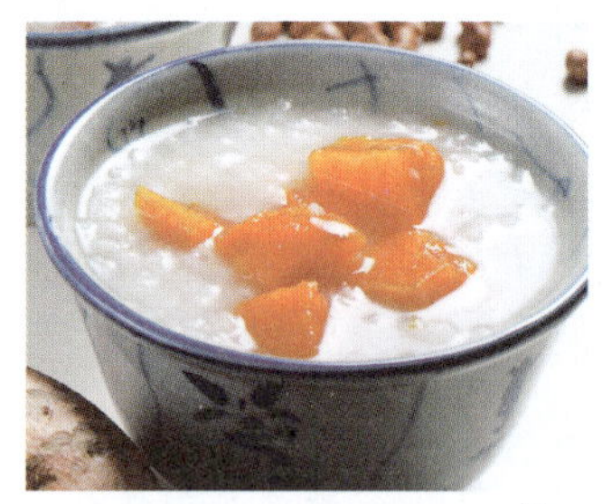

汤

译文

若是肾气虚衰妇女就会表现为经行之后小腹疼痛。这是因为肾精一亏虚就可使肝木失于涵养，肝气偏旺就必然会横逆克伐脾土，土不疏木则肝气更逆，故尔引发疼痛。月经是肾中阴精所化生的，肾精充足可使血海按时满溢，但是肾精亏少则血海不足，月经就会停闭，这也是月经行止的一足规律。

调肝汤

山药（五钱，炒）阿胶（三钱，白面炒）当归（三钱，酒洗）白芍（三钱，酒炒）山萸肉（三钱，蒸熟）巴戟（一钱，盐水浸）甘草（一钱）水煎服。此方属平调肝气，既能养肝敛肝使逆气归顺，又能止痛。凡出现经行之后小腹作痛的，用此方调理最好。

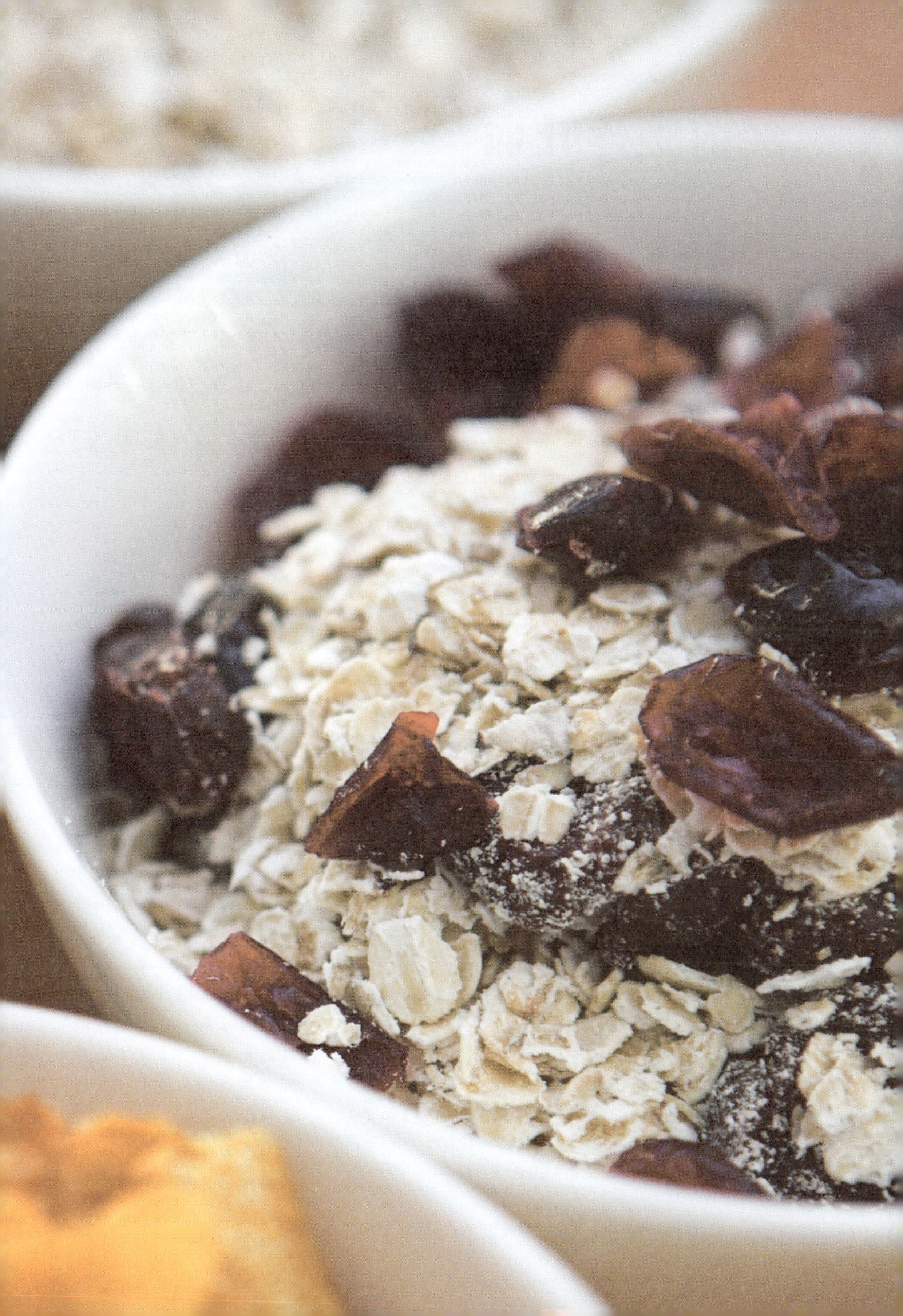

经前腹疼吐血

妇人有经未行之前一二日忽然腹疼而吐血，人以为火热之极也，谁知是肝气之逆乎！夫肝之性最急，宜顺而不宜逆，顺则气安，逆则气动；血随气为行止，气安则血安，气动则血动，亦勿怪其然也。或谓经逆在肾不在肝，何以随血妄行，竟至从口上出也，是肝不藏血之故乎？抑肾不纳气而然乎？

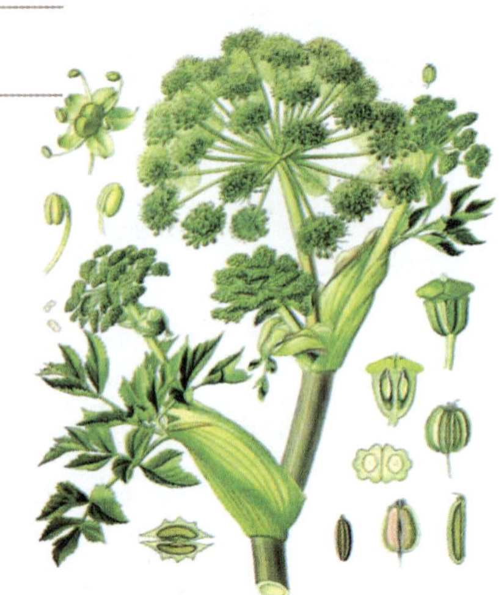

原文

妇人有经未行之前一二日忽然腹疼而吐血，人以为火热之极也，谁知是肝气之逆乎！夫肝之性最急，宜顺而不宜逆，顺则气安，逆则气动；血随气为行止，气安则血安，气动则血动，亦勿怪其然也。或谓经逆在肾不在肝，何以随血妄行，竟至从口上出也，是肝不藏血之故乎？抑肾不纳气而然乎？殊不知少阴之火急如奔马，得肝火直冲而上，其势最捷，反经而为血，亦至便也，正不必肝不藏血，始成吐血之症，但此等吐血与各经之吐血有不同者。盖各经之吐血，由内伤而成，经逆而吐血，乃内溢而激之使然也，其症有绝异，而其气逆则一也。治法似宜平肝以顺气，而不必益精以补肾矣。虽然，经逆而吐血，虽不大损夫血，而反复颠倒，未免太伤肾气，必须于补肾之中，用顺气之法始为得当。

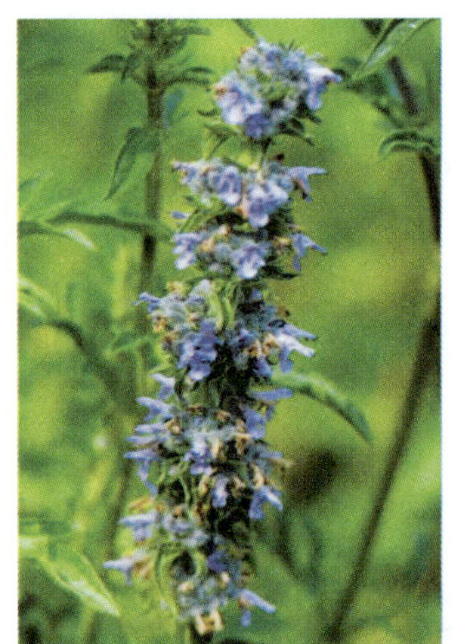

黑芥穗

顺经汤

当归（五钱，酒洗）大熟地（五钱，九蒸）白芍（二钱，酒炒）丹皮（五钱）白茯苓（三钱）沙参（三钱）黑芥穗（三钱）。

水煎服。一剂而吐血止，两剂而经顺，十剂不再发。此方于补肾调经之中，而用引血归经之品，是和血之法，实寓顺气之法也。肝不逆而肾气自顺，肾气既顺，又何经逆之有哉！

译文

若是因为肝气上逆妇女就会有表现为月经前的一、两日忽然出现腹痛并吐血，这是因为肾阴不足则相火偏旺，相火炎上再加肝火随冲气上逆，血随气逆而急上则月经不从下行变为吐血而作，逆行形成的相当快，正是不必在肝不藏血时才造成吐血的症状。但是这类的吐血与其他病变的吐血有所不同。其他疾病导致的各经络损伤后出现的吐血，多由内伤而造成，逆经而吐血，乃是热蕴血海，冲气偏盛，血随气逆而自血海溢出造成的，其病症绝对不同，然其病机后气逆则是一致的。

治法似乎应当平肝降逆气。但必须在补肾之中。

顺经汤

当归（五钱，酒洗）大熟地（五钱，九蒸）白芍（二钱，酒炒）丹皮（五钱）白茯苓（三钱）沙参（三钱）黑芥穗（三钱）。

水煎服。一剂可使吐血停止，两剂后月经自下而行，十剂可使逆经不再复发。此方是在补肾调经之中，用黑芥穗引血归经而止血。肝气不逆，肾气自然调顺。

经前脐下痛

妇人有经水将来三五日前而脐下作疼，状如刀刺者；或寒热交作，所下如黑豆汁，人莫不以为血热之极，谁知是下焦寒湿相争之故乎！夫寒湿乃邪气也。妇人有冲任之脉，居于下焦；冲为血海，任主胞胎，为血室，均喜正气相通，最恶邪气相犯；经水由二经而外出，而寒湿满二经而内乱，两相争而作疼痛，邪愈盛而正气日衰。

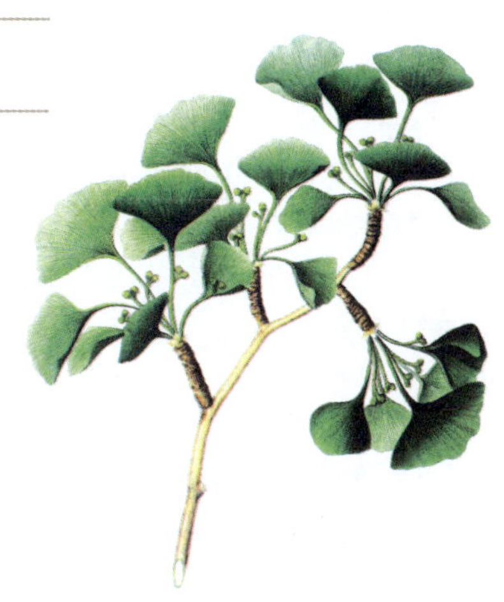

原文

妇人有经水将来三五日前而脐下作疼，状如刀刺者；或寒热交作，所下如黑豆汁，人莫不以为血热之极，谁知是下焦寒湿相争之故乎！夫寒湿乃邪气也。妇人有冲任之脉，居于下焦；冲为血海，任主胞胎，为血室，均喜正气相通，最恶邪气相犯；经水由二经而外出，而寒湿满二经而内乱，两相争而作疼痛，邪愈盛而正气日衰。寒气生浊，而下如豆汁之黑者，见北方寒水之象也。治法利其湿而温其寒，使冲任无邪气之乱，脐下自无疼痛之疾矣。

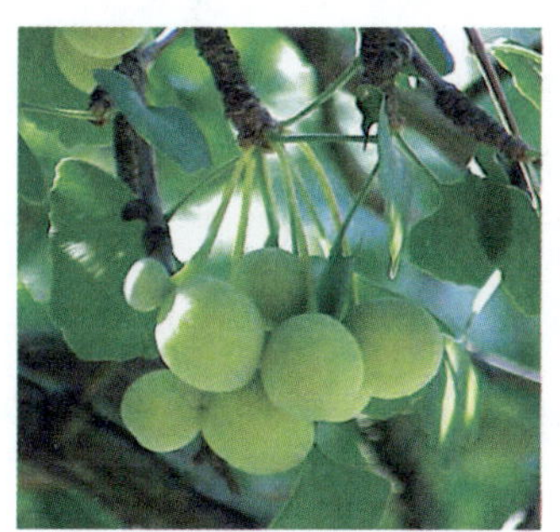
白果

温脐化湿汤

白术（一两，土炒）白茯苓（三钱）山药（五钱，炒）巴戟肉（五钱，盐水浸）扁豆（炒、捣，三钱）白果（十枚，捣碎）建莲子（三十枚，不去心）。

水煎服。然必须经未来前十日服之。四剂而邪气去，经水调，兼可种子。此方君白术以利腰脐之气；用巴戟、白果以通任脉；扁豆、山药、莲子以卫冲脉，所以寒湿扫除而经水自调，可受妊矣。倘疑腹疼为热疾，妄用寒凉，则冲任虚冷，血海变为冰海，血室反成冰室，无论难于生育，而疼痛之止，又安有日哉！

译文

若是冲任血海感受寒湿之邪妇女就会有在月经来前的二、五日出现脐下小腹疼痛，就如刀刺一样。或者有时伴有寒热交替出现，经来色如黑豆水一样。月经要靠冲任二脉由筋而图才形成，而寒湿二气均为邪气，寒湿之邪于冲任就会引起冲任二脉的功能紊乱，气为湿阻，冲任阻滞，气血运行不畅就发生不通则痛邪气愈盛而正气日减衰退，寒盛易伤阳气，阳

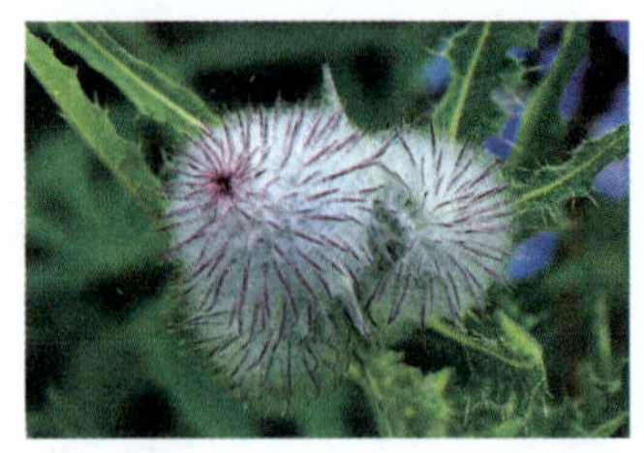
白术

气衰弱会使沼阳不升，浊阴不降，血不得从阳而化，经水来时色就如黑豆汁样。

治法当利湿温经散寒，使冲任功能不受邪气扰乱小腹疼痛的疾苦自然消除。

温脐化湿汤

白术（一两，土炒）白茯苓（三钱）山药（五钱，炒）巴戟肉（五钱，盐水浸）扁豆（炒、捣，三钱）白果（十枚，捣碎）建莲子（三十枚，不去心）。

水煎服。必须在经前十天开始服用。四剂后可使寒湿祛除，月经调正，兼能使不孕的受孕怀子。此方用白术为君药以补脾利湿，用巴戟、白果温阳入任脉以散寒；扁豆、山药、莲子补脾而祛湿护卫冲脉，所以使寒湿邪气扫除，月经恢复正常，就可以受妊。

经水过多

妇人有经水过多，行后复行，面色萎黄，身体倦怠，而困乏愈甚者，人以为血热有余之故，谁知是血虚而不归经乎！夫血旺始经多，血虚当经缩。今日血虚而反经多，是何言与？殊不知血归于经，虽旺而经亦不多；血不归经，虽衰而经亦不少，世之人见经水过多，谓是血之旺也，此治之所以多错耳。倘经多果是血旺，自是健壮之体，须当一行即止，精力如常，何至一行后而再行，而困乏无力耶！

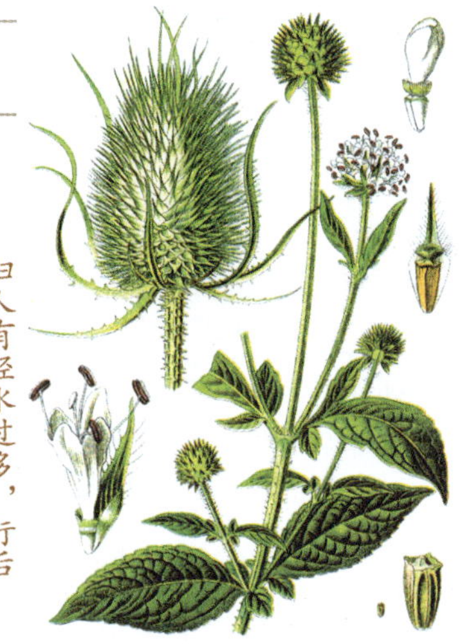

原文

妇人有经水过多，行后复行，面色萎黄，身体倦怠，而困乏愈甚者，人以为血热有余之故，谁知是血虚而不归经乎！夫血旺始经多，血虚当经缩。今日血虚而反经多，是何言与？殊不知血归于经，虽旺而经亦不多；血不归经，虽衰而经亦不少，世之人见经水过多，谓是血之旺也，此治之所以多错耳。倘经多果是血旺，自是健壮之体，须当一行即止，精力如常，何至一行后而再行，而困乏无力耶！惟经多是血之虚，故再行而不胜其困乏，血损精散，骨中髓空，所以不能色华于面也。治法宜大补血而引之归经，又安有行后复行之病哉！

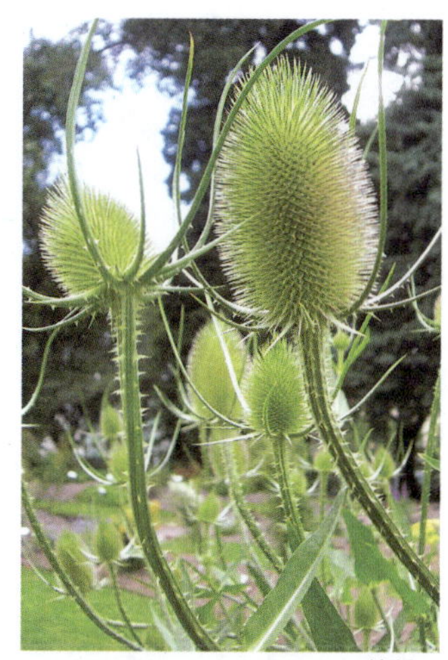

续断

加减四物汤

大熟地（一两，九蒸）白芍（三钱，酒炒）当归（五钱，酒洗）川芎（二钱，酒洗）白术（五钱，土炒）黑芥穗（三钱）山萸（三钱，蒸）续断（一钱）甘草（一钱）。

水煎服。四剂而血归经矣。十剂之后，加人参三钱，再服十剂，下月行经，适可而止矣。夫四物汤乃补血之神品，加白术、荆芥，补中有利；加山萸、续断，止中有行；加甘草以调和诸品，使之各得其宜，所以血足而归经，归经而血自静矣。

译文

若是血虚胞脉失养而导致血不归经造就会使妇女有表现月经来潮量过多，经行之后间际数日又再来，面色萎黄，身体倦怠而困乏无力越来越严重的症状。这时因为血不循经外送时，虽血气虚衰而不能约制亦会出现血量多，又因血虚造成的量过多，因而多次损血致失于漏养而全身困乏无力，血亏精少，不能生则骨中髓空，不荣于头面所以头晕耳鸣，面色萎黄无华。但一般的情况是血气旺盛经来量多。血气虚弱经来量少，血是循于经脉而不妄溢，血气旺盛经量亦不会多，经行内行而自止。精力正常。治法宣大补精血而引血归经。

加减四物汤

大熟地（一两，九蒸）白芍（三钱，酒炒）当归（五钱，酒洗）川芎（二钱，酒洗）白术（五钱，土炒）黑芥穗（三钱）山萸（三钱，蒸）续断（一钱）甘草（一钱）。

水煎服。四剂可使血归于经而经量减少。加人参九克，再服十剂，下次月经来潮，行经期可正常。

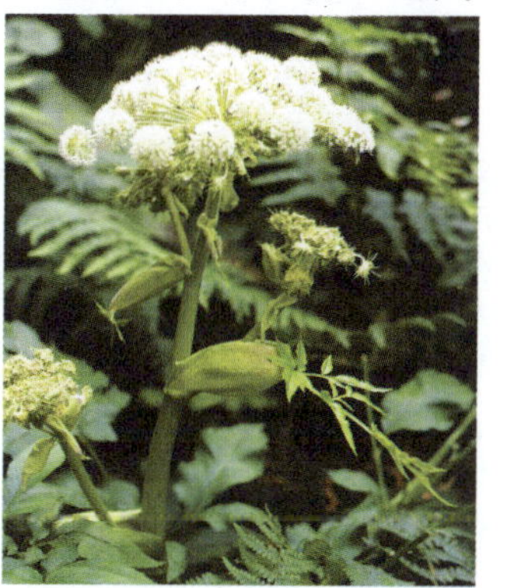

当归

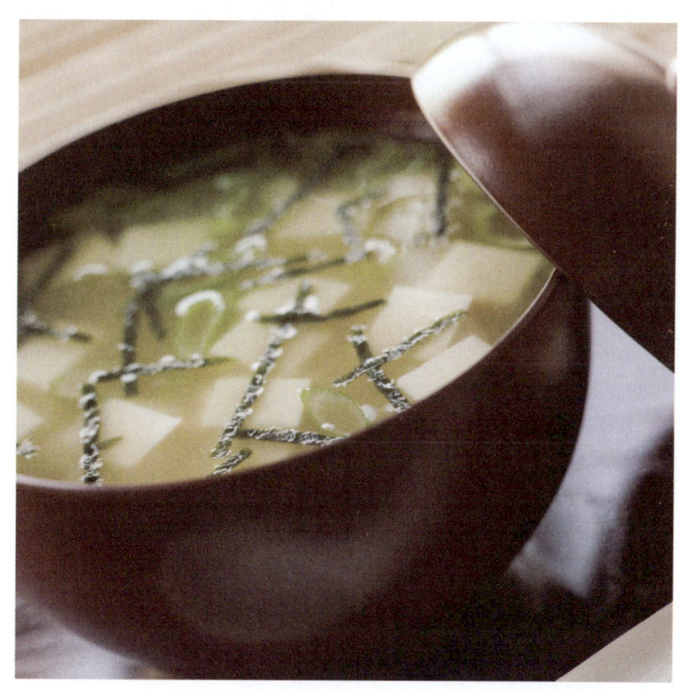

经前泄水

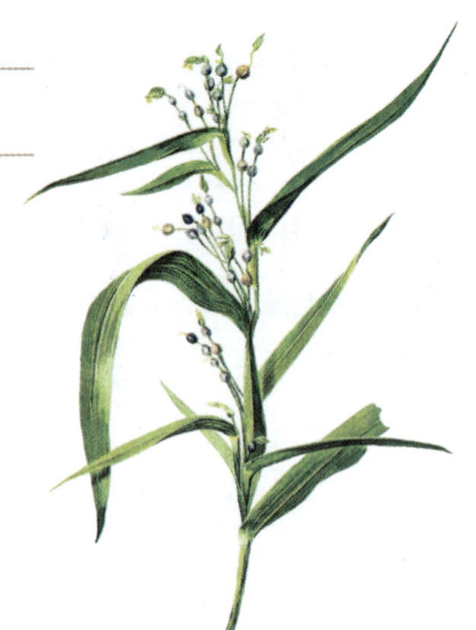

妇人有经未来之前，泄水三日，而后行经者，人以为血旺之故，谁知是脾气之虚乎！夫脾统血，脾虚则不能摄血矣；且脾属湿土，脾虚则土不实，土不实而湿更甚，所以经水将动，而脾先不固；脾经所统之血，欲流注于血海，而湿气乘之，所以先泄水而后行经也。调经之法，不在先治其水，而在先治其血；抑不在先治其血，而在先补其气。

原文

妇人有经未来之前，泄水三日，而后行经者，人以为血旺之故，谁知是脾气之虚乎！夫脾统血，脾虚则不能摄血矣；且脾属湿土，脾虚则土不实，土不实而湿更甚，所以经水将动，而脾先不固；脾经所统之血，欲流注于血海，而湿气乘之，所以先泄水而后行经也。调经之法，不在先治其水，而在先治其血；抑不在先治其血，而在先补其气。盖气旺而血自能生，抑气旺而湿自能除，且气旺而经自能调矣。

健固汤

人参（五钱）白茯苓（三钱）白术（一两，土炒）巴戟（五钱，盐水浸）薏苡仁（三钱，炒）。

水煎。连服十剂，经前不泄水矣。此方补脾气以固脾血，则血摄于气之中，脾气日盛，自能运化其湿，湿既化为乌有，自然经水调和，又何至经前泄水哉！

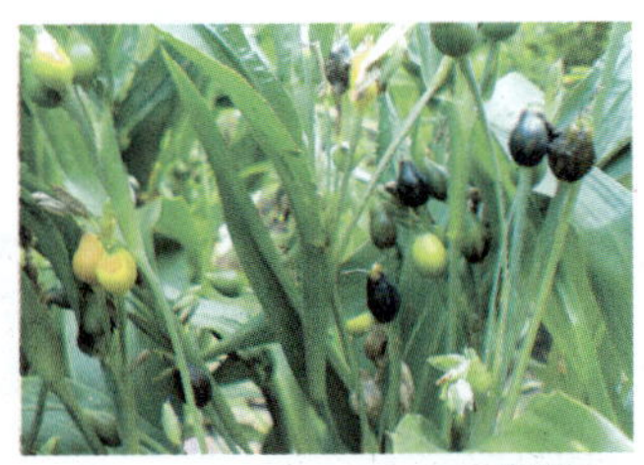

薏苡仁

译文

妇女月经还没有来之前的三天，先有水物排出，而后月经才来。

人们认为是血气旺盛的缘故，谁知道原来是脾气虚弱的原因呢！妇人脾气主统血，脾气虚弱就不能固摄脾血。并且脾属于湿土，脾运不健则水湿内停，所以当月经将行时，由于脾气先不能固摄，脾所统的血液，在即将流注血海之时，湿气乘机先入，因而出现先泄水后来月经的情况。

治法在于先补脾阳之气。脾气健旺，血就能自生，或者说脾气控旺，湿气就能自然消除，而且脾气健旺，月经也能调正的。

健固汤

人参（五钱）白茯苓（三钱）白术（一两，土炒）巴戟（五钱，盐水浸）薏苡仁（三钱，炒）。

用水煎服，连服十剂可让经前不再出现泄水的情况。此方补脾气来固摄脾血，血固摄在气中，脾气就能旺盛起来，便能自行运化脾湿，脾湿就化为乌有了。经水自然调和，又怎么会导致经前泄水的症状呢？

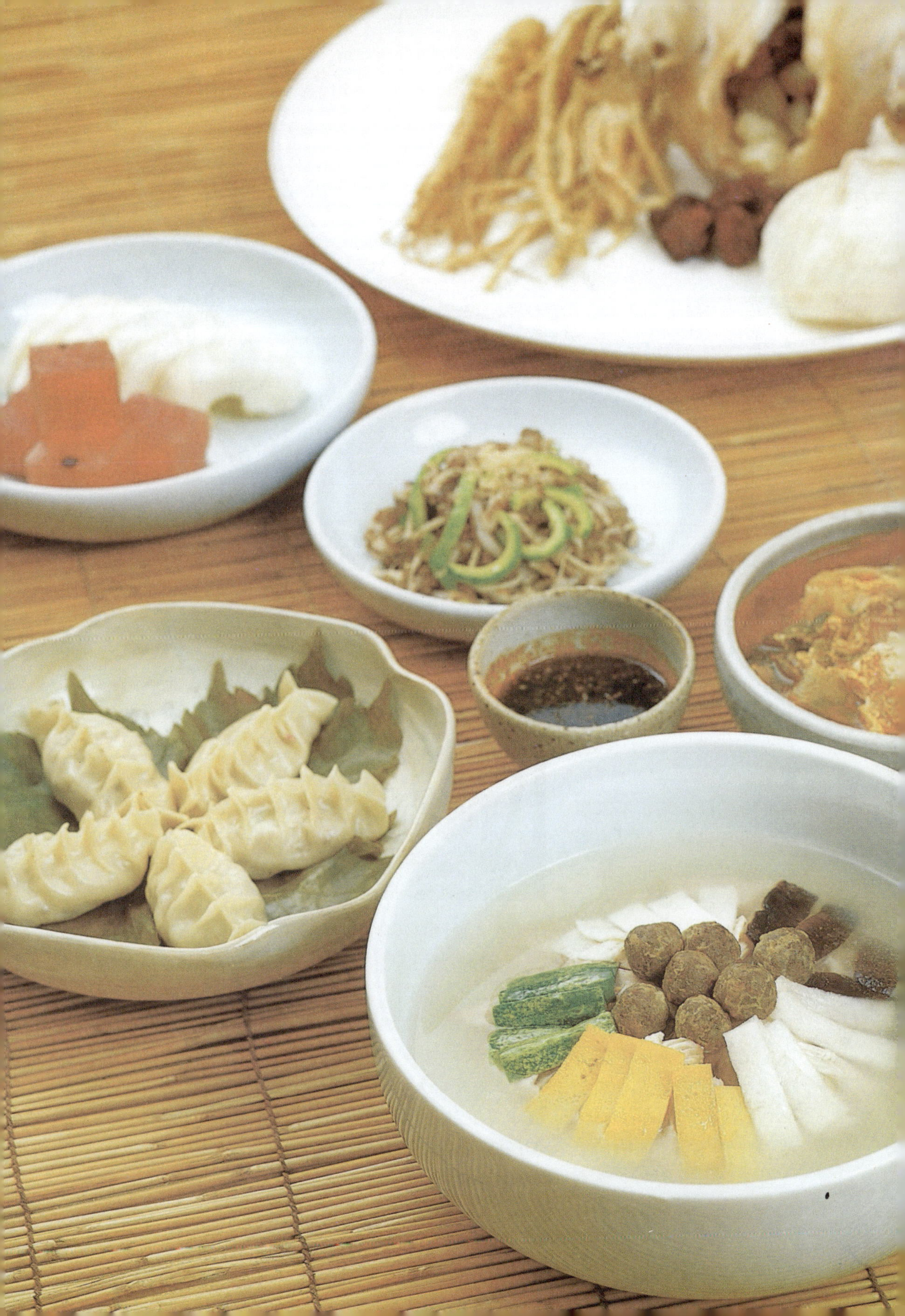

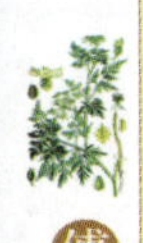

经前大便下血

妇人有行经之前一日大便先出血者，人以为血崩之症，谁知是经流于大肠乎！夫大肠与行经之路，各有分别，何以能入乎其中？不知胞胎之系，上通心而下通肾，心肾不交，则胞胎之血，两无所归，而心肾二经之气，不来照摄，听其自便，所以血不走小肠而走大肠也。治法若单止大肠之血，则愈止而愈多；若击动三焦之气，则更拂乱而不可止。

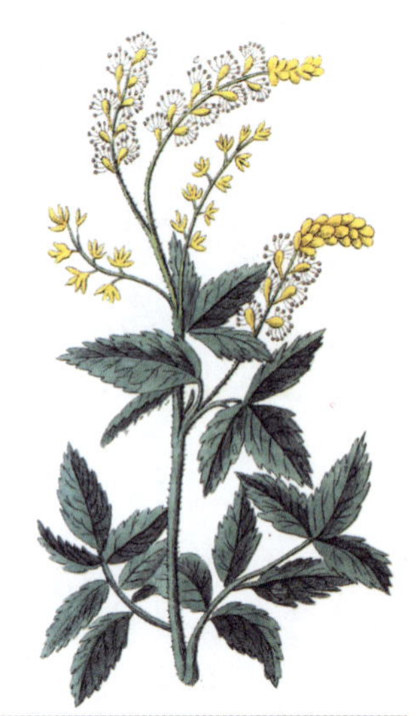

原文

妇人有行经之前一日大便先出血者，人以为血崩之症，谁知是经流于大肠乎！夫大肠与行经之路，各有分别，何以能入乎其中？不知胞胎之系，上通心而下通肾，心肾不交，则胞胎之血，两无所归，而心肾二经之气，不来照摄，听其自便，所以血不走小肠而走大肠也。治法若单止大肠之血，则愈止而愈多；若击动三焦之气，则更拂乱而不可止。盖经水之妄行，原因心肾之不交；今不使水火之既济，而徒治其胞胎，则胞胎之气无所归，而血安有归经之日！故必大补其心与肾，使心肾之气交，而胞胎之气自不散，则大肠之血自不妄行，而经自顺矣。

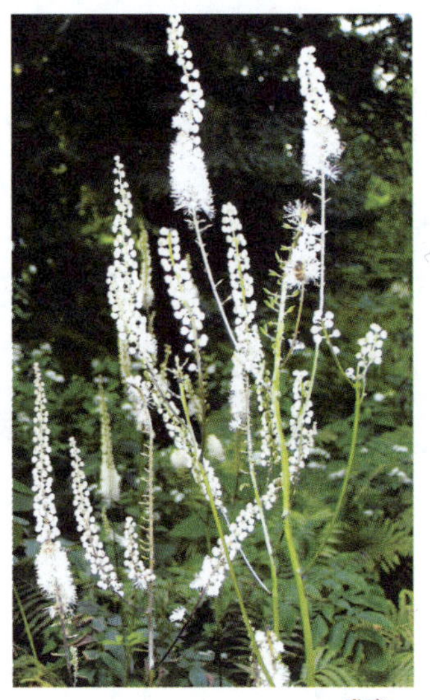

升麻

顺经两安汤

当归（五钱，酒洗）白芍（五钱，酒炒）大熟地（五钱，九蒸）山萸肉（二钱，蒸）人参（三钱）白术（五钱，土炒）麦冬（五钱，去心）黑芥穗（二钱）巴戟肉（一钱，盐水浸）升麻（四分）。

水煎服。两剂大肠血止，而经从前阴出矣，三剂经止，而兼可受妊矣。此方乃大补心肝肾三经之药，全不去顾胞胎，而胞胎有所归者，以心肾之气交也。盖心肾虚则其气两分；心肾足则其气两合，心与肾不离，而胞胎之气听命于二经之摄，又安有妄动之形哉！然则心肾不交，补心肾可也，又何兼补夫肝木耶？不知肝乃肾之子心之母也，补肝则肝气往来于心肾之间，自然上引心而下入于肾，下引肾而上入于心，不啻介绍之助也。此使心肾相交之一大法门，不特调经而然也，学人其深思诸。

译文

若心肾二者不交，那么胞宫的血在心肾两经都无所主，心肾二经之气不能固摄经血，由其自便，血就会错行于大肠中，那么妇女中就会有表现为月经来潮前一天大便先下血的症状。这是因为经脉的循环是上通于心而下系于肾的，心与肾的作用不能分离，胞宫的气血能在二经的固摄下溢泄成为月经。若不能使肾水心火相互既济，只去治疗胞宫，胞宫的气血不能安行，血也不会有归经的时候。所以治法应必当大补心肾，使心肾相交，胞宫气血自然固摄不散，那么也不会妄行人于大肠，月经自然调顺。

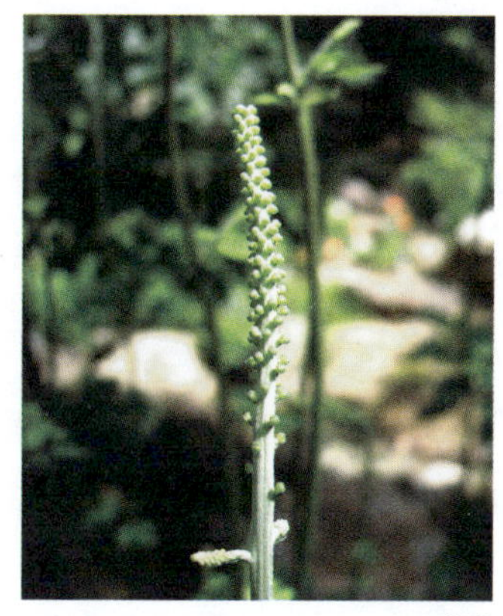
升麻

顺经两安汤

当归（五钱，酒洗）白芍（五钱，酒炒）大熟地（五钱，九蒸）山萸肉（二钱，蒸）人参（三钱）白术（五钱，土炒）麦冬（五钱，去心）黑芥穗（二钱）巴戟肉（一钱，盐水浸）升麻（四分）。

水煎服。服两剂后下大便血止，使经血自前阴之道排出，三剂月经行期可止，并兼可以受孕。此方是具补益心肝肾三脏的药，因为补益心肾就可以使在上可引心气下入于肾，在下可使肾水上滋于心，其功用不只是在于资助心肾相济的。

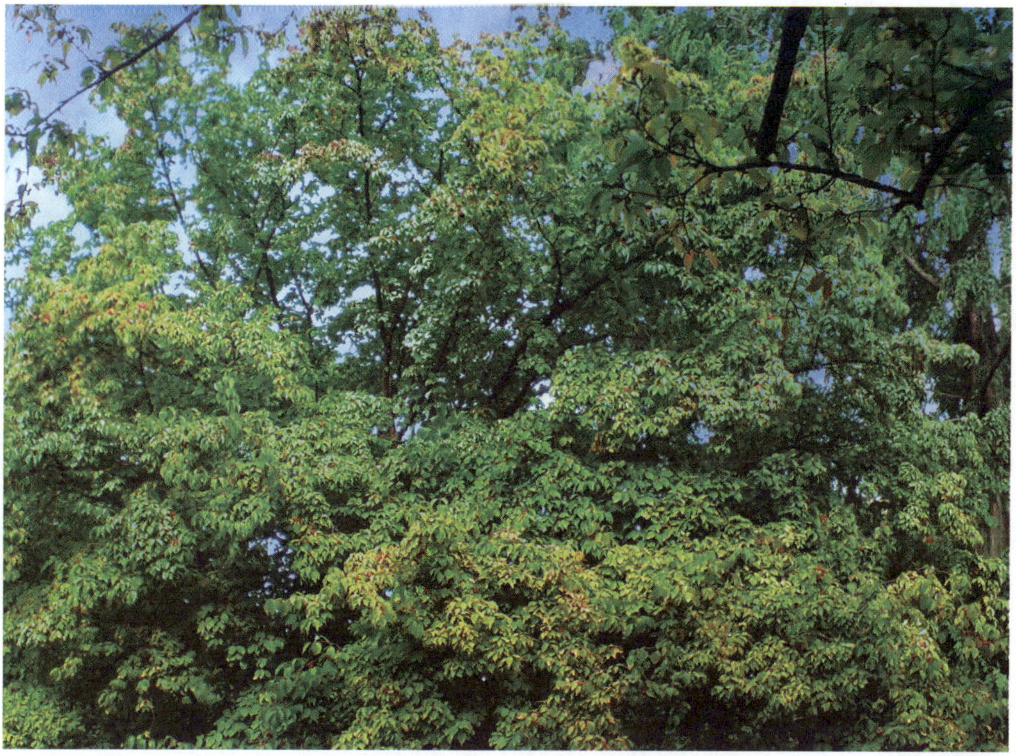

山萸肉

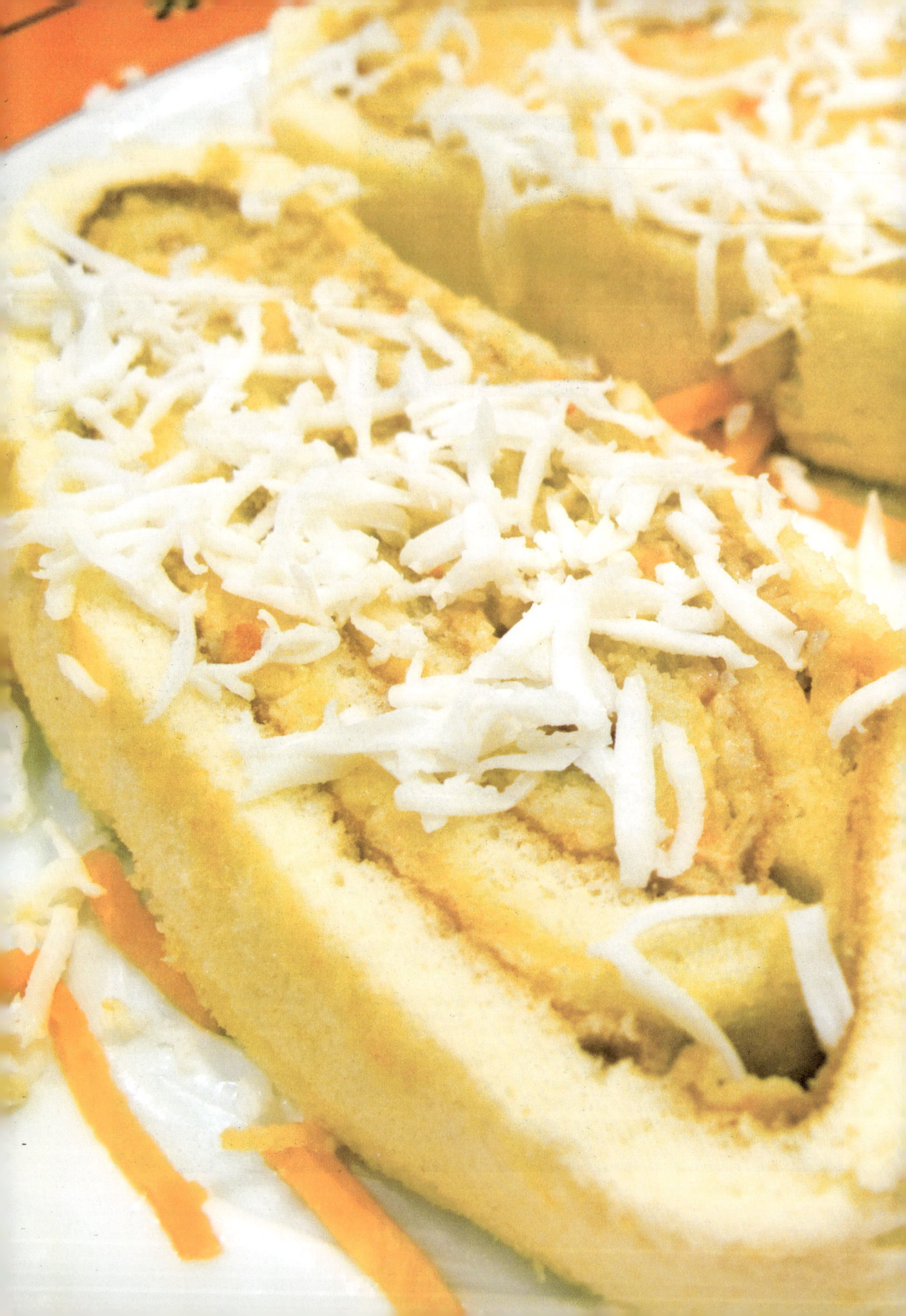

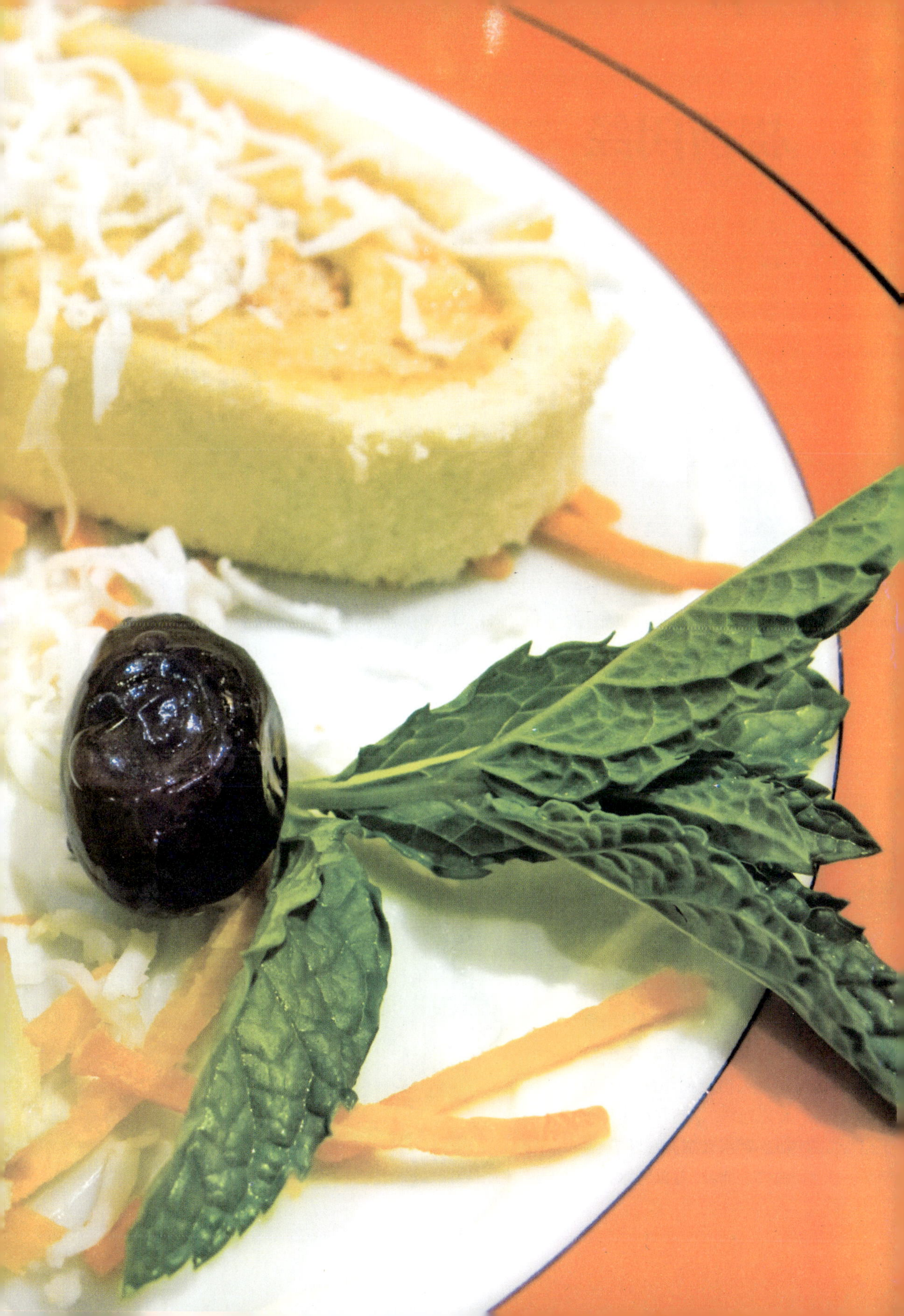

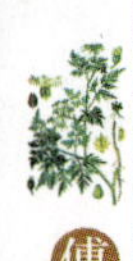

提前闭经

经云："女子七七而天癸绝。"有年未至七七而经水先断者，人以为血枯经闭也，谁知是心肝脾之气郁乎！使其血枯，安能久延于人世。医见其经水不行，妄谓之血枯耳，其实非血之枯，乃经之闭也。且经原非血也，乃天一之水，出自肾中，是至阴之精而有至阳之气，故其色赤红似血，而实非血，所以谓之天癸。

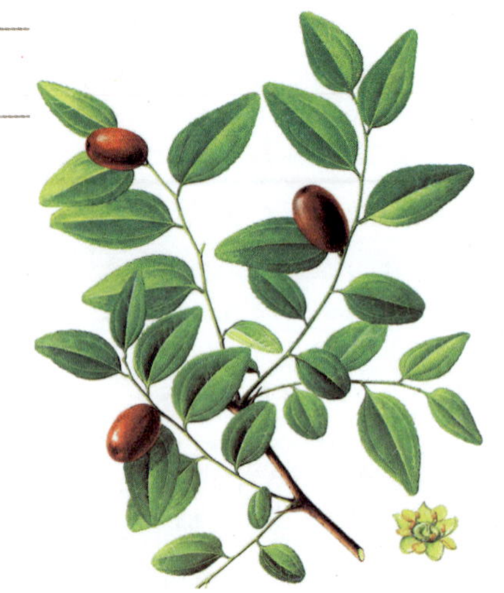

原文

经云："女子七七而天癸绝。"有年未至七七而经水先断者，人以为血枯经闭也，谁知是心肝脾之气郁乎！使其血枯，安能久延于人世。医见其经水不行，妄谓之血枯耳，其实非血之枯，乃经之闭也。且经原非血也，乃天一之水，出自肾中，是至阴之精而有至阳之气，故其色赤红似血，而实非血，所以谓之天癸。世人以经为血，此千古之误，牢不可破，倘果是血，何不名之曰血水，而曰经水乎！经水之名者，原以水出于肾，乃癸水之化，故以名之。无如世人沿袭而不深思其旨，皆以血视之。然则经水早断，似乎肾水衰涸。吾以为心肝脾气之郁者，盖以肾水之生，原不由于心肝脾，而肾水之化，实有关于心肝脾。使水位之下无土气以承之，则水滥灭火，肾气不能化；火位之下无水气以承之，则火炎铄金，肾气无所生；木位之下无金气以承之，则木妄破土，肾气无以成。倘心肝脾有一经之郁，则其气不能入于肾中，肾之气即郁而不宣矣。况心肝脾俱郁，即肾气真足而无亏，尚有茹而难吐之势。矧肾气本虚，又何能盈满而化经水外泄耶！经曰"亢则害"，此之谓也。此经之所以闭塞有似乎血枯，而实非血枯耳。治法必须散心肝脾之郁，而大补其肾水，仍大补其心肝脾之气，则精溢而经水自通矣。

益经汤

大熟地（一两，九蒸）

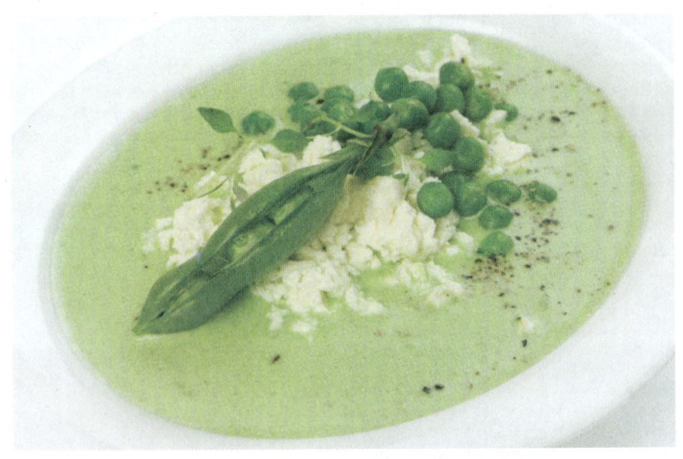

白术（一两，土炒）山药（五钱，炒）当归（五钱，酒洗）白芍（三钱，酒炒）生枣仁（三钱，捣碎）丹皮（二钱）沙参（三钱）柴胡（一钱）杜仲（一钱，炒黑）人参（二钱）。

水煎。连服八剂而经通矣，服三十剂而经不再闭，兼可受孕。此方心肝脾肾四经同治药也。妙在补以通之，散以开之；倘徒补则郁不开而生火，徒散则气益衰而耗精；设或用攻坚之剂，辛热之品，则非徒无益，而又害之矣。

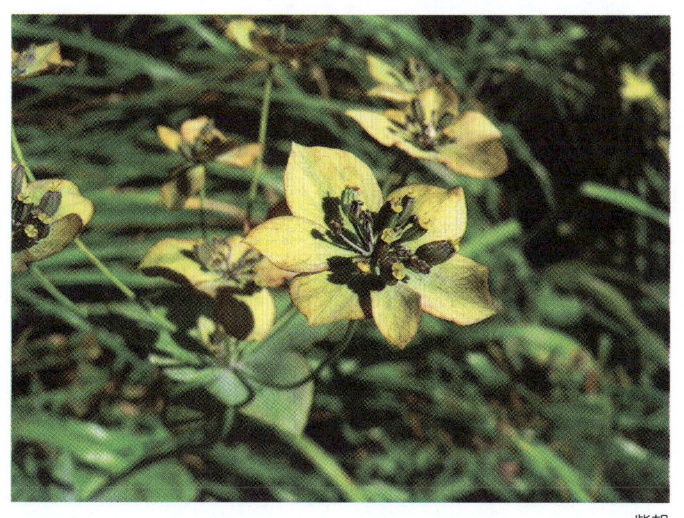
柴胡

译文

如果心、肝、脾三脏的气郁结闭塞，就会让有的妇女年龄没到四十九岁就月经断绝。

这是因为月经原本不是血，而是肾中的癸水，来源于肾，而肾精的转化，与心肝脾有关，如果肾水没有脾土来承制，那么水无制就会泛滥克火，心火不能下交于肾水，肾气则不能独化；心火没有肾水来承制，那么火无制就会炎上灼金，肺金伤损就不能生肾水之气；肝木没有肺金来承制，那么木无制就会反侮土，脾土不足则后天之精无以化源，肾无藏则肾精不能生成。肾精不能行成又怎么能使血海盈满而化成经水外泄呢？这种经闭的原因有类似血枯那样，但实在不是血枯经闭。

治法必须先散心肝脾的郁，而且大补肾之精血，还要大补心肝脏之气，就会使精血充足溢于血海而经水自能通利来期。

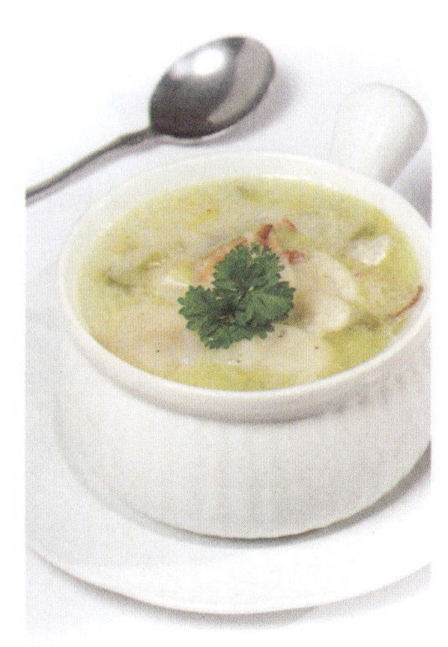

益经汤

大熟地（一两，九蒸）白术（一两，土炒）山药（五钱，炒）当归（五钱，酒洗）白芍（三钱，酒炒）生枣仁（三钱，捣碎）丹皮（二钱）沙参（三钱）柴胡（一钱）杜仲（一钱，炒黑）人参（二钱）。

水煎。连着服下八剂可使经来，服三十剂后月经不再闭止，还可受孕。此方是心、肝、脾、肾四脏同治的用药。妙在补精血以通之，疏散肝郁以宜通脾气，倘只用补则不能解反化为火，只用辛散的则更使气衰而伤精；假设用攻坚逐症之剂，或辛热温燥之品，不光是没有益处，反而更伤害病家。

身瘦不孕

妇人有瘦法身躯，久不孕育，一交男子，即卧病终朝。人以为气虚之故，谁知是血虚之故乎！或谓血藏于肝、精涵于肾，交感乃泄肾之精，与血虚何与，殊不知肝气不开，则精不能泄，肾精既泄，则肝气亦不能舒。以肾为肝之母，母既泄精，不能分润以养其子，则木燥乏水而火且暗动以铄精，则肾愈虚矣。

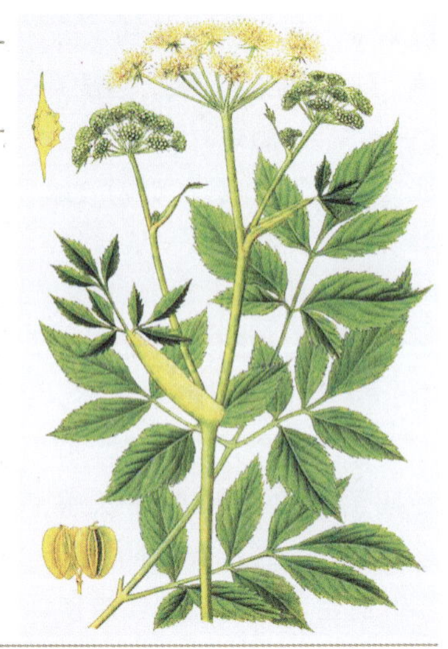

原文

妇人有瘦法身躯，久不孕育，一交男子，即卧病终朝。人以为气虚之故，谁知是血虚之故乎！或谓血藏于肝、精涵于肾，交感乃泄肾之精，与血虚何与，殊不知肝气不开，则精不能泄，肾精既泄，则肝气亦不能舒。以肾为肝之母，母既泄精，不能分润以养其子，则木燥乏水而火且暗动以铄精，则肾愈虚矣。况瘦人多火而又泄其精，则水益少而火益炽，水虽制火，而肾精空乏，无力以济，便成火在水上之挂，所以倦怠而卧也。此等之妇，偏易动火，然此火因贪欲而出于肝木之中，又是虚燥之火，绝非真火也。且不交合则已，交合又偏易走泄，此阴虚火旺，不能受孕。即偶尔受孕，必致逼于男子之精，随种而随消者有之。治法必须大补肾水而平肝木，水旺则血旺，血旺则火消，便成水在火上之（卦）。

养精种玉汤

大熟地（一两，九蒸）当归（五钱，酒洗）白芍（五钱，酒炒）山萸肉（五钱，蒸熟）。

水煎服。三月便可身健受孕，才可种子。此方之用，不特补血而纯于填精。精满则子宫易于摄精，血足则子宫易于容物，皆有子之道也。惟是贪欲者多，节欲者少，往往不验。服此者果能节欲三月。心精神清，自无不孕之理。

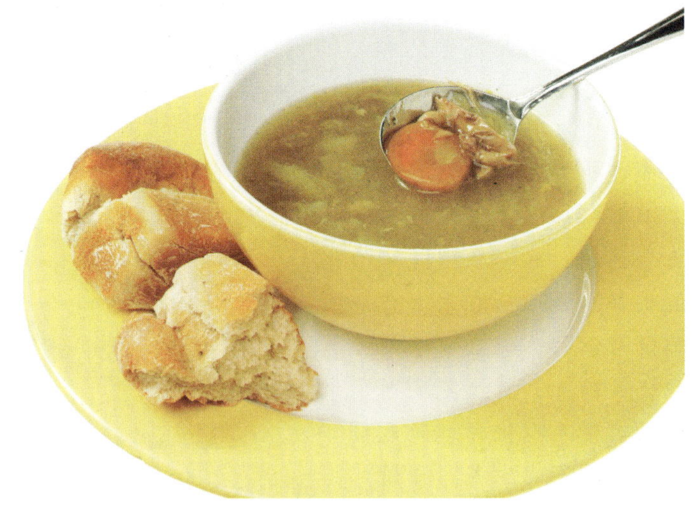

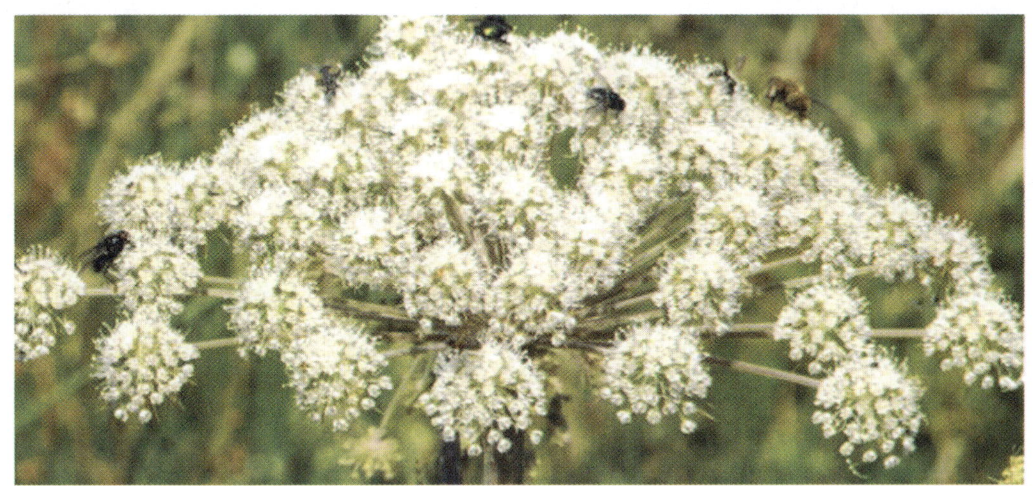

当归

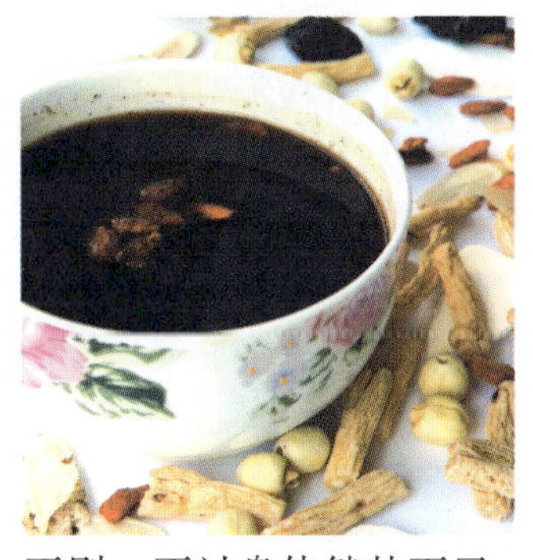

否则，不过身体健壮而已，勿咎方之不灵也。

译文

若是血虚就会使妇女中有的身体瘦弱的人婚后很久不能受孕，一行房事就卧床一天不起。这是因为血藏受于肝，精封藏于肾，肾损失阴精，不能将一部分用以涵养肝，就使肝木乏润而化燥生火，肝火又可暗动以烁伤阴精，那样肾就更虚亏了。又加上人多内生虚火，耗损其阴精，则肾水更亏，虚火更旺，于是形成了肾水不能滋养肝木，肝木乏润而化燥生火的病理情况。这也是身瘦不孕之妇人所以体困倦怠思卧的原因。

这类妇女，又偏怕情绪容易多怒动火，但这火是因贪欢纵欲肝气不舒而来，也是属虚的燥火，绝不是人体正常的命门之火。旧且不交合还罢了，一交合又偏偏容易耗伤肾精，这属阴虚火旺不能受孕。即就是有的偶尔受孕了，

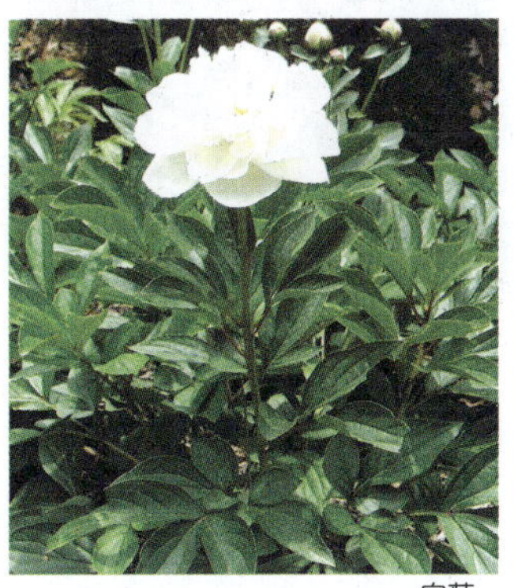

白芍

也是在其男子精枯不足时，随时种但随即则消亡了，这种情况是有的。

治法应当大补肾精及滋养肝血，肾之精旺就可化血养肝，肝血充足就可使肝气平和肝火不生，使形成肾水滋养肝木的正常生理。

养精种玉汤

大熟地（一两，九蒸）当归（五钱，酒洗）白芍（五钱，酒炒）山萸肉（五钱，蒸熟）。

水煎服。三个月后便可恢复身体健康而受孕，这才能种子育胎。此方的功用，不是专门补血，而是全部益肾填精。服用此药的人要做到节欲三个月，清心寡欲，神情不乱。否则只能达到身体健壮的效果，仍不能受孕。

胸满不思食不孕

妇人有饮食少思，胸膈满闷，终日倦怠思睡，一经房事，呻吟不已。人以为脾胃之气虚也，谁知是肾气不足乎？夫肾宜升腾，不宜消降。升腾于上焦则脾胃易于分运，降陷于下焦则脾胃难于运化。人乏水谷之养，则精神自尔倦怠，脾胃之气，可升而不可降也，明甚。然则，脾胃之气，虽充于脾胃之中，实生于两肾之内。无肾中之水气，则胃之气不能腾；无肾中之火气，则脾之气不能化。

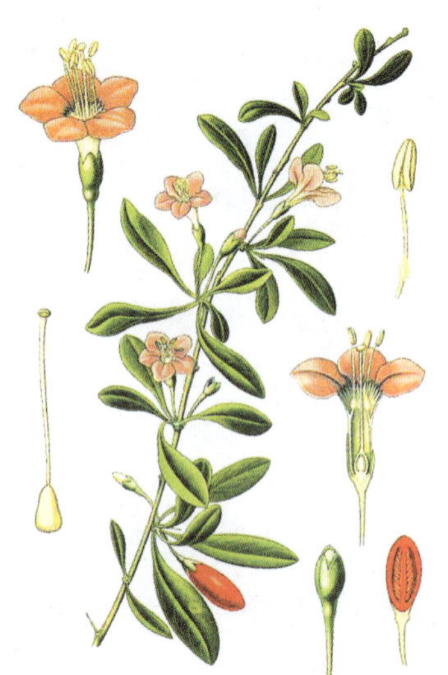

原文

妇人有饮食少思，胸膈满闷，终日倦怠思睡，一经房事，呻吟不已。人以为脾胃之气虚也，谁知是肾气不足乎？夫肾宜升腾，不宜消降。升腾于上焦则脾胃易于分运，降陷于下焦则脾胃难于运化。人乏水谷之养，则精神自尔倦怠，脾胃之气，可升而不可降也，明甚。然则，脾胃之气，虽充于脾胃之中，实生于两肾之内。无肾中之水气，则胃之气不能腾；无肾中之火气，则脾之气不能化。惟有肾之水火二气，而脾胃之气始能升腾而不降也。然则补脾胃之气，可不急补肾中水火之气乎！治法必以补肾气为主，但补肾而不兼补脾胃之品，则肾之水火二气，不能提于至阳之上也。

并提汤

大熟地（一两，九蒸）巴戟(一两，盐水浸) 白术(一两，土炒) 人参(五钱) 黄芪(五钱，生用) 山萸肉(三钱，蒸) 枸杞（二钱）柴胡（五分）。

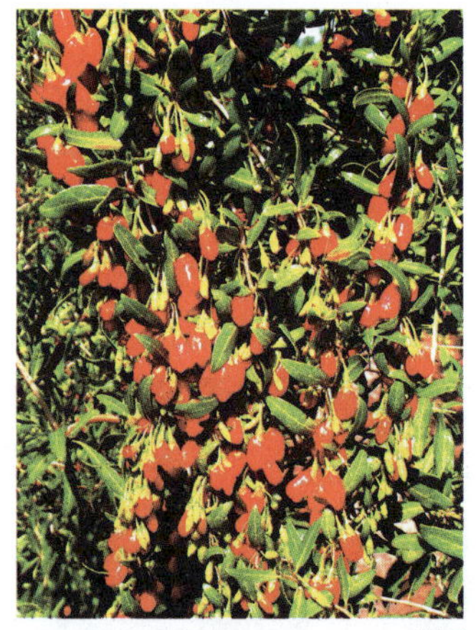

枸杞

水煎服。三月而肾气大旺，再服一月，未有不能受孕者。此方补气之药，多于补精，似乎以补脾胃为主矣。孰知脾胃健而生精自易，是补脾胃之气与血，正所以补肾之精与水也。又益以补精之味，则阴气自足，阳气易升，自尔升腾于上焦矣。阳气不下临，则无非大地阳春，随遇皆是化生之机，安有不受孕之理与？

译文

若是肾气不足，就会使妇女中有婚后不孕，不思饮食，自觉胸间满闷，整日身困乏力，精神委靡，昏昏欲睡，一旦房事之后，痛苦难忍，呻吟不止。这是因为只有在肾的阴阳二气相互作用下，才能使脾胃之气力举而不下陷。若肾气不足，脾胃之气宜升举不宜降陷，升举于上焦则脾胃易于侵运，降陷于下焦则脾胃运化失调。没有肾的棺气滋养，胃气就不能鼓动腐食；没有肾的阳气温照，脾气就不能运化水谷。只有在肾的阴阳二气相互作用下，才能使脾胃之气力举而不下陷。

治法必须足以补肾气为主，但补肾时不兼用补脾目的，那肾中的阴阳之气就不能达到最旺盛的地步。

并提汤

大熟地（一两，九蒸）巴戟（一两，盐水浸）白术(一两，土炒)人参(五钱)黄芪（五钱，生用）山萸肉（三钱，蒸）枸杞（二钱）柴胡（五分）。

水煎服。服三个月后使肾气壮旺，再服一个月，没有不能受孕的。此方用的补气药多于补精血的，似乎是以补益脾胃为主。要知道脾胃功能健旺，后天的水谷之精就容易生成，是用补脾胃以生气与血来达到补充肾的阴精。又加上补精血的药味，则肾精充足，肾阳就容易升发，自然蒸腾到亡焦。阳气上举不下陷，就会很容易受孕。

下部冰冷不孕

妇人有下体冰冷，非火不暖。交感之际，阴中绝无温热之气。人以为天分之薄也，谁知是胞胎寒之极乎！夫寒冰之地，不生草木；重阴之渊，不长鱼龙。今胞胎既寒，何能受孕。虽男子鼓勇力战，其精甚热，直射于子宫之内，而寒冰之气相遇，亦不过茹之于暂，而不能不吐之于久也，夫犹是人也。

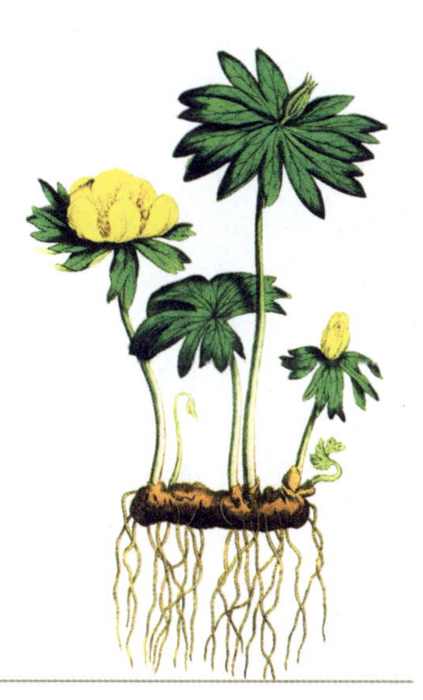

原文

妇人有下体冰冷，非火不暖。交感之际，阴中绝无温热之气。人以为天分之薄也，谁知是胞胎寒之极乎！夫寒冰之地，不生草木；重阴之渊，不长鱼龙。今胞胎既寒，何能受孕。虽男子鼓勇力战，其精甚热，直射于子宫之内，而寒冰之气相遇，亦不过茹之于暂，而不能不吐之于久也，夫犹是人也。此妇之胞胎，何以寒凉至此，岂非天分之薄乎？非也！盖胞胎居于心肾之间，上系于心，而下系于肾，胞胎之寒凉，乃心肾二火之衰微也。故治胞胎者，必须补心肾二火而后可。

温胞饮

白术（一两，土炒）巴戟（一两，盐水浸）人参（三钱）杜仲（三钱，炒黑）菟丝子（三钱，酒浸炒）山药（三钱，炒）芡实（三钱，炒）肉桂（二钱，去粗，研）附子（三分，制）补骨脂（二钱，盐水炒）。

水煎服。一月而胞胎热。此方之妙，补心而即补肾，温肾而即温心。心肾之气旺，则心肾之火自生。心肾之火生，则胞胎之寒自散。原因

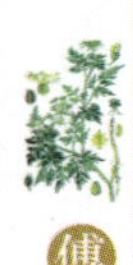

胞胎之寒以至茹而即吐，而今胞胎自热矣，尚有施而不受者乎！若改汤为丸，朝夕吞服，尤能摄精，断不至有伯道无儿之叹也。

译文

由于宫寒气太盛，致使有些妇女中有些人婚久不能受孕，身体下部的阴中常感发凉，非用热气烘，则不暖。交感的时候，阴中没有一点温热气。虽然丈夫身体健壮，其精很热，直接进入子宫之内，但被子由于寒气逼迫，也不过停留时间很短，时间长了就不得不被逼出，所以很难怀孕。这主要是因为子宫是位于心肾胞胎之间的，上有一条属心的胞脉，下有一条系肾的胞络，子宫寒凉，便是心肾二火衰微造成的。因此治疗子宫寒

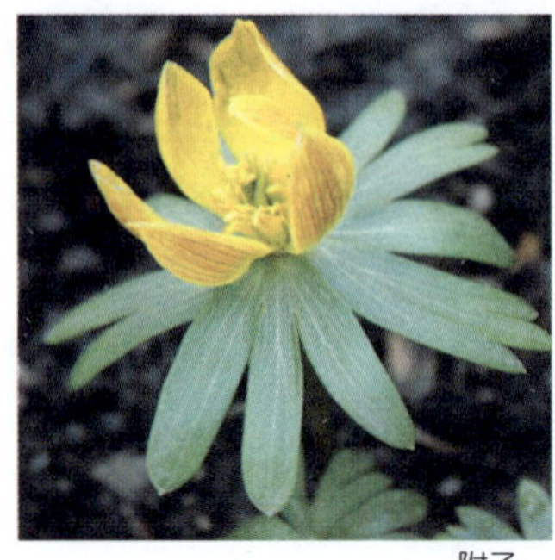

附子

凉证，要用以下药方：

温胞饮

白术（一两，土炒）巴戟（一两，盐水浸）人参（三钱）杜仲（三钱，炒黑）菟丝子（三钱，酒浸炒）山药（三钱，炒）芡实（三钱，炒）肉桂（二钱，去粗，研）附子（三分，制）补骨脂（二钱，盐水炒）。

水煎服。一月后使胞宫有湿热感。此方的妙处补心就起到补益肾，温补肾就起到温补心，心肾胞脉是相通的。心肾之气壮旺，则心肾之火自然生成，心肾之火生旺、上下通达到子宫，则胞宫的寒气自然散尽。不能受孕原是因于胞宫太寒以至精进即出，如今胞宫温热有生机了，就有机会怀孕了。若把此方的汤剂改为丸剂，早晚服用，更能摄宫成孕。

少食不孕

妇人有素性恬淡，饮食少则平和，多则难受，或作呕泄，胸膈胀满，久不受孕。人以为赋禀之薄也，谁知是脾胃虚寒乎！夫脾胃之虚寒，原因心肾之虚寒耳。盖胃土非心火不能生，脾土非肾火不能化。心肾之火衰，则脾胃失生化之权，即不能消水谷以化精微矣。既不能化水谷之精微，自无津液以灌溉于胞胎之中。欲胞胎有温暖之气，以养胚胎，必不可得。

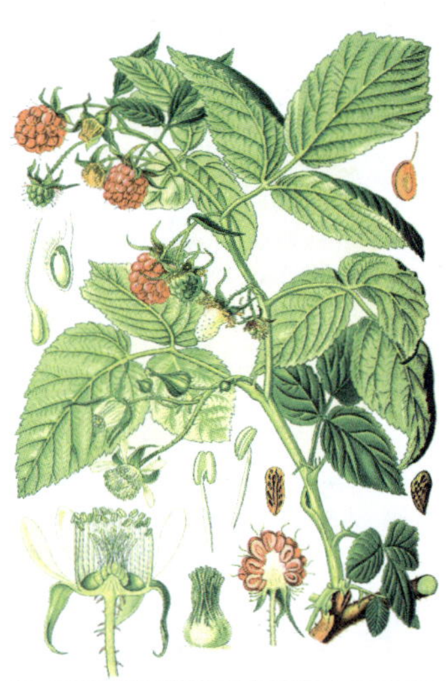

原文

妇人有素性恬淡，饮食少则平和，多则难受，或作呕泄，胸膈胀满，久不受孕。人以为赋禀之薄也，谁知是脾胃虚寒乎！夫脾胃之虚寒，原因心肾之虚寒耳。盖胃土非心火不能生，脾土非肾火不能化。心肾之火衰，则脾胃失生化之权，即不能消水谷以化精微矣。既不能化

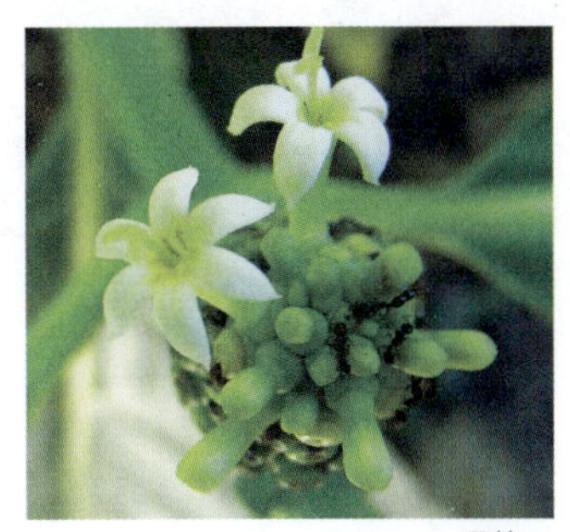
巴戟

水谷之精微，自无津液以灌溉于胞胎之中。欲胞胎有温暖之气，以养胚胎，必不可得。纵然受胎而带脉无力，亦必堕落。此脾胃虚寒之咎，故无玉麟之毓也。治法可不急温补其脾胃乎？然脾之母原在肾之命门，胃之母，原在心之包络。欲温补脾胃，必须补二经之火。盖母旺子必不弱，母热子必不寒，此子病治母之义也。

温土毓麟汤

巴戟（一两，去心酒浸）覆盆子（一两，酒浸蒸）白术（五钱，土炒）人参（三钱）怀山药（五钱，炒）神曲（一钱，炒）。

水煎服，一月可以种子矣。此方之妙，温补脾胃而又兼补命门与心包络之火。药味不多而四经并治。命门心包之火旺，则脾与胃无寒冷之虞，子母相顾，一家和合，自然饮食多而善化，气血旺而能任，带脉有力，不虞落胎，安有不玉麟之有哉！

译文

妇女中有性格素来内向，喜静厌动，又因脾胃虚寒就会自觉少进饮食就平和舒适，多食就会难以忍受，或恶心呕吐，或大便泄泻，胸膈胃脘胀满，而且很长时间不能受孕怀子。这是因为心肾虚寒，心肾火不足，则脾胃失去生化气血的功能权力，也就不能将水谷转化成气血精微。既然不能把水谷转化为气血，精微，自然也没有血、津、液能灌溉滋养到胞宫当中，所以就很难受胎，就是受胎了，但带脉也是无力固护子宫，必定会陨堕的。这是脾胃虚寒的原因，所以也就不能怀孕生子。

治法应当急去温补脾胃吗，但要想温补脾胃，必须补益肾心二经的火。

温土毓麟汤

巴戟（一两，去心酒浸）覆盆子（一两，酒浸蒸）白术（五钱，土炒）人参（三钱）怀山药（五钱，炒）神曲（一钱，炒）。

水煎服。一月后可使受孕。此方的妙处是温补脾胃而又兼补命门与心包络之火。药味不多，但是脾胃心肾四经同治。命门与心包的火旺后，脾与胃就无寒冷的忧虑了。带脉健固有力，就不会担忧胎落下堕的情况。

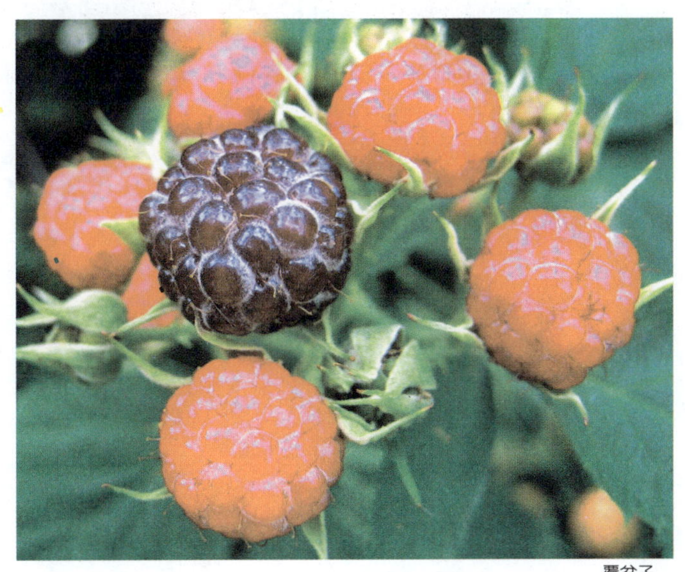
覆盆子

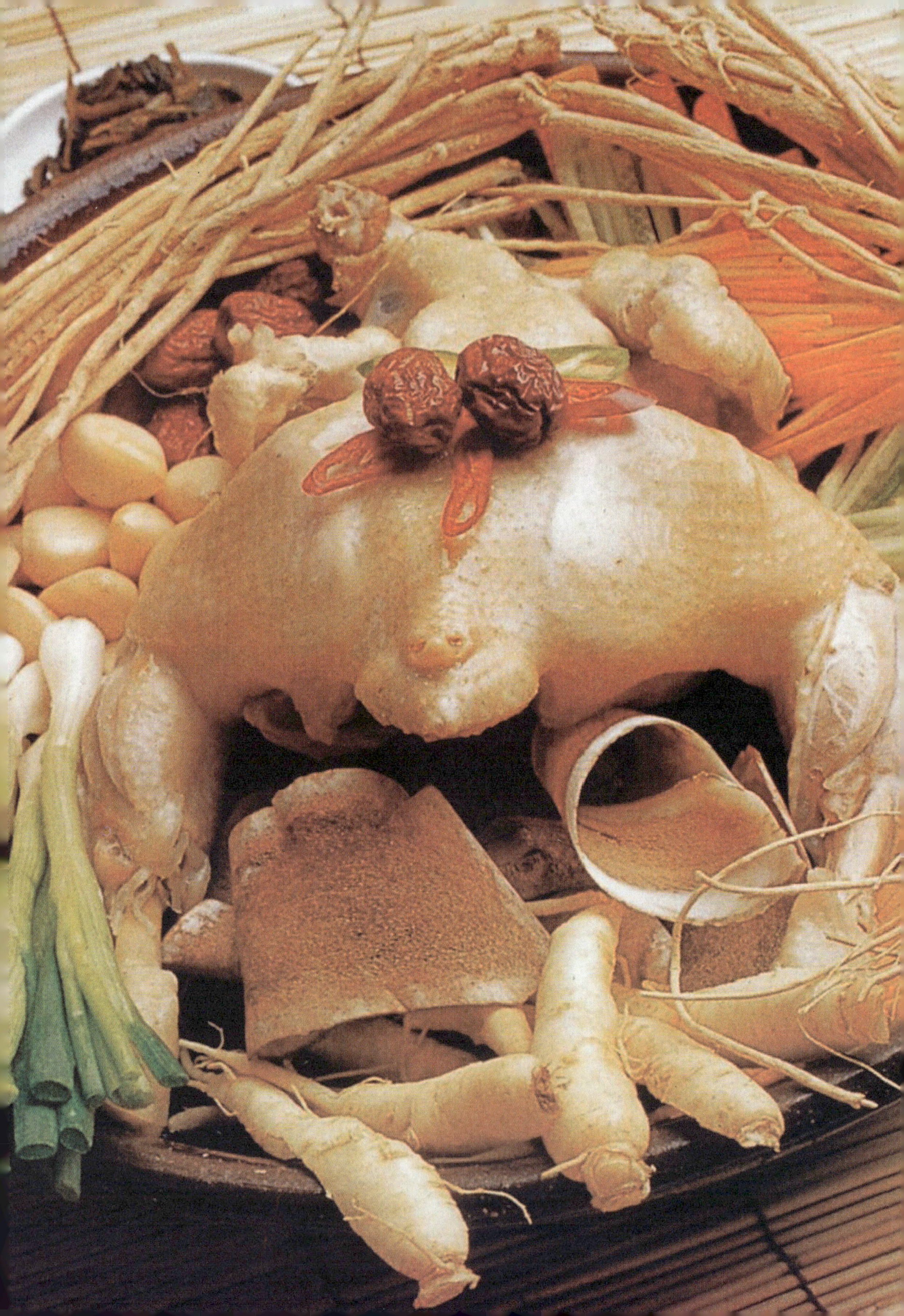

胸满少腹急迫不孕

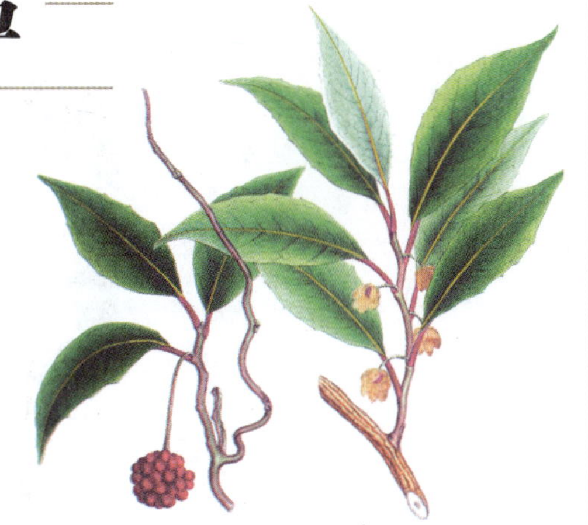

妇人有少腹之间，自觉有紧迫之状，急而不舒，不能生育。此人人之所不识也，谁知是带脉之拘急乎！夫带脉系于腰脐之间，宜弛而不宜急。今带脉之急者，由于腰脐之气不利也。而腰脐之气不利者，由于脾胃之气不足也。脾胃气虚，则腰脐之气闭；腰脐之气闭，则带脉拘急，遂致牵动胞胎。

女科上卷

原文

妇人有小腹之间，自觉有紧迫之状，急而不舒，不能生育。此人人之所不识也，谁知是带脉之拘急乎！夫带脉系于腰脐之间，宜弛而不宜急。今带脉之急者，由于腰脐之气不利也。而腰脐之气不利者，由于脾胃之气不足也。脾胃气虚，则腰脐之气闭；腰脐之气闭，则带脉拘急，遂致牵动胞胎。精即直射于胞胎，胞胎亦暂能茹纳，而力难负载，必不能免小产之虞。况人多不能节欲，安得保其不坠乎？此带脉之急，所以不能生子也。治法宜宽其带脉之急，而带脉之急，不能遽宽也，宜利其腰脐之气。而腰脐之气，不能遽利也，必须大补其脾胃之气与血，而腰脐可利，带脉可宽，自不难于孕育矣。

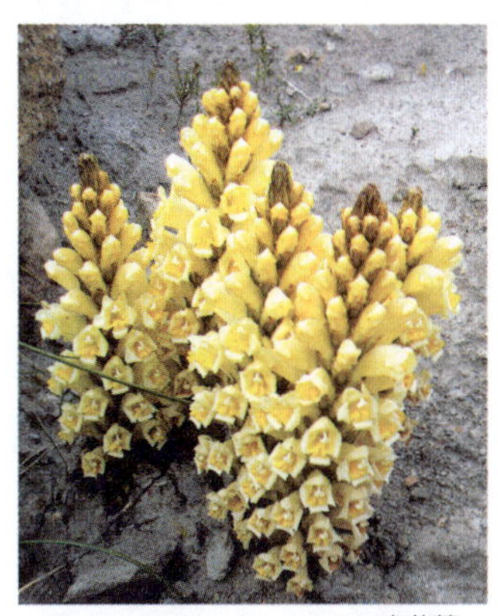

肉苁蓉

宽带汤

白术（一两，土炒）巴戟肉（五钱，酒浸）补骨脂（一钱，盐水炒）人参（三钱）麦冬（三钱，去心）杜仲（三钱，炒黑）大熟地（五钱，九蒸）肉苁蓉（三钱，洗净）白芍（三钱，酒炒）当归（一钱，酒洗）五味（三分，炒）建莲子（二十粒，不去心）。

水煎服。四剂少腹无紧迫之状，服一月即受胎。此方之妙，脾胃两补，而又利其腰脐之气，自然带脉宽舒，可以载物而胜任矣。或疑方中用五味、白芍之酸收，不增带脉之急，而反得带脉之宽，殊不可解。岂知带脉之急，由于气血之虚。盖血虚，则缩而不伸；气虚，则挛而不达。用芍药之酸以平肝木，则肝不克脾。用五味之酸以生肾水，则肾能益带，似相碍而实相济也，何疑之有？

译文

带脉拘急就会使一些妇人中有的自觉小腹有一种紧迫感，抽紧而不舒服，并长时间未能生育。这是因为腰脐间经脉之气不通利，脾胃之气不足就会使腰脐经气闭塞；腰脐的经脉之气一闭，就导致带脉的拘急抽紧，遂可牵动到胞宫。而带脉是宜松弛而不宜抽紧的，若胞宫被牵动，即就是男精射入胞宫之中，胞宫也只会暂时摄纳，然而终究由于气虚力薄难以举载，必定不免会引起小产的忧虑。再加上这些人大多不能节制纵欲，受孕就更困难了。

治法宜松其带脉的拘急，必须是大补脾胃的气血，才能使腰脐经气通利，带脉得到宽松，自然就不难孕育了。

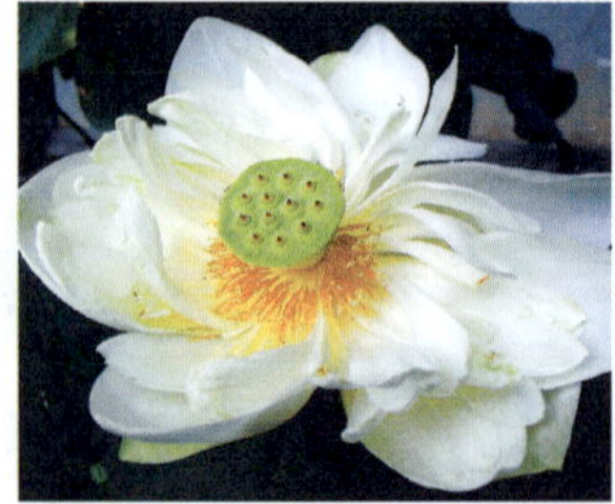

建莲子

宽带汤

白术（一两，土炒）巴戟肉（五钱，酒浸）补骨脂（一钱，盐水炒）人参（三钱）麦冬（三钱，去心）杜仲（三钱，炒黑）大熟地（五钱，九蒸）肉苁蓉（三钱，洗净）白芍（三钱，酒炒）当归（一钱，酒洗）五味（三分，炒）建莲子（二十粒，不去心）。

水煎服。四剂服后小腹就无紧迫感觉，服用一月就可受孕育胎。此方的妙处是脾胃双补，又利腰脐经脉之气，气血畅行自然带脉宽舒，可以络胞载胎而胜任其职。剂中用五味、白芍均味酸功收敛，用芍药的酸以敛肝木的虚风，则肝就不克伐脾土。用五味的酸以入肾而滋精血，则肾就能补益带脉。

嫉妒不孕

妇人有怀抱素恶，不能生育者。人以为天心厌之也，谁知是肝气郁结乎？夫妇人之有子也，必然心脉流利而滑，脾脉舒徐而和，肾脉旺大而鼓指，始称喜脉。未有三部脉郁而能生子者也。若三部脉郁，肝气必因之而更郁。肝气郁，则心肾之脉，必致郁之急而莫解。盖子母相根据，郁必不喜，喜必不郁也。其郁而不能成胎者，以肝木不舒，必下克脾土而致塞，则腰脐之气必不利。

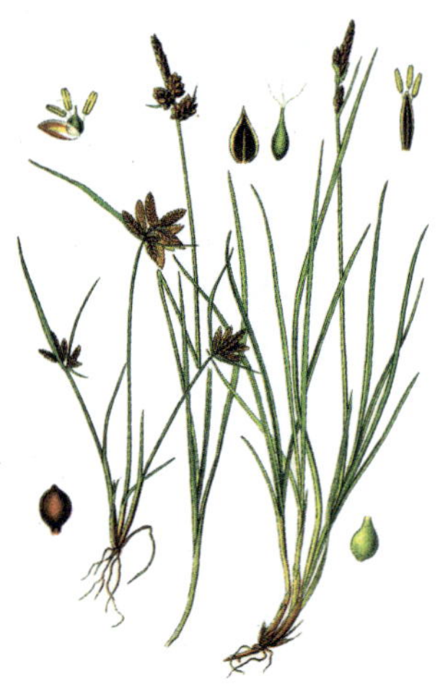

原文

妇人有怀抱素恶，不能生育者。人以为天心厌之也，谁知是肝气郁结乎？夫妇人之有子也，必然心脉流利而滑，脾脉舒徐而和，肾脉旺大而鼓指，始称喜脉。未有三部脉郁而能生子者也。若三部脉郁，肝气必因之而更郁。肝气郁，则心肾之脉，必致郁之急而莫解。盖子母相根据，郁必不喜，喜必不郁也。其郁而不能成胎者，以肝木不舒，必下克脾土而致塞，则腰脐之气必不利。腰脐之气不利，必不能通任脉而达带脉，则带脉之气亦塞矣。带脉之气既塞，则胞胎之门必闭，精即到门，亦不得其门而入矣。其奈之何哉！治法必解四经之郁，以开胞胎之门，则庶几矣。

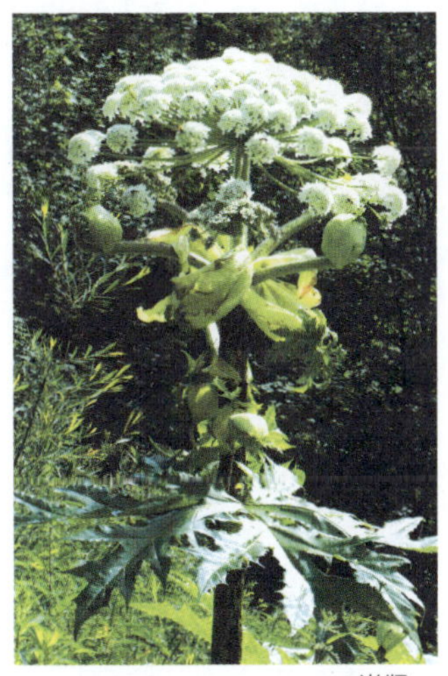

当归

开郁种玉汤

白芍（一两，酒洗）香附（三钱，酒炒）当归（五钱，酒洗）白术（五钱，土炒）丹皮（三钱，酒洗）茯苓（三钱，去皮）花粉（三钱）。

水煎服。一月则郁结之气开，郁开则无非喜气之盈腹，而嫉妒之心亦可以一易，自然两相合好，结胎于顷刻之间矣。此方之妙，解肝气之郁，宣脾气之困，而心肾之气亦因之俱舒，所以腰脐利而带任通达，不必启胞胎之门，而胞胎自启，不特治嫉妒者也。

译文

由于肝气郁结就会导致一些妇人中有一类素性心胸狭小，爱猜忌嫉妒人，且长久不怀孕的。

三部脉候显现均不正常，二部脉候都为病象，肝气也就因此而更加郁结。肝气郁而不条达，就会连累到心肾二脉，也必然导致心肾发病而功能紊乱。肝气逆而下克脾土导致脾土空塞不健运；脾土之气闭塞以后，腰脐经脉之气就不通利。而腰脐经脉之气不通利则必定气血不能由任脉通达至带脉，那么带脉经气亦闭塞，脐经脉之气就不通利。而腰脐经脉之气不通利则必定气血不能由任脉通达至带脉，那么带脉经气亦闭塞。带脉的经气闭塞不通，则胞宫的门户也必然闭紧，男子精气就是到了胞门，也不能从门进入。这又怎么能怀孕呢？

治法必当解肝、脾、心、肾四经之郁，就差不多了。

开郁种玉汤

白芍（一两，酒洗）香附（三钱，酒炒）当归（五钱，酒洗）白术（五钱，土炒）丹皮（三钱，酒洗）茯苓（三钱，去皮）花粉（三钱）。

水煎服。一月之后就使郁结之气散开，郁结散了，心情舒畅心气就达于小腹胞中，而好嫉害妒的性格也可一下改变，自然夫妻相好，受孕在一瞬的时刻。此方的妙处是解肝气郁结，宣脾气之困，而心肾之气也随之畅通，所以腰脐经气通利，任带二脉就通顺互达，不必再开启胞宫的门户就自然会畅开的。

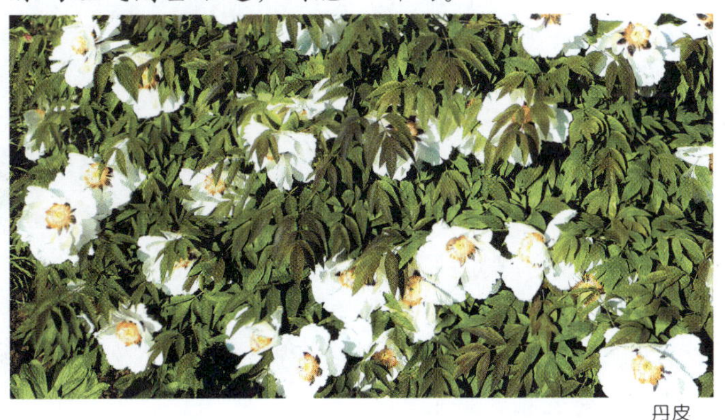

丹皮

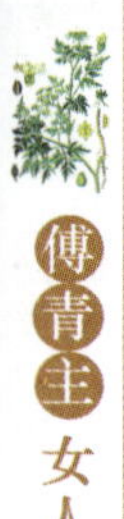

肥胖不孕

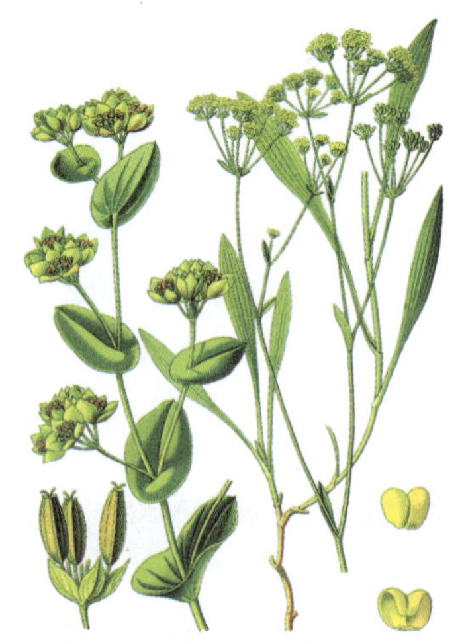

妇人有身体肥胖，痰涎甚多，不能受孕者，人以为气虚之故，谁知是湿盛之故乎！夫湿从下受，乃言外邪之湿也。而肥胖之湿，实非外邪，乃脾土之内病也。然脾土既病，不能分化水谷以养四肢，宜其身体瘦弱，何以能肥胖乎？不知湿盛者，多肥胖；肥胖者，多气虚；气虚者，多痰涎，外似健壮而内实虚损也。内虚则气必衰，气衰则不能行水，而湿停于肠胃之间，不能化精而化涎矣。

原文

妇人有身体肥胖，痰涎甚多，不能受孕者，人以为气虚之故，谁知是湿盛之故乎！夫湿从下受，乃言外邪之湿也。而肥胖之湿，实非外邪，乃脾土之内病也。然脾土既病，不能分化水谷以养四肢，宜其身体瘦弱，何以能肥胖乎？不知湿盛者，多肥胖；肥胖者，多气虚；气虚者，多痰涎，外似健壮而内实虚损也。内虚则气必衰，气衰则不能行水，而湿停于肠胃之间，不能化精而化涎矣。夫脾本湿土，又因痰多愈加其湿，脾不能受热，必津润于胞胎，日积月累，则胞胎竟变为汪洋之水窟矣。且肥胖之妇，内肉必满，遮隔子宫，不能受精，此必然之势也。况又加以水湿之盛，即男子甚健，阳精直达子宫，而其水势滔滔，泛滥可畏，亦遂化精成水矣，又何能成妊哉？治法必须以水化痰为主。然徒泄水化痰，而不急补脾胃之气，则阳气不旺，湿痰不去，人先病矣，乌望其茹而不吐乎？

加味补中益气汤

人参（三钱）黄（三钱，生用）柴胡（一钱）甘草（一钱）当归（三钱，酒洗）白术（一两，土炒）升麻（四分）陈皮（五分）茯苓（五钱）半夏（三钱，制）。

水煎服。八剂痰涎尽消，再十剂水湿利，子宫涸出，易于受精而成孕矣。其在于

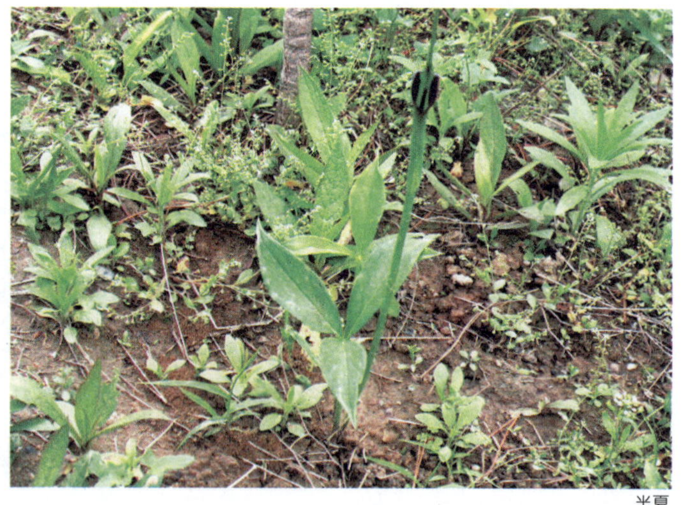

半夏

昔，则如望洋观海，而至于今，则是马到成功也。快哉！此方之妙，妙在提脾气而升于上，作云作雨，则水湿反利于下行；助胃气而消于下，为津为液，则痰涎转易于上化。不必用消化之品以损其肥，而肥自无碍；不必用浚决之味以开其窍，而窍自能通。阳气充足，自能摄精，湿邪散除，自可受种，何肥胖不孕之足虑乎？

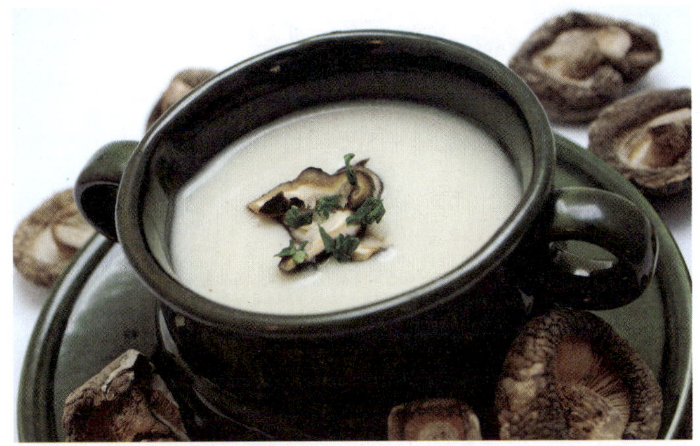

译文

由于湿邪太盛，妇人中有表现身体肥胖，胸中喉间痰很多，且婚久不能受孕的。这是因为肥胖之人的湿，是脾土有了病变产生的内湿。而湿气盛的人，大多肥胖；而肥胖的人又多见气虚；气虚的人就会痰涎多，外表看似形肥健壮，而实际体内是虚损不足的。在加上肥胖的妇人，阴道、子门部位的肉必定肥厚，遮隔住子宫，可造成不能摄精受纳，又因为身体内部虚就会使脾气衰少，脾气虚衰则不能运化水湿，因而内湿停聚于肠胃之间，不能转化成精微反变成痰湿，脾宫燥恶湿，现为湿土，又因湿聚成痰，痰湿盛则更加重脾之内湿，就算阳精达入子宫，然而水湿停聚胞中，也随时溶精化成水了，又如何能妊娠呢？

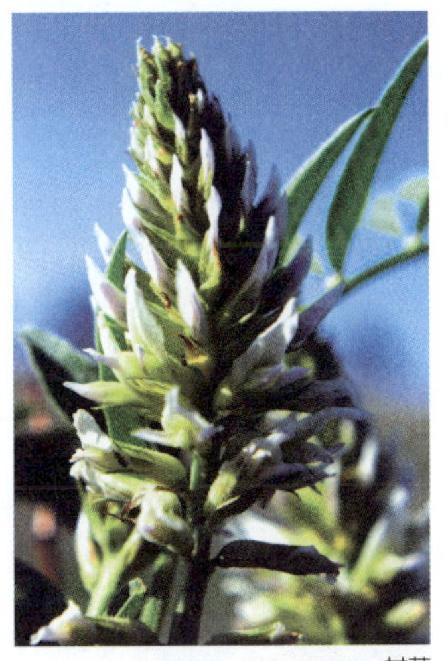

甘草

治法必须以泄水化痰为主。先补益脾胃之气，振脾阳，祛除湿痰。

加味补中益气汤

人参（三钱）黄（三钱，生用）柴胡（一钱）甘草（一钱）当归（三钱，酒洗）白术（一两，土炒）升麻（四分）陈皮（五分）茯苓（五钱）半夏（三钱，制）。

水煎服。八剂服后可使胸中喉间痰涎消完，再服十剂水湿利去，子宫内的痰湿也祛除成干的，这样容易受精成孕了。此方之妙，是妙在升提脾阳之精气，精气化水谷以散精，使湿浊更能从下利出；资助胃气以下消腐食，泌糟粕而蒸津液，使痰涎之液转上而蒸化。阴窍自然能通畅。患者的脾阳之气充足了，自当能够摄精，水湿之邪消散了，自然可以接受种子。

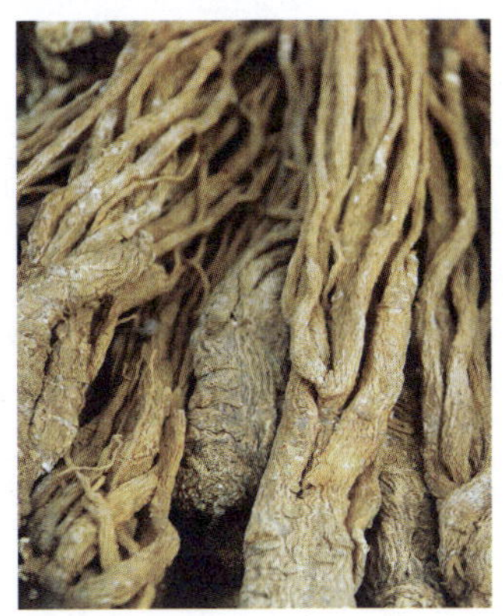

当归

骨蒸夜热不孕

妇人有骨蒸夜热，遍体火焦，口干舌燥，咳嗽吐沫，难于生子者。人以为阴虚火动也，谁知是骨髓内热乎！夫寒阴之地，固不生物，而干旱之田，岂能长养。然而骨髓与胞胎何相关切，而骨髓之热，即能使人不嗣，此前贤未言者也。山一旦创言之，不几为世俗所骇乎？而要知不必骇也，此中实有其理焉。盖胞胎，为五脏外之一脏耳。以其不阴不阳，所以不列于五脏之中。

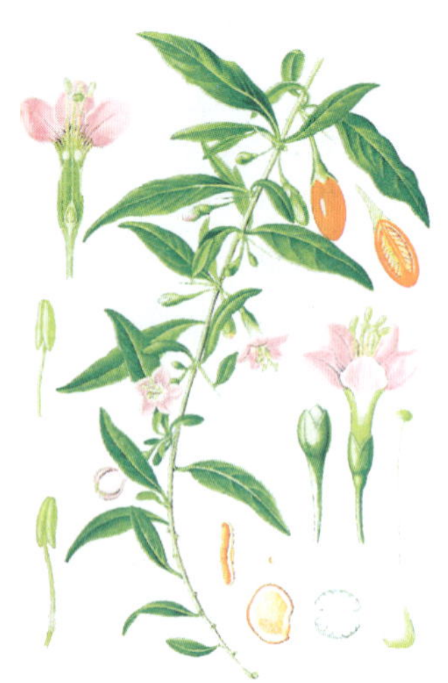

原文

妇人有骨蒸夜热，遍体火焦，口干舌燥，咳嗽吐沫，难于生子者。人以为阴虚火动也，谁知是骨髓内热乎！夫寒阴之地，固不生物，而干旱之田，岂能长养。然而骨髓与胞胎何相关切，而骨髓之热，即能使人不嗣，此前贤未言者也。山一旦创言之，不几为世俗所骇乎？而要知不必骇也，此中实有其理焉。盖胞胎，为五脏外之一脏耳。以其不阴不阳，所以不列于五脏之中。所谓不阴不阳者，以胞胎上系于心包，下系于命门。系心包者通于心，心者，阳也；系命门者通于肾，肾者，阴也。是阴之中有阳，阳之中有阴，所以通于变化，或生男或生女，俱从此出。然必阴阳协和，不偏不枯，始能变化生人，否则否矣。况胞胎既通于肾，而骨髓亦肾之所化也。骨髓热，由于肾之热，肾热而胞胎亦不能不热。且胞胎非骨髓之养，则婴儿无以生骨。骨髓过热，则骨中空虚，惟存火烈之气，又何能成胎？治法必须清骨中之热，然骨热由于水亏，必补肾之阴，则骨热除，珠露有滴濡之喜矣。壮水之主，以制阳光，此之谓也。

清骨滋肾汤

地骨皮（一两，酒洗）丹皮（五钱）沙参（五钱）麦冬（五钱，去心）元参（五钱，酒洗）五味子（五分，炒研）白术（三钱，土炒）石斛（二钱）水煎，连服三十剂而骨热解。再服六十

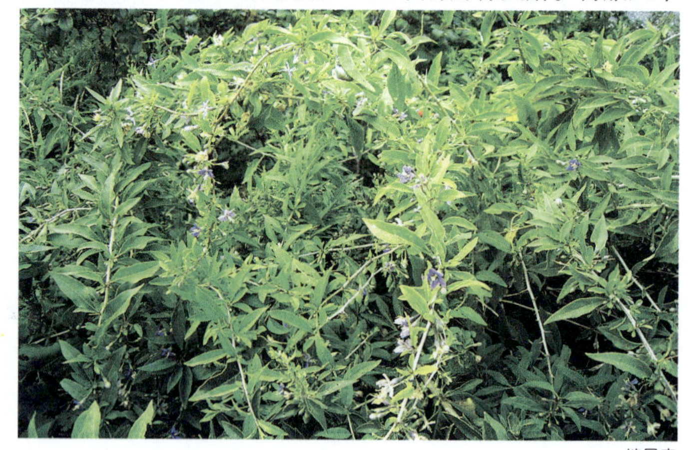

地骨皮

剂自受孕。此方之妙，补肾中之精，凉骨中之热，不清胞胎，而胞胎自无大热之患。然阴虚内热之人，原易受孕，今因骨髓过热，所以受精而变燥，以致难于育子，本非胞胎之不能受精，所以稍补其肾，以杀其火之有余，而益其水之不足，便易种子耳。

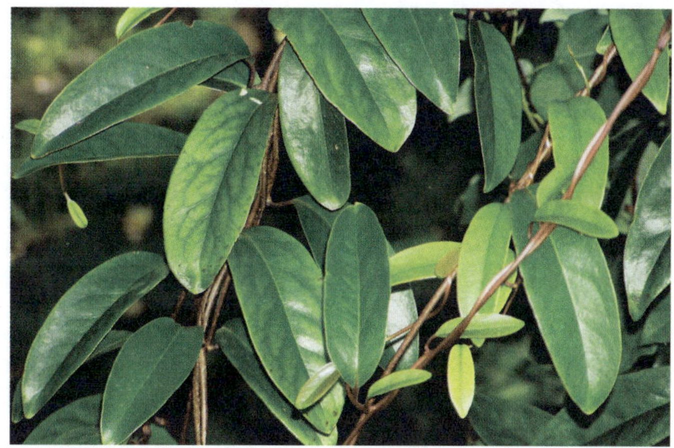

五味子

译文

若是骨髓内热就会造成妇人中有表现入夜骨中如笼蒸一样热，全身发烧像火烤，口干舌燥，咳嗽

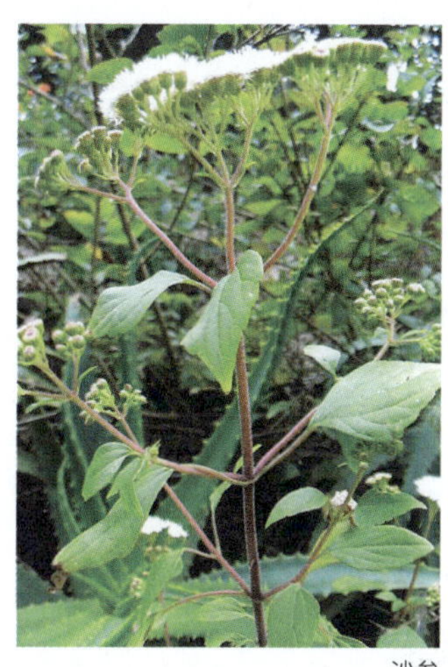

沙参

吐痰沫，很难怀孕生育的。这是因为肾主骨生髓，骨髓也是由肾精化成的。骨髓中有热，是由于肾有热，肾热则胎宫也不能不热。而且胞胎不靠骨髓的滋养，胎儿就不能生骨成形。骨髓过热，热煎髓液则骨中空虚，只剩存虚热之气，不能滋生养胎呢。

胞宫与五脏及骨髓的关系：

胞宫通过胞脉上与心包相联，下与命门相联。属心包络的胞脉与心连通，心，阳脏；系命门的胞络与肾连通；肾，阴脏。所以胞宫是阴中有阳，阳中有阴，故胞宫在受孕上善于变化，或者生出男胎、或者生出女胎，都是自胞宫变化出来的。然而胞宫内必须阴阳相互协调，不偏不少，才能受精转化成人，否则不是这样的。况且胞宫与肾相通。

治法必须清骨中热，然而骨中热是由于水亏火旺，所以必当先滋补肾阴，就可使骨热除去，就如露珠也有滴濡的益处。此就称为“壮水之主，以制阳光”的治疗法则。

清骨滋肾汤

地骨皮（一两，酒洗）丹皮（五钱）沙参（五钱）麦冬（五钱，去心）元参（五钱，酒洗）五味子（五分，炒研）白术（三钱，土炒）石斛（二钱）水煎，连着服用三十剂后可使骨蒸夜热消除。再继续服六十剂可受孕种子。此方的妙处是补肾中槁血，又可凉骨中虚，因而稍以补肾水为主，以抑制其虚火的亢盛，补充水的不足，使容易种子育胎了。

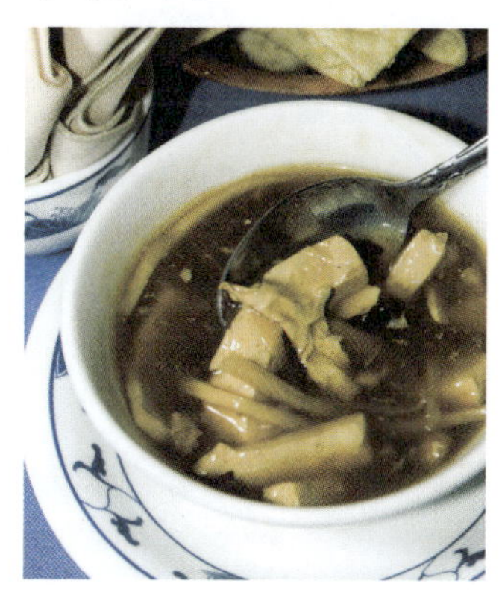

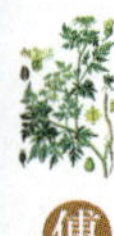

腰酸腹胀不孕

妇人有腰酸背痛，胸满腹胀，倦怠欲卧，百计求嗣不能如愿。人以为腰肾之虚也，谁知是任督之困乎！夫任脉行于前，督脉行于后，然皆从带脉之上下而行也。故任脉虚，则带脉坠于前；督脉虚，则带脉坠于后。虽胞胎受精，亦必小产。况任虚之脉既虚，而疝瘕之症必起。疝瘕碍胞胎而外障，则胞胎缩于疝瘕之内，往往精施而不能受，虽饵以玉燕，亦何益哉？

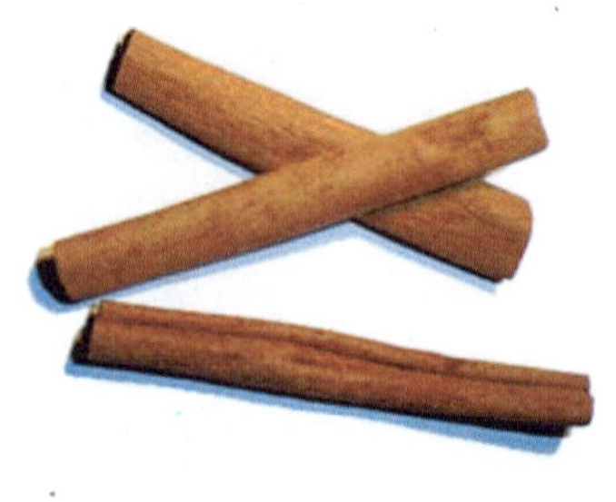

原文

妇人有腰酸背痛，胸满腹胀，倦怠欲卧，百计求嗣不能如愿。人以为腰肾之虚也，谁知是任督之困乎！夫任脉行于前，督脉行于后，然皆从带脉之上下而行也。故任脉虚，则带脉坠于前；督脉虚，则带脉坠于后。虽胞胎受精，亦必小产。况任虚之脉既虚，而疝瘕之症必起。疝瘕碍胞胎而外障，则胞胎缩于疝瘕之内，往往精施而不能受，虽饵以玉燕，亦何益哉？治法必须先去其疝瘕之病，而补其任督之脉，则提挚天地，把握阴阳，呼吸精气，包裹成形，力足以胜任而无虞矣。外无所障，内有所容，安有不能生育之理。

升带汤

白术（一两，土炒）人参（三钱）沙参（五钱）肉桂(一钱,去粗研)荸荠粉(三钱）鳖甲（三钱，炒）茯苓（三钱）半夏（一钱，制）神曲（一钱，炒）。

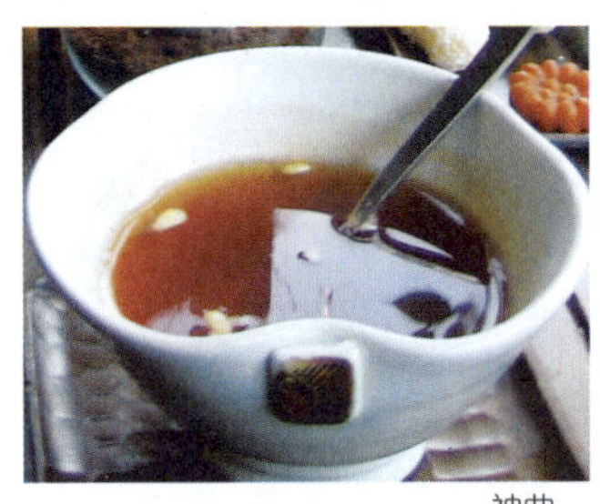

神曲

水煎，连服三十剂，而任督之气旺。再服三十剂，而疝瘕之症除。此方利腰脐之气，正升补任督之气也。任督之气升而疝瘕自有难容之势，况方中有肉桂以散寒，荸荠以去积，鳖甲之攻坚，茯苓之利湿，有形自化于无形，而满腹皆升腾之气矣，何至受精而再坠乎哉？

译文

若是任脉督脉困阻，就会使妇人中有表现经常腰酸背痛，胸满小腹发胀，身困倦怠思卧，千方百计求治不会嗣育之症，总是不能如愿以偿。这是因为任脉督脉已经虚损，腹中疝瘕病症就会生成。疝瘕积块位于胞宫之外成为障碍，胞宫被挤压困阻于疝瘕之间，往往造成不能摄精受纳而成孕。若任脉虚损，就牵引致带脉发病于人身的腹部；若督脉虚损，就扯及到带脉发病于腰腑。虽然胞宫能受孕，也必然会导致小产。因此不孕。

治法应当先去除她腹内的疝瘕积块，再补她任督二脉，就可以使机体内上下平衡，阴阳协调，吸收接纳精气，受精成孕育胎，体力足可以担当妊娠而无须忧虑。胞宫外没有积块障碍，胞宫内有了受妊胎儿。

用升带汤

白术（一两，土炒）人参（三钱）沙参（五钱）肉桂（一钱，去粗研）荸荠粉（三钱）鳖甲（三钱，炒）茯苓（三钱）半夏（一钱，制）神曲（一钱，炒）。

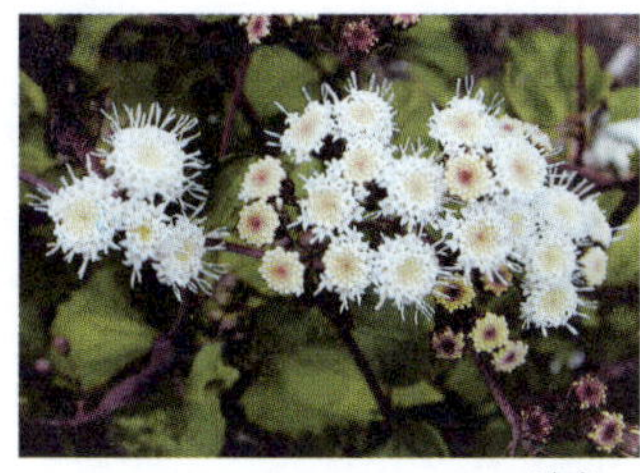
沙参

水煎，连着服三十剂后，任督二脉之气就可以旺盛。再服三十剂，疝瘕积块的病症也可消除。此方能通利腰脐经脉之气，正是起着升提补益任督二脉的作用。任督二脉经气流通，疝瘕积块自然没有容身存在的势头，何况方中有肉桂以散寒温经使血脉流通，荸荠化痰消积去积滞，鳖甲软坚散结消疝瘕块，茯苓利湿化痰积，使有形之物化为无形之气，满腔都升散着清气。

便涩腹胀足浮肿不孕

妇人有经水艰涩，腹胀脚肿不能受孕者，人以为小肠之热也，谁知是膀胱之气不化乎！夫膀胱原与胞胎相近，膀胱病而胞胎亦病矣。然水湿之气，必走膀胱，而膀胱不能自化，必得肾气相通，而始能化水以出阴气。倘膀胱无肾气之通，则膀胱之气化不行，水湿之气，必且渗入胞胎之中而成汪洋之势矣。汪洋之田，又何能生物也哉？

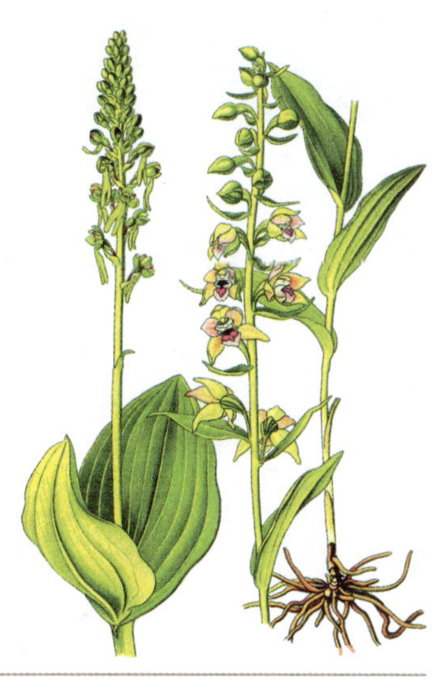

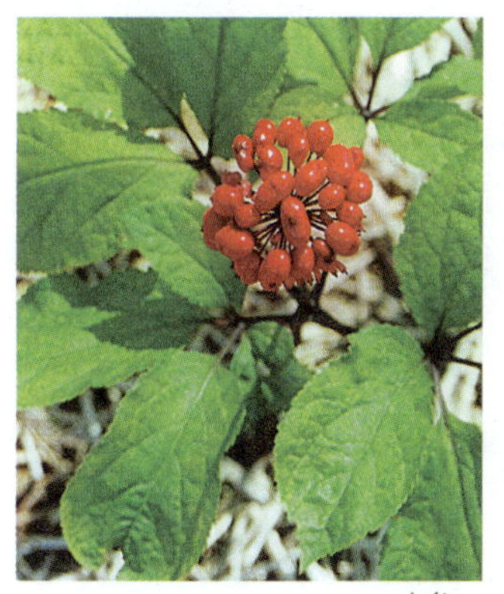
人参

原文

妇人有经水艰涩，腹胀脚肿不能受孕者，人以为小肠之热也，谁知是膀胱之气不化乎！夫膀胱原与胞胎相近，膀胱病而胞胎亦病矣。然水湿之气，必走膀胱，而膀胱不能自化，必得肾气相通，而始能化水以出阴气。倘膀胱无肾气之通，则膀胱之气化不行，水湿之气，必且渗入胞胎之中而成汪洋之势矣。汪洋之田，又何能生物也哉？治法必须壮肾气以分消胞胎之湿，益肾火以达化膀胱之水，使先天之本壮，则膀胱之气化，胞胎之湿除，而汪洋之田，化成雨露之阶矣。水化则膀胱利，火旺则胞胎暖，安有布种而不发生

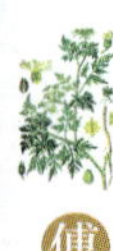

者哉？

化水种子汤

巴戟天（一两，盐水浸）白术（一两，土炒）茯苓（五钱）人参（三钱）菟丝子（五钱，酒炒）芡实（五钱，炒）车前（二钱，酒炒）肉桂（一钱，去粗研）。

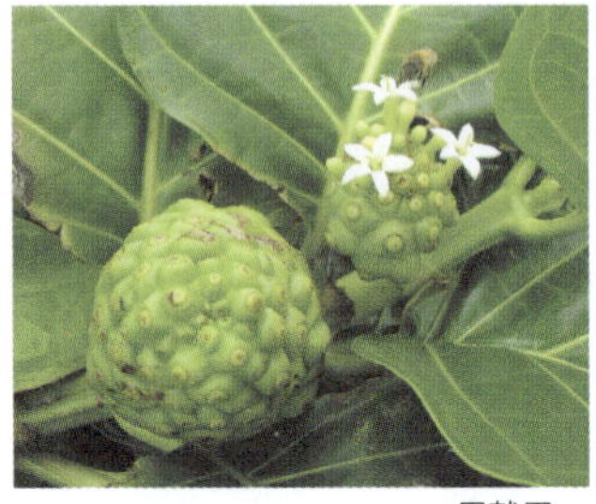

巴戟天

水煎服。两剂而膀胱之气化，四剂而艰涩之症除。又十剂而虚胀脚肿之形消。再服六十剂肾气大旺，胞胎温暖，易于受胎而生育矣。此方利膀胱之水，全在补肾中之气；暖胞胎之气，全在壮肾中之火。至于补肾之药，多是濡润之品，不以湿而易助其湿乎？然方中之药，妙于补肾之火，而非补肾之水。尤妙于补火而无燥烈之虞，利水而非荡涤之猛。所以膀胱气化，胞胎不湿，而发荣长养无穷与。

译文

若是膀胱不能气化，就会引起妇人中有表现出小便难解，淋漓涩痛不畅，腹部发胀，两脚浮肿且久不受孕的。这是因为脂肪没有得到肾中阳气的温通．那么膀胱的气化功能就不行（膀胱自己不能单独化水气，必须得到肾中阳气相助，才能气化水湿自尿窍排出），水湿之气，必然由膀胱渗入胞宫，使胞宫也受到水湿的浸入。所以膀胱发生病变就使胞宫也可生病，进而导致不孕。

治法必须壮肾中阳气以分利化消胞宫的水湿，使先天肾中命门之火壮旺，则膀胱的气化功能正常，胞宫水湿就能消除，水湿被气化则膀胱变通利，阳气壮旺则胞宫受到温胞，就会容易受孕！

化水种子汤

巴戟天（一两，盐水浸）白术（一两，土炒）茯苓（五钱）人参（三钱）菟丝子（五钱，酒炒）芡实（五钱，炒）车前（二钱，酒炒）肉桂（一钱，去粗研）。

水煎服。两剂后可使膀胱的气化功能正常，四剂小便艰难涩痛的症状消除。再服十剂腹部虚胀、两足浮肿的外形也消失。后面再要服用六十剂可使肾中阳气壮旺，胞宫得到温养，容易受孕养胎而达生育。此方要说利膀胀的水湿，全是在补益肾中的阳气；温照胞宫之气，全是在壮命门之火。至于所言补肾的药，是以补肾中的命火为主，而不是滋补肾中阴精。尤其注重在补火而无燥烈之担忧，利水而无荡涤的峻猛。所以膀胱气化正常，胞宫就无水湿，而孕后可使胎儿得到充分的生长发育。

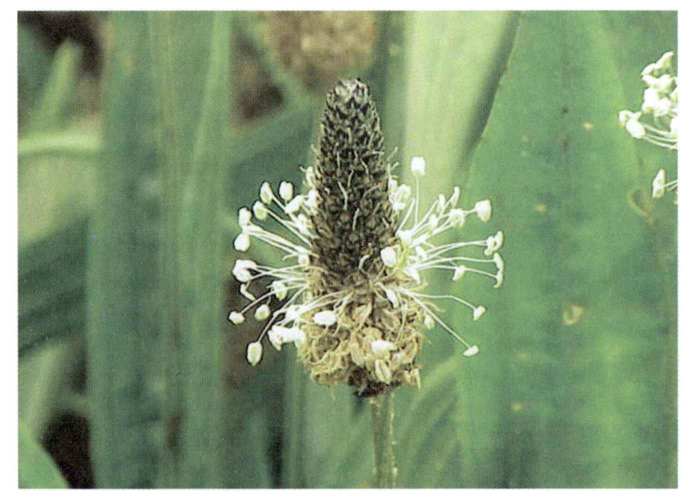

车前

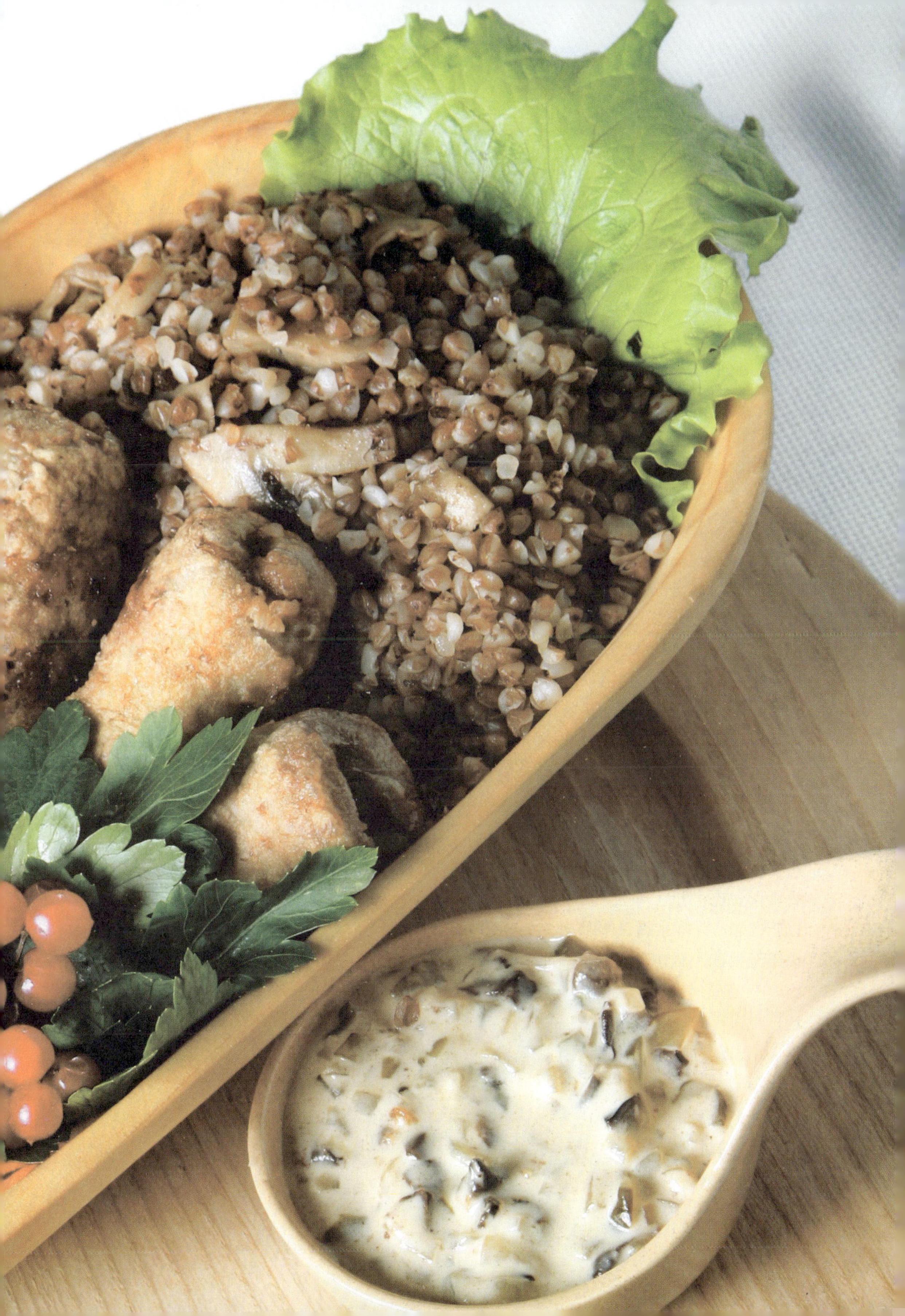

恶阻

妇人怀娠之后，恶心呕吐，思酸解渴，见食憎恶，困倦欲卧，人皆曰妊娠恶阻也，谁知是肝血太燥乎！夫妇人受妊，本于肾气之旺也，肾旺是以摄精，然肾一受精而完娠，则肾水生胎，不暇化润于五脏；而肝为肾之子，日食母气以舒，一日无津液之养，则肝气迫索，而肾水不能应，则肝益急，肝急则火动而逆也；肝气既逆，是以呕吐恶心之症生焉。

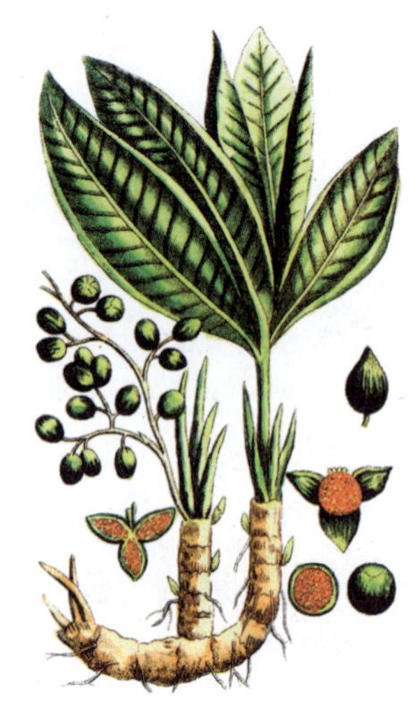

原文

妇人怀娠之后，恶心呕吐，思酸解渴，见食憎恶，困倦欲卧，人皆曰妊娠恶阻也，谁知是肝血太燥乎！夫妇人受妊，本于肾气之旺也，肾旺是以摄精，然肾一受精而完娠，则肾水生胎，不暇化润于五脏；而肝为肾之子，日食母气以舒，一日无津液之养，则肝气迫索，而肾水不能应，则肝益急，肝急则火动而逆也；肝气既逆，是以呕吐恶心之症生焉。呕吐纵不至太甚，而其伤气则一也。气既受伤，则肝血愈耗，世人用四物汤治胎前诸症者，正以其能生肝之血也。然补肝以生血，未为不佳，但生血而不知生气，则脾胃衰微，不胜频呕，犹恐气虚则血不易生也。故于平肝补血之中，加以健脾开胃之品，以生阳气，则气能生血，尤益胎气耳。或疑气逆而用补气之药，不益助其逆乎！不知妊娠恶阻，其逆不甚，且逆是因虚而逆，非因邪而逆也。因邪而逆者，助其气则逆增；因虚而逆者，补其气则逆转。况补气于补血之中，则阴足以制阳，又何虑其增逆乎！

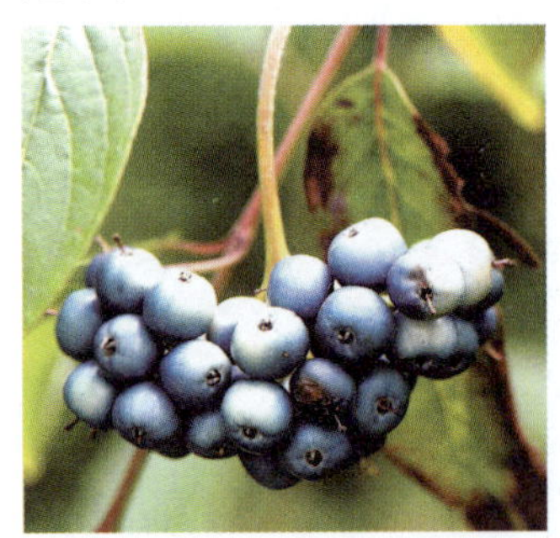

砂仁

顺肝益气汤

人参（一两）当归（一两，酒洗）苏子（一两，炒，研）白术（三钱，土炒）茯苓（二钱）熟地（五钱，九蒸）白芍（三钱，酒炒）麦冬（三钱，去心）熟陈皮（三分）砂仁（一粒，炒，研）神曲（一钱，炒）。

水煎。服一剂轻，两剂平，三剂全愈。此方平肝则肝逆除，补肾则肝燥息，补气则血易生。凡胎病而少带恶阻者，俱以此方投之无不安，最有益于胎妇，其功更胜于四物焉。

疏肝化滞汤

全当归（酒洗，六钱）杭芍（酒炒，三钱）党参（去芦，三钱）白扁豆（去皮，四钱）云苓（二钱）香附（炒焦，二钱）砂仁（炒研，钱半）条芩（炒焦，八分）神曲（炒焦，钱半）广皮（八分）薄荷（六分）甘草（五分）水煎服。

译文

如果是肝失去血的滋养，妇人怀妊以后，会出现恶心呕吐，思酸口渴，见到食物厌恶，不想吃饭，身体倦怠想睡觉的症状。

这是因为孕后肾水就要滋养胎儿的生长，无暇将阴精转化滋润于五脏，而肝每日要靠肾水的涵养得以使肝气舒达，若一天无津液的滋养，肝气则会偏亢，肝气偏亢则肝火易生，火动则随冲气上逆犯胃，肝气既已横逆克伐脾胃，胃失和像故而呕吐恶心的症状出现。

治疗方法，因为呕吐会损伤到脾胃的气，脾胃的气受到损伤，肝血就会更加耗损。所以在平肝补血当中，加上健脾和胃的药品，来促进脾胃阳气的迅速生成，气旺了就能能生血，尤其对胎儿的生长十分有好处。补脾气寓养肝血之中，血充足可以抑制上亢的逆气。

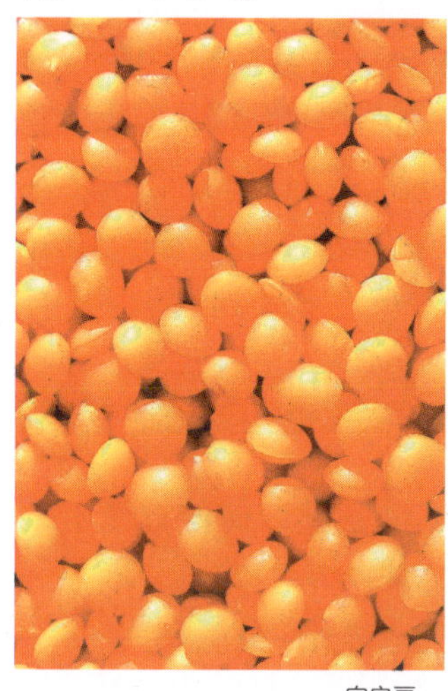
白扁豆

顺肝益气汤

人参（一两）当归（一两，酒洗）苏子（一两，炒，研）白术（三钱，土炒）茯苓（二钱）熟地（五钱，九蒸）白芍（三钱，酒炒）麦冬（三钱，去心）熟陈皮（三分）砂仁（一粒，炒，研）神曲（一钱，炒）。

用水煎服，服完一剂恶心呕吐症状就会减轻，两剂可让呕吐症状停止，三剂症状就会全部消失治愈。这个方子养肝血让肝气不亢，滋肾阴让肝得涵养却不燥，补脾气就易化生血，凡妊娠后伴有轻度恶阻症的病人，都可用此方治疗。

疏肝化滞汤

全当归（酒洗，六钱）杭芍（酒炒，三钱）党参（去芦，三钱）白扁豆（去皮，四钱）云苓（二钱）香附（炒焦，二钱）砂仁（炒研，钱半）条芩（炒焦，八分）神曲（炒焦，钱半）广皮（八分）薄荷（六分）甘草（五分）水煎服。

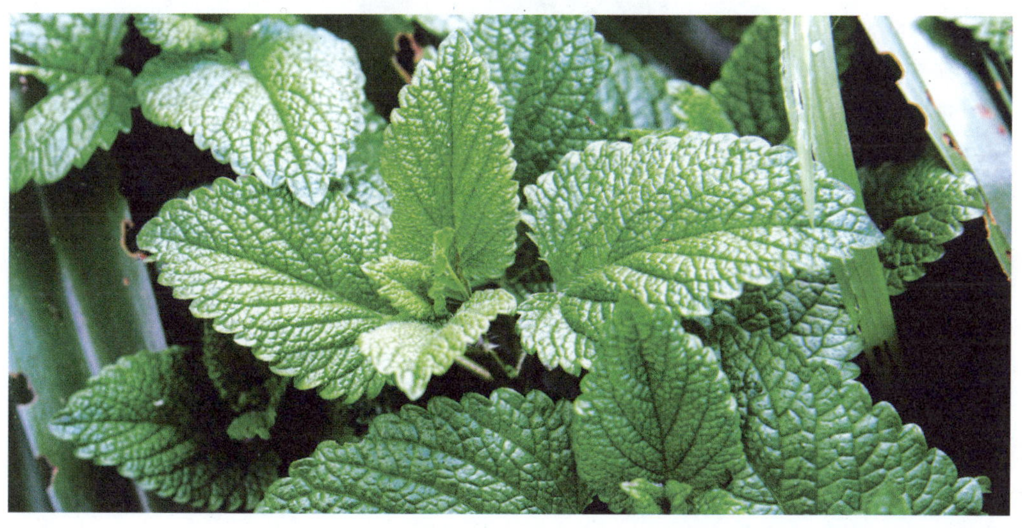

浮肿

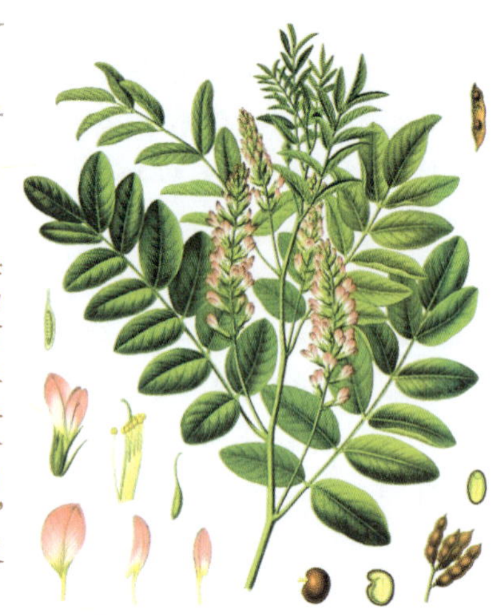

妊妇有至五个月，肢体倦怠，饮食无味，先两足肿，渐至遍身头面俱肿，人以为湿气使然也，谁知是脾肺气虚乎！夫妊娠虽有按月养胎之分，其实不可拘于月数，总以健脾补肺为大纲。盖脾统血，肺主气，胎非血不荫，非气不生，脾健则血旺而荫胎，肺清则气旺而生子。苟肺衰则气馁，气馁则不能运气于皮肤矣；脾虚则血少，血少则不能运血于肢体矣。

原文

妊妇有至五个月，肢体倦怠，饮食无味，先两足肿，渐至遍身头面俱肿，人以为湿气使然也，谁知是脾肺气虚乎！夫妊娠虽有按月养胎之分，其实不可拘于月数，总以健脾补肺为大纲。盖脾统血，肺主气，胎非血不荫，非气不生，脾健则血旺而荫胎，肺清则气旺而生子。苟肺衰则气馁，气馁则不能运气于皮肤矣；脾虚则血少，血少则不能运血于肢体矣。气与血两虚，脾与肺失职，所以饮食难消，精微不化，势必至气血下陷，不能升举，而湿邪即乘其所虚之处，积而成浮肿症，非由脾肺之气血虚而然耶。治法当补其脾之血与肺之气，不必祛湿，而湿自无不去之理。

加减补中益气汤

人参（五钱）黄芪（三钱，生用）柴胡（一钱）甘草（一分）当归（三钱，酒洗）白术（五钱，土炒）茯苓（一两）升麻（三分）陈皮（三分）。

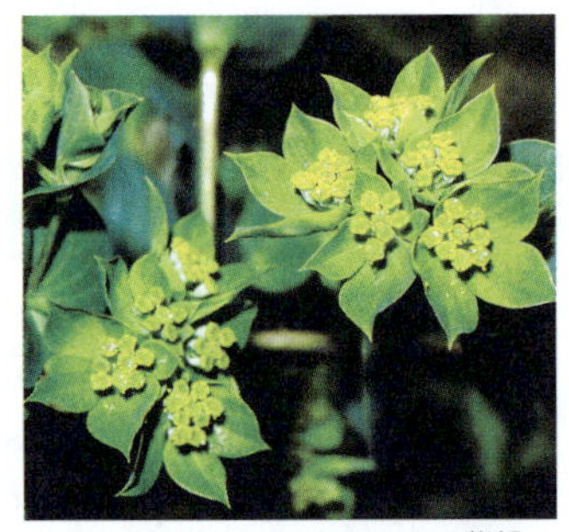

柴胡

水煎服。四剂即愈，十剂不再犯。夫补中益气汤之立法也，原是升提脾肺之气，似乎益气而不补血，然而血非气不生，是补气即所以生血。观当归补血汤用黄为君，则较着彰明矣。况湿气乘脾肺之虚而相犯，未便大补其血，恐阴太盛而招阴也。只补气而助以利湿之品，则气升而水尤易散，血亦随之而生矣。然则何以重用茯苓而至一两，不凡以利湿为君乎？嗟！嗟！湿症而不以此药为君，将以何者为君乎！况重用茯苓于补气之中，虽曰渗湿，而仍是健脾清肺之意。且凡利水之品，多是耗气之药，而茯苓与参术合，实补多于利，所以重用之以分湿邪，即以补气血耳。

译文

如果是脾肺气虚，就会让妊娠妇女怀孕到五个月左右的时候，出现肢体倦怠，饮食量少，口中淡而无味，症状首先两脚有肿起，逐渐遍身头面都肿起来。

这是因为脾是主统血的，是气血生长的根源，肺是主气的，通向百脉。

胎儿的生长离不开血的滋养、气的运载，脾气盛旺就能生血而养胎，肺气清肃就能让气顺而生长。肺虚就会气不足，肺气不利不能养补津气来达皮肤；脾虚就会生血少，血少气弱则不能荣养四肢。气与血均不足，在于脾与肺的功能失职，所以水谷饮食不能化为精气，由脾上升于肺而散，势必造成脾虚不能升清，肺虚不能通调水道，水湿乘其废不运而停聚，泛溢肌表而发浮钟之疲。治法应当健脾益肺以生气血，不必祛湿，脾肺之气壮旺，水湿自然不会停聚而祛除。

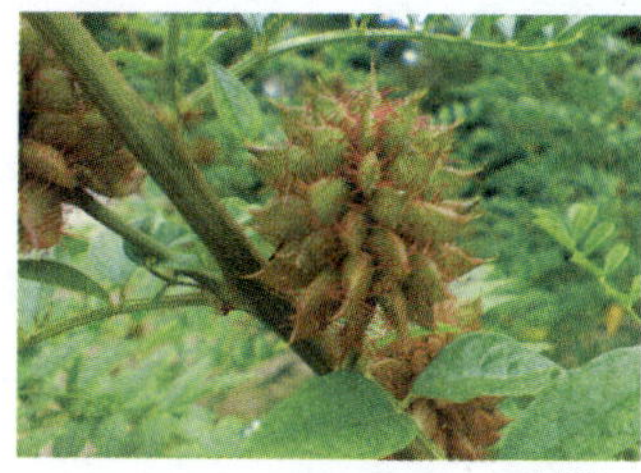
甘草

加减补中益气汤

人参（五钱）黄芪（三钱，生用）柴胡（一钱）甘草（一分）当归（三钱，酒洗）白术（五钱，土炒）茯苓（一两）升麻（三分）陈皮（三分）。

用水煎服，服四剂就能病愈，十剂服完就不会再复发。

补中益气汤本是升提脾肺气为主，然而血要靠气才能生成，这就是补气即补血的道理。观当归补血汤中把黄作为君药，意在补气生血。只有采用补益脾肺之气的药物，佐以利湿之品，就可使脾气传运，清气上升而水湿容易消散，血也随着气旺而营生。茯苓重用是与补气药同伍，虽说有渗湿的作用，然而仍有健脾益肺气的功效。而且凡是利水的药物，多有伤津耗胃气的影响，茯苓与人参、白术合用，实际是补气大于利湿，所以重用它为了健运脾气以分消水湿，就起到化生气血的作用。

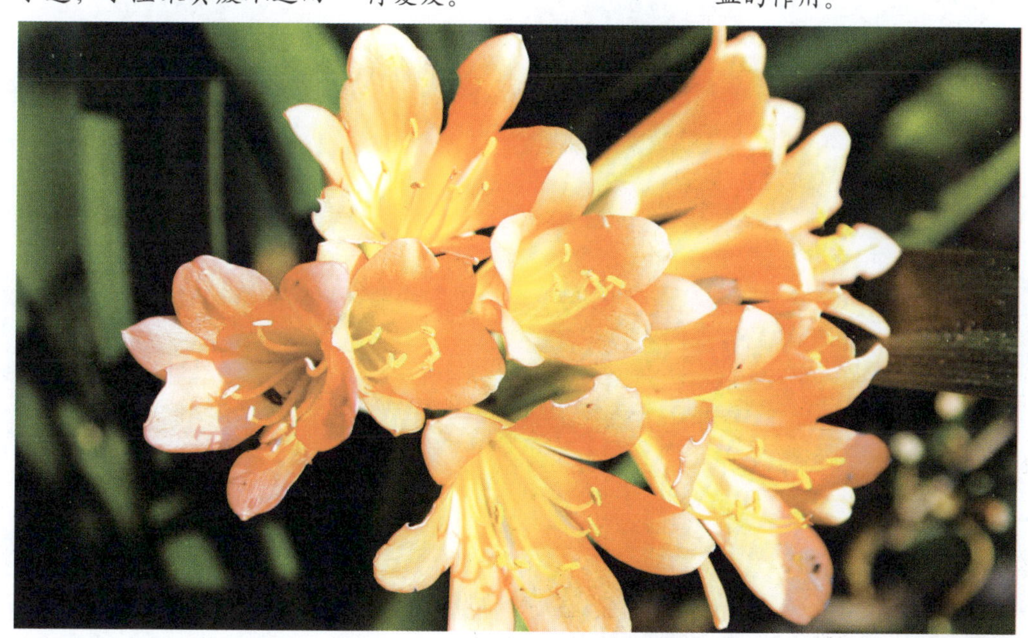
陈皮

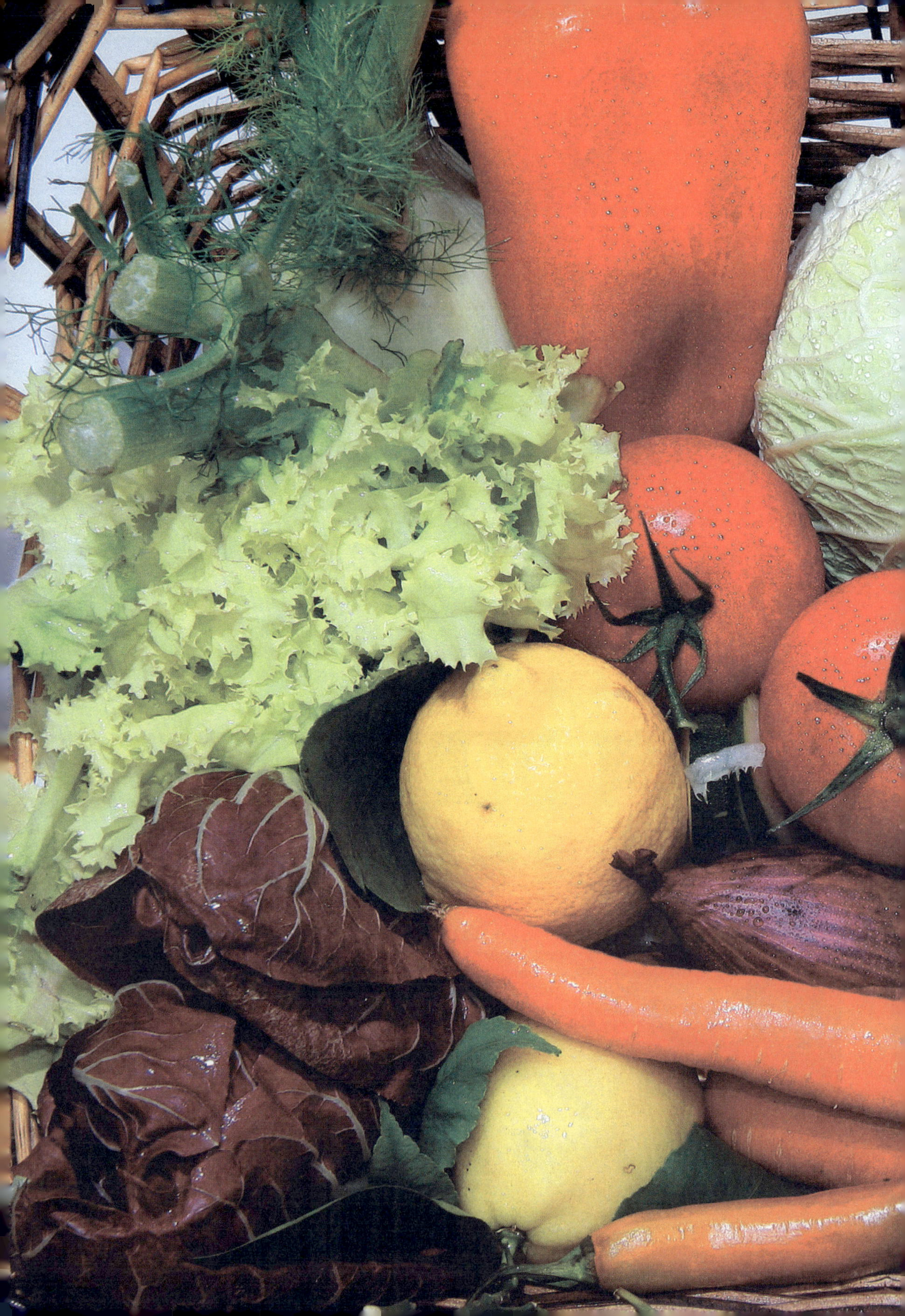

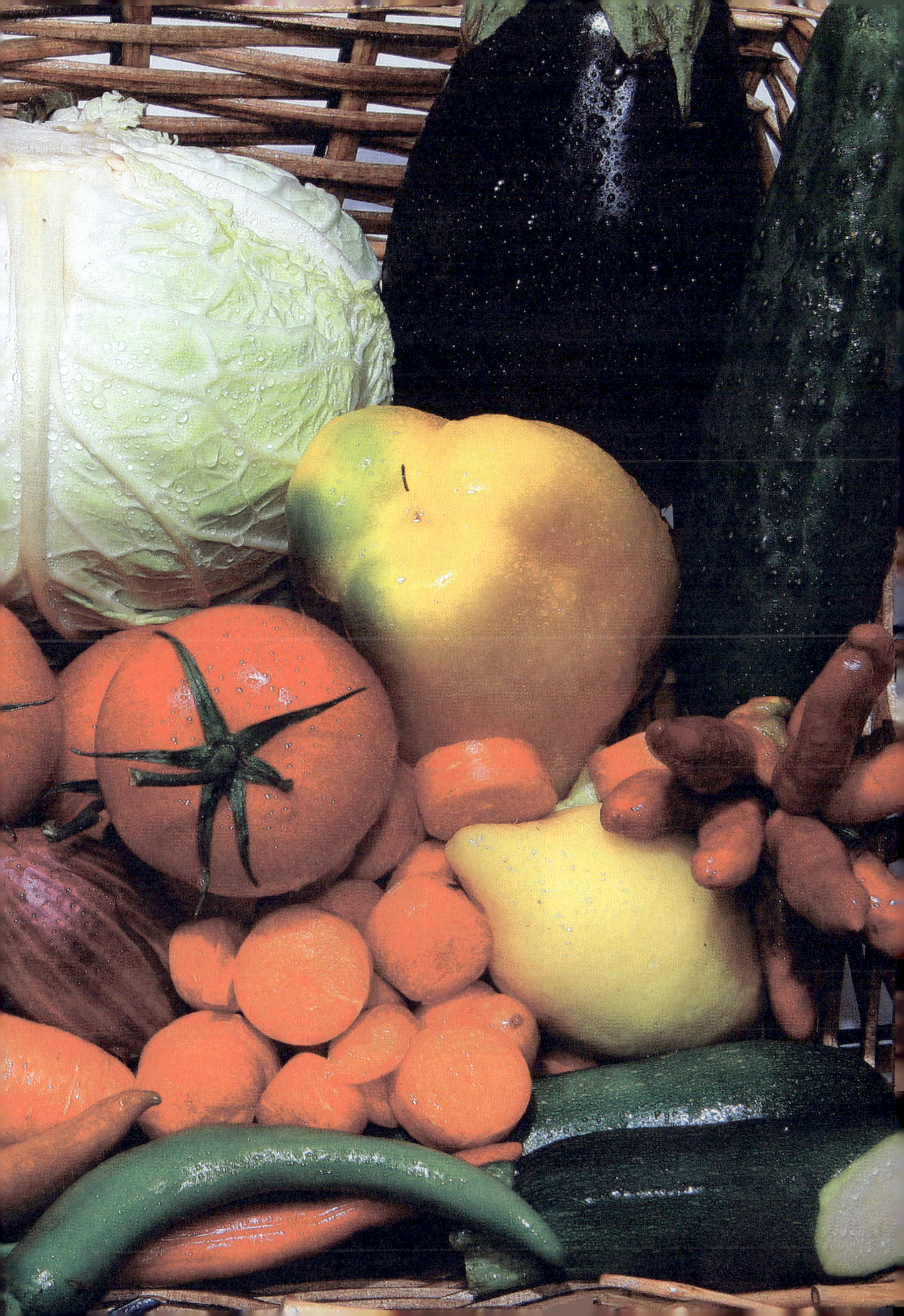

少腹疼

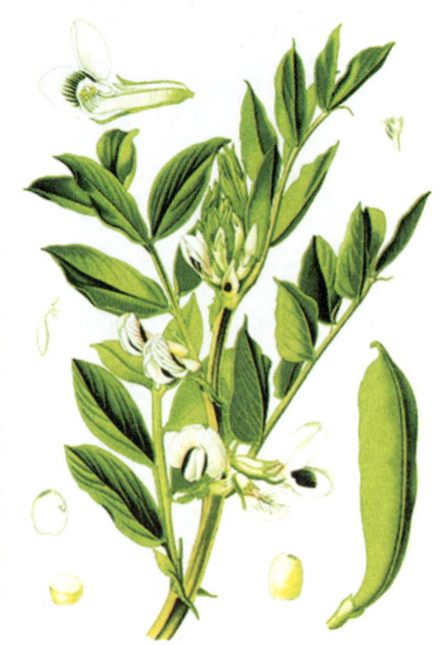

妊娠少腹作疼，胎动不安，如有下堕之状，人只知带脉无力也，准知是脾肾之亏乎！夫胞胎虽系于带脉，而带脉实关于脾肾。脾肾亏损，则带脉无力，胞胎即无以胜任矣。况人之脾肾亏损者，非饮食之过伤，即色欲之太甚。脾肾亏则带脉急，胞胎所以有下坠之状也。然则胞胎之系，通于心与肾，而不通于脾，补肾可也，何故补脾？

原文

妊娠少腹作疼，胎动不安，如有下堕之状，人只知带脉无力也，准知是脾肾之亏乎！夫胞胎虽系于带脉，而带脉实关于脾肾。脾肾亏损，则带脉无力，胞胎即无以胜任矣。况人之脾肾亏损者，非饮食之过伤，即色欲之太甚。脾肾亏则带脉急，胞胎所以有下坠之状也。然则胞胎之系，通于心与肾，而不通于脾，补肾可也，何故补脾？然脾为后天，肾为先天，脾非先天之气不能化，肾非后天之气不能生，补肾而不补脾，则肾之精何以遽生也，是补后天之脾，正所以补先天之肾也；补先后二天之脾与肾，正所以固胞胎之气与血，脾肾可不均补乎！

安奠二天汤

人参（一两，去芦）熟地（一两，九蒸）白术（一两，土炒）山药（五钱，炒）炙草（一钱）山萸（五钱，蒸，去核）杜仲（三钱，炒黑）枸杞（二钱）扁豆（五钱，炒，去皮）。

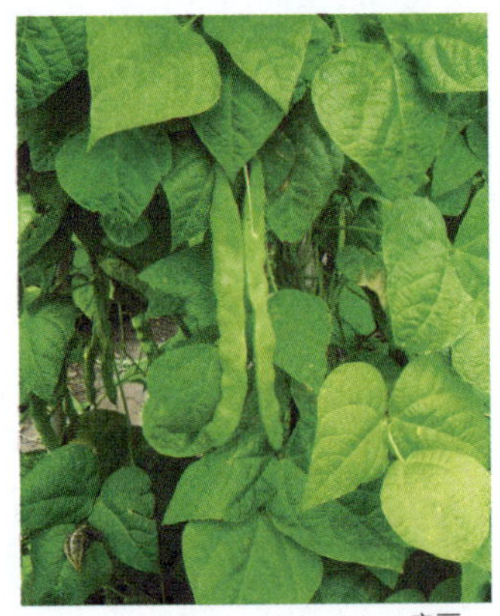

扁豆

水煎。服一剂而疼止，两剂而胎安矣。夫胎动乃脾肾双亏之症，非大用参、术、熟地补阴补阳之品，断不能挽回于顷刻。世人往往畏用参术或少用，以冀建功，所以寡效。此方正妙在多用也。

译文

若是属脾肾亏损，孕妇在妊娠期间就会出现小腹作痛，胎儿在腹中活动不安，像有下坠欲掉的情况。脾肾亏损就会影响带脉功能，使带脉拘急失养，胞胎不固，所以有下坠欲堕的症状。而因为房劳太甚使肾气亏损的妊妇，会使带脉无力，胞宫失于带脉的固护也就不能胜任育胎的作用了。

治法，因为胞宫所系的脉络是与心肾相通的，不退于脾，补肾就可以了，因为脾为后天，肾为先天，脾的运化功能必须要在命门火的温养下才能施司其运化精微和水湿的作用；而肾所藏之精也必须靠脾化生的精气不断充养得以旺盛，所以补后天脾气，就是补先天肾精；滋补先后二天的肾与脾，正是起到了补气养血固胎的作用。

安奠二天汤

人参（一两，去芦）熟地（一两，九蒸）白术（一两，土炒）山药（五钱，炒）炙草（一钱）山萸（五钱，蒸，去核）杜仲（三钱，炒黑）枸杞（二钱）扁豆（五钱，炒，去皮）。

用水煎服，服一剂后腹痛可止，两剂完后就会胎安。

胎动不安是脾肾双亏的病症，如果不重用人参、白术、熟地来滋阴益气的药品，只取一时的疗效，断然是不行的。此药方是大剂量应用才能获得神效。

口干咽疼

妊妇至三四个月，自觉口干舌燥，咽喉微痛，无津以润，以至胎动不安，甚则血流如经水，人以为火动之极也，谁知是水亏之甚乎！夫胎也者，本精与血之相结而成，逐月养胎，古人每分经络，其实均不离肾水之养，故肾水足而胎安，肾水亏而胎动。虽然肾水亏又何能动胎，必肾经之火动，而胎始不安耳。然而火之有余，仍是水之不足，所以火炎而胎必动，补水则胎自安，亦既济之义也。

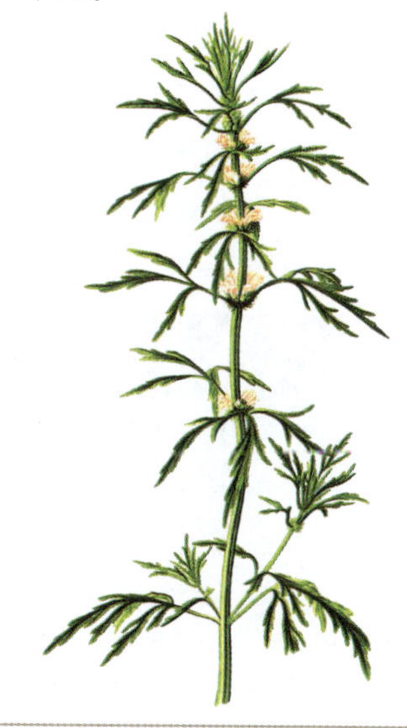

原文

妊妇至三四个月，自觉口干舌燥，咽喉微痛，无津以润，以至胎动不安，甚则血流如经水，人以为火动之极也，谁知是水亏之甚乎！夫胎也者，本精与血之相结而成，逐月养胎，古人每分经络，其实均不离肾水之养，故肾水足而胎安，肾水亏而胎动。虽然肾水亏又何能动胎，必肾经之火动，而胎始不安耳。然而火之有余，仍是水之不足，所以火炎而胎必动，补水则胎自安，亦既济之义也。惟是肾水不能遽生，必须滋补肺金，金润则能生水，而水有逢源之乐矣。水既有本，则源泉混混矣，而火又何难制乎。再少加以清热之品，则胎自无不安矣。

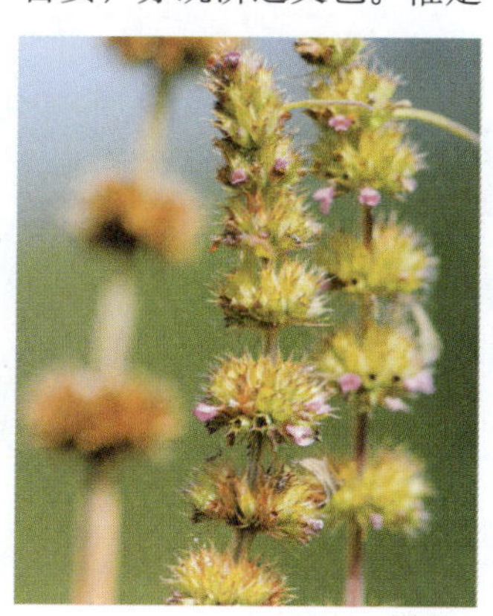
益母

润燥安胎汤

熟地（一两，九蒸）生地（三钱，酒炒）山萸肉（五钱，蒸）麦冬（五钱，去心）五味（三钱，炒）阿胶（二钱，蛤粉炒）黄芩（二钱，酒炒）益母（二钱）。

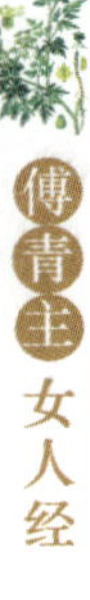

水煎服。两剂而燥息，再两剂而胎安。连服十剂，而胎不再动矣。此方专填肾中之精，而兼补肺。然补肺仍是补肾之意，故肾经不干燥，则火不能灼，胎焉有不安之理乎！

译文

若是属阴亏内热盛妊妇在怀孕到三四个月时，就会出现口干舌燥、咽喉疼痛、口中无津，并随之腹痛胎动，甚至阴道流血，量如经行的症状。这是因为胎的长养，每个月都离不开肾阴的养系，肾阴亏损，胎失所养则胎动，肾阴不足，虚火内战，热扰胎气才使胎不安而且使虚火妄动则引起胎动下血。

治法必须滋补肺金，肺金得到滋润就能使肾水更旺，进而滋补肾阴，再少加一些清热凉血之品，就可使胎儿自安。

润燥安胎汤

熟地（一两，九蒸）生地（三钱，酒炒）山萸肉（五钱，蒸）麦冬（五钱，去心）五味（三钱，炒）阿胶（二钱，蛤粉炒）黄芩(二钱,酒炒)益母(二钱)。

用水煎服。服完两剂燥得以平息，再服用两剂就会胎安。连服十剂，胎气再不扰动。

方子专填补肾精为主，滋补肺阴为辅。

然而补肺也是补肾的意思。

即子病治母，因而肾阴不亏损，则虚火不能生。

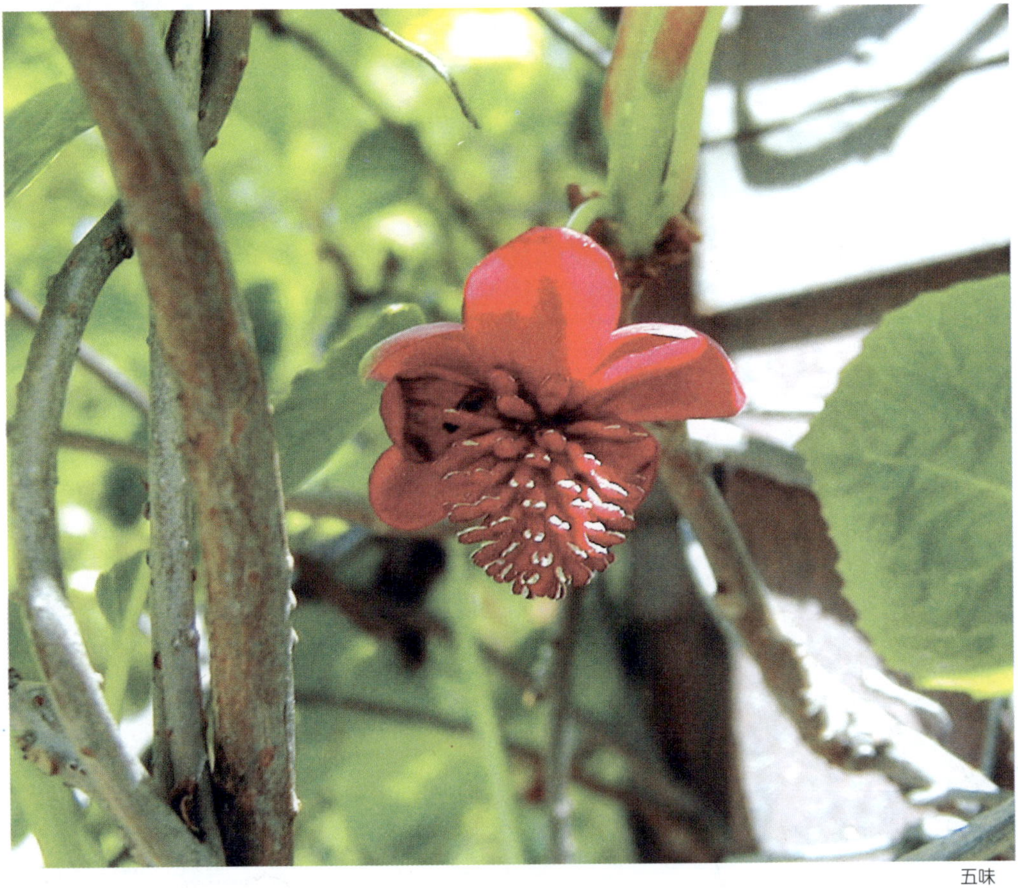

五味

吐泻腹疼

妊妇上吐下泻，胎动欲堕，腹疼难忍，急不可缓，此脾胃虚极而然也。夫脾胃之气虚，则胞胎无力，必有崩坠之虞。况又上吐下泻，则脾与胃之气，因吐泻而愈虚，欲胞胎之无恙也得乎！然胞胎疼痛而究不至下坠者，何也？全赖肾气之固也。胞胎系于肾而连于心，肾气固则交于心，其气通于胞胎，此胞胎之所以欲坠而不得也。

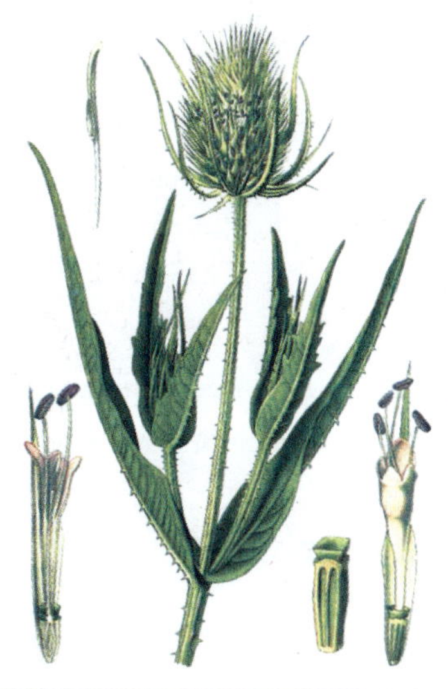

原文

妊妇上吐下泻，胎动欲堕，腹疼难忍，急不可缓，此脾胃虚极而然也。夫脾胃之气虚，则胞胎无力，必有崩坠之虞。况又上吐下泻，则脾与胃之气，因吐泻而愈虚，欲胞胎之无恙也得乎！然胞胎疼痛而究不至下坠者，何也？全赖肾气之固也。胞胎系于肾而连于心，肾气固则交于心，其气通于胞胎，此胞胎之所以欲坠而不得也。且肾气能固，则阴火必来生脾；心气能通，则心火必来援胃，脾胃虽虚而未绝，则胞胎虽动而不堕，可不急救其脾胃乎！然脾胃当将绝而未绝之时，只救脾胃而难遽生，更宜补其心肾之火，使之生土，则两相接续，胎自固而安矣。

援土固胎汤

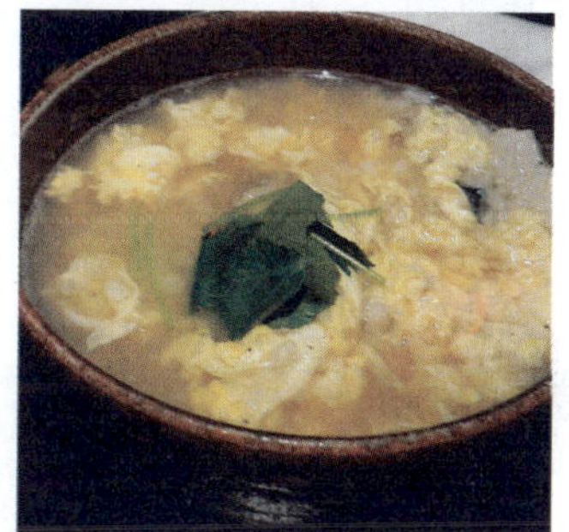

援土固胎汤

人参（一两）白术（二两，土炒）山药（一两，炒）肉桂（二钱，去粗，研）制附子（五分）续断（三钱）杜仲（三钱，炒黑）山萸（一两，蒸，去核）枸杞（三钱）菟丝子（三钱，酒炒）砂仁（三粒，炒，研）炙草（一钱）。

水煎服。一剂而泄止，两剂而诸病尽愈矣。此方救脾胃之土十之八，救心肾之火十之二也。救火轻于救土者，岂以土欲绝而火未甚衰乎？非也。盖土崩非重剂不能援，火衰虽小剂而可助，热药多用，必有太燥之虞，不比温甘之品也。况胎动系土衰而非火弱，何用太热。妊娠忌桂附，是恐伤胎，岂可多用。小热之品，计之以钱，大热之品，计之以分者，不过用以引火，而非用以壮火也。其深思哉！

译文

若是妊娠妇女脾胃虚

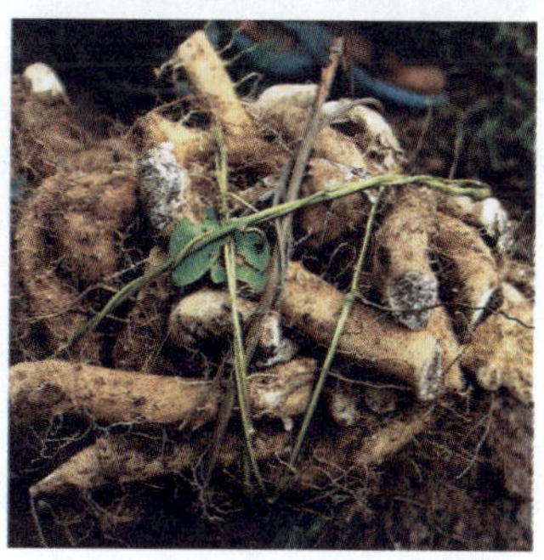

山药

弱在怀孕期间会出现上吐下泻，会导致胎动坠落，腹部疼痛难忍，这是病情严重的症状，主要是脾胃极度虚弱造成的。但胎儿出现欲坠而没有坠，是因为胞宫上的胞脉是通过肾与心相连的，肾气坚固自然会与心相交，心肾之气畅通至胞宫会保护胎儿更加坚固，况且肾气能够固胎儿，心火一定会带来脾气；心气通达，必定会来援助脾胃，脾胃虽然还是虚弱但是没有完全衰竭，胞胎虽然受到扰动但没有下坠。所以即使脾胃气虚，只补脾胃是不能固胎的，更加要补心和肾。

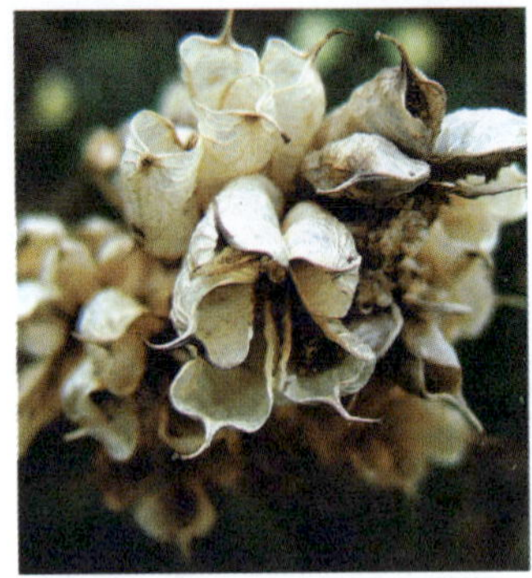
附子

援土固胎汤

人参（一两）白术（二两，土炒）山药（一两，炒）肉桂（二钱，去粗，研）制附子（五分）续断（三钱）杜仲（三钱，炒黑）山萸（一两，蒸，去核）枸杞（三钱）菟丝子（三钱，酒炒）砂仁（三粒，炒，研）炙草（一钱）。

水煎。服一剂而使泄泻止，两剂则腹坠腹痛及呕吐等诸症消失。这个方子中补益脾胃的药十份中占有八份，温补心肾之火的药占两份。补火土的药少。是因为脾胃虚衰了一定要大剂量的补，而火不旺虽小剂量也可助火归窍，妊娠期间，热性之药用的太多必然有燥血损阴的可能。妊娠药忌中忌用肉桂、附子，是因其性热太过而怕伤胎。性微温的药，用时可以按钱的计量配方；性太热的药，用时以分的计量去配方，量轻药少只不过用来引火归源，而不是用来壮阳助火的。其中的医理要深思啊。

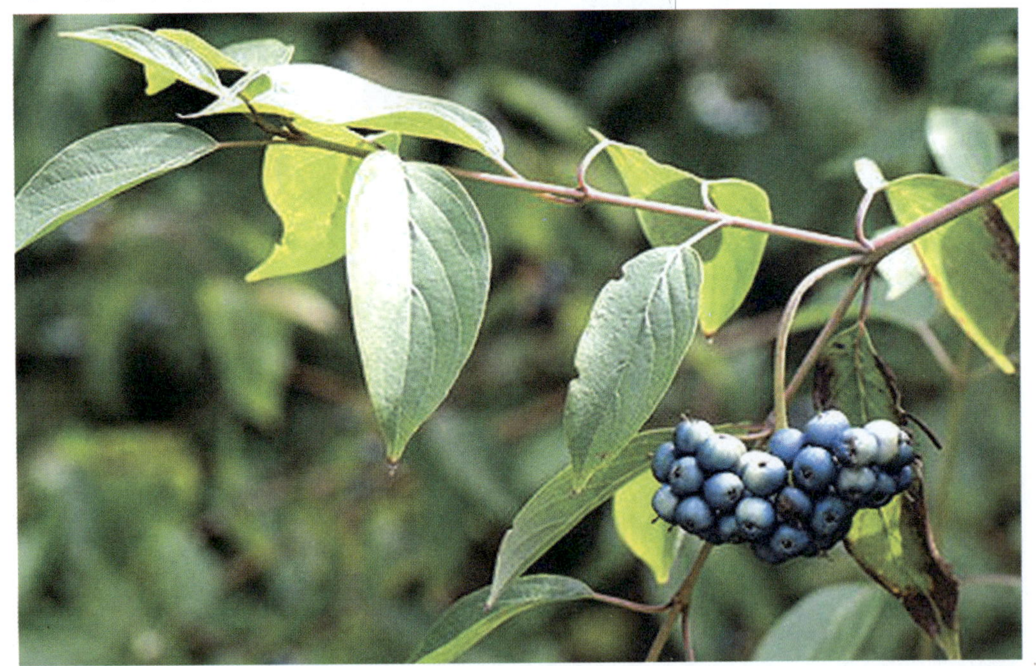
砂仁

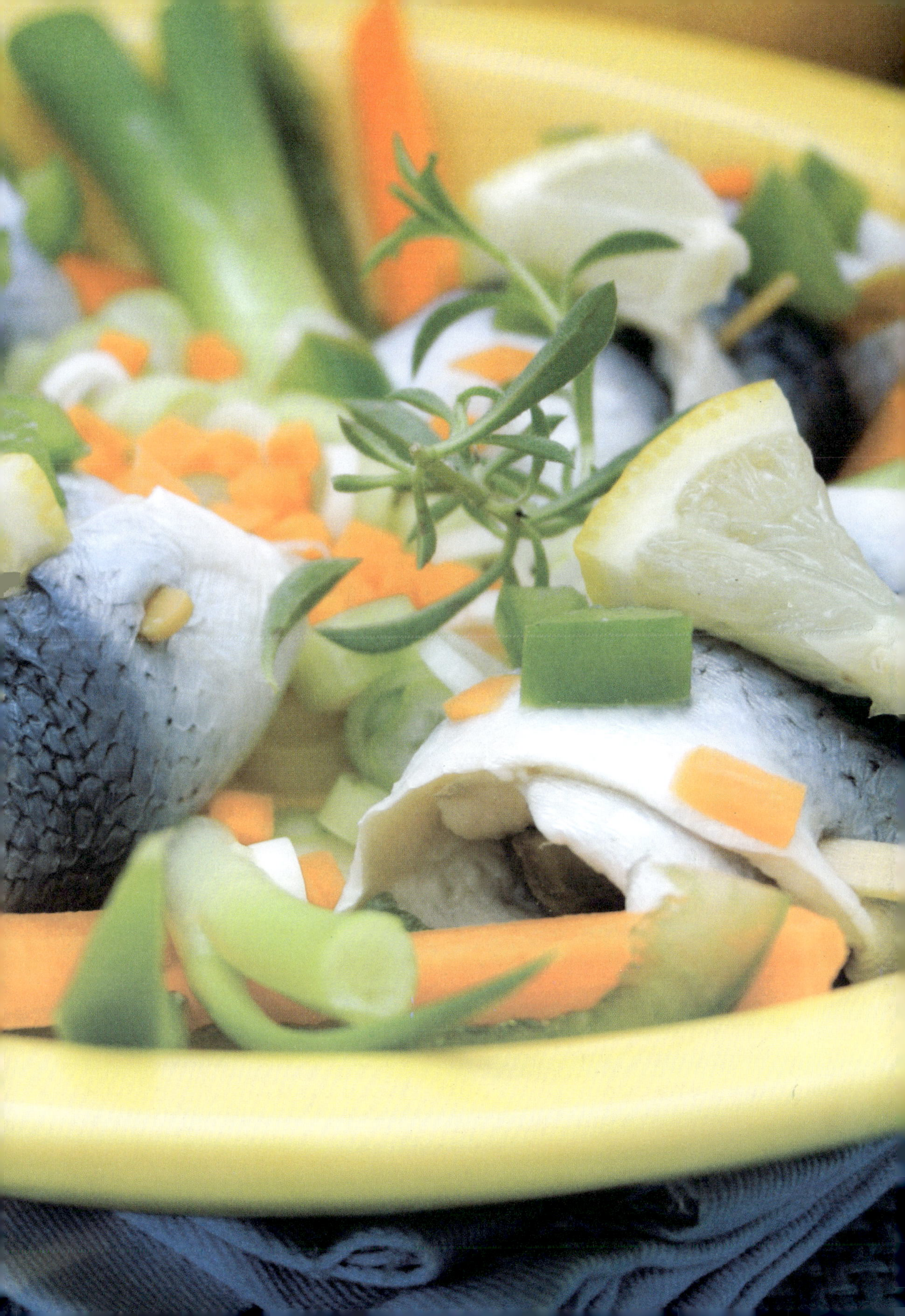

子悬胁疼

妊妇有怀抱忧郁，以致胎动不安，两胁闷而疼痛，如弓上弦，人只知是子悬之病也，谁知是肝气不通乎！夫养胎半系于肾水，然非肝血相助，则肾水实有独力难支之势。故保胎必滋肾水，而肝血断不可罔顾。使肝气不郁，则肝之气不闭，而肝之血必旺，自然灌溉胞胎，合肾水而并协养胎之力。

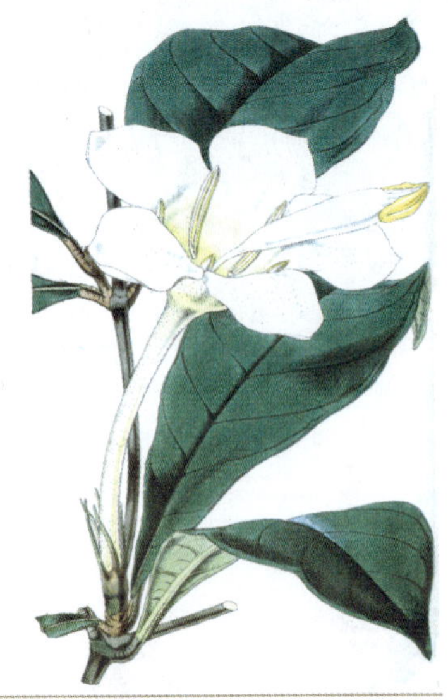

原文

妊妇有怀抱忧郁，以致胎动不安，两胁闷而疼痛，如弓上弦，人只知是子悬之病也，谁知是肝气不通乎！夫养胎半系于肾水，然非肝血相助，则肾水实有独力难支之势。故保胎必滋肾水，而肝血断不可罔顾。使肝气不郁，则肝之气不闭，而肝之血必旺，自然灌溉胞胎，合肾水而并协养胎之力。今肝气因忧郁而闭塞，则胎无血荫，肾难独任，而胎安得不上升以觅食，此乃郁气使然也。莫认为子之欲自悬，而妄用泄子之品，则得矣。治法宜开肝气之郁结，补肝血之燥干，则子悬自定矣。

解郁汤

人参（一钱）白术（五钱，土炒）白茯苓（三钱）当归（一两，酒洗）白芍（一两，酒炒）枳壳（五分，炒）砂仁（三粒，炒，研）山栀子（三钱，炒）薄荷（二钱）。

水煎服。一剂而闷痛除，两剂而子悬定，至三剂而全安。去栀子，再多服数剂不复发。此乃平肝解郁之圣药，郁开则木不克土，肝平则火不妄动。方中又有健脾开胃之品，自然水精四布，而肝与肾有润泽之机，则胞胎自无干燥之患，又何虑上悬之不愈哉！

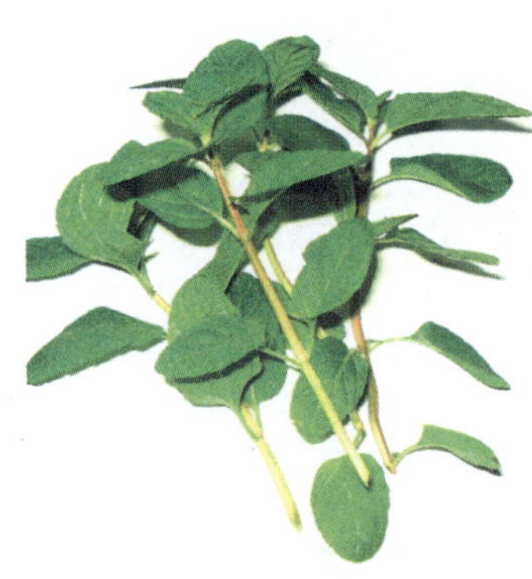

薄荷

译文

妊娠妇女素性抑郁，导致胎动不安，两胁胀痛胸闷，像上紧弦的弓一般。

人们只是知道子悬的病症，谁知道是因为肝气不通的原因。

胎儿的滋养，虽半在于肾精的滋养。

如果没有肝血的相助，则肾精难以单独胜任，因此胎儿必须有肾的滋养，肝血断不能不顾。让肝气不郁结，肝气就不会闭合，肝血必然旺盛起来，自然就可以滋养胞胎。与肾精相并共同协力养胎荫胎。现在肝气因为忧郁而闭塞，胎儿没有血的滋养，肾难以单独胜任，胎儿随气上升到胸腹而求营养，这就是气郁。不要认为胎儿想要自悬，而乱用泻胎的药品。

治疗方法适宜疏散肝气的郁结，补润滋养肝血的燥干，子悬的病自然会平定。

解郁汤

人参（一钱）白术（五钱，土炒）白茯苓（三钱）当归（一两，酒洗）白芍（一两，酒炒）枳壳（五分，炒）

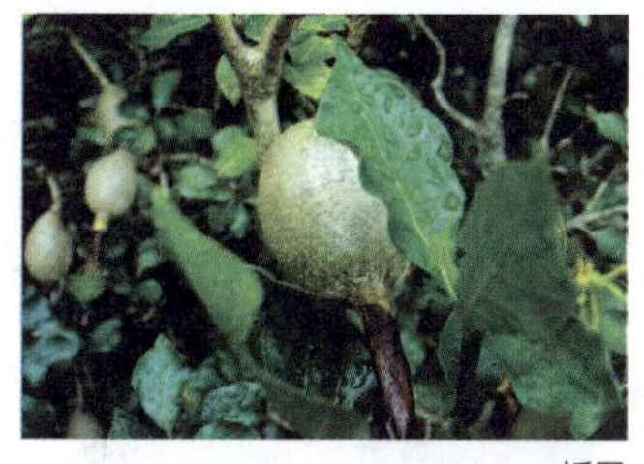
栀子

砂仁（三粒，炒，研）山栀子(三钱,炒)薄荷(二钱)。

用水煎服，服一剂闷痛就会解除，两剂服完后子悬病证就会消失，服完三剂之后病就能痊愈胎安。去掉栀子，再多服数剂可不会再复发。这是疏肝解郁的良方，让郁滞疏开，肝木就不去克脾土，肝气不旺也不会引起肝火乱动。方中有健脾开胃的药品，让脾胃健壮水谷可转胎到五脏进入六腑，肝与肾也得到滋养，胞胎自然就没有失养的忧患了。

跌损

妊妇有失足跌损，致伤胎儿，腹中疼痛，势如将堕者，人只知是外伤之为病也，谁知有内伤之故乎！凡人内无他症，胎元坚固。即或跌仆闪挫，依然无恙。惟内之气血素亏，故略有闪挫，胎便不安。若只作闪挫外伤治，断难奏功，且恐有因治而反堕者，可不慎与！必须大补气血，而少加以行瘀之品，则瘀散胎安矣。但大补气血之中，又宜补血之品多于补气之药，则无不得之。

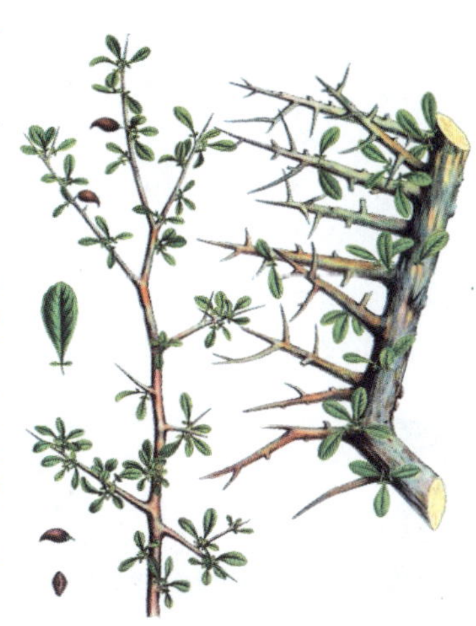

原文

妊妇有失足跌损，致伤胎儿，腹中疼痛，势如将堕者，人只知是外伤之为病也，谁知有内伤之故乎！凡人内无他症，胎儿坚固。即或跌仆闪挫，依然无恙。惟内之气血素亏，故略有闪挫，胎便不安。若只作闪挫外伤治，断难奏功，且恐有因治而反堕者，可不慎与！必须大补气血，而少加以行瘀之品，则瘀散胎安矣。但大补气血之中，又宜补血之品多于补气之药，则无不得之。

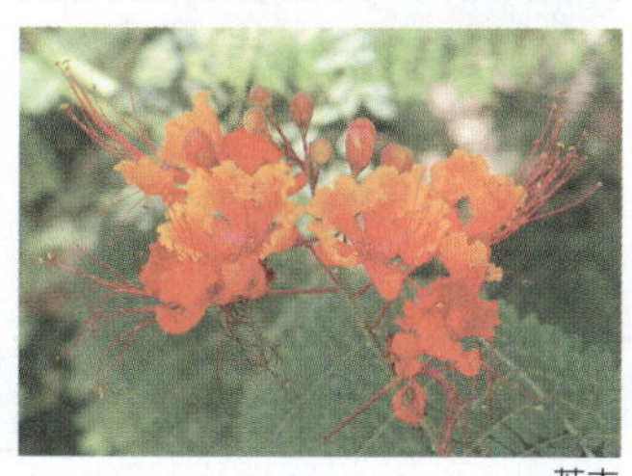
苏木

救损安胎汤

当归（一两，酒洗）白芍（三钱，酒炒）生地（一两，酒炒）白术（五钱，土炒）炙草（一钱）人参（一钱）苏木（三钱，捣碎）乳香（一钱，去油）没药（一钱，去油）。

水煎服。一剂而疼痛止，两剂而势不下坠矣，不必三剂也，此方之妙，妙在既能去瘀而不伤胎，又能补气补血，而不凝滞，固无通利之害，亦痊跌闪之伤，有益无损，大建奇功，即此方与。然不特治怀孕之闪挫也，即无娠闪挫，亦可用之。

译文

妊娠妇女有失足跌伤，导致损伤胎元腹中感觉疼痛下坠。人们只是知道是外伤导致，谁知道其实是内伤的缘故。

如果妊娠妇女体内没有患其他内伤病症，胎儿必然坚实牢固，有时跌仆闪挫一下，也不会出现病症。只有体内虚弱亏损的妊娠妇女，才会略有闪挫导致胎而不安的情况。

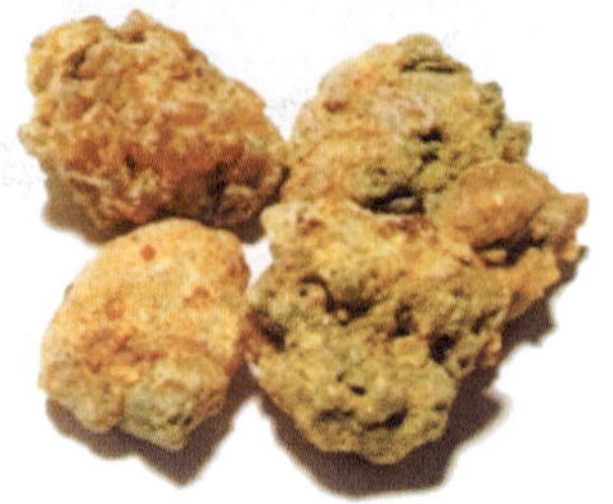

没药

如果只作为闪挫的外伤治疗，很难取得疗效，恐怕因为用治疗外伤药剂反引起堕胎。

治疗方法先大补气血，少加一些活血的药品，就可让淤血散而胎气安定。但是在大补气血的时候，又要补血的药多于补气的药。

救损安胎汤

当归（一两，酒洗）白芍（三钱，酒炒）生地（一两，酒炒）白术（五钱，土炒）炙草（一钱）人参（一钱）苏木（三钱，捣碎）乳香（一钱，去油）没药（一钱，去油）。

水煎服一剂可让疼痛停止，两剂服完胎安没有下坠之势，不用服用第三剂。这个药方能祛淤又不损伤胎儿，有能够补气补血而不滞气阻碍血行，即没有胎儿通利坠下的害处，也治愈了闪挫跌仆的伤。此方就是没怀孕时有闪挫外伤，也可治疗。

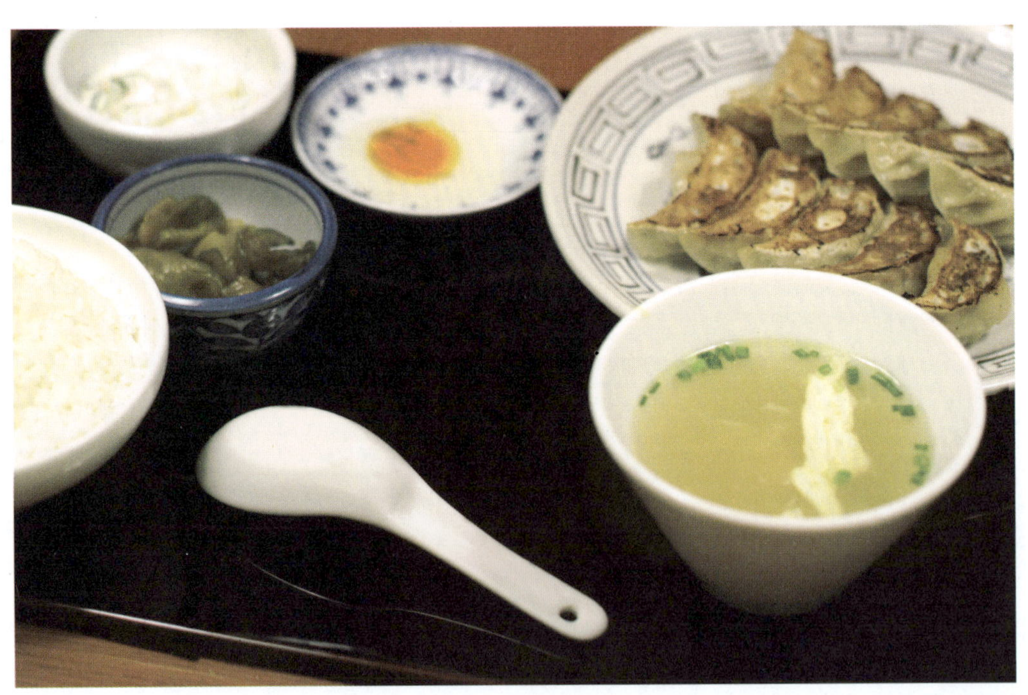

小便下血病名胎漏

妊妇有胎不动腹不疼，而小便中时常有血流出者，人以为血虚胎漏也，谁知是气虚不能摄血乎！夫血只能荫胎，而胎中之荫血，必赖气以卫之，气虚下陷，则荫胎之血亦随气而陷矣。然则气虚下陷，而血未尝虚，似不应与气同陷也。不知气乃血之卫，血赖气以固，气虚则血无凭根据，无凭根据必燥急，燥急必生邪热；血寒则静，血热则动，动则外出而莫能遏，又安得不下流乎！

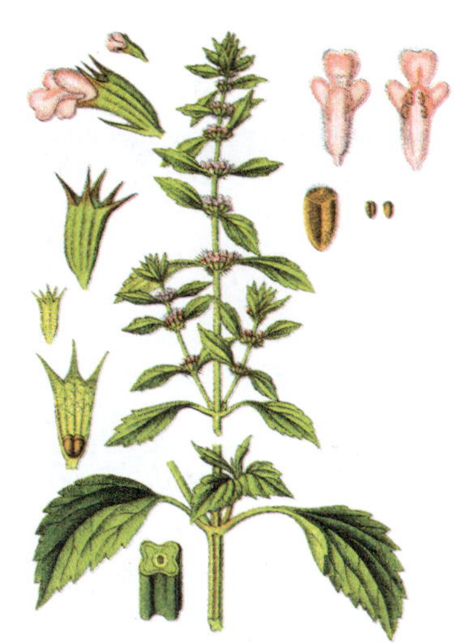

原文

妊妇有胎不动腹不疼，而小便中时常有血流出者，人以为血虚胎漏也，谁知是气虚不能摄血乎！夫血只能荫胎，而胎中之荫血，必赖气以卫之，气虚下陷，则荫胎之血亦随气而陷矣。然则气虚下陷，而血未尝虚，似不应与气同陷也。不知气乃血之卫，血赖气以固，气虚则血无凭根据，无凭根据必燥急，燥急必生邪热；血寒则静，血热则动，动则外出而莫能遏，又安得不下流乎！倘气不虚而血热，则必大崩，而不止些微之漏矣。治法宜补其气之不足，而泄其火之有余，则血不必止而自无不止矣。

助气补漏汤

人参（一两）白芍（五钱，酒炒）黄芩（三钱，酒炒黑）生地（二钱，酒炒黑）益母草（一钱）续断（二钱）甘草（一钱）。

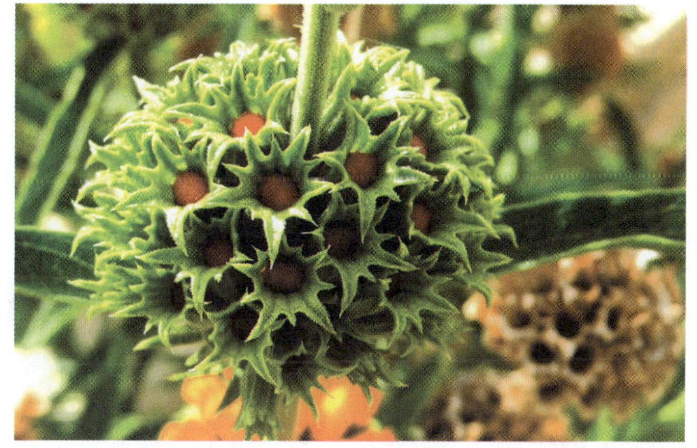

益母草

水煎服。一剂而血止，两剂再不漏矣。此方用人参以补阳气，用黄芩以泄阴火。火泄则血不热而无欲动之机，气旺则血有根据而无可漏之窍，气血俱旺而和协，自然归经而各安其所矣，又安有漏泄之患哉！

译文

妊娠妇女有无胎动下坠小腹不疼痛，但是小便常有血流出，人们认为是血虚胎漏的缘故。谁知道原来是因为气虚血不能摄血的原因。

妊娠中血只能荫胎。胎中的阴血必依赖气的护养，气虚下陷，荫胎的血也随着气虚下陷。而血还没有虚，应该不会同气一块下陷。这是不知道气是卫护血的。血依赖气固摄。气虚弱血就没有了依赖，那么就必然导致涩滞燥结，燥结郁滞必生虚热；血寒就会凝滞不动，血热就沸腾乱动，血热乱动就会外出不能遏制，哪能不下流呢？如果气不虚弱只是血热，血量就会猛增出现大崩，不会只是少量细微的漏血。治疗方法适宜补气摄血为主，用泄火清热凉血来辅助，不用止血药，血自然就会止住。

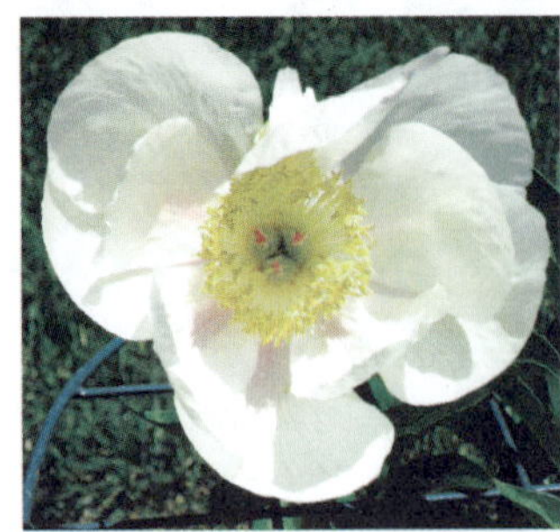

白芍

助气补漏汤

人参（一两）白芍（五钱，酒炒）黄芩（三钱，酒炒黑）生地（二钱，酒炒黑）益母草（一钱）续断（二钱）甘草（一钱）。

用水煎，服完一剂尿血停止，服完两剂后小便时再不漏血。

此方用人参补阳气，用黄芩清热凉血而安胎，火退去血就没有乱动的机会了，气旺盛了，血固就不会从尿窍漏出，气血调和，血自然归经络来发挥各自的功能了。哪里还会有漏泄的病症呢。

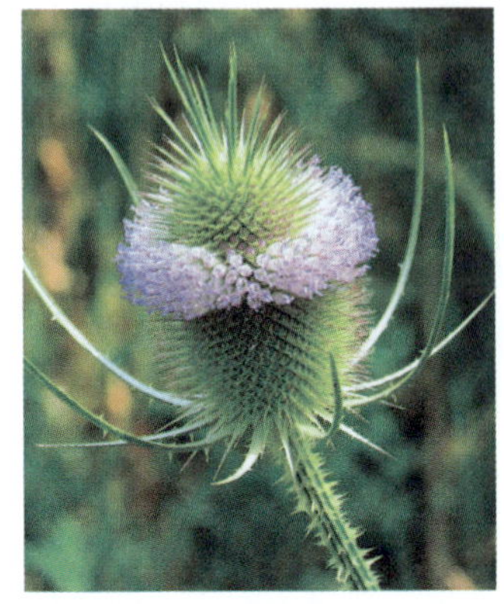

续断

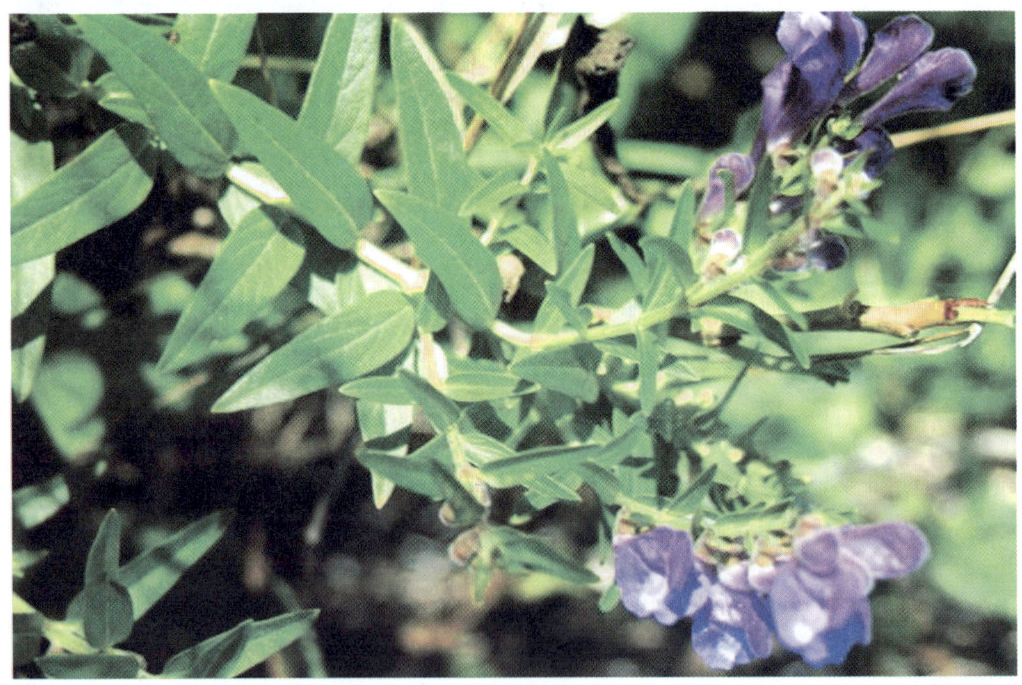

黄芩

子鸣

妊妇怀胎至七八个月，忽然儿啼腹中，腰间隐隐作痛，人以为胎热之过也，谁知是气虚之故乎！治宜大补其气，

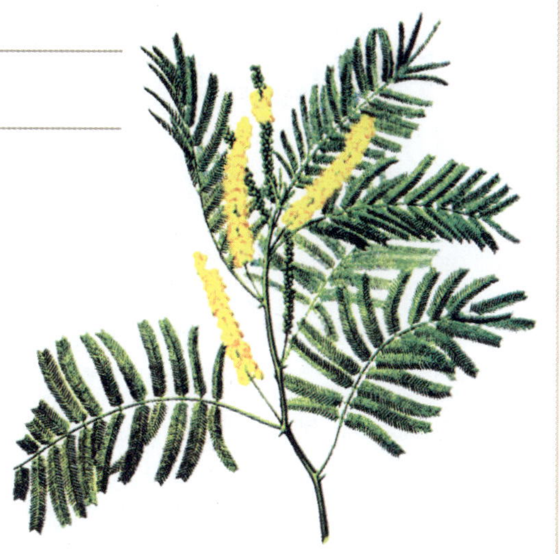

原文

妊妇怀胎至七八个月，忽然儿啼腹中，腰间隐隐作痛，人以为胎热之过也，谁知是气虚之故乎！治宜大补其气。

扶气止啼汤

人参（一两）黄芪（一两，生用）麦冬（一两，去心）当归（五钱，酒洗）橘红（五分）甘草（一钱）花粉（一钱）。

水煎服。一剂而啼即止，两剂不再啼。此方用人参、黄芪、麦冬以补肺气，使肺气旺，则胞胎之气亦旺，胞胎之气旺，则胞中之子气有不随母之气以为呼吸者，未之有也。

译文

妊娠妇女在到怀孕七八个月时，有个别的会出现突然胎儿在腹中啼哭，并感觉腰间有隐隐作痛，这种征候称为子鸣，人们认为是胎热的缘故，哪里知道是气虚造成的。治疗方法适宜大补气。

扶气止啼汤

人参（一两）黄芪（一两，生用）麦冬（一两，去心）当归（五钱，酒洗）橘红（五分）甘草（一钱）花粉（一钱）。

用水煎服，服一剂胎儿的啼哭声就会变小，两剂服完后不再出现啼哭。此方用人参、黄芪、麦冬来滋补肺气，让肺气充盛达到胞中，胞胎气也就会充盛，哪里还会有胞胎中的胎儿不随着母亲之气呼吸的呢。

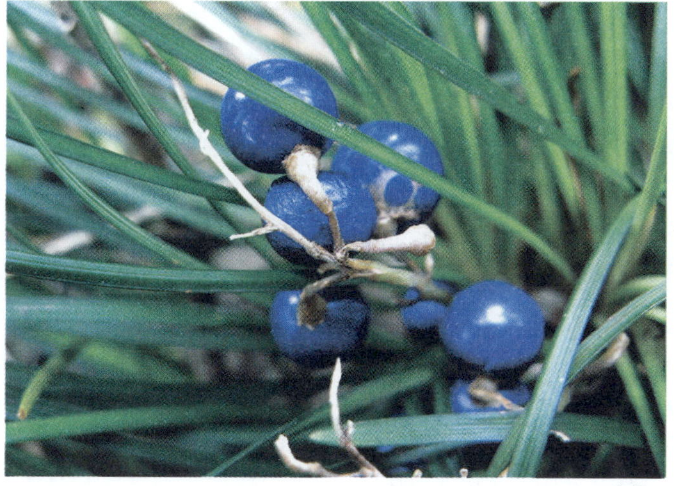

麦冬

妊娠腰腹疼渴汗躁狂

妇人怀妊有口渴出汗，大饮冷水，而烦躁发狂，腰腹疼痛，以致胎欲堕者，人莫不谓火盛之极也，亦知是何经之火盛乎？此乃胃火炎炽，熬煎胞胎之水，以致胞胎之水涸，胎失所养，故动而不安耳。夫胃为水谷之海，多气多血之经，所以养五脏六腑者，盖万物皆生于土，土气浓而物始生，土气薄而物必死。然土气之所以能浓者，全赖火气之来生也；胃之能化水谷者，亦赖火气之能化也。

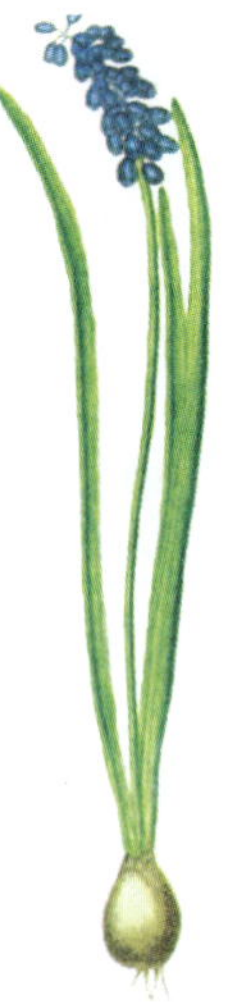

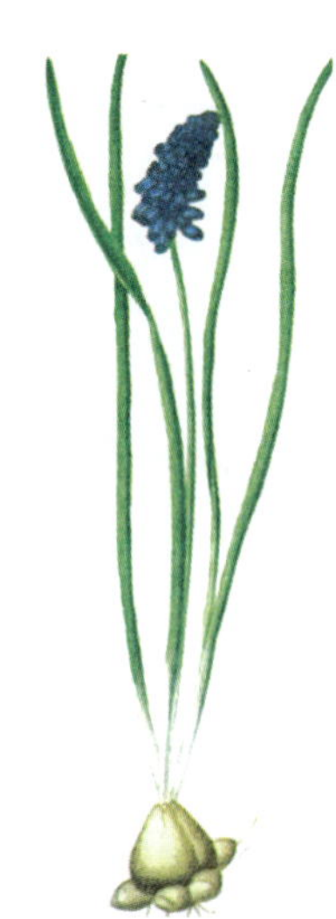

原文

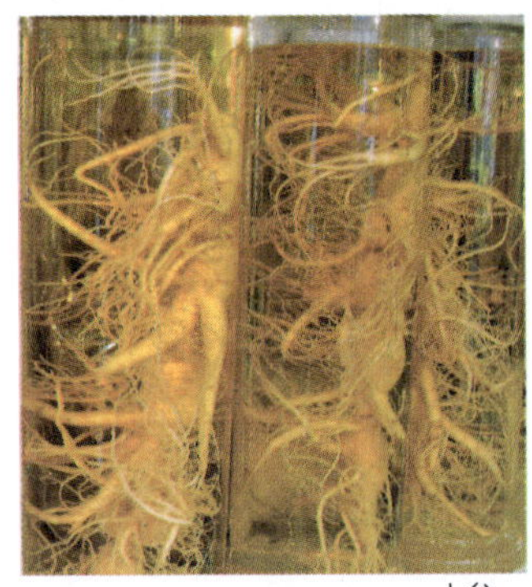

人参

妇人怀妊有口渴出汗，大饮冷水，而烦躁发狂，腰腹疼痛，以致胎欲堕者，人莫不谓火盛之极也，亦知是何经之火盛乎？此乃胃火炎炽，熬煎胞胎之水，以致胞胎之水涸，胎失所养，故动而不安耳。夫胃为水谷之海，多气多血之经，所以养五脏六腑者，盖万物皆生于土，土气浓而物始生，土气薄而物必死。然土气之所以能浓者，全赖火气之来生也；胃之能化水谷者，亦赖火气之能化也。今胃中有火，宜乎生土，何以火盛而反致害乎？不知无火难以生土，而火多又能铄水。虽土中有火土不死，然亦必有水方不燥；使胃火太旺，必致铄干肾水，土中无水，则自润不足，又何以分润胞胎；土铄之极，火势炎蒸，犯心越神，儿胎受逼，安得不下坠乎！经所谓“二阳之病发心脾”者，正此义也。治法必须泄火滋水，使水气得旺，则火气自平，火平则汗、狂、躁、渴自除矣。

息焚安胎汤

生地（一两，酒炒）青蒿（五钱）白术（五钱，土炒）茯苓（三钱）人参（三钱）知母（二钱）花粉（二钱）。水煎服。一剂而狂少平，两剂而狂大定，三剂而火尽解，胎亦安矣。此方药料颇重，恐人虑不胜，而不敢全用，又不得不再为嘱之。怀胎而火胜若此，非大剂何以能蠲，火不息则狂不止，而胎能安耶！况药料虽多，均是滋水之味，益而无损，勿过虑也。

译文

如果胃火炽热过盛，

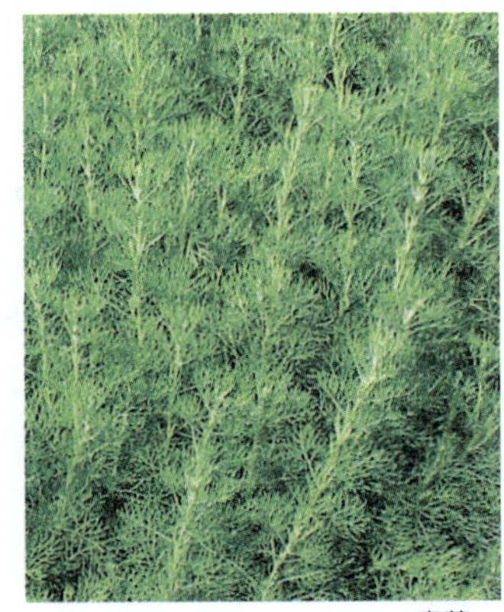

青蒿

热煎胞胎中的阴津，就会让妇人在怀妊期间，出现口渴出汗。猛的喝下凉水后又会出现烦躁发狂，并且伴腰腹疼痛，胎坠有将堕的症状。这是因为五脏六腑靠胃的滋养，如果胃火亢盛了会灼伤阴津。而胃必须要胃阴滋润才能让胃不燥，如果胃火太过旺盛，必然会下克肾水灼伤阴津，胃中没有阴津，自己不足又如何去滋润胞胎呢？胃热化火，火势攻上扰致心神。神志没有所主必然会出现发狂，胎儿受到影响，就会有胎坠的征象。

治疗方法必须泄火清心，滋水解渴。让水气变旺，火热自能平息，火气平息后出汗、发狂、烦躁、口渴各种病症就可以消除。

息焚安胎汤

生地（一两，酒炒）青蒿（五钱）白术（五钱，土炒）茯苓（三钱）人参（三钱）知母（二钱）花粉（二钱）。

用水煎服，服一剂让发狂症状有所减轻，两剂服下狂症就不会在病发，三剂热症就能全部消除，胎也就安定不坠了。

方中的药量很重，恐怕有些病人不能承受，因此不敢全部用上，在不得不再次叮嘱，孕期因热病而发生这些征候，不用大剂量的药怎么能解除疾病，火不平息则狂症就不能够止住，胎儿能安定吗？药味虽多，但都是滋阴生津的药品，补益而没损，不用太过的担忧。

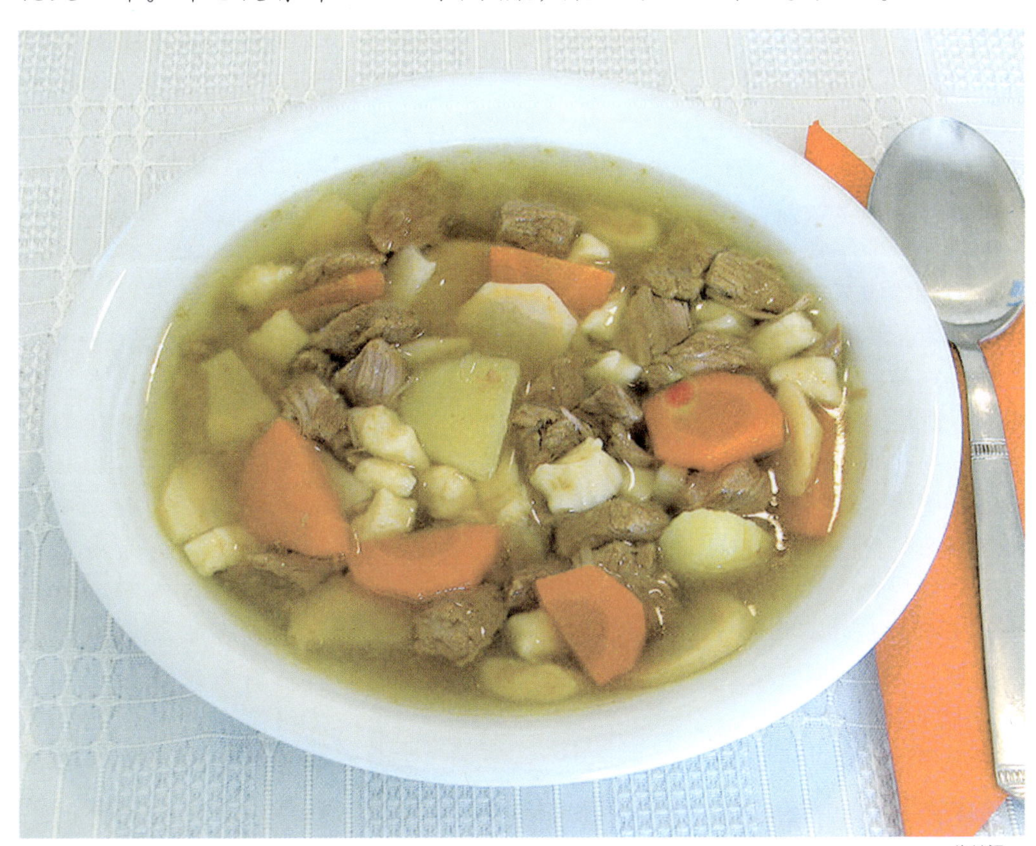

生地汤

中恶

妇人怀子在身，痰多吐涎，偶遇鬼神祟恶，忽然腹中疼痛，胎向上顶。人疑为子悬之病也，谁知是中恶而胎不安乎！大凡不正之气，最易伤胎，故有孕之妇，断不宜入庙烧香，与避静阴寒之地。如古洞幽岩，皆不可登。盖神祟多在神宇，潜踪幽阴岩洞，亦其往来游戏之所，触之最易相犯，不可不深戒也。况孕妇又多痰涎，眼目易眩。

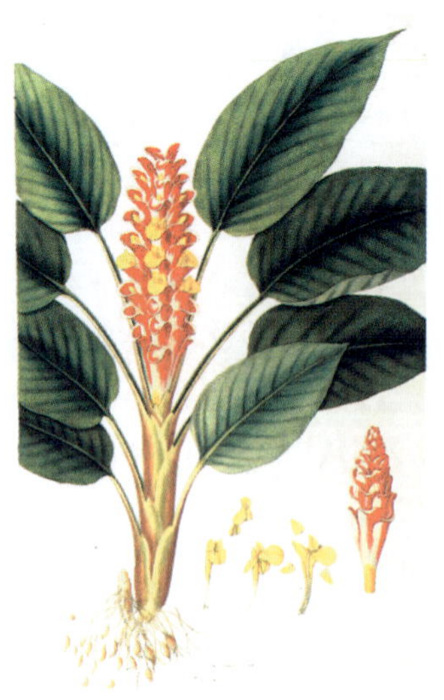

原文

妇人怀子在身，痰多吐涎，偶遇鬼神祟恶，忽然腹中疼痛，胎向上顶。人疑为子悬之病也，谁知是中恶而胎不安乎！大凡不正之气，最易伤胎，故有孕之妇，断不宜入庙烧香，与避静阴寒之地。如古洞幽岩，皆不可登。盖神祟多在神宇，潜踪幽阴岩洞，亦其往来游戏之所，触之最易相犯，不可不深戒也。况孕妇又多痰涎，眼目易眩。目一眩，如有妄见，此招祟之因痰而起也。人云怪病每起于痰，其信然与。治法似宜以治痰为主。然治痰必至耗气，气虚而痰难消化，胎必动摇。必须补气以生血，补血以活痰，再加以清痰之品，则气血不亏，痰亦易化矣。

消恶安胎汤

当归（一两，酒洗）白芍（一两，酒炒）白术（五钱，土炒）茯苓（五钱）人参（三钱）甘草（一钱）陈皮（五分）花粉（三钱）苏叶（一钱）沉香（一钱，研末）此方大补气血，辅正邪自除之义也。

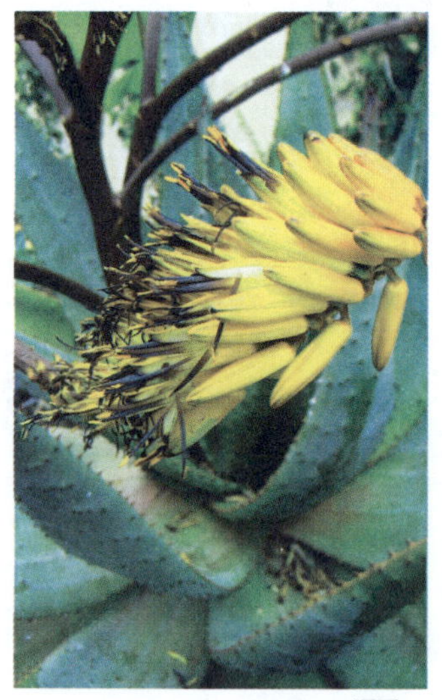

沉香

译文

妇人中有的在妊娠期间，口痰多并且吐唾，这是中了秽毒气而导致了胎不能安，会出现突然腹部疼痛，胎儿向上顶、呕、恶吐、挺的症状。

疫疡的邪气大部分潜在避静阴寒的地方，也可在人们往来穿行的地方，接触后容易相互侵犯，一定要戒备。所以孕妇在妊娠期间断然不能去偏僻阴暗潮湿的地方，或者攀登幽深的山洞。因为疫病毒气容易伤损胎儿，更何况妊娠期间的妇女本来就容易生痰，易眼花目眩。当目眩发作就有妄见的时候，毒邪气乘机入侵引发各种病症。

治疗方法：先补气生血，补血化痰，再加清热涤痰的药剂，气血就不会亏损，痰也容易化去。

消恶安胎汤

当归（一两，酒洗）

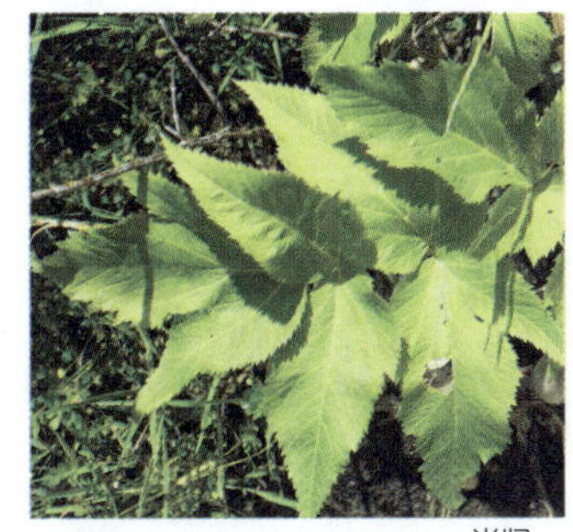
当归

白芍（一两，酒炒）白术（五钱，土炒）茯苓（五钱）人参（三钱）甘草（一钱）陈皮（五分）花粉（三钱）苏叶（一钱）沉香（一钱，研末）此方可大补气血，方可以辅助正气消除邪气。

多怒堕胎

妇人有怀妊之后，未至成形，或已成形，其胎必堕，人皆曰气血衰微，不能固胎也，谁知是性急怒多，肝火大动而不静乎！夫肝本藏血。肝怒则不藏，不藏则血难固。盖肝虽属木，而木中实寄龙雷之火，所谓相火是也，相火宜静不宜动：静则安，动则炽。况木中之火，又易动而难静。

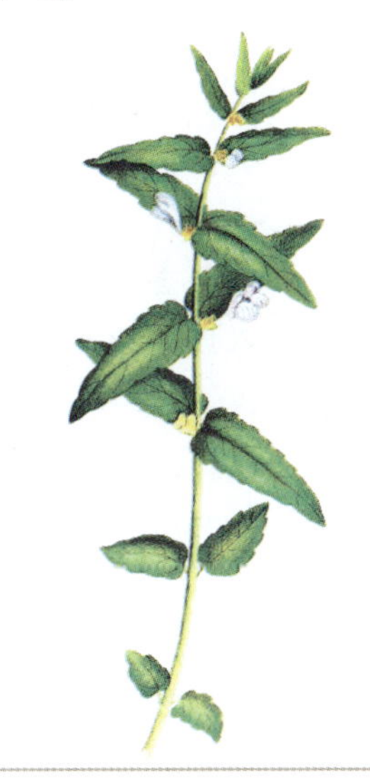

原文

妇人有怀妊之后，未至成形，或已成形，其胎必堕，人皆曰气血衰微，不能固胎也，谁知是性急怒多，肝火大动而不静乎！夫肝本藏血。肝怒则不藏，不藏则血难固。盖肝虽属木，而木中实寄龙雷之火，所谓相火是也，相火宜静不宜动：静则安，动则炽。况木中之火，又易动而难静。人生无日无动之时，既无日非动火之时，大怒则火益动矣，火动而不可止遏，则火势飞扬，不能生气养胎，而反食气伤精矣；精伤则胎无所养，势必下坠而不已。经所谓“少火生气，壮火食气”，正此义也。治法宜平其肝中之火，利其腰脐之气，使气生夫血而血清其火，则庶几矣。

利气泄火汤

人参（三钱）白术（一两，土炒）甘草（一钱）熟地（五钱，九蒸）当归（三钱，酒洗）白芍（五钱，酒炒）芡实（三钱，炒）黄芩（二钱，酒炒）。

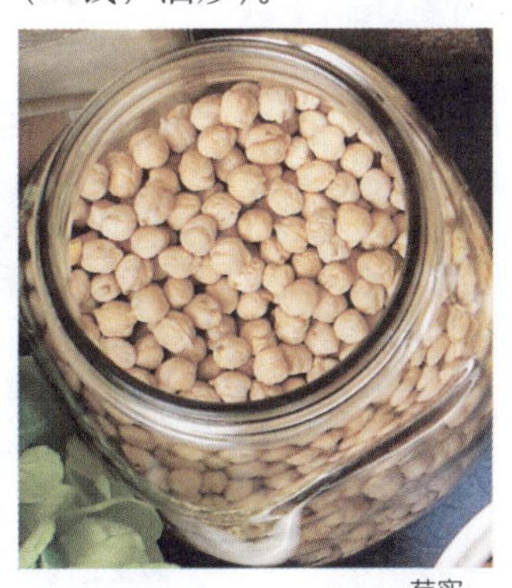
芡实

水煎服。六十剂而胎不坠矣。此方名虽利气而

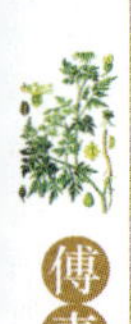

实补气也。然补气而不加以泄火之品，则气旺而火不能平，必反害其气也。故加黄芩于补气之中以泄火；又有熟地、归、芍以滋肝而壮水之主，则血不燥而气得和，怒气息而火自平，不必利气而气无不利，即无往而不利矣。

译文

如果是性情急躁、多怒喜恼，造成肝火大动而气血不和，就会让妇人中有的怀孕以后，胎儿还没有成形，或者已经成形时所孕的胎儿发生损堕，这是因为情绪神志过激，容易出现动怒，让肝火更加亢盛冲动，火旺不能抑制，肝气横逆，肝火上亢，伤脾不能生气血养胎，反而耗损精气；阴精受到伤损，胎就会失去滋养，必然发展成为堕胎小产。

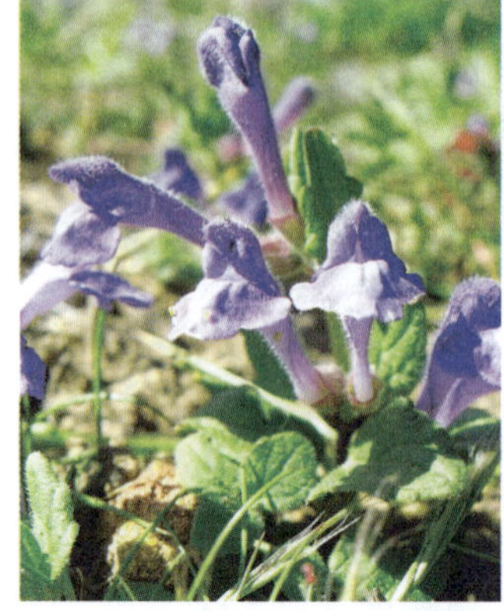

黄芩

治疗的方法是让肝泄火，通利腰脐之气，让气生血长，血能够归藏，肝火也就自然清降，这就差不多了。

利气泄火汤

人参（三钱）白术（一两，土炒）甘草（一钱）熟地（五钱，九蒸）当归（三钱，酒洗）白芍（五钱，酒炒）芡实（三钱，炒）黄芩（二钱，酒炒）。

用水煎服，服用六十剂可以让下次怀胎不再发生坠堕的情况。

药方的名字虽然叫做利气，其实主要目的是侵脾补气的。加上黄芩在补气药中来泄火；加熟地、当归、白芍来滋养肝木而达到壮水之主的目的。血不燥气能和，怒气消失了，肝火也就自然的平息，不用理气行滞就让气机通畅，气血没有运行不到的。

血不燥热气就能平和，没有了怨气，肝火就会逐渐平和。

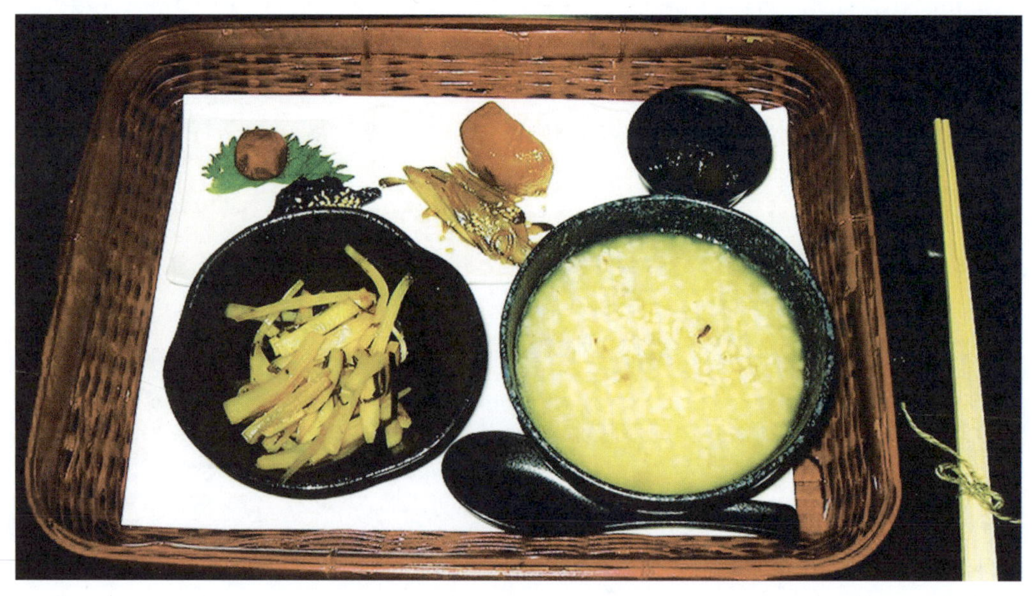

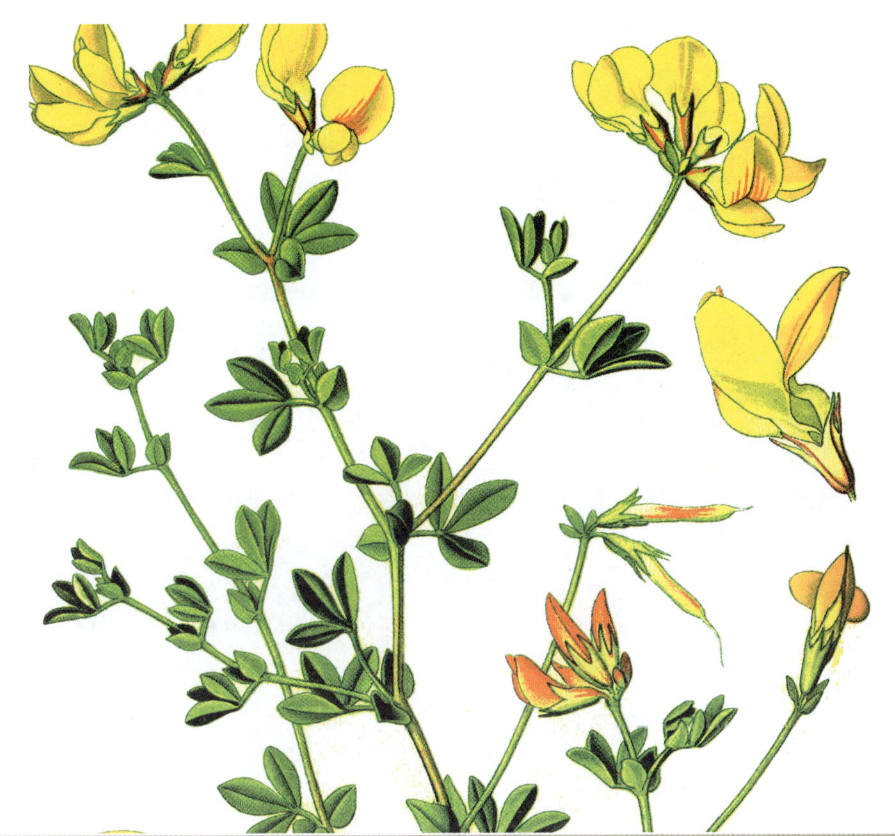

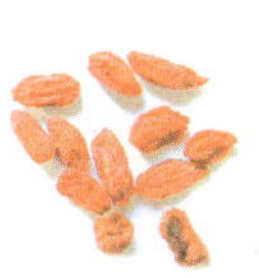

女科

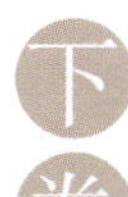

小产病症

难产病症

正产病症

产后病症

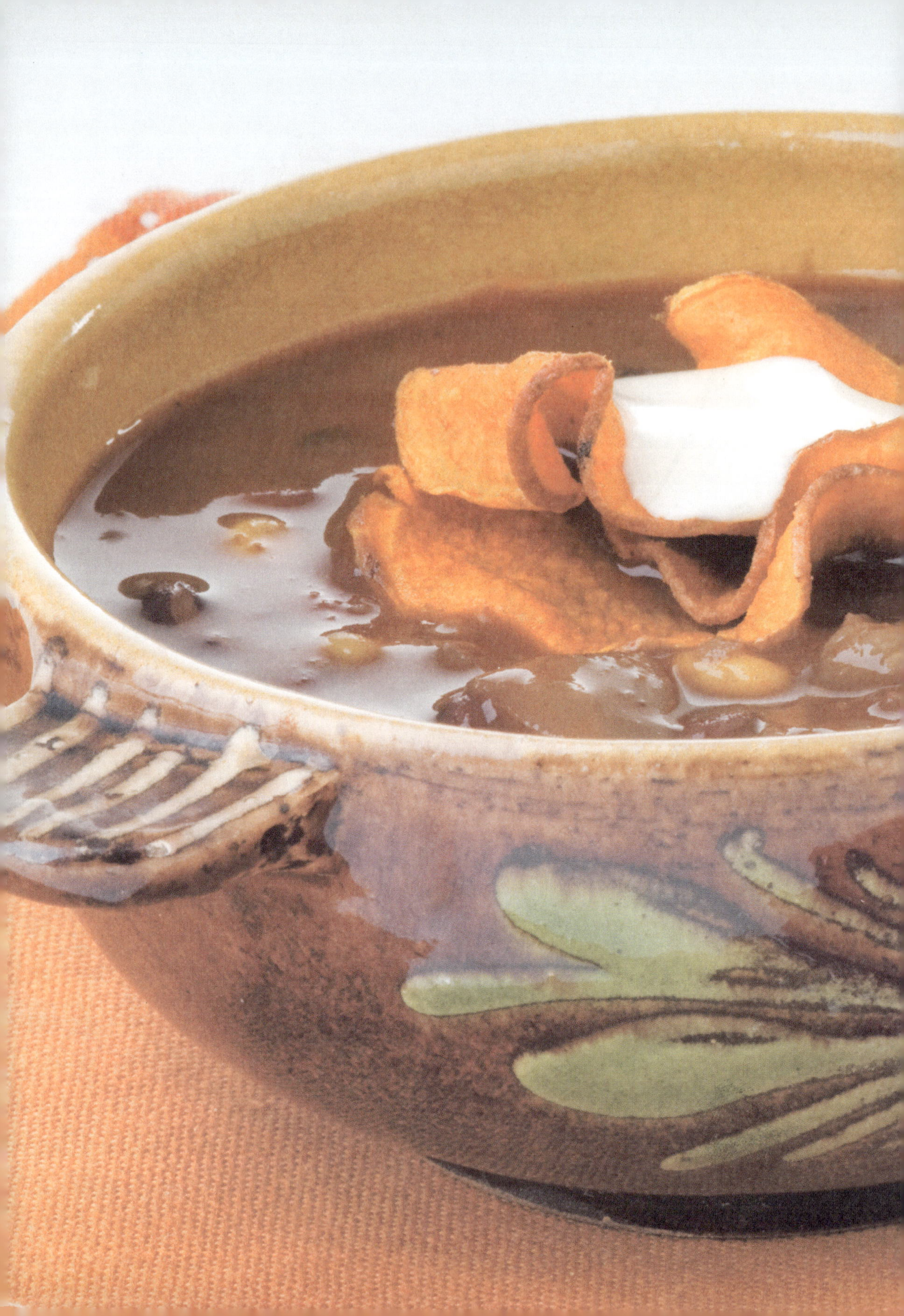

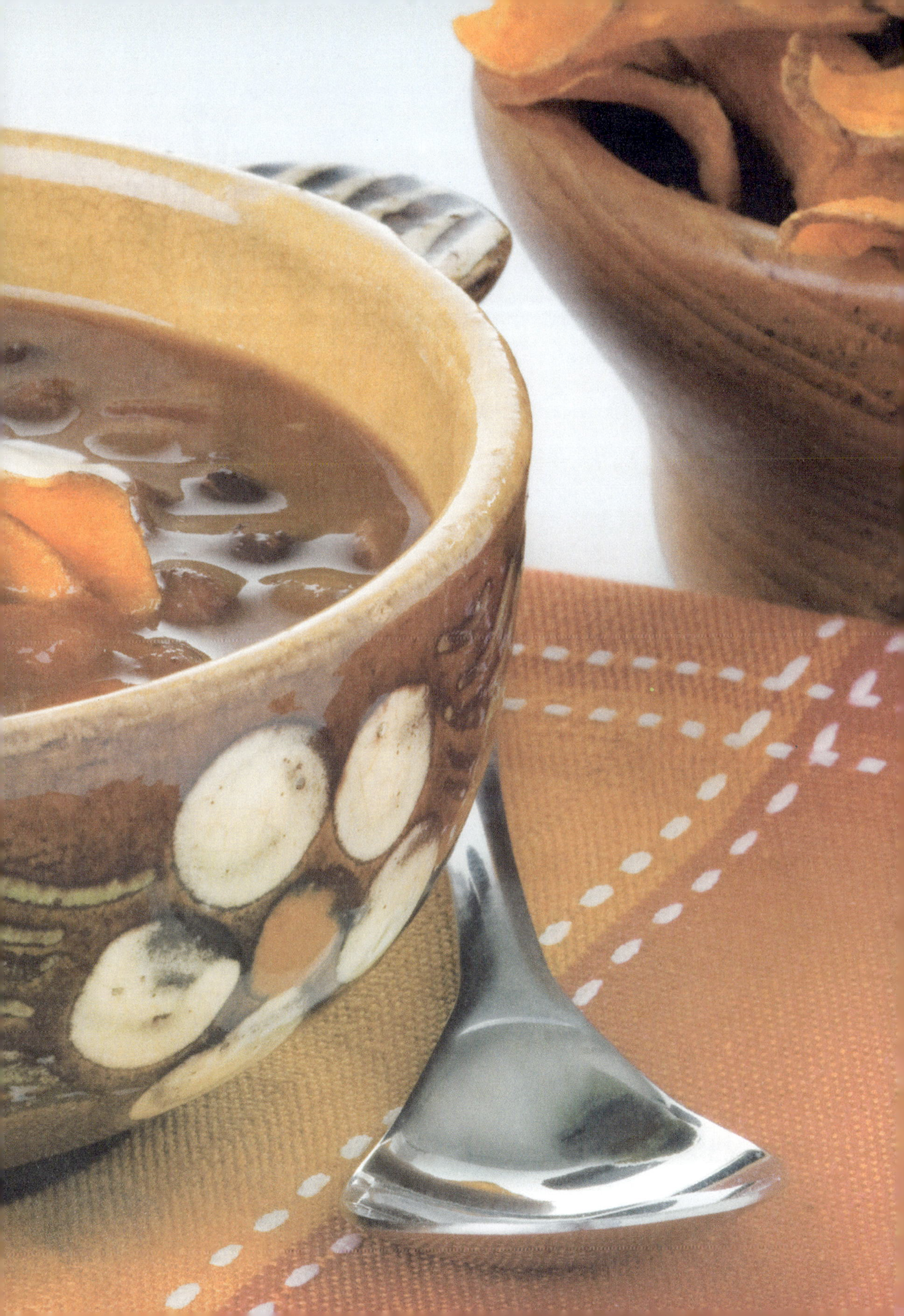

行房小产

妊妇因行房致小产血崩不止，人以为火动之极也，谁知是气脱之故乎！血崩本于气虚，火盛本于水亏，肾水既亏，则气之生源涸矣；气源既涸，而气有不脱者乎！此火动是标，而气脱是本也。经云：治病必求其本：，本固而标自立矣。若只以止血为主，而不急固其气，则气散不能速回，而血何由止！不大补其精，则水涸不能遽长，而火且益炽，不揣其本，而齐其末，山未见有能济者也。

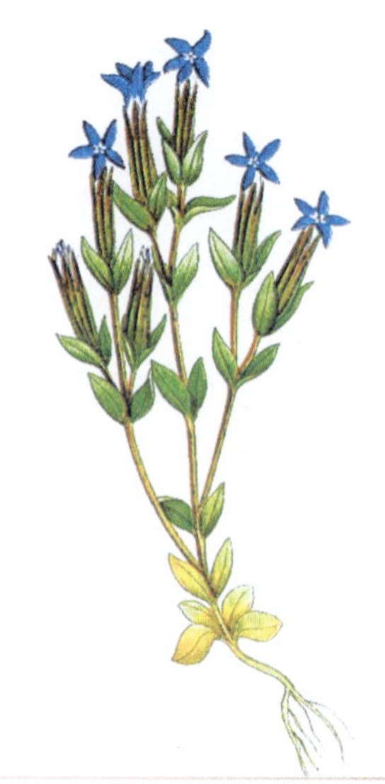

原文

妊妇因行房致小产血崩不止，人以为火动之极也，谁知是气脱之故乎！血崩本于气虚，火盛本于水亏，肾水既亏，则气之生源涸矣；气源既涸，而气有不脱者乎！此火动是标，而气脱是本也。经云“治病必求其本”，本固而标自立矣。若只以止血为主，而不急固其气，则气散不能速回，而血何由止！不大补其精，则水涸不能遽长，而火且益炽，不揣其本，而齐其末，山未见有能济者也。

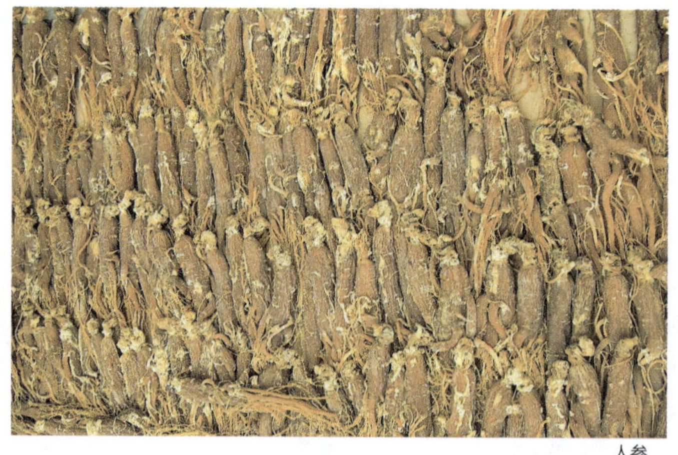

人参

固气填精汤

人参（一两）黄芪（一两，生用）白术（五钱，土炒）大熟地（一两，九蒸）当归（五钱，酒洗）三七（三钱，研末冲）芥穗（二钱，炒黑）水煎服。一剂而血止，两剂而身安，四剂则全愈。此方之妙，妙在不去清火，而惟补气补精，其奏功独神者，以诸药温润能除大热也。盖热是虚，故补气自能摄血，补精自能止血，意在本也。

译文

有的妊娠妇女由于行房的事情而导致小产的发生，并且血崩止不住，大多医者认为是火热动血太过的缘故。

谁知道却是因为气脱的原因：血崩本来是由于气血虚弱造成的，火盛过热本来是因为肾阴亏损造成的，肾阴不足则肾虚母脏肺所主的气也虚衰了；肺气既然已经衰微，怎么能不出现气短、吸气困难等气脱的症候呢?病症中火动血崩是表面症状，而气虚血脱才是病症的本质。内经说:“治病必本”，本质的病症解决了，而表面的病症也就会马上自然消失。如果只是用止血方式为主，不能急速的固摄补气，那么气散去以后就不能够很快生成，血又由什么来止住呢？因此不去大补肾，就会阴亏而不能立刻恢复，虚火就会变的更加旺盛，不去治疗疾病的本质，而只去治疗它的表面，还从来没有见到过能治好病的。方用固气填精汤。

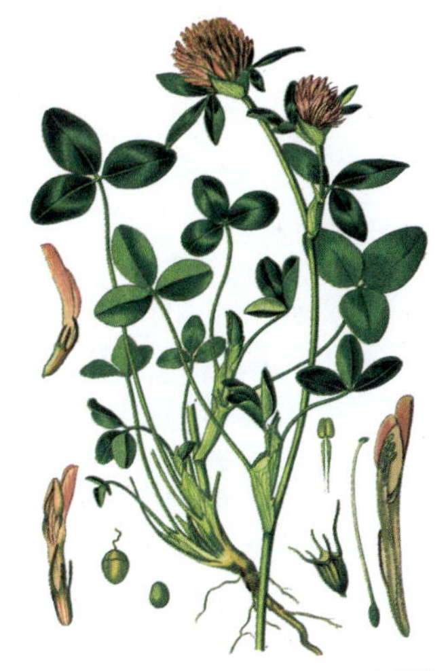

三七植株

固气填精汤

人参（一两）黄芪（一两，生用）白术（五钱，土炒）大熟地（一两，九蒸）当归（五钱，酒洗）三七（三钱，研末冲）芥穗（二钱，炒黑）。

用水煎服，服一剂后血就可以止住了，两剂气息就可以变的平稳，身不躁动变的安静了，服用四剂后就可以痊愈了。

此方的作用是不用清热泻火的方法，只是起补气补精的作用，效果很灵验的原因是用各药的温润来祛除热极，这是虚热。因此采用补气摄血，采用补精自然能够止血，意思就是在于治疗病的本源，病的本质。

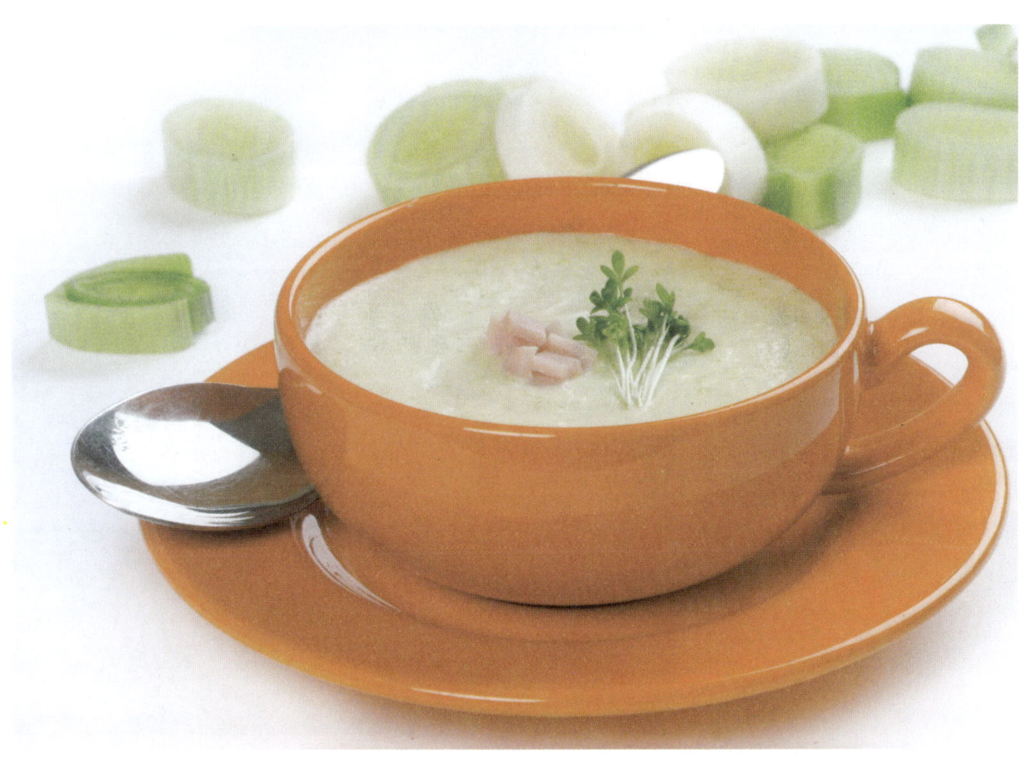

跌闪小产

妊妇有跌扑闪挫，遂致小产，血流紫块，昏晕欲绝者，人皆曰瘀血作祟也，谁知是血室损伤乎！夫血室与胞胎相连，如唇齿之相根据。胞胎有伤，则血室亦损，唇亡齿寒，理有必然也。然胞胎伤损而流血者，其伤浅；血室伤损而流血者，其伤深。伤之浅者，疼在腹；伤之深者，晕在心。同一跌扑损伤，而未小产与已小产，治各不同。

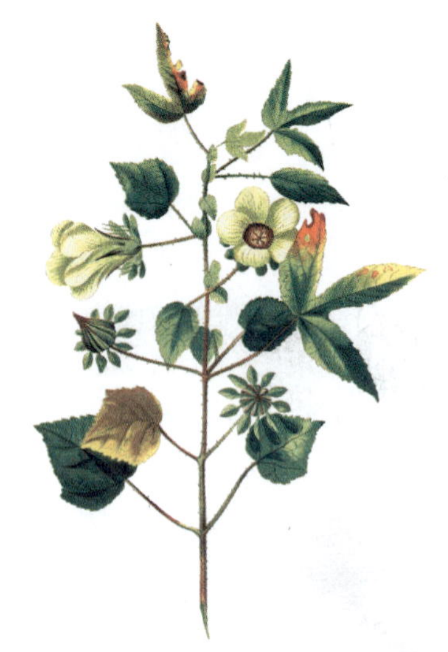

原文

妊妇有跌仆闪挫，遂致小产，血流紫块，昏晕欲绝者，人皆曰瘀血作祟也，谁知是血室损伤乎！夫血室与胞胎相连，如唇齿之相根据。胞胎有伤，则血室亦损，唇亡齿寒，理有必然也。然胞胎伤损而流血者，其伤浅；血室伤损而流血者，其伤深。伤之浅者，疼在腹；伤之深者，晕在心。同一跌扑损伤，而未小产与已小产，治各不同。未小产而胎不安者，宜顾其胎，而不可轻去其血；已小产而血大崩，宜散其瘀，而不可重伤其气。盖胎已堕血既脱，而血室空虚，惟气存耳。倘或再伤其气，安保无气脱之忧乎！经云："血为营，气为卫。"使卫有不固，则营无根据而安矣。故必补气以生血，新血生而瘀血自散矣。

理气散瘀汤

人参（一两）黄芪（一两，生用）当归（五钱，酒洗）茯苓（三钱）红花（一钱）丹皮（三钱）姜炭（五钱）。

水煎服。一剂而流血止，两剂而昏晕除，三剂而全安矣。此方用人参、黄以补气，气旺则血可摄也。用当归、丹皮以生血，血生则瘀难留也。用红花、黑姜以活血，血活则晕可除也。用茯苓以利水，水利则血易归经也。

译文

妊娠期间的妇女由于跌倒、扑倒、闪挫等因素，导致小产的发生。

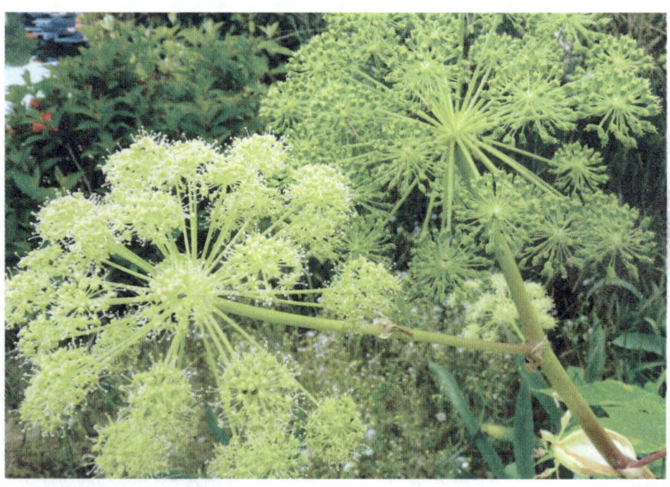

当归

有大量血流出并且血中夹杂着紫黑色的血块，感到头昏目晕要倒下，医生专家都说这是瘀血在捣鬼。其实是冲脉血室受到损伤而导致的。

冲脉是和子宫相连接的，就像唇齿连接一样。子宫如果受到损伤，冲脉血室也就会受到伤损，唇亡齿寒这个道理一样。

如果子宫损伤造成出血量少，病情属于较轻；

如果冲脉血室损伤而造成大量出血，病情轻的表现为小腹疼痛；病情重的就会表现昏晕，神志不清。

同样发生有跌仆损伤病史的，而对于没有发生小产或者已经发生小产的，在治法上都是各不相同的。

没有出现小产引起胎动不安的，治疗方法适宜补益气血，护卫胎儿，不能随便用活血祛瘀的药；

已经发生小产并且出现血崩的，治疗方法应当活血散瘀，但不能重伤其气。凡胎儿已堕下就会血脱，血室变的空虚，只有气还存在。如果再伤其气，能安保不出现气脱的忧患吗？

内经说道：“血为营，气为卫。”假如气脱没有卫

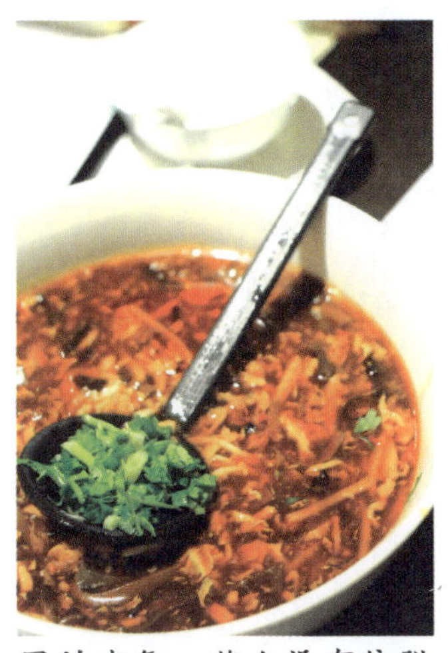

固的力气，营血没有依附怎么能够安然的存在呢？

因此治疗必须补气来生血，新血生成让瘀血自然消散。

理气散瘀汤

人参（一两）黄芪（一两，生用）当归（五钱，酒洗）茯苓（三钱）红花（一钱）丹皮（三钱）姜炭（五钱）。

用水煎服，服一剂后就可以让流血止住，服两剂后头昏目晕的症状就消失了。三剂服后症状就会全部消失。此药方是用人参、黄芪来进行补气，气旺盛血则被固摄住，流血也就止住了。

用当归、丹皮祛痰来生血，生成新血后瘀血就难以留住了。

用红花、黑姜来活血，瘀血散去，血脉流畅昏晕就可消除了。

用茯苓渗湿利水，可让痹血随水而散去，新血就能归经了。

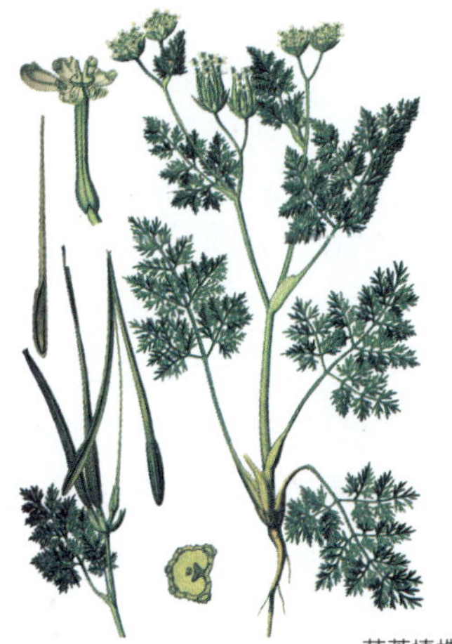

茯苓植株

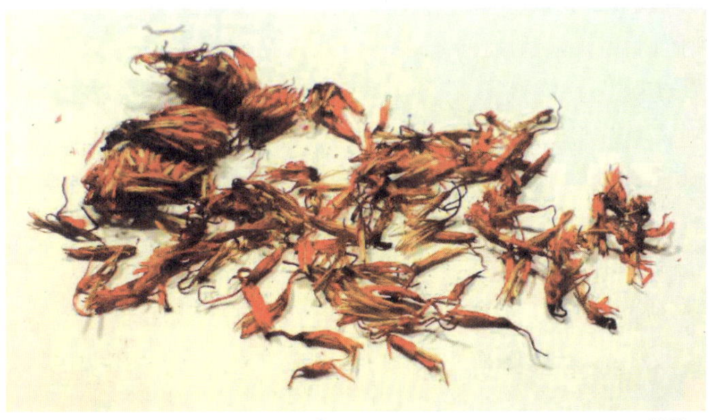

红花

大便干结小产

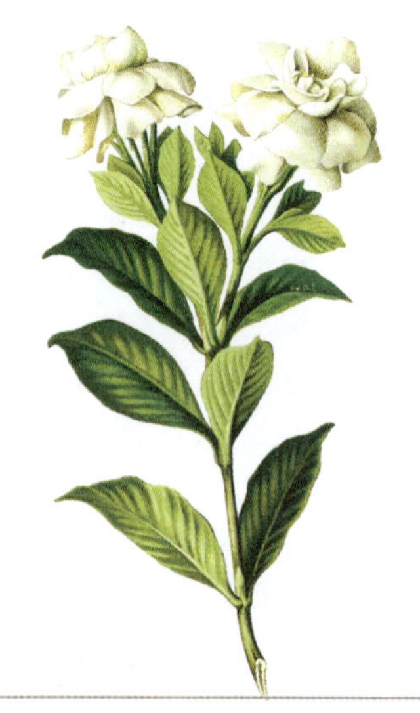

妊妇有口渴烦躁，舌上生疮，两唇肿裂，大便干结，数日不得通，以致腹疼小产者，人皆曰大肠之火热也谁知是血热铄胎乎！夫血所以养胎也，温和则胎受其益，太热则胎受其损。如其热久铄之，则儿在胞胎之中，若有探汤之苦，难以存活，则必外越下奔，以避炎气之逼迫，欲其胎之不坠也得乎！然则血荫乎胎，则血必虚耗。血者阴也，虚则阳亢，亢则害矣。

原文

妊妇有口渴烦躁，舌上生疮，两唇肿裂，大便干结，数日不得通，以致腹疼小产者，人皆曰大肠之火热也 谁知是血热铄胎乎！夫血所以养胎也，温和则胎受其益，太热则胎受其损。如其热久铄之，则儿在胞胎之中，若有探汤之苦，难以存活，则必外越下奔，以避炎气之逼迫，欲其胎之不坠也得乎！然则血荫乎胎，则血必虚耗。血者阴也，虚则阳亢，亢则害矣。且血乃阴水所化，血日荫胎，取给刻不容缓而火炽，阴水不能速生以化血，所以阴虚火动。阴中无非火气，血中亦无非火气矣，两火相合，焚逼儿胎，此胎之所以下坠也。治法宜清胞中之火，补肾中之精，则可已矣。或疑儿已下坠，何故再顾其胞？血不荫胎，何必大补其水？

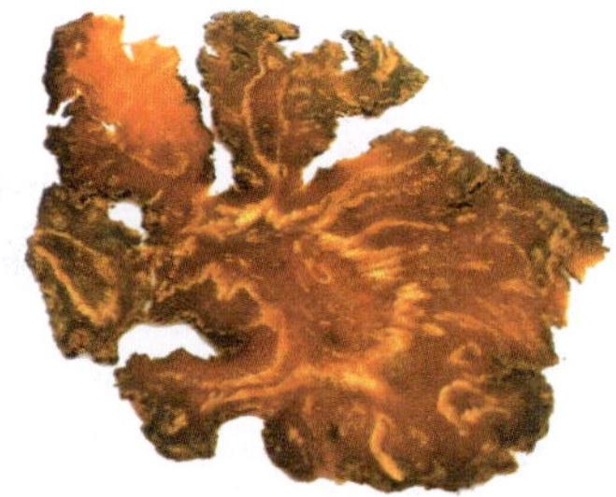
川芎

殊不知火动之极，以致胎坠，则胞中纯是一团火气，此火乃虚火也。实火可泄，而虚火宜于补中清之，则虚火易散，而真火可生。倘一味清凉以降火，全罔顾胞胎之虚实，势必至寒气逼人，胃中生气萧索矣。胃乃二阳，资养五脏者也。胃阳不生，何以化精微以生阴水乎！有不变为劳瘵者几希矣。

加减四物汤

熟地（五钱，九蒸）白芍（三钱，生用）当归（一两，酒洗）川芎（一钱）山栀子（一钱，炒）山萸（二钱，蒸，去核）山药（三钱，炒）丹皮（三钱，炒）。

水煎服。四、五剂而愈矣。丹皮性急凉血，产后用之，最防阴凝之害，慎之！

译文

妊娠妇女在怀孕期间有的出现口渴烦躁，舌面长出了疮疡，两唇出现肿胀干裂，大便数日不能畅通，最终导致腹痛发生小产。医者都认为是因为大肠火热引起的，谁知是血热灼伤胎儿造成。血能够养胎的原因是由于湿润不燥，胎儿可以受益，如果血太过燥热就会损伤胎儿。

如果血热的太久，胎儿在胞宫内就会像被热汤熏蒸一般，难以存活下去，胎儿必然会向外往下移，躲避炎热的煎熬，想让胎儿不坠落能行吗？如果孕后让血来养胎，就必然让母体处在阴血不足的状态。屈阴，阴虚则易阳亢生热，虚热亢盛就会造成祸害。况且血是由阴液所化生的，血每天养胎又是一刻都不能间断的，更导致阴虚火热，阴液少可以马上生成化为血，阴血更不足，所以产生虚火。

如果在正常生理状态下阴血中没有内火产生的，血中也没有内火产生，如今阴血两亏，虚热相生，热灼到胎儿，这就是胎儿下坠堕产的病机。

治法适宜清胞宫中的热，补肾中的肾精，就可以了。或者有疑问胎儿已经堕下，为什么还要治其胞宫？血也不再荫胎，何必还要大补肾水？实不知晓火热太盛才导致了胎儿坠堕，那胞宫纯属热象，此热是虚热。

实热可用苦寒来泄火，而虚热只适宜在滋补中清解，虚热才能够容易消散，

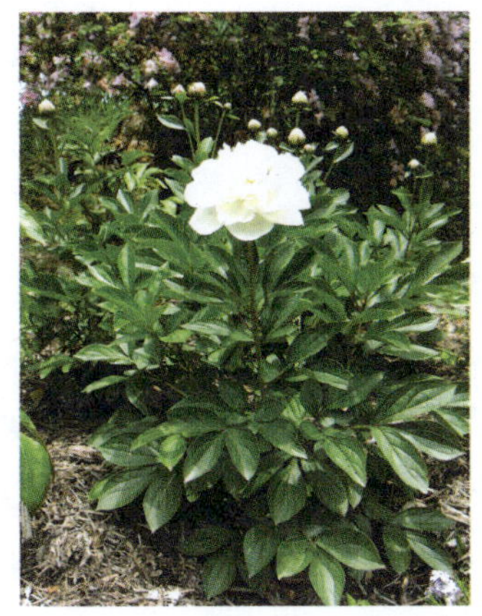

白芍

使肾中真火可以生成。

如果全部用苦寒清凉的药来降火泄热，而完全不理会胞宫中热的虚实，必然会造成寒凉过盛，胃气就会受到损伤，使胃的功能减弱。

胃属于二阳中的阳明，五脏都需要靠胃的滋养。胃阳如果虚衰就不能旺盛胃气，又怎么能够把五谷化生成阴血呢？五脏得不到胃滋养，就会变的劳瘦，方可加减四物汤。

加减四物汤

熟地（五钱，九蒸）白芍（三钱，生用）当归（一两，酒洗）川芎（一钱）山栀子（一钱，炒）山萸（二钱，蒸，去核）山药（三钱，炒）丹皮（三钱，炒）。

用水煎服，服四、五剂就能痊愈了。方中丹皮性寒而能凉血，如果在产后服用，可预防阴寒容易导致血凝滞的弊端，必须要谨慎。

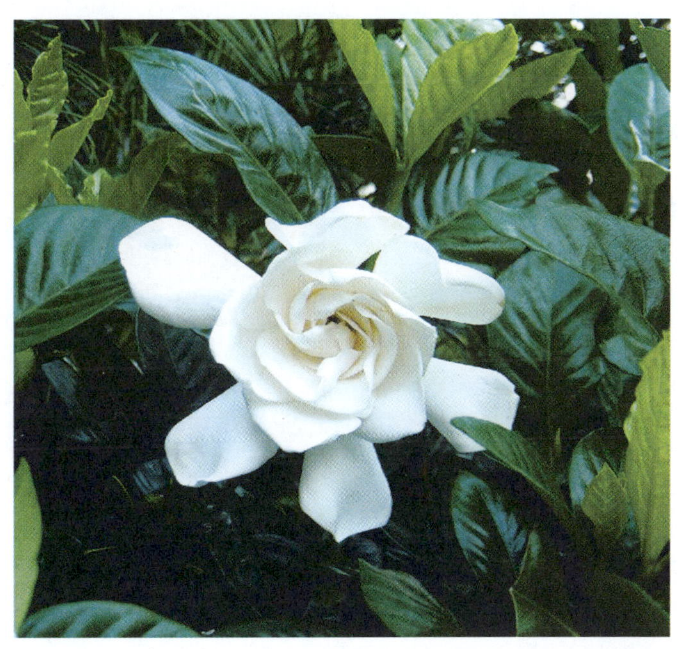

山栀子

畏寒腹疼小产

妊妇有畏寒腹疼，因而堕胎者，人只知下部太寒也，谁知是气虚不能摄胎乎！夫人生于火，亦养于火，非气不充，气旺则火旺，气衰则火衰。人之所以坐胎者，受父母先天之真火也。先天之真火，即先天之真气以成之。故胎成于气，亦摄于气，气旺则胎牢，气衰则胎堕，胎日加长，而气日加衰，安得不堕哉！

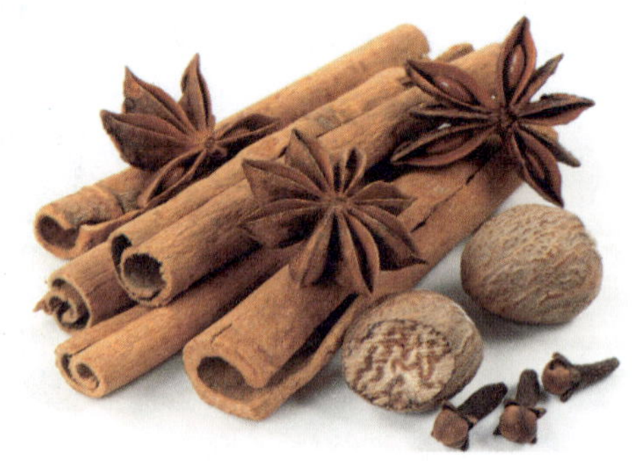

原文

妊妇有畏寒腹疼，因而堕胎者，人只知下部太寒也，谁知是气虚不能摄胎乎！夫人生于火，亦养于火，非气不充，气旺则火旺，气衰则火衰。人之所以坐胎者，受父母先天之真火也。先天之真火，即先天之真气以成之。故胎成于气，亦摄于气，气旺则胎牢，气衰则胎堕，胎日加长，而气日加衰，安得不堕哉！况又遇寒气外侵，则内之火气更微，火气微则长养无资；此胎之不能不堕也。使当其腹疼之时，即用人参、干姜之类，补气祛寒，则可以疼止而胎安。无如人拘于妊娠之药禁而不敢用，因致堕胎，而仅存几微之气，不急救气，尚有何法。

黄芪补气汤

黄芪（二两，生用）肉桂（五分，去粗皮，研）当归（一两，酒洗）。

水煎服。五剂愈矣。倘认定是寒，大用辛热，全不补气与血，恐过于燥热，反致亡阳而变危矣。

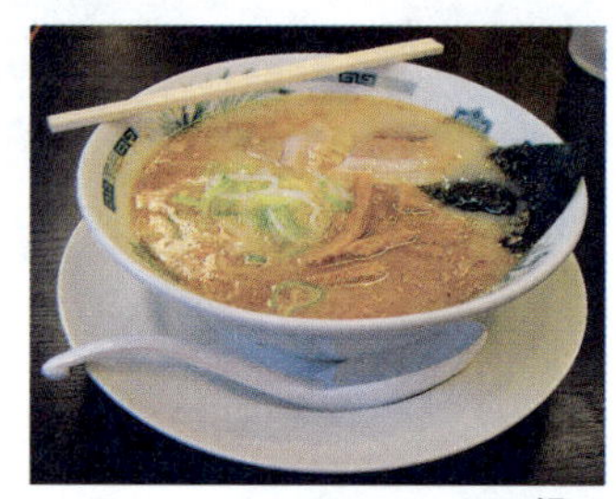

汤

译文

妊娠期间的孕妇中有的表现害怕、寒冷、小腹疼痛的，导致发生堕胎的。

人们只知道是孕胎的子宫寒气太盛，谁知道是因为足肾气虚不能系摄胎儿造成的。

人的生命形成是在阳气生化下，人的生长发育也要靠阳气的化生，必须要肾气充盛才可以，肾气亢盛命门就火旺，肾气衰微命火也就会衰。

胎儿所以能在母体子宫内生长发育，是得到父母先天的阳气充养。先天之真火，也就是先天的真气形成的。因此胎儿是形成于先天肾气的，也要被肾气摄固，肾气旺盛胎儿系的就会牢固，肾气虚宏胎失所系而坠堕，加上胎儿每日的渐长，肾气日渐衰弱，怎么能不堕呢？何况又感受寒邪的侵袭。寒容易损伤阳气，肾中阳气就会更加虚微，命门火衰胎儿失于温胞就无法长养，这种胎儿是不能不坠堕的。假如在妊妇发生腹疼的时候，马上用人参、干姜之类药物来补气祛寒，就可以来暖宫止痛让胎安而不发生坠堕。不要像有些人被妊娠药禁而拘泥不敢去用，因而导致堕胎，当仅有一点阳气的时候，不马上采用扶阳益气法，还有什么办法可治呢？方用黄芪补气汤。

黄芪补气汤

黄芪（二两，生用）肉桂（五分，去粗皮，研）当归（一两，酒洗）。

水煎服。五剂就能痊愈，如果认定是寒，大用辛热，全不补气与血，恐怕会过于燥热，反会导致亡阳征候变得更加危重。

大怒小产

妊妇有大怒之后，忽然腹疼吐血，因而堕胎；及堕胎之后，腹疼仍未止者，人以为肝之怒火未退也，谁知是血不归经而然乎！夫肝所以藏血者也。大怒则血不能藏，宜失血而不当堕胎，何为失血而胎亦随堕乎？不知肝性最急，血门不闭，其血直捣于胞胎，胞胎之系，通于心肾之间，肝血来冲，必断绝心肾之路；胎因心肾之路断，胞胎失水火之养，所以堕也。

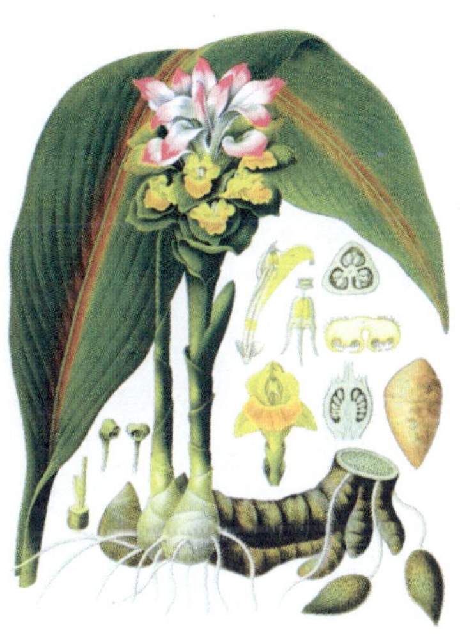

原文

妊妇有大怒之后，忽然腹疼吐血，因而堕胎；及堕胎之后，腹疼仍未止者，人以为肝之怒火未退也，谁知是血不归经而然乎！夫肝所以藏血者也。大怒则血不能藏，宜失血而不当堕胎，何为失血而胎亦随堕乎？不知肝性最急，血门不闭，其血直捣于胞胎，胞胎之系，通于心肾之间，肝血来冲，必断绝心肾之路；胎因心肾之路断，胞胎失水火之养，所以堕也。胎既堕矣，而腹疼如故者，盖因心肾未接，欲续无计，彼此痛伤肝气，欲归于心而心不受，欲归于肾而肾不纳，故血犹未静而疼无已也。治法宜引肝之血，仍入于肝，而腹疼自已矣。然徒引肝之血而不平肝之气，则气逆而不易转，即血逆而不易归也。

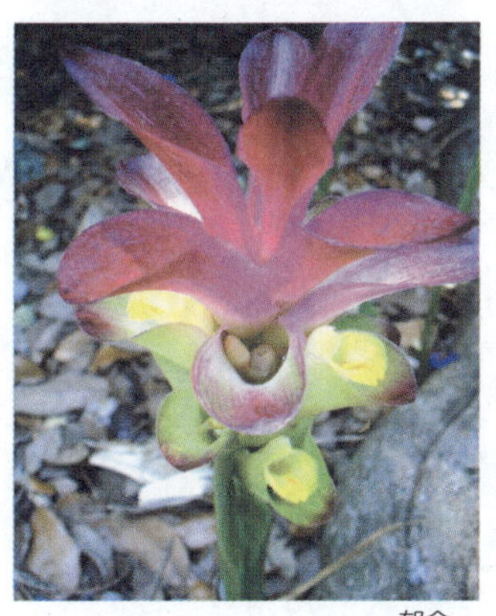

郁金

引气归血汤

白芍（五钱，酒炒）当归（五钱，酒洗）白术（三钱，土炒）甘草（一钱）黑芥穗（三钱）丹皮（三钱）姜炭（五分）香附（五分，酒炒）麦冬（三钱，去心）郁金（一钱，醋炒）水煎服。此方名为引气，其实仍是引血也，引血亦所以引气，气归于肝之中，血亦归于肝之内，气血两归，

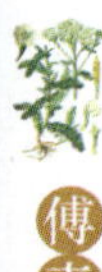

而腹疼自止矣。

译文

妊娠期间的孕妇有的在大怒以后会忽然感觉小腹疼痛，阴道下血，并且还有吐血，防胎儿坠堕；小产过后，小腹仍然疼痛不能停止。人们都会认为是肝火没有消除的原因，谁曾想到是血不归经而造成的。

肝是主藏血的。大怒就会损伤肝让肝的藏血功能发生紊乱，应当发生出血的病症而不该发生坠胎，为什么会发生出血症而胎儿也随之坠下呢？

这是不了解肝为内脏。其性最易急躁，当受到精神刺激的时候肝疏泄失常，肝气太过就会导致肝不藏血，肝血循经直迫胞宫，胞宫上的胞脉是与心肾相联系的，肝血随肝气而逆，气逆血滞必然阻心肾的胞脉；胞脉闭阻，胎儿失于心肾之水火的温养，所以堕产发生。

胎儿虽然已经堕下，可是小腹仍然疼痛涌出像原先一样。

因为心肾胞脉的气没有通，气血不能调理顺畅，气郁血滞，不通就会感觉痛，心不能主血脉，肾不能摄纳气，气血不和，血不循经归藏于肝，因而小腹疼痛不停止。办法是引血归肝，腹痛才能自然停止。然而只是引血归肝而不疏肝气和肝火，则肝气逆上不易转，也就使血随气逆也不易归藏。

引气归血汤

白芍（五钱，酒炒）当归（五钱，酒洗）白术（三钱，土炒）甘草（一钱）黑芥穗（三钱）丹皮（三钱）姜炭（五分）香附（五分，酒炒）麦冬（三钱，去心）郁金（一钱，醋炒）。

用水煎服。方子叫做引气，真正目的是为了引血，引血归经也就是引肝气而归，肝气回归，肝血也就归藏了，肝的气血调和，腹痛也就会自然而然的停止消失了。

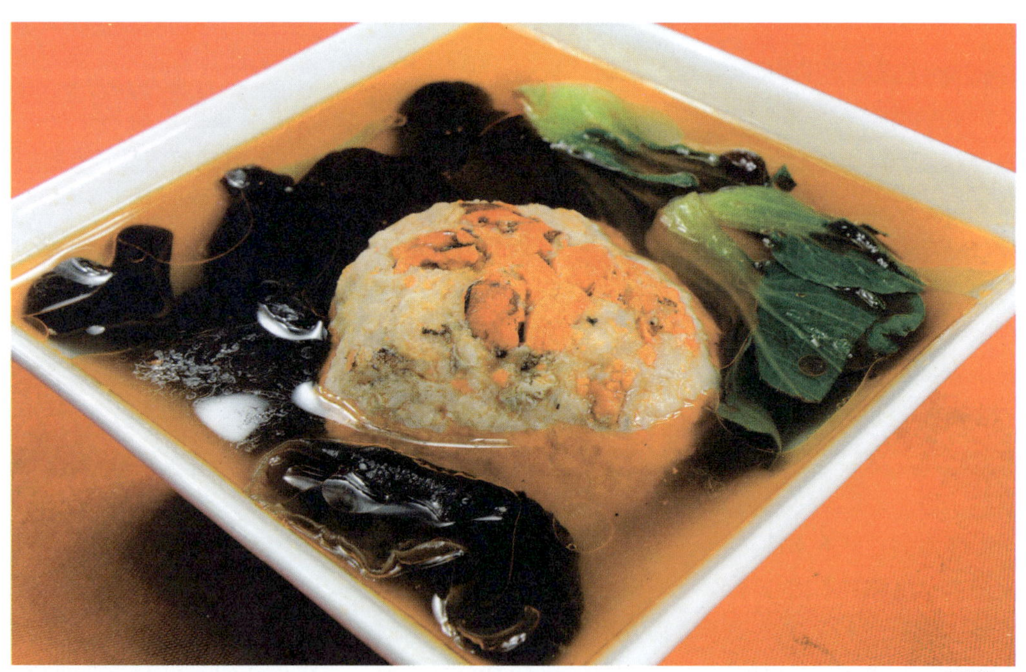

麦冬汤

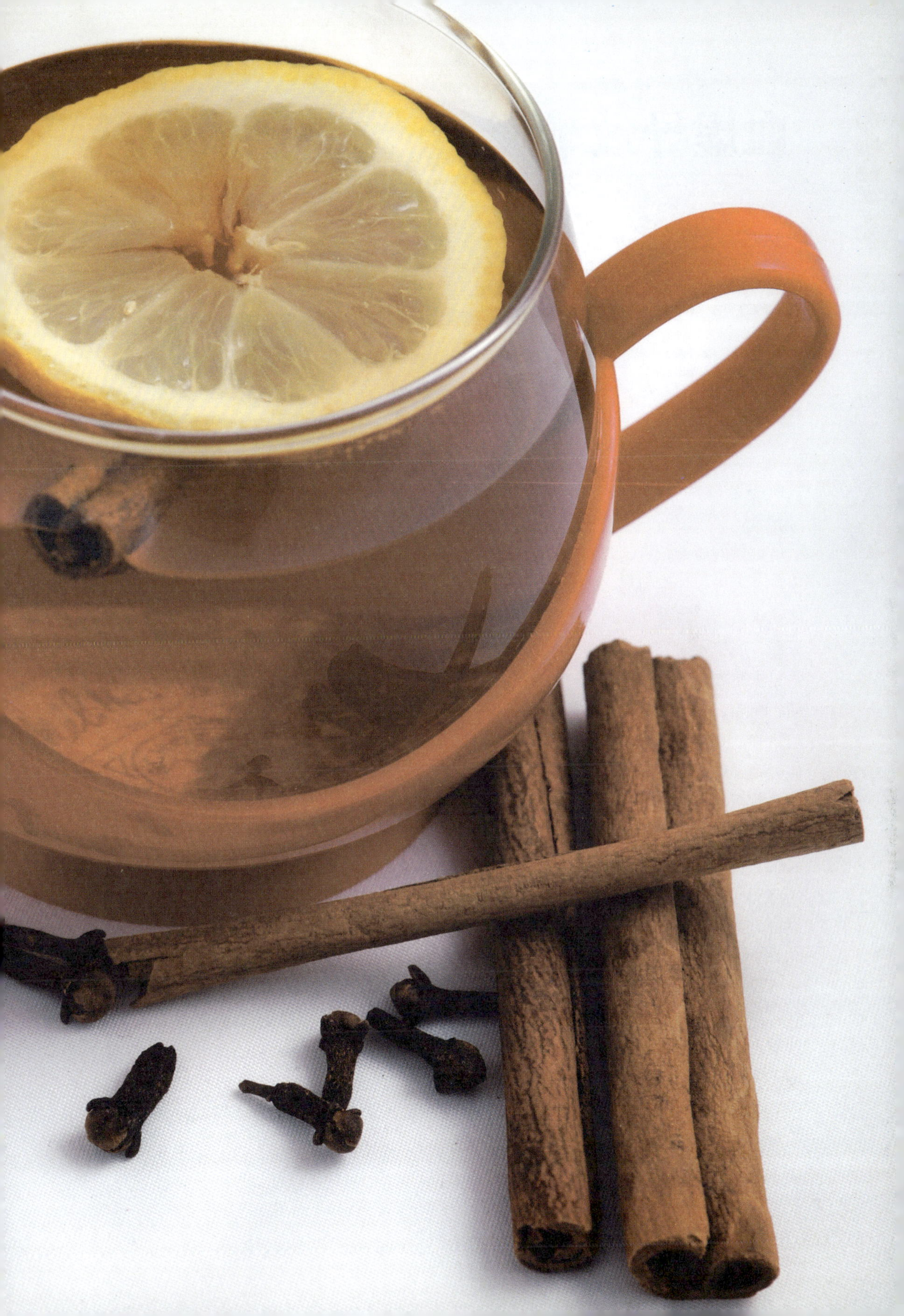

血虚导致难产

妊娠有腹疼数日，不能生产，人皆曰气虚力弱，不能送子出产门，谁知是血虚胶滞，胞中无血，儿难转身乎！夫胎之成，成于肾脏之精；而胎之养，养于五脏六腑之血，故血旺则子易生，血衰则子难产。所以临产之前，宜用补血之药；补血而血不能遽生，必更兼补气以生之，然不可纯补其气也，恐阳过于旺，则血仍不足，偏胜之害，必有升而无降，亦难产之渐也。

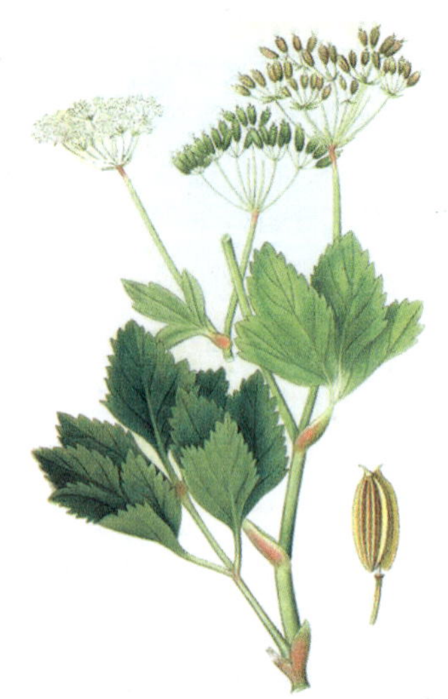

原文

妊娠有腹疼数日，不能生产，人皆曰气虚力弱，不能送子出产门，谁知是血虚胶滞，胞中无血，儿难转身乎！夫胎之成，成于肾脏之精；而胎之养，养于五脏六腑之血，故血旺则子易生，血衰则子难产。所以临产之前，宜用补血之药；补血而血不能遽生，必更兼补气以生之，然不可纯补其气也，恐阳过于旺，则血仍不足，偏胜之害，必有升而无降，亦难产之渐也。防微杜渐，其惟气血兼补乎。使气血并旺，则气能推送，而血足以济之，是汪洋之中自不难转身也，又何有胶滞之患乎！

送子丹

生黄（一两）当归（一两，酒洗）麦冬（一两，去心）熟地（五钱，九蒸）川芎（三钱）。

水煎服。两剂而生矣。

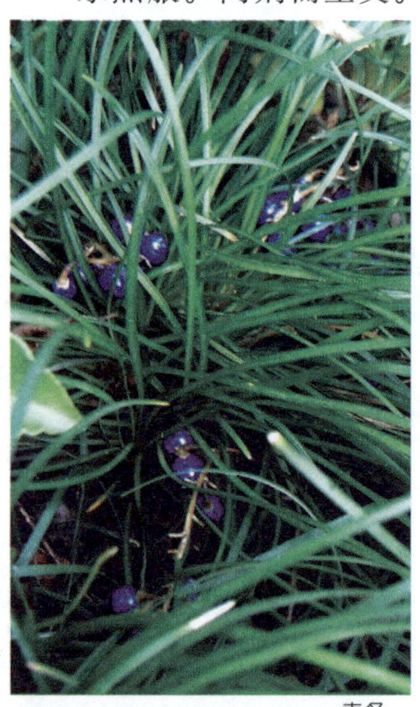

麦冬

且无横生倒产之患。此补血补气之药也。二者相较，补血之味，多于补气之品。盖补气只用黄芪一味，其余无非补血之品，血旺气得所养，气生血得所根据，胞胎润泽，自然易产；譬如舟遇水浅之处，虽大用人力，终难推行，忽逢春水泛滥，舟自跃跃欲行，再得顺风以送之，有不扬帆而迅行者乎！

译文

妊娠已足月，并伴有阵阵腹痛，并且痛作数日不能分娩，人们称是气虚力弱的原因，而不能将胎儿退出阴道口外。谁知是由于血虚黏滞，胞宫中微血，让胎儿难以按照正常的分娩机制转动。胎儿的发育靠着肾中的阴精；胎儿的长养依赖五脏六腑的阴血，因此血充足的时候分娩时胎儿就容易生下，血衰少则分娩时胎儿就难以产出。因此在临产到来之前，孕妇适宜用补血的药，但补血不能很快让血生成，必当兼用补气的药来达到气生血长的效果，然而又不可以全部用补气的药，恐怕用后阳气太旺就会燥伤血，让血仍不足，这就是用药怕胜的弊端，必然会导致胎随气升而不降，也将出现难产的势头了。要防止难产不再发生，只有采用气血一起补充。让气血同时旺盛，气旺就能推送胎儿，血足能润济胎儿，像是在汪洋中自然不难转动身体而下降，又有什么黏滞胎儿的病理可存在呢？方用送子丹。

送子丹

生黄（一两）当归（一两，酒洗）麦冬（一两，去心）熟地（五钱，九蒸）川芎（三钱）。

用水煎，服两剂便可将胎儿产下，并且不会有横产例产的情况发生。

方中是补血补气的药，两者如果相比较，补血之药多于补气药，补气的药只用了黄芪一味，其余都是补血的药，血旺了气得以生成，气足了血有所依，胞宫胎儿润泽，自然就会容易分娩；就好比船在水浅之处，虽让很多人来推，但终究难以推动运行，当碰到雨后水多的时候，船自然就游动能行了，再加上顺风以推送，不用扬帆也能快速行走了。

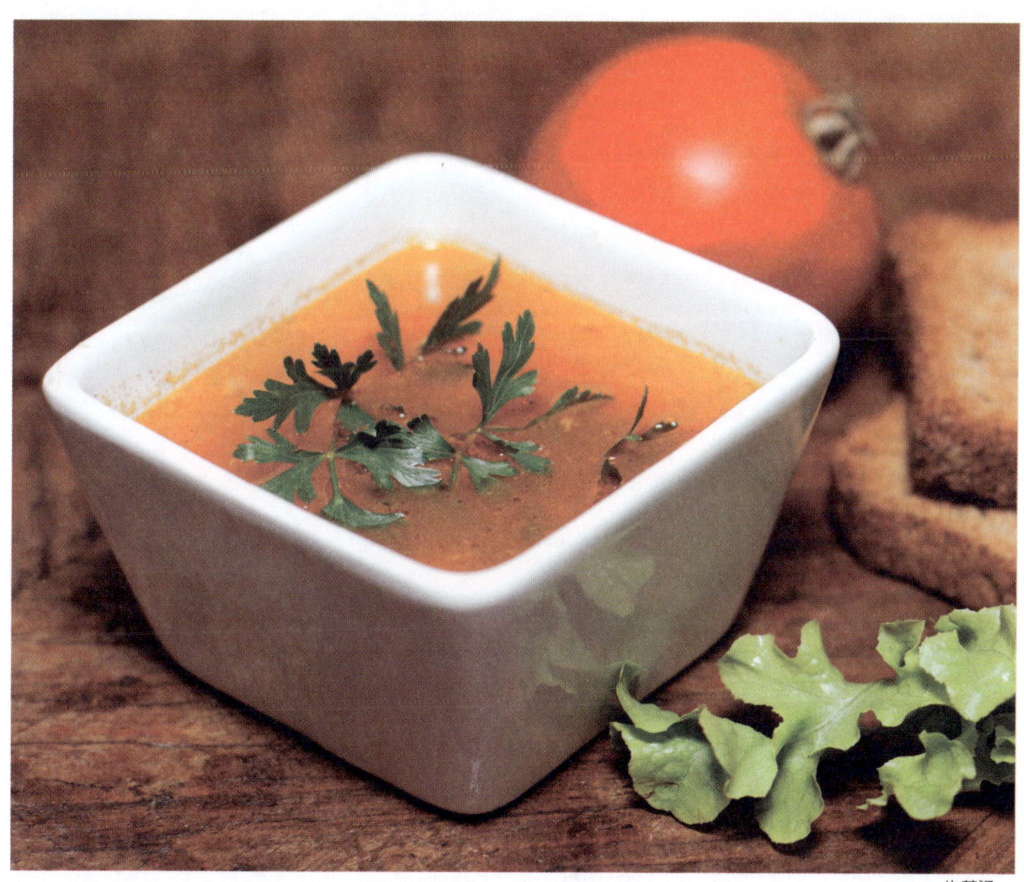

生黄汤

交骨不开导致难产

妊妇有儿到产门，竟不能下，此危急存亡之时也，人以为胞胎先破，水干不能滑利也，谁知是交骨不开之故乎！盖产门之上，原有骨二块，两相斗合，名曰交骨。未产之前，其骨自合，若天衣之无缝；临产之际，其骨自开，如开门之见山。妇人儿门之肉，原自斜生，皮亦横长，实可宽可窄可大可小者也。苟非交骨联系，则儿门必然大开，可以手入探取胞胎矣。此交骨为儿门之下关，实妇人锁钥之键。

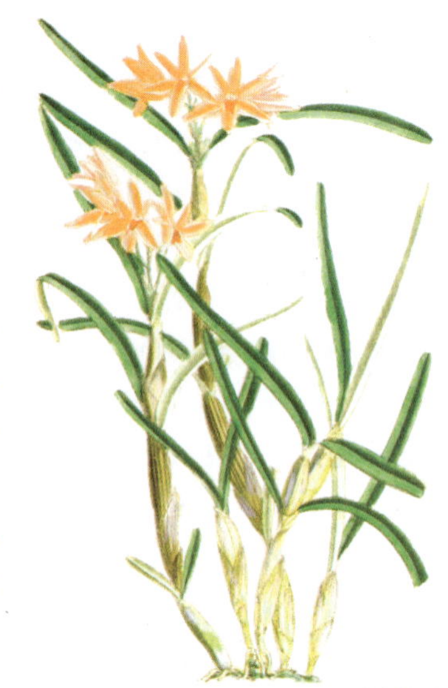

原文

妊妇有儿到产门，竟不能下，此危急存亡之时也，人以为胞胎先破，水干不能滑利也，谁知是交骨不开之故乎！盖产门之上，原有骨二块，两相斗合，名曰交骨。未产之前，其骨自合，若天衣之无缝；临产之际，其骨自开，如开门之见山。妇人儿门之肉，原自斜生，皮亦横长，实可宽可窄可大可小者也。苟非交骨联系，则儿门必然大开，可以手入探取胞胎矣。此交骨为儿门之下关，实妇人锁钥之键。此骨不闭，则肠可直下；此骨不开，则儿难降生。然而交骨之能开能合者，气血主之也。血旺而气衰，则儿虽向下而儿门不开；气旺而血衰，则儿门可开而儿难向下，是气所以开交骨，血所以转儿身也。欲生产之顺利，非大补气血不可。然交骨之闭甚易，而交骨之开甚难。临产交骨不开者，多由于产前贪欲，泄精太甚，精泄则气血失生化之本，而大亏矣。气血亏则无以运润于儿门，而交骨粘滞不开矣。故欲交骨之开，必须于补气补血之中，而加开骨之品，两相合治，自无不开之患，不必催生，而儿自迅下，母子俱无恙矣。

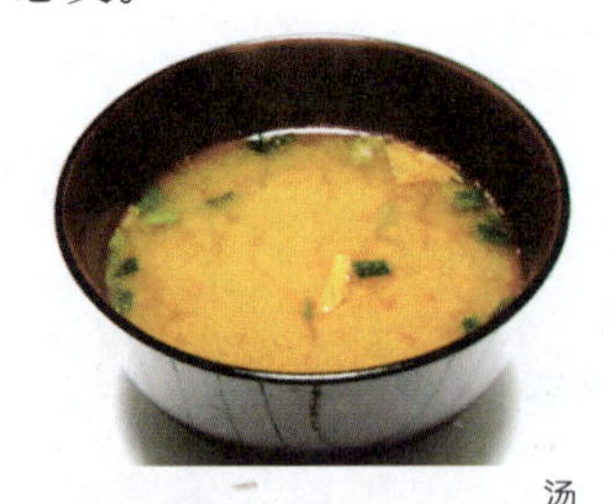

汤

降子汤

当归（一两）人参（五钱）川芎（五钱）红花（一钱）川牛膝（三钱）柞木枝（一两）水煎服。一剂儿门必响亮一声，交骨开解，而儿乃降生矣。此方用人参以补气，川芎、当归以补血，红花以活血，牛膝以降下，柞木枝以开关解骨，四味同心协力所以取效如神，在用开于补之

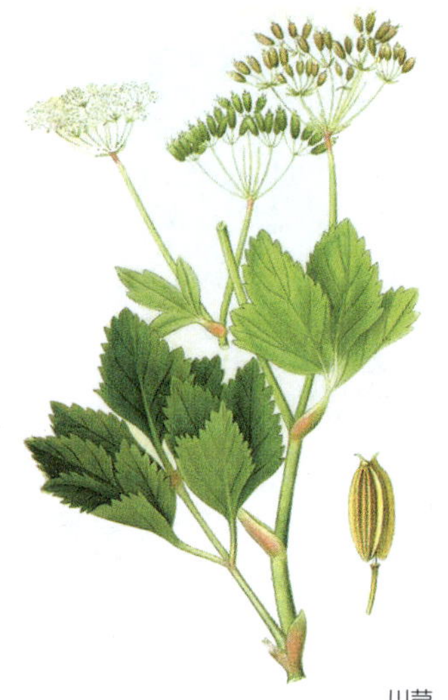

川芎

中也。然单用柞木枝亦能开骨，但不补气与血，恐开而难合，未免有下部中风之患，不若此方之能开能合之为神妙也。至于儿未临门之时万不可先用柞木以开其门；然用降子汤亦正无妨，以其能补气血耳。若欲单用柞木，必须候到门然后可。

译文

有的产妇在临产中胎儿已降入产道近阴道口的位置，居然久久不能产下，这真到了母子生命危急的时刻，人们有的推测是胞衣先破、胞水流尽不能滑利产道导致的，谁能想的到是由于交骨不开的缘故，妇女的产门之上，原有两块骨，相互对合，名叫交骨。没有分娩以前，其骨是相合在一起而紧连无续；临产的时候，交骨能自动分开像门敞开一样。

妇人产出胎儿的胞门，其肉本来是斜纹生长，外皮也是横行长的，实际可以扩张或收缩，可松可紧。

如果不是交骨粘连，就可让产儿的门开大，助产的人用手进入产道来探取胎儿助产。

交骨是胞门之下的一个关口，实为产妇骨盆上像钥匙开锁一样的关键。

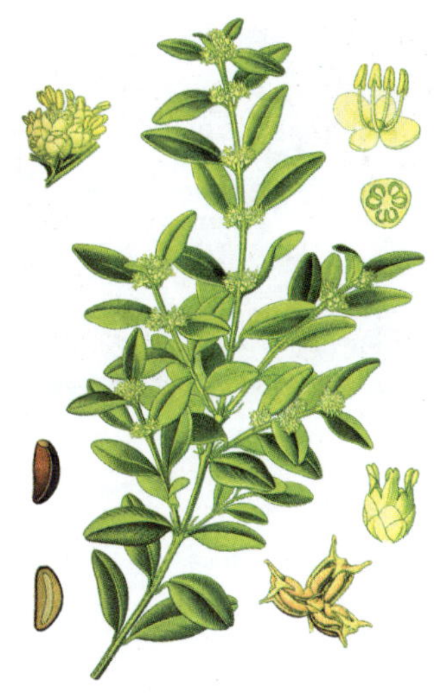

川牛膝

交骨不闭合，容易使子宫下脱；交骨不开张，产时胎儿就难以降生。但是交骨的开合，是由气血来主司的。如果血旺气不足的时候，胎儿虽然生的时候能向下转动，但胞宫的门不能开全；气旺血不足的时候，胞宫的门能开大，但胎儿却很难顺利向下转动，是因为气能推开交骨，血能润胎转身。要想让胎儿生产的顺利，必须大补气血不可。

然而交骨的闭合很容易，其开张就非常难。临产表现交骨不开的产妇，多由于产前贪欢施欲，泄精太多，阴招耗损则气血失去生化之本，因而气血大亏。血亏无法润运胎到胞门，气亏无力鼓动黏滞的交骨开张。故想让交骨开张必须在补气补血药中，加开骨之品，两类合用，自然没有不开船的情况，不必采用催生的方法，胎儿会迅速产下，母子都可平安。方用降子汤。

降子汤

当归（一两）人参（五

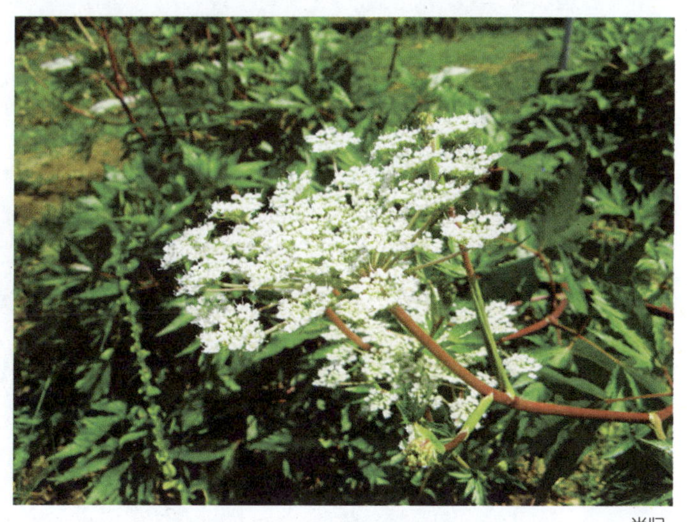

当归

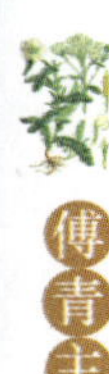

钱）川芎（五钱）红花（一钱）川牛膝（三钱）柞木枝（一两）。

用水煎服，一剂后可以听到产门处有响声，是交骨开解的声响，随着胎儿便降生了下来。

上方是用人参补气，川芎、当归补血行血，红花活血，牛膝降顺，柞木枝开解骨关节，集补气血、活血、降下、开骨四种药力合用，因此疗效像神般神奇。寓开骨在补气血之中。然而单用柞木枝也能够开启骨缝，但不用补气血的药，恐怕开后难以闭合，难免在产后让风邪从阴部入侵而患妇科病，不像这个方子可让交骨能开能合为功效。对于刚进入临产，胎儿还没有下降到胞门的时候，千万不可使用柞木以开骨，但用降子汤是没有妨碍的，因方子能补气血的。如果想单用柞木，必须要待胞门开全后才可以用。

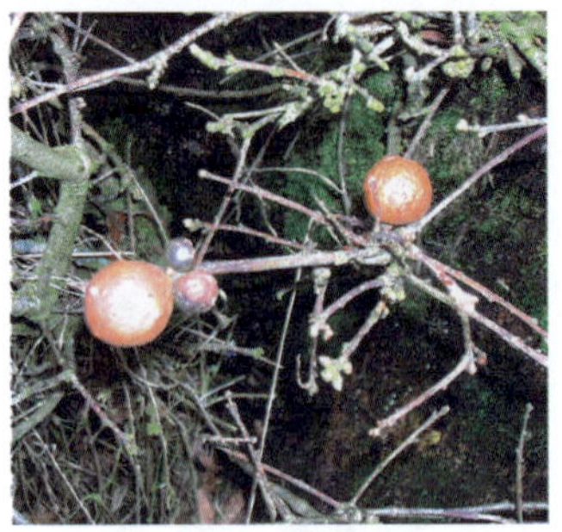

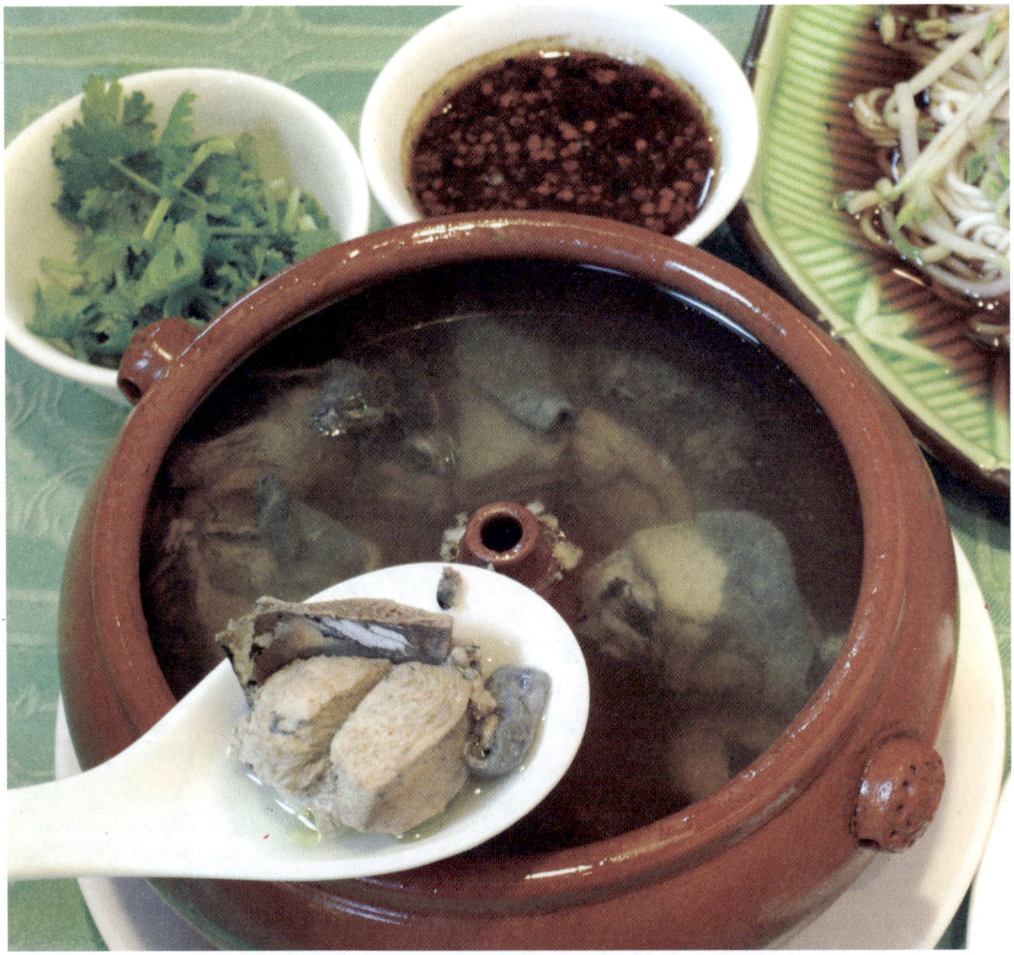

柞木枝

脚手先下导致难产

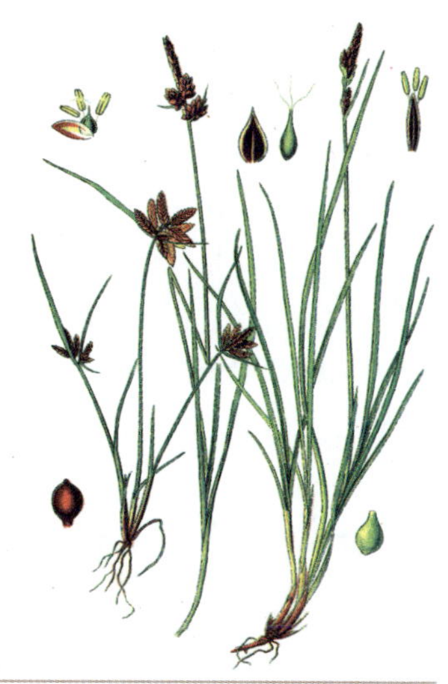

妊妇生产之际，有脚先下而儿不得下者，有手先下而儿不得下者，人以为横生倒生，至危之症也，谁知是气血两虚之故乎！产母之气血足，则胎必顺，产母之气血亏，则胎必逆；顺则易生，逆则难产。气血既亏，母身必弱，子在胞中，亦必弱；胎弱无力，欲转头向下而不能，此胎之所以有脚手先下者也。当是之时，急用针刺儿之手足，则儿必痛而缩入。

原文

妊妇生产之际，有脚先下而儿不得下者，有手先下而儿不得下者，人以为横生倒生，至危之症也，谁知是气血两虚之故乎！产母之气血足，则胎必顺，产母之气血亏，则胎必逆；顺则易生，逆则难产。气血既亏，母身必弱，子在胞中，亦必弱；胎弱无力，欲转头向下而不能，此胎之所以有脚手先下者也。当是之时，急用针刺儿之手足，则儿必痛而缩入。

转天汤

人参（二两）当归（二两，酒洗）川芎（一两）川牛膝（三钱）升麻（四分）附子（一分，制）。

水煎服。一剂而儿转身矣，再两剂自然顺生。此方之妙，用人参以补气之亏；用芎归以补血之亏，人人皆知其义。若用升麻又用牛膝、附子，恐人未识其妙也。盖儿已身斜，非用提挈则头不易转，然转其身非用下行则身不易降。升麻、牛膝并用，而又用附子者，欲其无经不达，使气血迅速以催生也。

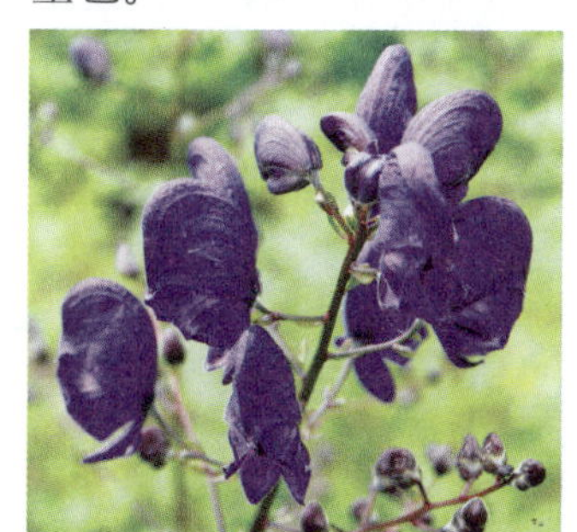

附子

译文

妊娠的妇女在生产的时候，有的时候会出现胎儿的脚先下来而身体不能产下的情况，有的时候会出现胎儿手先下来而身体也不能娩出的情况，人们诊断为是横生倒产的急危之症，有谁曾想到是由于气血两虚的缘故导致死亡的。产妇在产前的时候气血如果充足，胎位就会顺常，气血亏虚就会出现胎位必逆反；胎位顺常的就会容易的娩出，胎位逆反的就会很难产下。

气血如果亏损，母体必然会虚弱，胎儿在胞中失于滋养也就会衰弱没有力气，临产的时候胎头不能向下转动，所以会发生胎儿有手或脚先产出的现象。

这样危急的时刻，应采取迅速用针头刺激胎儿下来的手脚，胎儿感觉痛时就会使手足上缩。

转天汤

人参（二两）当归（二两，酒洗）川芎（一两）川牛膝（三钱）升麻（四分）附子（一分，制）。

用水煎服，一剂服下可以让胎位转正，服两剂就会平安顺产。此方的疗效是用人参来补气的亏损；用当归、川芎来补血的亏损，大多数都知其药的用义。像用升麻主升，又用牛膝主降、附子沮热，恐怕一般人还不清楚配伍应用的妙处。胎儿位置不正处于身体倾斜的，非得用提挈升阳的药，要不然胎头不容易转动，但要转动胎儿的身体必须用下行的药，否则胎身不容易降下。升麻、牛膝并用，而又加上附子，取其温润诸经，上下内外无处不达，可使气血速行于全身而起到催生作用。

气逆导致难产

妇人有生产数日而胎不下者，服催生之药，皆不见效，人以为交骨之难开也，谁知是气逆不行而然乎！夫交骨不开，固是难产，然儿头到产门而不能下者，方是交骨不开之故，自当用开骨之剂。若儿头尚未到产门，乃气逆不行，儿身难转，非交骨不开之故也。若开其交骨，则儿门大开，儿头未转而向下，必致变症非常，是儿门万万不可轻开也。

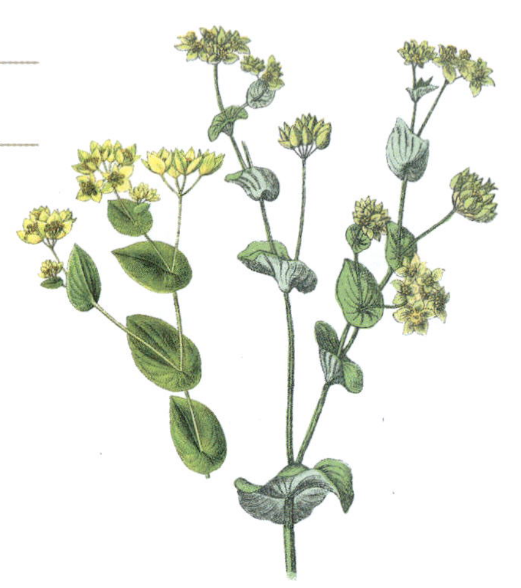

原文

妇人有生产数日而胎不下者，服催生之药，皆不见效，人以为交骨之难开也，谁知是气逆不行而然乎！夫交骨不开，固是难产，然儿头到产门而不能下者，方是交骨不开之故，自当用开骨之剂。若儿头尚未到产门，乃气逆不行，儿身难转，非交骨不开之故也。若开其交骨，则儿门大开，儿头未转而向下，必致变症非常，是儿门万万不可轻开也。大凡生产之时，切忌坐草太早。若儿未转头，原难骤生，乃早于坐草，产妇见儿许久不下，未免心怀恐惧，恐则神怯，怯则气下而不能升，气既不升，则上焦闭塞，而气乃逆矣；上气既逆，而上焦必胀满，而气益难行，气沮滞于上下之间，不利气而徒催生，则气愈逆而胎愈闭矣。治法但利其气，儿自转身而下矣。

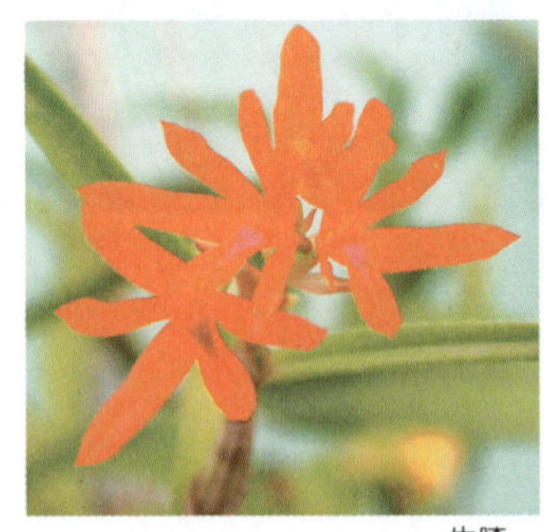
牛膝

舒气散

人参（一两）当归（一两，酒洗）川芎（五钱）白芍（五钱，酒炒）紫苏梗（三钱）牛膝（二钱）陈皮（一钱）

柴胡（八分）葱白（七寸）。

水煎服。一剂而逆气转，儿即下矣。此方利气而实补气，盖气逆由于气虚，气虚易于恐惧，补其气而恐惧自定，恐惧定而气逆者将莫知其何以定也，何必开交骨之多事乎哉！

译文

孕妇在临产的时候有的几天胎儿生不下，服了催产的药，也没有效果。

人们认为是交骨难以开张的原因，谁曾想到是因为气机不通畅而导致的。

交骨不开固然是难产的一个原因，但往往是胎儿的头已下到产门而不能产出，这种情况才是交骨不开的缘故，自然可以用开骨的方剂治疗。

如果是胎儿头还没有降到产门，这便是因气机不通，胎儿的身体在分娩中难以转动，不是交骨不开的因素。

如果采用开启交骨的方法，就会让产儿的胞门大开，但胎头还没有转顺则胎身已向下行，必然会导致胎位不正变生其他异常情况的发生，所以千万不能随便用开骨的方法。

一般产妇进入临产的时候，特别忌讳在产程中过早的用力。如果胎儿先之头还没有转到一定位置，本来就不能马上生出，结果提早用力助产，产妇见胎儿许久产不下来，难免会心生恐惧，恐则使肾所藏之神怯弱，怯则气下气机不升，气机不上升全使亡焦之气闭塞不通，气机升降就失常了。身体的上部气机不通畅，上焦必然会出现胀满感觉，气也更加难以通行，气被阻滞在身体的上下部之间，不用利气的治法而单采用催生的方法，那么气机越加不适而胎儿也越被阻闭不下了。治法应利气通调气机，胎儿自然会转动身体向下产出的。方用舒气散。

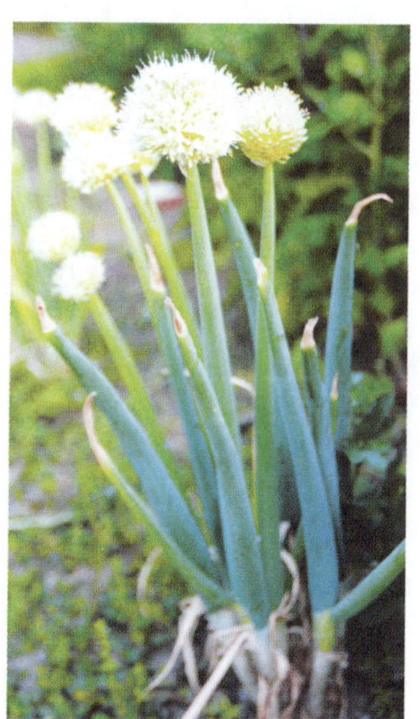
葱白

舒气散

人参（一两）当归（一两，酒洗）川芎（五钱）白芍（五钱，酒炒）紫苏梗（三钱）牛膝（二钱）陈皮（一钱）柴胡（八分）葱白（七寸）。

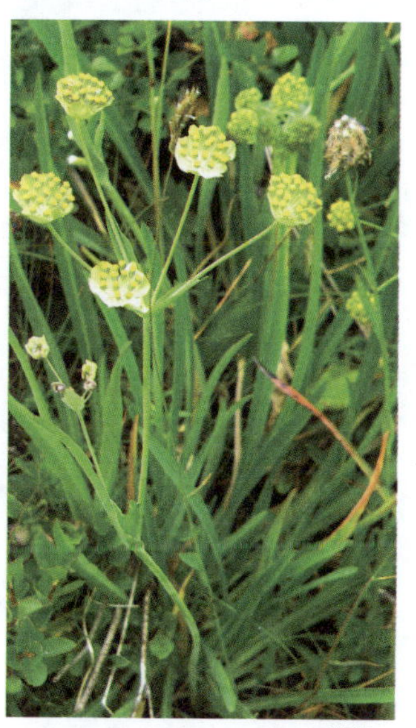
柴胡

用水煎服，一剂服后可使气机通利，胎儿就可产下了。

此方疏利气机，并且实际有补气的功效。

气机不畅是由于气虚而导致的。气虚容易发生恐惧紧张的情绪，补气可让恐惧紧张的心情自然平定。

消除恐惧的情绪后气机不调也就会不知不觉的转为正常，何必还会多出用开骨之法的事情！

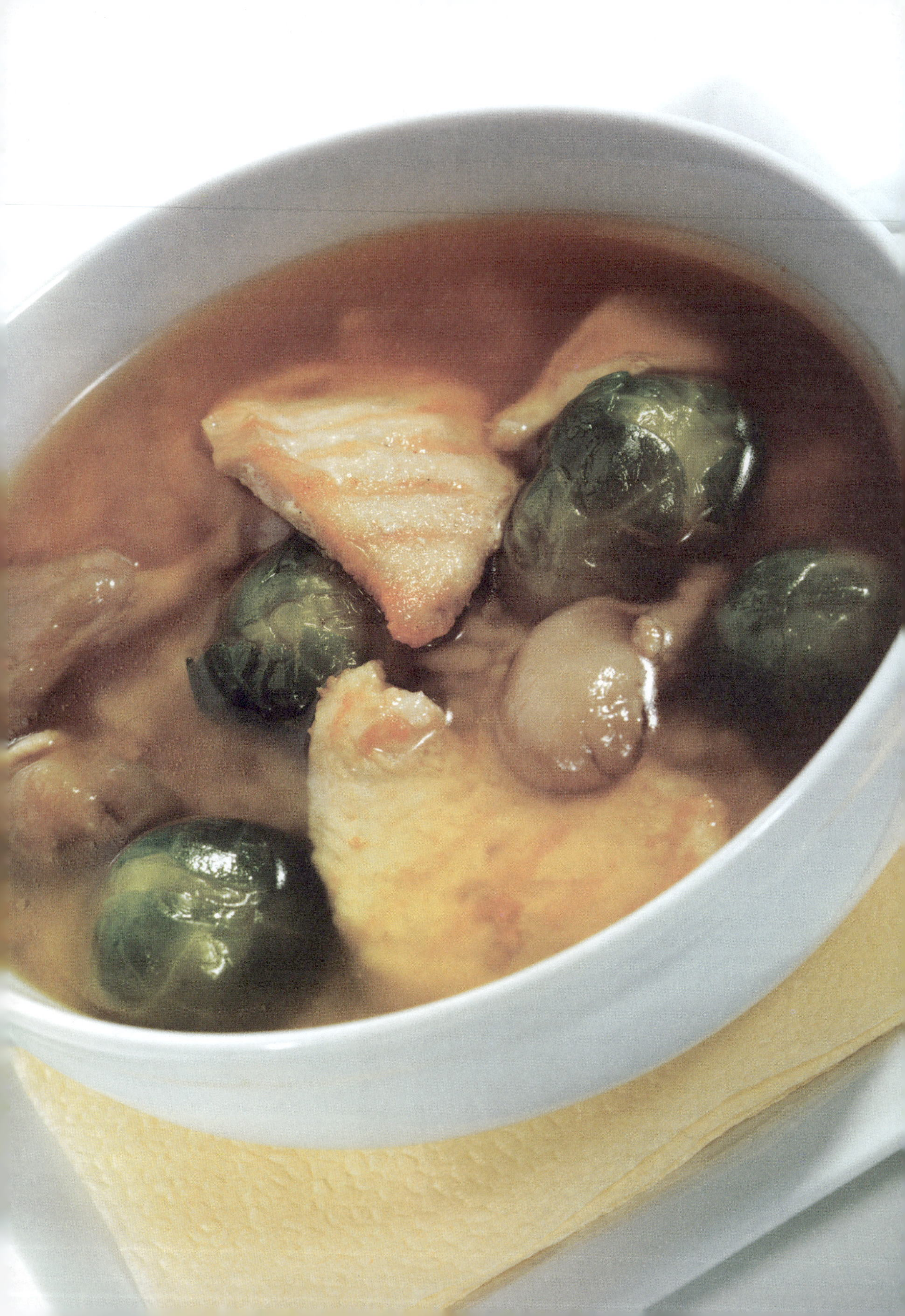

胎儿死在产门导致难产

妇人有生产三四日，儿已到产门，交骨不开，儿不得下，子死而母未亡者，服开骨之药不验，当有死亡之危。今幸而不死者，正因其子死而胞胎下坠，子母离开，母气已收，未至同子气俱绝也。治但救其母，而不必顾其子矣。然死子在产门，塞其下口，有致母死之患，宜用推送之法，补血以生水，补气以生血，使气血两旺，死子可出而存母命也。

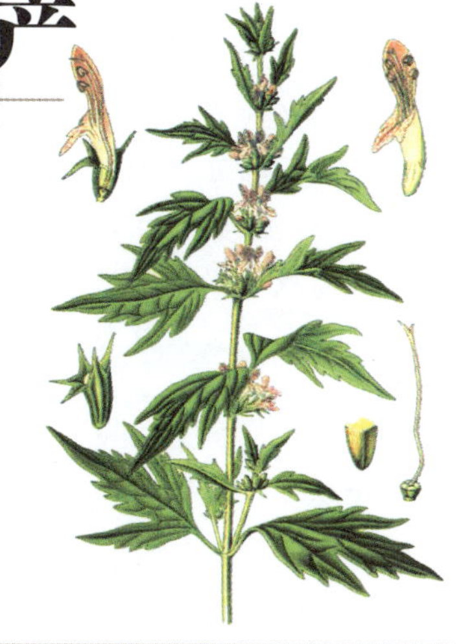

原文

妇人有生产三四日，儿已到产门，交骨不开，儿不得下，子死而母未亡者，服开骨之药不验，当有死亡之危。今幸而不死者，正因其子死而胞胎下坠，子母离开，母气已收，未至同子气俱绝也。治但救其母，而不必顾其子矣。然死子在产门，塞其下口，有致母死之患，宜用推送之法，补血以生水，补气以生血，使气血两旺，死子可出而存母命也。倘徒用降子之剂以坠之，则死子未必下，而母气先脱矣，非救援之善者也。山亲见此等之症，常用救母丹活人颇多。故志之。

救母丹

人参（一两）当归（二两，酒洗）川芎（一两）益母草（一两）赤石脂（一钱）芥穗（三钱，炒黑）。

水煎服。一剂而死子下矣。此方用芎、归以补血，人参以补气，气旺血旺，则上能升而下能降，气能推而血能送。况益母

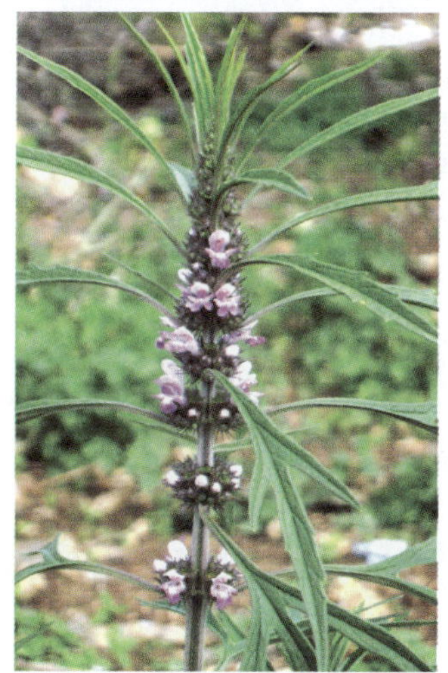

益母草

又善下死胎，石脂能下瘀血，自然一涌而出，无少阻滞矣。

译文

妇人中有进入临产三、四天的，胎儿已降到产门的地方，由于交骨不开，胎儿不能产下导致死亡，但产母还没有死，服用开骨的药如果也不见效，就会危害到产母的生命。

所幸产母没有死，正是由于胎儿死后，胎脑下坠，子和母已经相分离，产母之气已经归回，没有发展与胎儿同时闭绝的境地。

治疗只需急救产妇就可以，不用顾虑胎儿了。但是死胎如果停滞在产门的地方，久久不下而阻塞产道，有导致产母死亡的后患，应该采用推送死胎产出的方法，以补血来生水，补气促生阴血，让气血两旺，气足推动死胎的

产出，血旺保存产母的性命。如果单用降子的方法以坠胎的话，死胎不一定能产下，反而让产母之气先脱，不是急救的好方法。傅山我亲眼见过这样的情况，而日常用救母丹治疗，使很多的产母被救活。所以把治疗的情况记录了下来。

救母丹

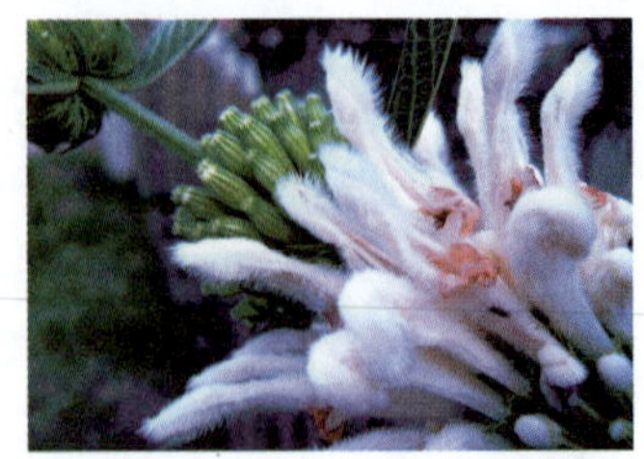
益母草

人参（一两）当归（二两，酒洗）川芎（一两）益母草（一两）赤石脂（一钱）芥穗（三钱，炒黑）。

用水煎服，一剂服后可让死胎产下。此方用川芎、当归补血，人参补气，气旺血也就会旺，气机升降恢复正常，气就能行使推，血就能行使送的功能。并且益母草又善活血下死胎，赤石脂能温下瘀血，改补兼施共同作用可让死胎一股气产下，很少有阻滞不下情况发生。

胎儿死在腹中导致难产

妇人有生产六、七日，胞衣已破，而子不见下，人以为难产之故也，谁知是子已死于腹中乎！夫儿死于儿门之边易辨，而死于腹中难识。盖儿已到产门之边，未死者头必能伸能缩，已死者必然不动，即以手推之，亦必不动如故。若系未死，用手少拔其儿之发，儿必退入，故曰易辨。若儿死在腹中，何从而知之？然实有可辨而知之者。

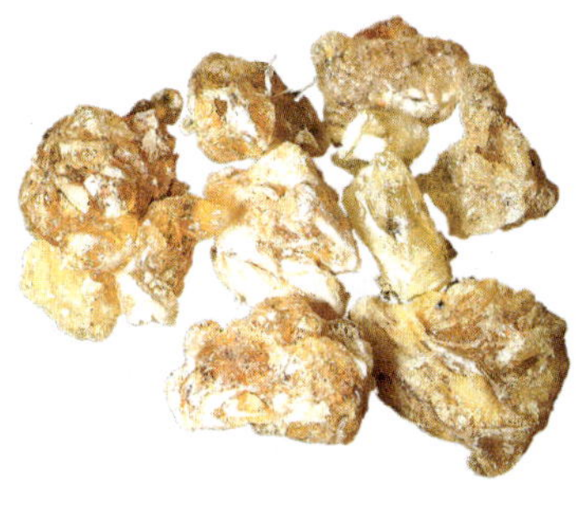

原文

妇人有生产六、七日，胞衣已破，而子不见下，人以为难产之故也，谁知是子已死于腹中乎！夫儿死于儿门之边易辨，而死于腹中难识。盖儿已到产门之边，未死者头必能伸能缩，已死者必然不动，即以手推之，亦必不动如故。若系未死，用手少拔其儿之发，儿必退入，故曰易辨。若儿死在腹中，何从而知之？然实有可辨而知之者。凡子死腹中，而母可救者，产母之面，必无煤黑之气，是子死而母无死气也；子死腹中而母难救，产母之面，必有烟熏之气，是子死而母亦无生机也。以此辨死生，断断不爽也。既知儿死腹中，不能用药以降之，危道也；若用霸道以泄之，亦危道也。盖生产至六七日，其母之气必甚困乏，乌能胜霸道之治，如用霸道以强逐其死子，恐死子下而母亦立亡矣。必须仍补其母，使母之气血旺，而死子自下也。

疗儿散

人参（一两）当归（二两，酒洗）川牛膝（五钱）乳香(二钱)鬼臼(三钱,研,水飞)。

水煎服。一剂死子下而母生矣。凡儿之降生，必先转其头；原因其母气血之虚，以致儿不能转头以向下，世人用催生之药，以耗儿之气血，则儿之气不能通达，反致闭闷而死于腹中，此实庸医杀之也。所以难产之疾，断断不可用催生之药，只宜补气补血，以壮其母，而全活婴儿之命正无穷也。此方救儿死之母，仍大补气血，所以救其本也，谁知救本即所以催生哉！

译文

孕妇之中有已临产六、七天的，胎衣已经破裂，但迟迟不见胎儿分娩，人们认为是难产的缘故，谁能够想到是因为胎儿已经死在母亲腹中了。

胎儿如果在临产时死在胞门之口就容易辨别，而没有到临产已死在母腹中就难以判别。产程中胎儿降到产门之上，如果没有死，胎头必然伸缩能动，已经死的就

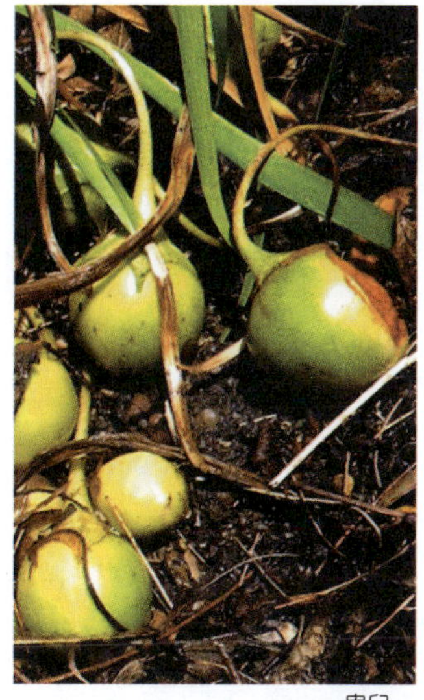
鬼臼

必定不会动，就是用手推头，也会像原来那样不动。

如果是没死，用手少拔胎头上的几根毛发，胎儿必然向后退缩，因此说容易辨别。

如果胎儿死在了母腹中，从哪看出来呢？实际上有可以辨别了解的地方。凡胎儿死在腹中，没有伤及母亲的，在产母的面部就没有煤黑的色泽，这是胎儿虽死了但母亲没有损害的表现；胎儿死在腹中，伤及到母亲的，在产母的面部就会有如烟熏那样的色泽，这是胎儿死了而母也受到危害。用这种方法辨别死或生，是非常不明确的。既然知道胎儿死于母腹中，不去采用药物来让死胎降下，这是危险的做法。

但如果用峻猛逐下的药物来攻泄，也是危险的治疗方法。临产已经过六、七天，产母全身耗气必定非常困乏疲倦，怎么能够

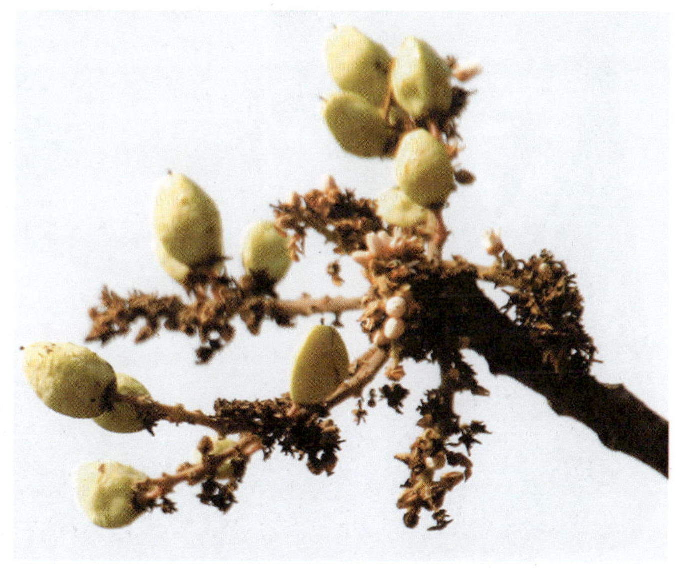
乳香

胜忍得了峻烈药物的攻逐，如果采用了峻猛药的强攻逐下其死胎，恐怕死胎产下后产母也会立刻命亡的。必须仍旧以补其母的治法，使产母气血两旺，而死胎自然排下。

疗儿散

人参（一两）当归（二两，酒洗）川牛膝（五钱）乳香（二钱）鬼臼（三钱，研，水飞）。

用水煎服，一剂服下

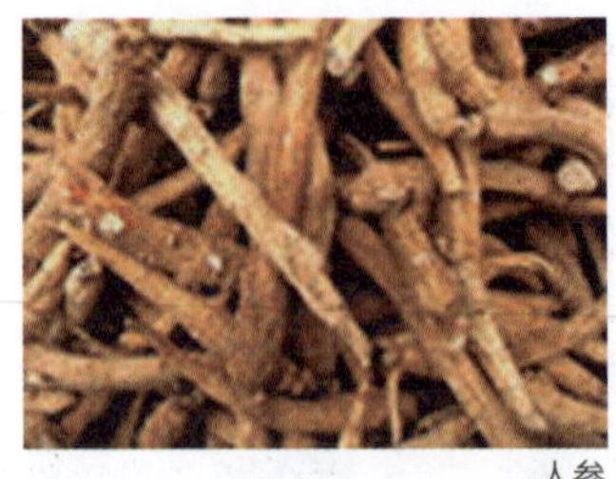

人参

就让死胎产下，让产母生还。胎儿的出生，必须先转动头颅；原本就是因为产母气血亏虚，导致胎儿不能将头向下转动，世上有的医者还用催生的药，来耗损胎儿的气血，让胎儿气不足不能通达全身，反而导致胎儿窘迫窒息死在腹内，实属庸医所害死的。

所以像这种难产的情况，千万不能用催生的药，只适宜用补气补血的方法，来强壮产母的体质，而永保胎儿存活。此方救治胎儿已死的产母，仍然是大补气血为主，这是治本为目的的。

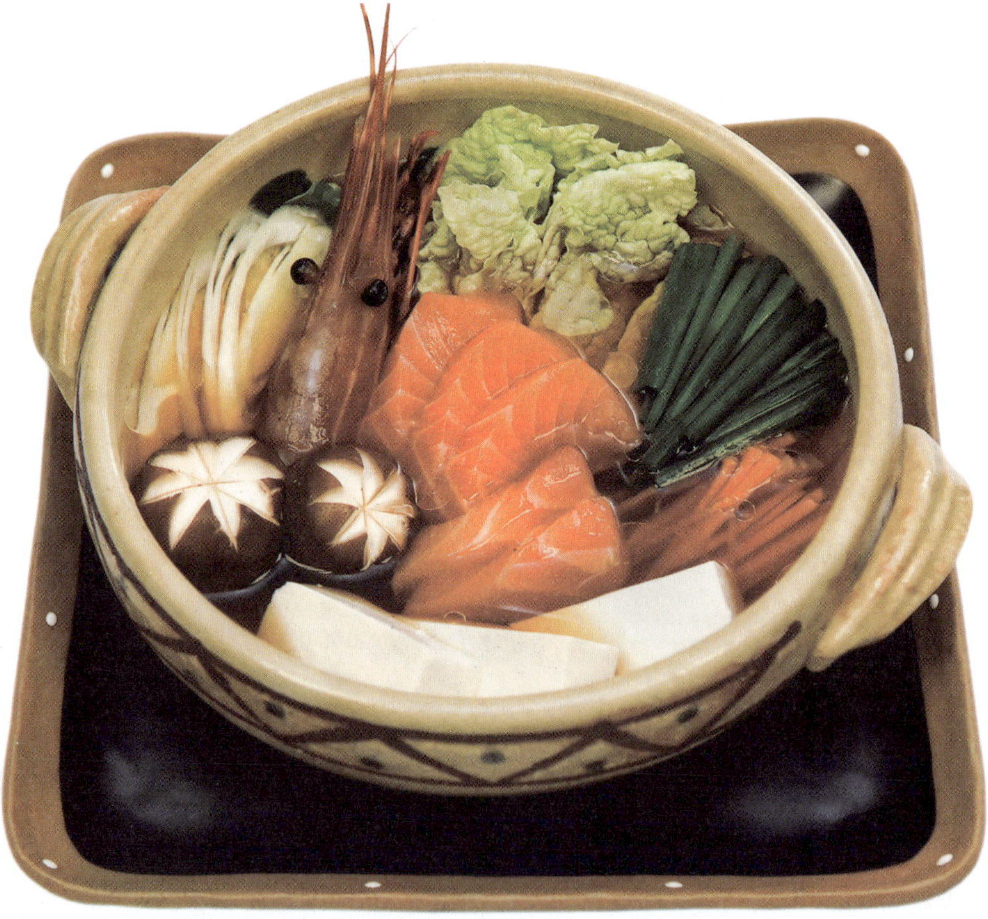

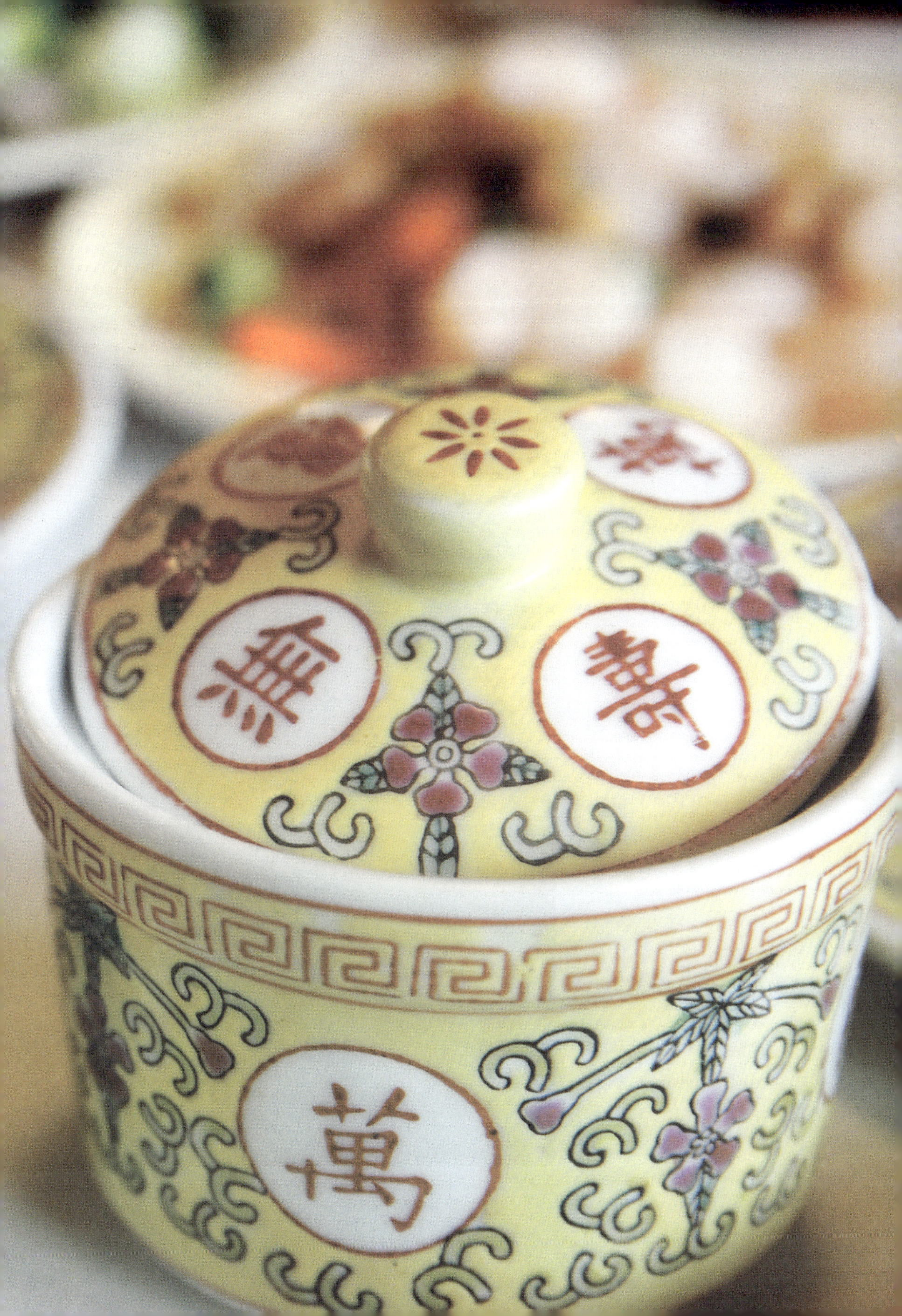
無
壽
萬

胞衣不下病

产妇有儿已下地，而胞衣留滞于腹中，二、三日不下，心烦意躁，时欲昏晕，人以为胞衣之蒂未断也，谁知是血少干枯，粘连于腹中乎！世人见胞衣不下，未免心怀疑惧，恐其冲之于心，而有死亡之兆。然而胞衣究何能上冲于心也。但胞衣不下，瘀血未免难行，恐有血晕之虞耳。治法仍宜大补其气血，使生血以送胞衣，则胞衣自然润滑，润滑则易下，生气以助生血，则血生自然迅速，尤易催堕也。

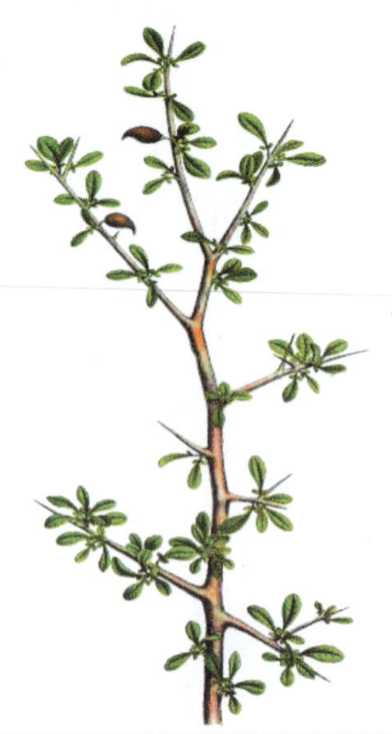

原文

产妇有儿已下地，而胞衣留滞于腹中，二、三日不下，心烦意躁，时欲昏晕，人以为胞衣之蒂未断也，谁知是血少干枯，粘连于腹中乎！世人见胞衣不下，未免心怀疑惧，恐其冲之于心，而有死亡之兆。然而胞衣究何能上冲于心也。但胞衣不下，瘀血未免难行，恐有血晕之虞耳。治法仍宜大补其气血，使生血以送胞衣，则胞衣自然润滑，润滑则易下，生气以助生血，则血生自然迅速，尤易催堕也。

送胞汤

当归（二两酒洗）川芎（五钱）益母草（一两）乳香（一两，不去油）没药（一两，不去油）芥穗（三钱，炒黑）麝香（五厘，研，另冲）。

水煎服，立下。此方以芎、归补其气血，以荆芥引血归经，用益母、乳香等药，逐瘀而下胞衣，新血既生，则旧血难存，气旺上升，而瘀浊自降，尚有留滞之苦哉！夫胞衣是包儿之一物，非根据于子，即根据于母，子生而不随子俱下，以子之不可根据也，故停滞于腹，若有回顺其母之心，母胞虽已生子，而其蒂间之气，原未遽绝，所以留连欲脱而未脱，往往有存腹六七日不下，而竟不腐烂者，正以其尚有生气也。可见胞衣留腹，不能杀人，补之而自降耳。或谓胞衣既有生气，补气补血，则胞衣亦宜坚牢，何以补之

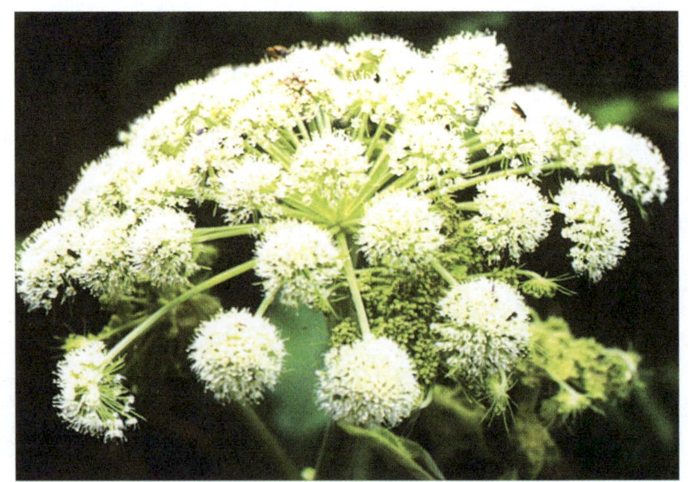

当归

而反降也？不知子未下，补则益于子；子已下，补则益于母。益子而胞衣之气连，益母而胞衣之气脱。此胞胎之气关，通则两合，闭则两开矣。故大补气血而胞衣反降也。

有妇人子下地五、六日，而胞衣留于腹中，百计治之，竟不能下，而又绝无昏晕烦躁之状，人以为瘀血之粘连也，谁知是气虚不能推送乎！夫瘀血在腹，断无不作祟之理，有则必然发晕，今安然无恙，是血已净矣。血净宜清气升而浊气降。今胞衣不下，是清气下降而难升，遂至浊气上浮而难降。然浊气上升，又必有烦躁之病，今亦安然者，是清浊之气两不能升也。然则补其气不无浊气之上升乎？不知清升而浊降者，一定之理，未有清升而浊亦升者也，苟能于补气之中，仍分其清浊之气，则升清正所以降浊也。

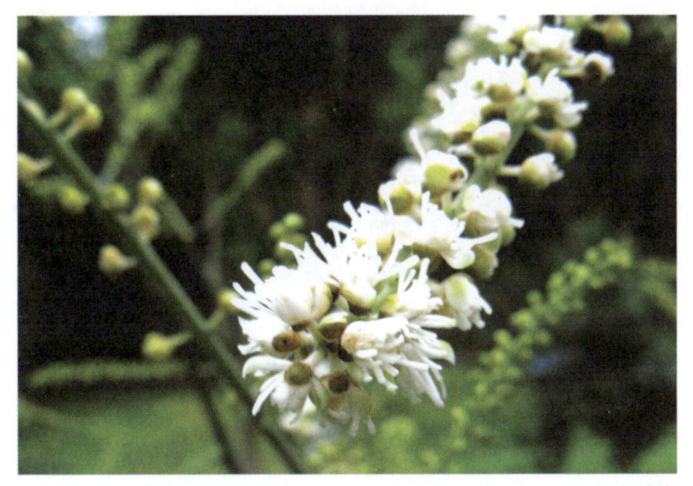
升麻

补中益气汤

人参（三钱）生黄（一两）柴胡（三分）炙草（一分）当归（五钱）白术（五分，土炒）升麻（三分）陈皮（二分）莱菔子（五分，炒，研）。

水煎服。一剂而胞衣自下矣。夫补中益气汤乃提气之药也，并非推送之剂，何以能降胞衣如此之速也？然而浊气之不降者，由于清气之不升也；提其气则清升而浊降，浊气降则腹中所存之物，即无不随浊气而尽降，正不必再用推送之法也。况又加莱菔子数分，能理浊气，不至两相捍格，所以奏功之奇也。

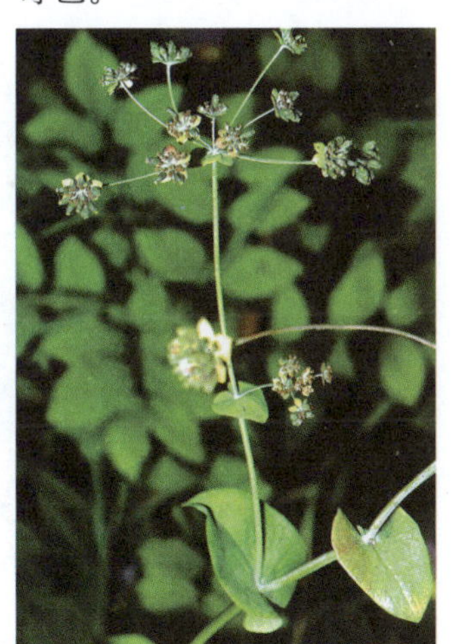
柴胡

译文

在有的产妇中，胎儿已经分娩出来了，胎盘却停留滞在小腹的子宫内，两、三天的时间见没有排下。产妇心中感觉无比烦躁，时而伴有昏晕的症状。有些人们认为是因为胎盘与子宫没有分离断开的缘故。谁有能想到是血虚亏少，胎盘失去营养，没有力气排下滞黏浮肿。一般的医者遇到胎盘不下的情况，心中没有不疑虑恐惧的，害怕胎盘不下而导致瘀血上冲入心的症状，而出现产妇死亡的征兆。为什么胎盘能导致上冲入心的症候呢？这是由于胎盘长久不能排下，造成子宫内的瘀血难行，恐怕会出现血晕病症。治疗的方法仍然适宜大补气血，让血

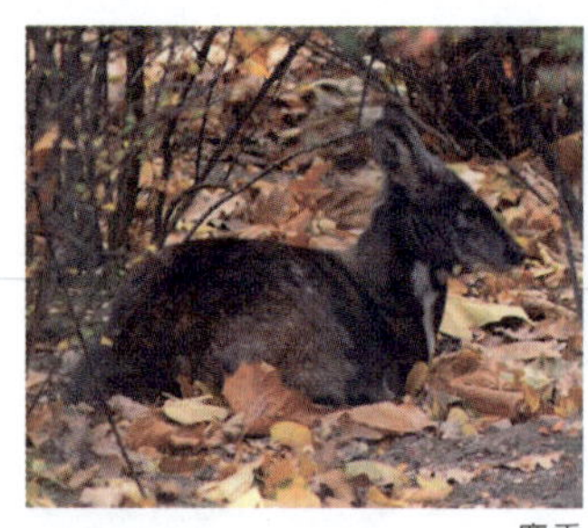
麝香

胞汤。

送胞汤

当归（二两酒洗）川芎（五钱）益母草（一两）乳香（一两，不去油）没药（一两，不去油）芥穗（三钱，炒黑）麝香（五厘，研，另冲）。

用水煎服，服完后胎盘就会马上排下来，此药方用川芎、当归补气血，用荆芥来引血归经，用益母草、乳香、没药等，逐去瘀血，胞胎也就排下。新血既然生成，旧血就难以存留。气旺上升，瘀浊败血自然就会下降排出，哪里还会有胎盘滞留不排出的病痛呢？胞衣是包胎儿的一物体，不是附在胎儿的身上，就是附在母体的子宫上。胎儿生下没有跟随胎儿一同排下来，因此胞衣没有能依附在胎儿身上，滞停在母亲子宫内。

如果有胞衣归顺母体的状况，产母子宫虽产出了胎儿，但是和胎盘连接处，原来并没有很快断绝而是留滞黏粘要脱却没有脱开，常常有的存留在腹内子宫腔中六、七天不排下，但不见腐烂，这说明胎盘还有生机没有断离迹象。可见胎盘停留在子宫内，并不一定都能伤害到产妇的性命。

用补益的方法可让胎盘自然排出，有的可能认为胎盘既然有生气，用补

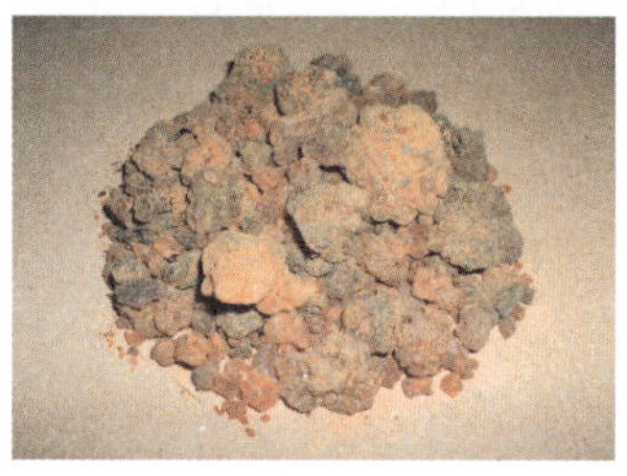
没药

气补血的方法，那胎盘也应当坚实牢固，凭什么补了而反会降呢？

不知道胎儿没有产出时，用补药对胎儿有益；胎儿已产下，用补药对母体有益。补益胎儿的时候胎盘和母体相通的气会连接的更紧；胎儿产下后，补益母体让胎盘与母体相连部位分离更快。这就是正产的时候母胞和胎盘的气息关口，胎儿没有产下的时候是气血相通紧密结合，胎儿产下后就会断离分开。大补气血就会让胎盘反而降出。

有的产妇胎儿产下五、六天，胎盘却还留滞在母亲子宫内，用多种方法进行治疗，没能让胎盘顺利排下。并且没有一点昏晕的症状，人们认为是瘀血导致的。

谁知道原来是气虚不能推送胎盘排出引起的？

如果瘀血停留在子宫

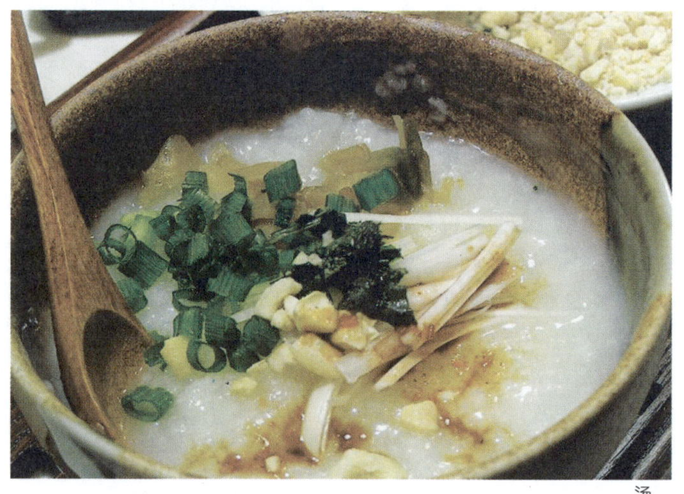
汤

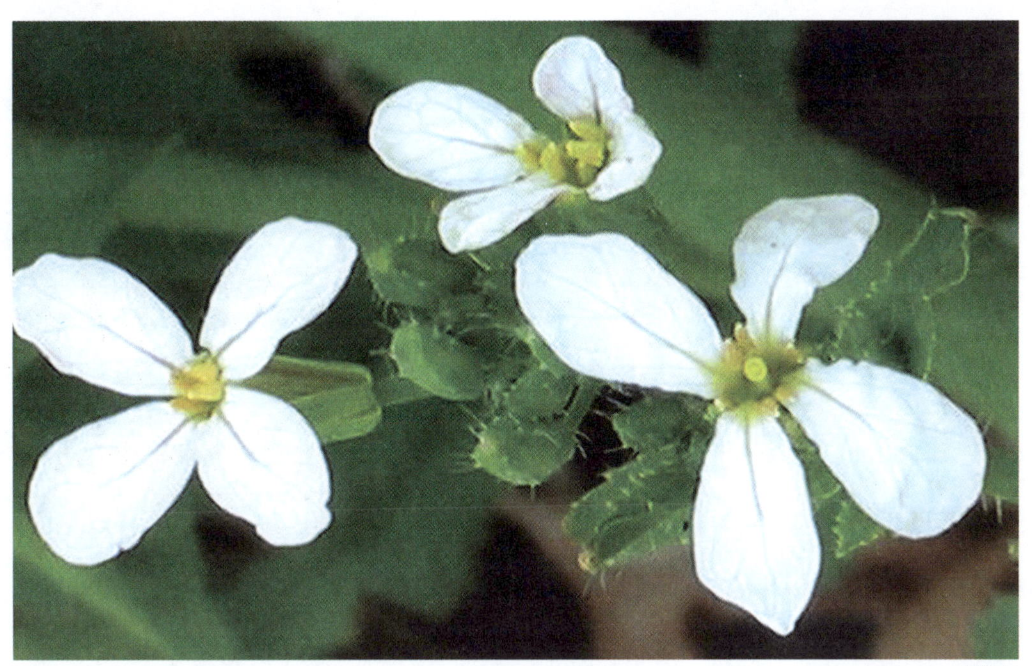
莱菔子

内，当然没有不作怪的道理，也就必然会出现血晕症。现在竟然安然无恙，这是宫内瘀血已经排干净了。

恶露干净就能让体内清阳气上升，浊阴气下降。现在胎盘不能排下，是因清阳气不足而下陷，进而发展到浊阴气也上浮而不能下降。

浊气上升必然会导致产妇出现烦躁的病症，现在也没有此症，这是清气、浊气都不能上升的原因。就算采用补气的方法，就没有浊气上升了吗？

清气主升而浊气是降这才正确的道理，从来没有清气升浊气也会升的说法。能在补气当中分辨清气浊气，才能做到升举清阳气降逆浊阴气。方用补中益气汤。

补中益气汤

人参（三钱）生黄（一两）柴胡（三分）炙草（一分）当归（五钱）白术（五分，土炒）升麻（三分）陈皮（二分）莱菔子（五分，炒，研）。

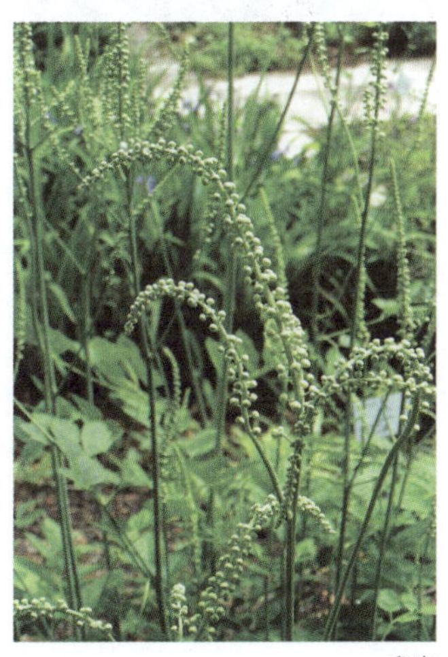
升麻

用水煎服，一剂可让胎盘自动排下。补中益气汤是升提中气的药，并不是具有推送功效的药剂，凭什么能降下胎盘如此的快速呢？这种浊气不下降的情况，是因为清气不能上升的缘故；提气就让清气上升而浊气自然下降，浊气降下，腹中所存的物质，就随着浊气全部降下排出来了，正好不用再用推送方法了。况又加莱菔子数分能降浊气，不会造成清浊双方相互抵触，所以疗效神奇。

气虚血晕病症

妇人甫产儿后，忽然眼目昏花，呕恶欲吐，心中无主，或神魂外越，恍若天上行云，人以为恶血冲心之患也，谁知是气虚欲脱而然乎！盖新产之妇，血必尽倾，血室空虚，只存几微之气；倘其人阳气素虚，不能生血，心中之血，前已荫胎，胎堕而心中之血亦随胎而俱堕，心无血养，所赖者几微之气以固之耳。今气又虚而欲脱，所剩残血，不能归经，而成血晕之症矣。

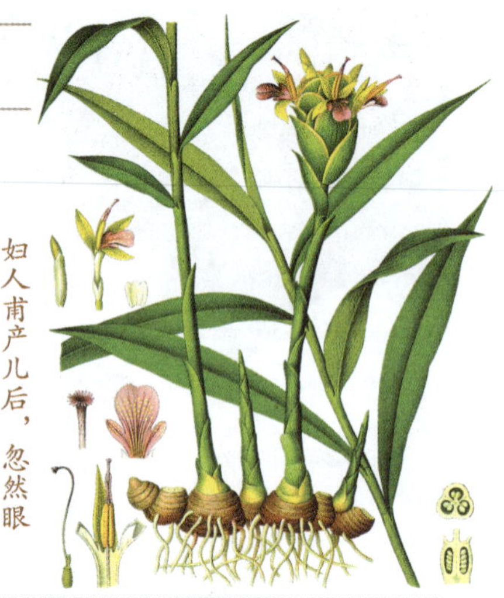

原文

妇人甫产儿后，忽然眼目昏花，呕恶欲吐，心中无主，或神魂外越，恍若天上行云，人以为恶血冲心之患也，谁知是气虚欲脱而然乎！盖新产之妇，血必尽倾，血室空虚，只存几微之气；倘其人阳气素虚，不能生血，心中之血，前已荫胎，胎堕而心中之血亦随胎而俱堕，心无血养，所赖者几微之气以固之耳。今气又虚而欲脱，所剩残血，不能归经，而成血晕之症矣。治法必须大补气血，断不可单治血晕也；或疑血晕是热血上冲，而更补其血。不愈助其上冲之势乎？不知新血不生，旧血不散，补血以生新血，正活血以逐旧血也。然血有形之物，难以速生，气乃无形之物，易于迅发，补气以生血，尤易于补血以生血耳。

补气解晕汤

人参（一两）生黄芪（一两）当归（一两，不酒洗）黑芥穗（三钱）姜炭（一钱）水煎服。一剂而晕止。两剂而心定，三剂而血生，四剂而血旺，再不晕矣。此乃解晕之圣药，用参以补气，使气壮而生血也；用当归以补血，使血旺而养气也。气血两旺，而心自定矣。用荆芥炭引血归经，用姜炭以行瘀引阳，瘀血去而正血归，不必解晕而晕自解矣。一方之中，药只五味，而其奏功之奇而大如此，其神矣乎。

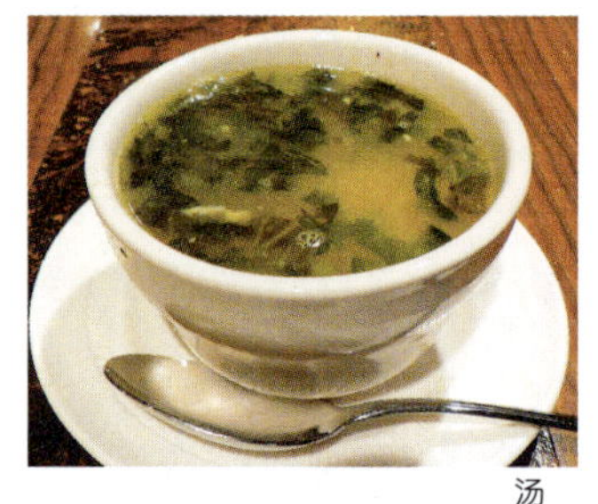
汤

译文

妇女刚娩出胎儿后，忽然感觉头晕眼花，呕恶欲吐，坐立不稳，或者神志不清，感觉像与天上的飘云一般。人们认为这是恶血冲心的病患，谁知道这是气虚亡阳的脱症。一般刚分娩的妇女，必然在分娩的时候大量出血，导致血室的血失去而空虚，只存少许气；如果产妇阳气平日就虚弱，不能生成新血，心中的血在产前孕胎的时候用去，胎儿产下的时候血随胎而一齐排出，心没有血的滋养，依赖的只是一点点的气。现在气也虚弱欲脱，所剩的残血，元气不能归经，导致血晕的病症。治疗方法必须先大补气血，决不可单单治疗血晕症；或者疑虑血晕是虚火上冲的缘故，更要用补血的方法，这不是帮助虚火上冲的态势吗？不明白新血不能生成，旧血就不能散去。用补血来生成新血，让活血来驱逐旧血。但是血是有形的物质，难以快速的生成，气是无形的物质，容易迅速生发，用补气来达到生血的目的，比补血来生血的速度快得多。

补气解晕汤

人参（一两）生黄（一两）当归（一两，不酒洗）黑芥穗（三钱）姜炭（一钱）。

用水煎服，一剂服下头晕眼花的症状就不会再发作，两剂服完后心绪和神志就能安定，三剂血便能够生还，四剂服完就会气血旺盛，再不会出现血晕的脱症。这是解除血晕症的良药。方中用人参、黄花来补气，让气旺生血；用当归补血，让血旺能养气。气血两旺，心能够得以养护，自然心神安定。又用荆芥炭引血归经，用姜炭行瘀血引阳气，让摄血排去，好血归还而不妄行，不必治晕晕症就会自除，这一个方子当中，药物只有五种，但它显示的功效非常奇特。

血晕不语病症

产妇有子方下地，即昏晕不语，此气血两脱也，本在不救；然救之得法，亦有能生者。当斯之时，急用银针刺其眉心，得血出则语矣。然后以人参一两煎汤灌之，无不生者；即用黄芪二两，当归一两，名当归补血汤，煎汤一碗灌之亦得生。万不可于二方之中，轻加附子。盖附子无经不达，反引气血之药，走而不守，不能专注于胞胎，不若人参、归、直救其气血之绝，聚而不散也。

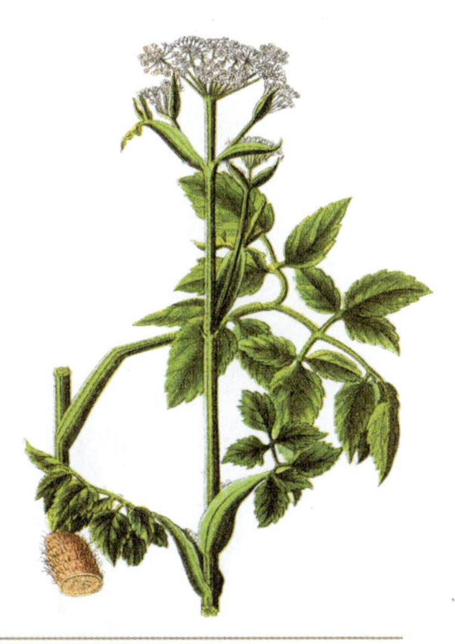

原文

产妇有子方下地，即昏晕不语，此气血两脱也，本在不救；然救之得法，亦有能生者。当斯之时，急用银针刺其眉心，得血出则语矣。然后以人参一两煎汤灌之，无不生者；即用黄芪二两，当归一两，名当归补血汤，煎汤一碗灌之亦得生。万不可于二方之中，轻加附子。盖附子无经不达，反引气血之药，走而不守，不能专注于胞胎，不若人参、归、直救其气血之绝，聚而不散也。盖产妇昏晕，全是血室空虚，无以养心，以致昏晕。舌为心之苗，心既无主，而舌又安能出声耶？夫眉心之穴，上通于脑，下通于舌，而其系则连于心，刺其眉心，则脑与舌俱通，而心之清气上升，则瘀血自然下降矣，然后以参、当归之能补气生血者，煎汤灌之，则气与血接续，又何至于死亡乎！虽单用参、当归亦有能生者，然终不若先刺眉心之为更妙。世人但知灸眉心之法，不知刺更胜于灸，盖灸法缓而刺法急，缓则难于救绝，急则易于回生，所谓“急则治其标，缓则治其本”者，此也。

译文

产妇刚产下胎儿，就出现昏晕不省人事，叫呼不应的情况，这是气血两脱，本来不能再救治了；但是如果救治的方法正确了，也可让生命得以生还。

遇到这种情况，应该急忙用银针刺她的眉心穴，刺出血后就可让人醒来能够出声了。

然后用人参一两煎汤服下，没有不活过来的；

即用黄芪二两、当归一两，药方的名字是当归补血汤，煎成汤药一碗，服下就能够救活。

千万不可在这两个方中，轻易加上附子。

一般没有附子是哪一经不能达到的，反而引气血的药并且走而不守，不能专门让气血注入胞胎，不保人参、当归、黄芪直接救助气血之脱，固血归经不让乱行。

一般产妇发生的昏晕的病状，全是因为血室空虚的原因，心没有血的润养，导致昏晕出现。舌为心的苗，心神无主，舌怎么会发声呢？

妇人的眉心穴，上可通脑，下可通舌，而舌与心相连。

刺患者的眉心穴，脑与舌都连通了。心的清气上升，瘀血自然就会下降排出。

再用人参、黄芪、当归一类补气生血，煎成汤药热服下，气和血就会连续，又怎么会导致死亡呢？

虽然单用人参、黄芪、当归也有让人生还的。但终不如先用针刺眉心的方法更好。一般的医者只知道火灸眉心的力法，不知道针刺比火灸更胜一筹，一般灸的方法让人苏醒的缓慢，而针刺的方法让人苏醒的快速，慢了就难以抢救危急的病症，快就可以马上让人苏醒过来，所说的“急则治其标，缓则治其本”就是这个道理。

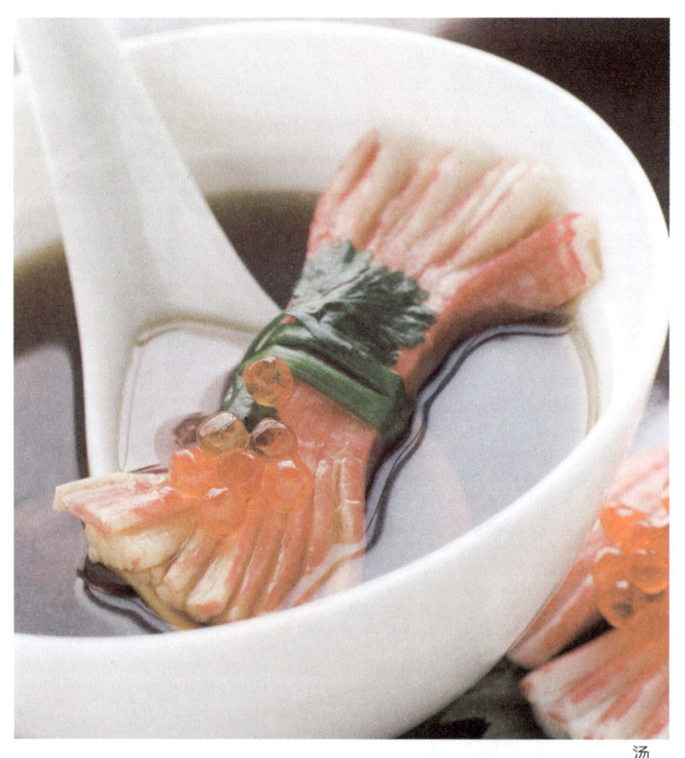
汤

败血攻心晕狂病症

妇人有产后二、三日，发热，恶露不行，败血攻心，狂言呼叫，甚欲奔走，拿提不定，人以为邪热在胃之过，谁知是血虚心不得养而然乎！夫产后之血，尽随胞胎而外越，则血室空虚，脏腑皆无血养，只有心中之血，尚存几微，以护心君。而脏腑失其所养，皆欲取给于心；心包为心君之宰相，拦绝各脏腑之气，不许入心，始得心神安静，是护心者全借心包之力也。

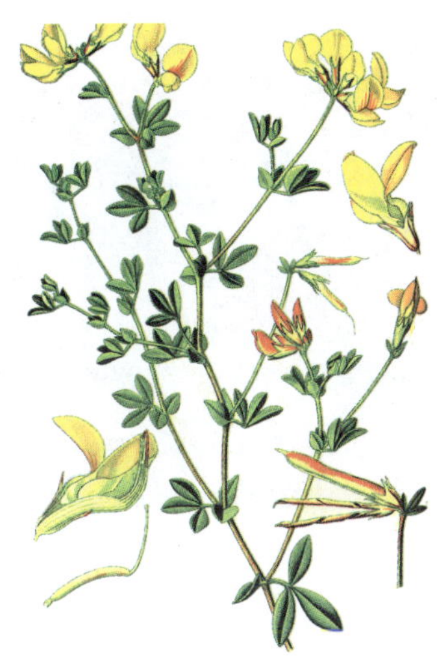

原文

妇人有产后二、三日，发热，恶露不行，败血攻心，狂言呼叫，甚欲奔走，拿提不定，人以为邪热在胃之过，谁知是血虚心不得养而然乎！夫产后之血，尽随胞胎而外越，则血室空虚，脏腑皆无血养，只有心中之血，尚存几微，以护心君。而脏腑失其所养，皆欲取给于心；心包为心君之宰相，拦绝各脏腑之气，不许入心，始得心神安静，是护心者全借心包之力也。使心包亦虚，不能障心，而各脏腑之气遂直入于心，以分取乎心血，心包情急，既不能内顾其君，又不能外御乎众，于是大声疾呼，而其迹象反近于狂悖，有无可如何之势，故病状似热而实非热也。治法须大补心中之血，使各脏腑分取以自养，不得再扰乎心，则心藏泰然，而心包亦安矣。

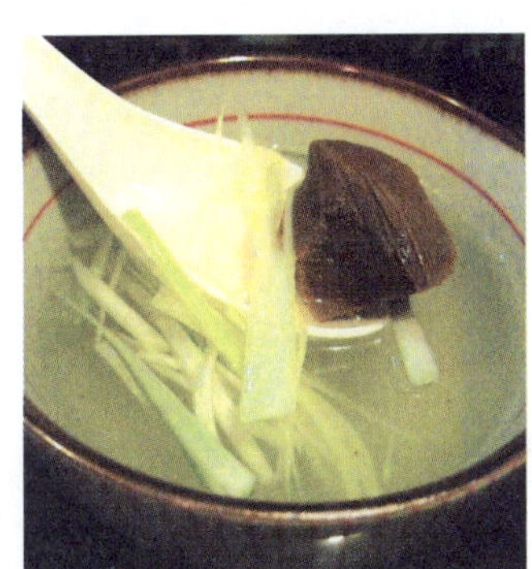

汤

安心汤

当归（二两）川芎（一两）生地（五钱，炒）丹皮（五钱，炒）生蒲黄（二钱）干荷叶（一片，引）。

水煎服。一剂而狂定，恶露亦下矣。此方用芎、归以养血，何以又用生地、丹皮之凉血，似非产后所宜？不知恶露所以奔心，原因虚热相犯，于补中凉之，而凉不为害，况益之以荷叶，七窍相通，引邪外出，不惟内不害心，且佐蒲黄以分解乎恶露也。但只可暂用以定狂，不可多用以取咎也。谨之慎之。

译文

产妇产后二、三天，有出现发热，恶露不见排出，有败血冲心，狂呼乱喊，甚至奔跑胡窜，神识不清，不能自主的。

有人认为邪热犯胃的原因，谁曾知道原是血虚心得不到滋养的缘故。

产妇产后的血都随着胞胎一起外流出来，血室就会空虚，脏腑都没有血

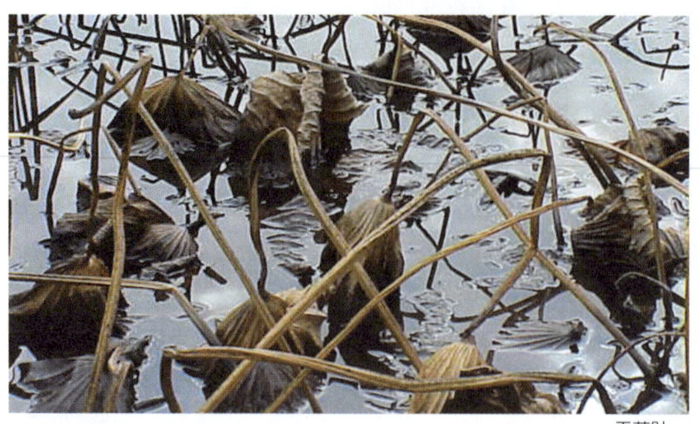
干荷叶

的滋养，只有心主血脉的血，尚且存在少许，来护卫脏腑因血虚而失去所养，全将从心主之血脉而取了补给；心包本是心的外卫，如宰相一样保护君主而代心受邪，可拦截堵绝各脏腑之病气，不许扰及入心，才得以使心主的神安静不乱，所以保护心脏全要凭借心包的功力。假使心包亦出现虚损，不能保障心的神安，进而各脏腑之病气就直接进入到心，来分取养心的血，心包在这种情境危急之下，既不能照顾它的君主，又不能有力地抵御各种邪气，于是表现出狂言呼叫，这种外在显沼的迹象反而违反了心包的正常生理功能，近似狂症，有无可奈何的架势，故病的症状表现出似热证而实际不是热证。治法必须大补心血，使各脏腑能分取给以自养，不再扰及心神，心脏就能泰然正常，心包亦自然安分固守了。方用安心汤。

安心汤

当归（二两）川芎（一两）生地（五钱，炒）丹皮（五钱，炒）生蒲黄（二钱）干荷叶（一片，引）。

用水煎服，一剂服后让狂症安定，恶露也能排下。

此方用川芎、当归来养血，为什么又用生地、丹皮凉血，好像不是产后所适宜的？不知道恶露不下，能上攻于心，原因是虚热相互侵犯，而在补血之中又加凉血之药，而且凉而不滞血为害；何况用荷叶能清热散气，升发清阳之气，使七窍相通，引邪气外出，不单单是在内部不伤害心君，而且佐上蒲黄化被以分消恶露。但是只可以暂时用以安定狂症，不可多用以造成过失之错。谨慎小心。

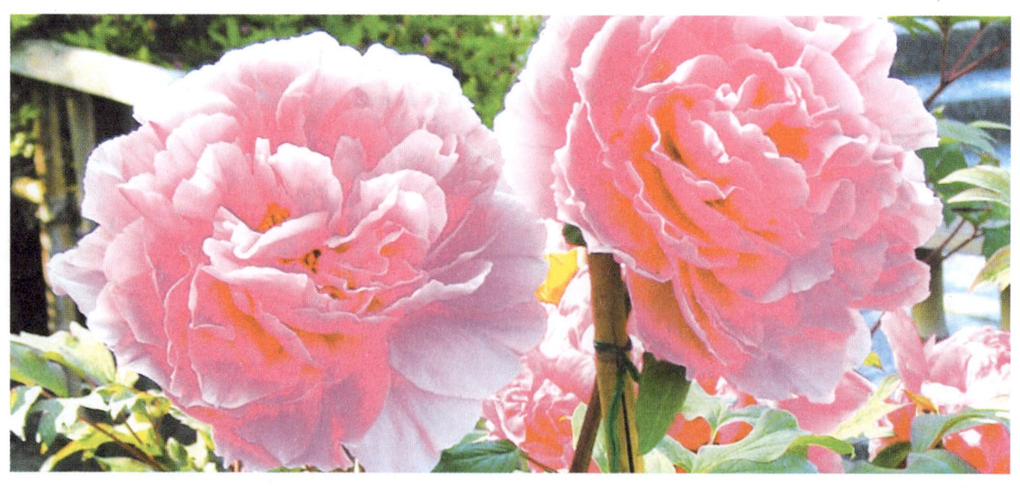

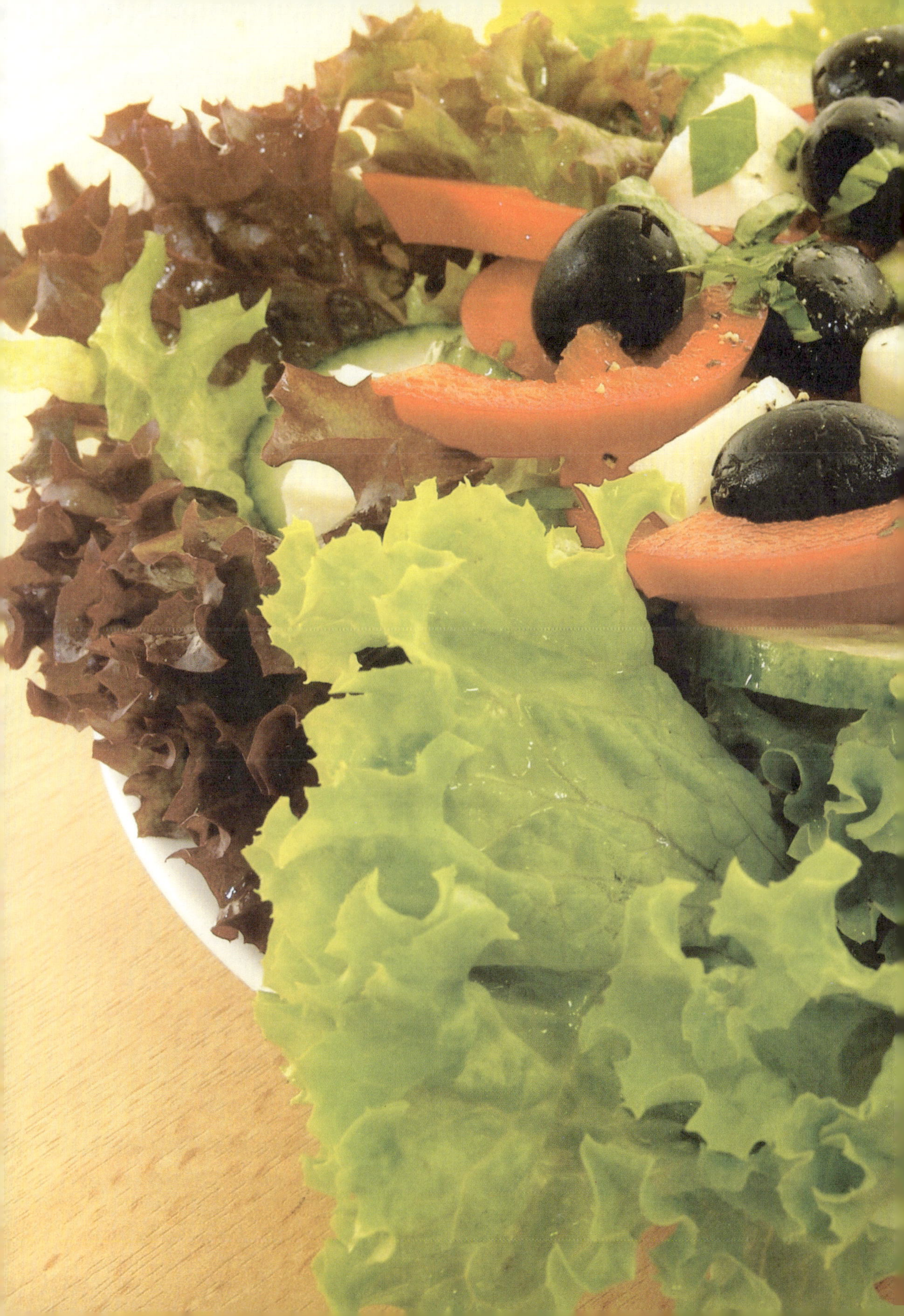

肠下病症

产妇肠下，亦危症也，人以为儿门不关之故，谁知是气虚下陷而不能收乎！夫气虚下陷，自宜用升提之药，以提其气。然新产之妇，恐有瘀血在腹，一旦提气，并瘀血升腾于上，则冲心之患，又恐变出非常，是气又不可竟提也。气既不可竟提，而气又下陷，将用何法以治之哉？盖气之下陷者，因气之虚也，但补其气，则气旺而肠自升举矣。

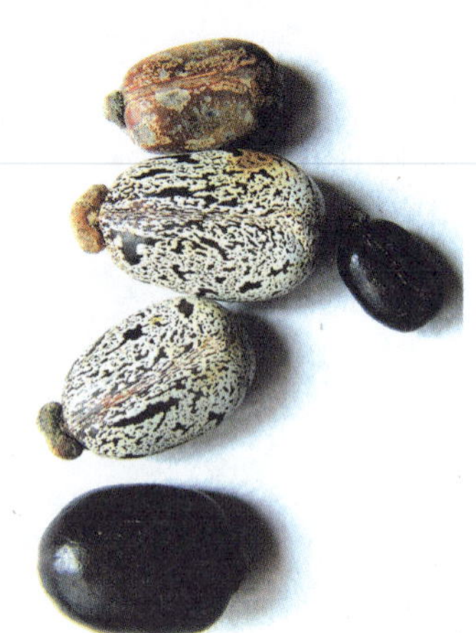

原文

产妇肠下，亦危症也，人以为儿门不关之故，谁知是气虚下陷而不能收乎！夫气虚下陷，自宜用升提之药，以提其气。然新产之妇，恐有瘀血在腹，一旦提气，并瘀血升腾于上，则冲心之患，又恐变出非常，是气又不可竟提也。气既不可竟提，而气又下陷，将用何法以治之哉？盖气之下陷者，因气之虚也，但补其气，则气旺而肠自升举矣。惟是补气之药少，则气力薄而难以上升，必须以多为贵，则阳旺力强，断不能降而不升矣。

补气升肠饮

人参（一两，去芦）生黄（一两）当归（一两，酒洗）白术（五钱，土炒）川芎（三钱，酒洗）升麻（一分）水煎服。一剂而肠升矣。此方纯于补气，全不去升肠，即如用升麻一分，亦不过引气而升耳。盖升麻之为用，少则气升，多则血升也，不可不知。又方用蓖麻仁四十九粒捣涂顶心以提之，肠升即刻洗去，时久则恐吐血，此亦升肠之一法也。

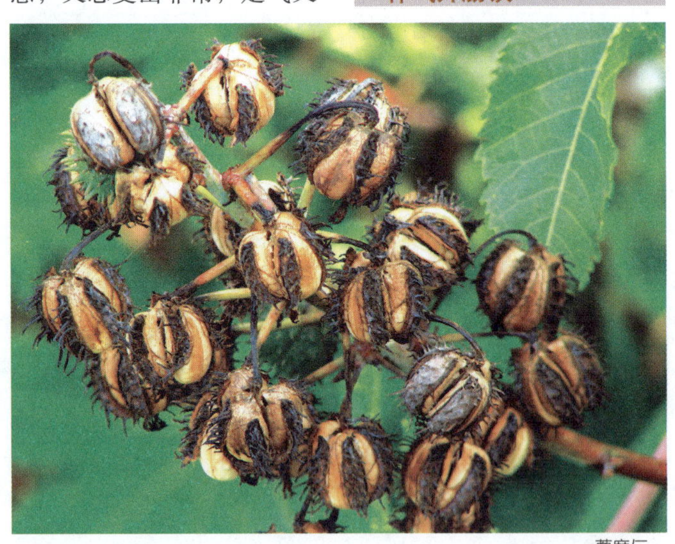

蓖麻仁

译文

产妇临产时肠下，也是危急的病症。

人们认为是产门不关闭的缘故，谁知是因气虚下陷不能收而造成的。

妇人气虚下陷，适宜用升提的药物，来提升产妇的气。但是刚分娩后的妇女，恐怕有瘀血在小腹内，一旦用提气的方法，和瘀血一起往上运行，瘀血就会冲心，恐怕会引发其他危险的病症，因此气不能完全都提，气既然不能全部都提。而气有下陷，将用什么方法治疗呢？

大多气下陷的，是因为气虚，只要补气，就会让气旺盛而肠自然升举。

只是补气的药少了，气力薄弱导致肠难以回升，必须多多为好，阳气旺盛，气力自然强壮了。千万不能采用下降而不升举的方法，方用补气升肠饮。

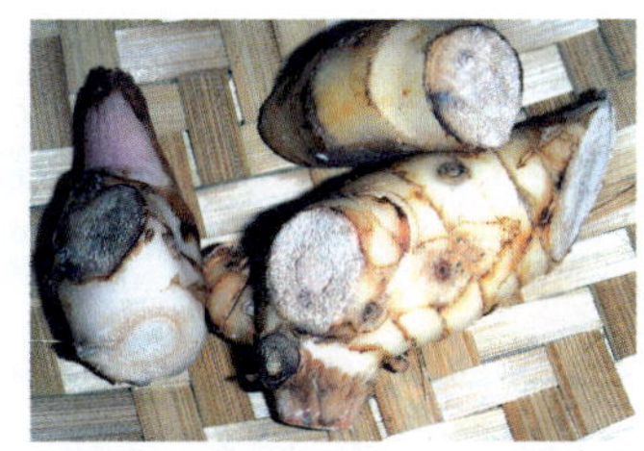
白术

补气升肠饮

人参（一两，去芦）生黄（一两）当归（一两，酒洗）白术（五钱，土炒）川芎（三钱，酒洗）升麻（一分）。

用水煎服，一剂服完后就能够让直肠升回。此方主要是在补气，完全不用升肠的药，就是用到升麻，也只是用到一分，只不过是起到引药入气来达到升举的功效。升麻这味药的应用，少量可让气升举，多用可让血上升，不能不了解。还有一种治疗方法，用蓖麻子四十九粒，捣烂如泥敷在头顶中央的百会穴上达到升提的效果，等待直肠升回就马上洗掉，时间久了恐怕会引起吐血。这也是升肠的一种办法。

少腹疼

妇人产后少腹疼痛，甚则结成一块，按之愈疼，人以为儿枕之疼也，谁知是瘀血作祟乎！夫儿枕者，前人谓儿头枕之物也。儿枕之不疼，岂儿生不枕而反疼，是非儿枕可知矣。既非儿枕，何故作疼？乃是瘀血未散，结作成团而作疼耳。凡此等症，多是壮健之妇血有余，而非血不足也。

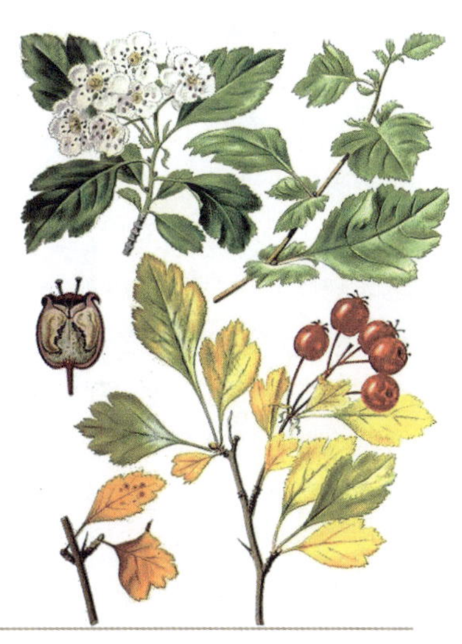

原文

妇人产后小腹疼痛，甚则结成一块，按之愈疼，人以为儿枕之疼也，谁知是瘀血作祟乎！夫儿枕者，前人谓儿头枕之物也。儿枕之不疼，岂儿生不枕而反疼，是非儿枕可知矣。既非儿枕，何故作疼？乃是瘀血未散，结作成团而作疼耳。凡此等症，多是壮健之妇血有余，而非血不足也。似乎可用破血之药；然血活则瘀自除，血结则瘀作祟；若不补血而反败血，虽瘀血可消，毕竟耗损难免，不若于补血之中，以行逐瘀之法，则气血不耗，而瘀亦尽消矣。方用：

散结定疼汤

当归（一两，酒洗）川芎（五钱，酒洗）丹皮（二钱，炒）益母草（三钱）黑芥穗（二钱）乳香（一钱，去油）山楂（十粒，炒黑）桃仁（七粒，泡去皮尖，炒，研）。

水煎服。一剂而疼止而愈，不必再剂也。此方逐瘀于补血之中，消块于生血之内，妙在不专攻疼痛，而疼痛止。彼世人一见儿枕之疼，动用元胡、苏木、蒲黄、灵脂之类以化块，又何足论哉！妇人产后小腹疼痛，按之即止，人亦以为儿枕之疼也，谁知是血虚而然乎！夫产后亡血过多，血室空虚，原能腹疼，十妇九然。但疼有虚实之分，不可不辨：如燥糠触体光景，是虚疼而非实疼也。大凡虚疼宜补，而产后之虚疼，尤宜补焉。惟是血虚之疼，必须用补血之药，而补血之味，多是润滑之品，恐与大肠不无相碍；然产后血虚，肠多干燥，润滑正相宜也，何碍之有。

肠宁汤

当归（一两，酒洗）熟地（一两，九蒸）人参（三钱）麦冬（三钱，去心）阿胶（三钱，蛤粉炒）山药（三钱，炒）续断（二钱）甘草（一钱）肉桂（二分，去粗，研）。

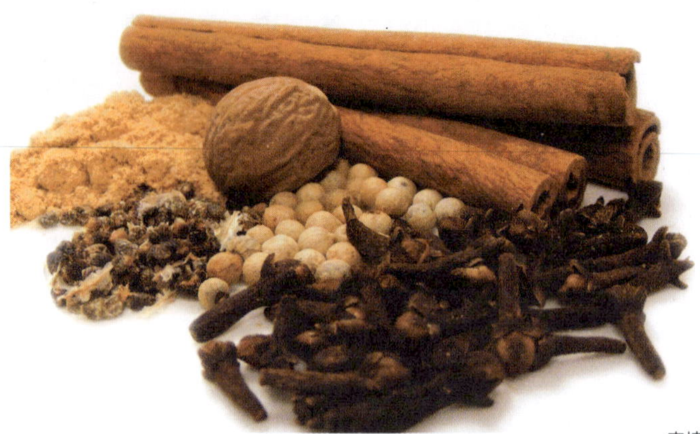
肉桂

水煎服。一剂而疼轻，两剂而疼止，多服更宜，此方补气补血之药也；然补气而无太郁之忧，补血而无太滞之患，气血既生，不必止疼而疼自止矣。

译文

妇人产后小腹疼痛，严重的小有结块，如果按压更觉疼痛，人们认为是产后导致的儿枕痛，谁想到是瘀血作怪的缘故。儿枕，古人称是儿头枕于母腹如结块的物质。儿头枕后不疼，胎儿生后不再枕反而疼痛。这便很清楚不是儿枕所引起的疼痛。不属儿枕，那是什么造成疼痛的呢？是因为瘀血滞留没有消散去，凝结成块而作痛的。

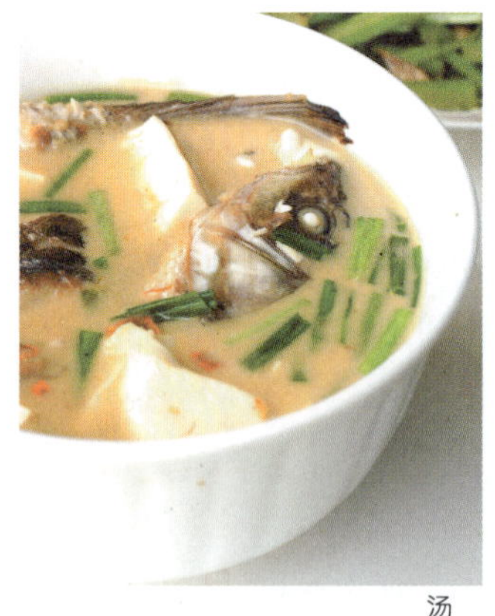
汤

大部分这种产后腹疼病症，多发生身体健壮妇女有余血，不是阴血不足。

治疗好像可以用破血的药剂；血活后可让瘀血自然消除，血结就是瘀血在作怪；如果产后并不补血，反而攻血，虽然瘀血可以消散，最终会耗损气血，不如在补血中同时用行血逐瘀的攻补兼施的方法，让气血不受到耗损，瘀血也能干净的消除。

散结定疼汤

当归（一两，酒洗）川芎（五钱，酒洗）丹皮（二钱，炒）益母草（三钱）

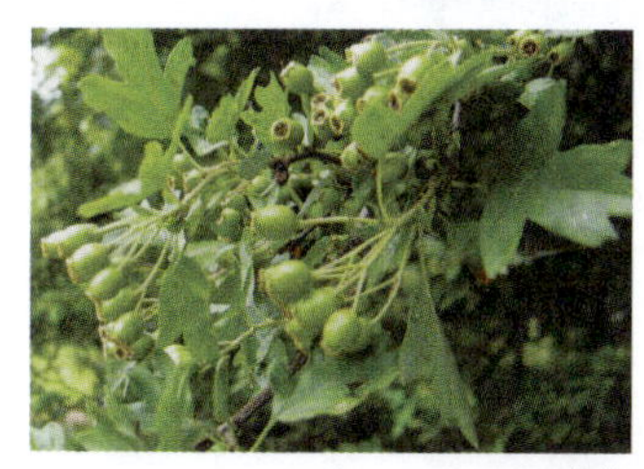

山楂

黑芥穗（二钱）乳香（一钱，去油）山楂（十粒，炒黑）桃仁（七粒，泡去皮尖，炒，研）。

用水煎服，服完一剂腹疼就能止就能痊愈，没必要再服第两剂。

此方是逐瘀在补血中，消瘀块在生新血，好处不专用止疼痛的药，疼痛能止。一般的医生见儿枕疼痛，就用元胡、苏木、蒲黄、五灵脂类的药来消块。有什么值得谈论？妇人产后出现小腹疼痛，按揉后疼痛减轻止住，有人认为是儿枕引起的腹疼，实际是血虚缘故。

子宫血室空虚，胞脉失养，引发腹疼，十个产妇中九个都是这样的腹疼。

疼痛有虚实的区分，要辨清楚：产妇身体消瘦，肌肤干燥。这肯定是虚疼而不是实证疼痛。

大体对应性疼应用补法，产后的虚疼，更应补。

只是血虚引起的疼痛，须用补血的药物，补血药物，多是滋润滑腻药剂，恐怕与大肠相互妨碍；但是产后血虚，大肠燥干，用滋润滑腻的补血药正好适宜，怎么会有妨碍呢！

肠宁汤

当归（一两，酒洗）熟地（一两，九蒸）人参（三钱）麦冬（三钱，去心）阿胶（三钱，蛤粉炒）山药（三钱，炒）续断（二钱）甘草（一钱）肉桂（二分，去粗，研）。

用水煎服，一剂服后疼痛减轻，两剂后疼痛消失停止，多服几剂效果会更好。此方是用补气补血的药组成；补气气旺运血不会出现气盛堵塞，补血血足养胞不会发生血旺凝滞，气血都生出来了，不用止疼，疼自然消失。

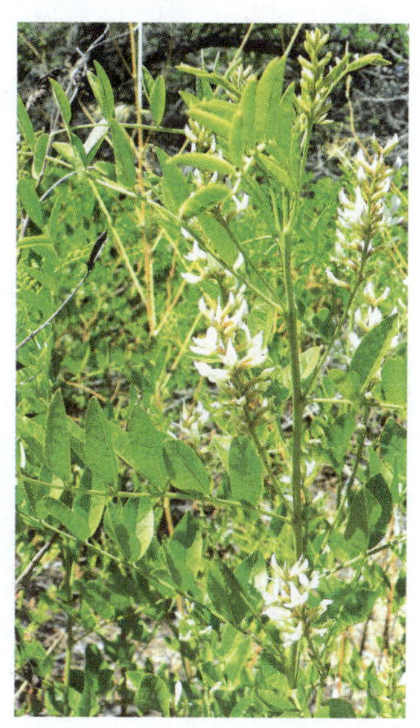

甘草

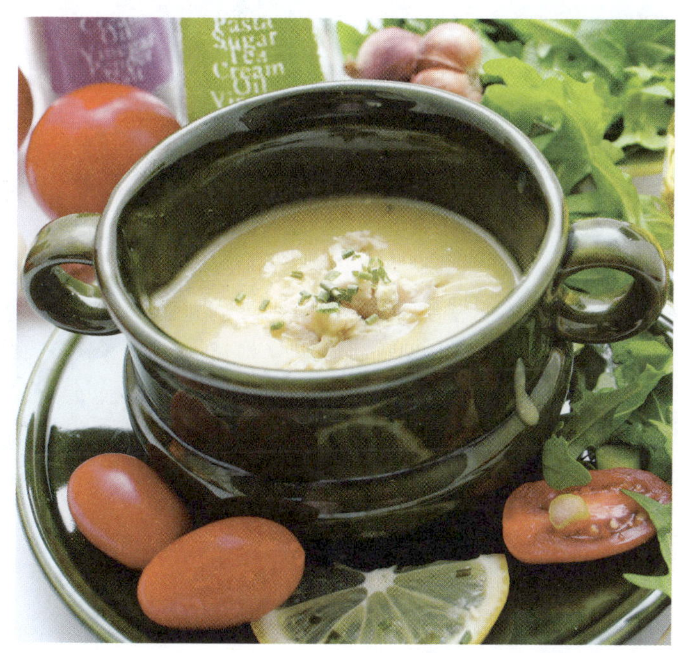

肠宁汤

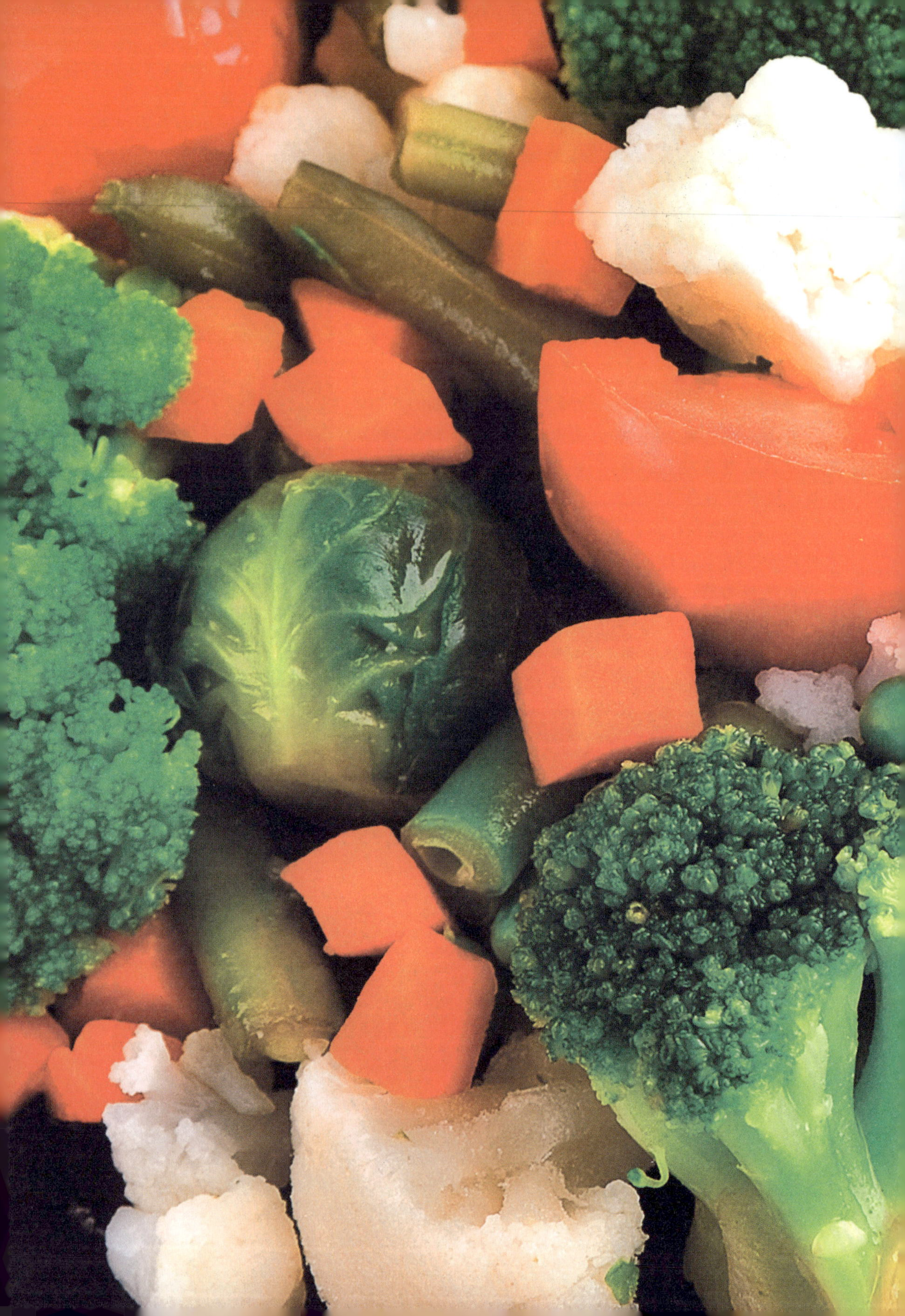

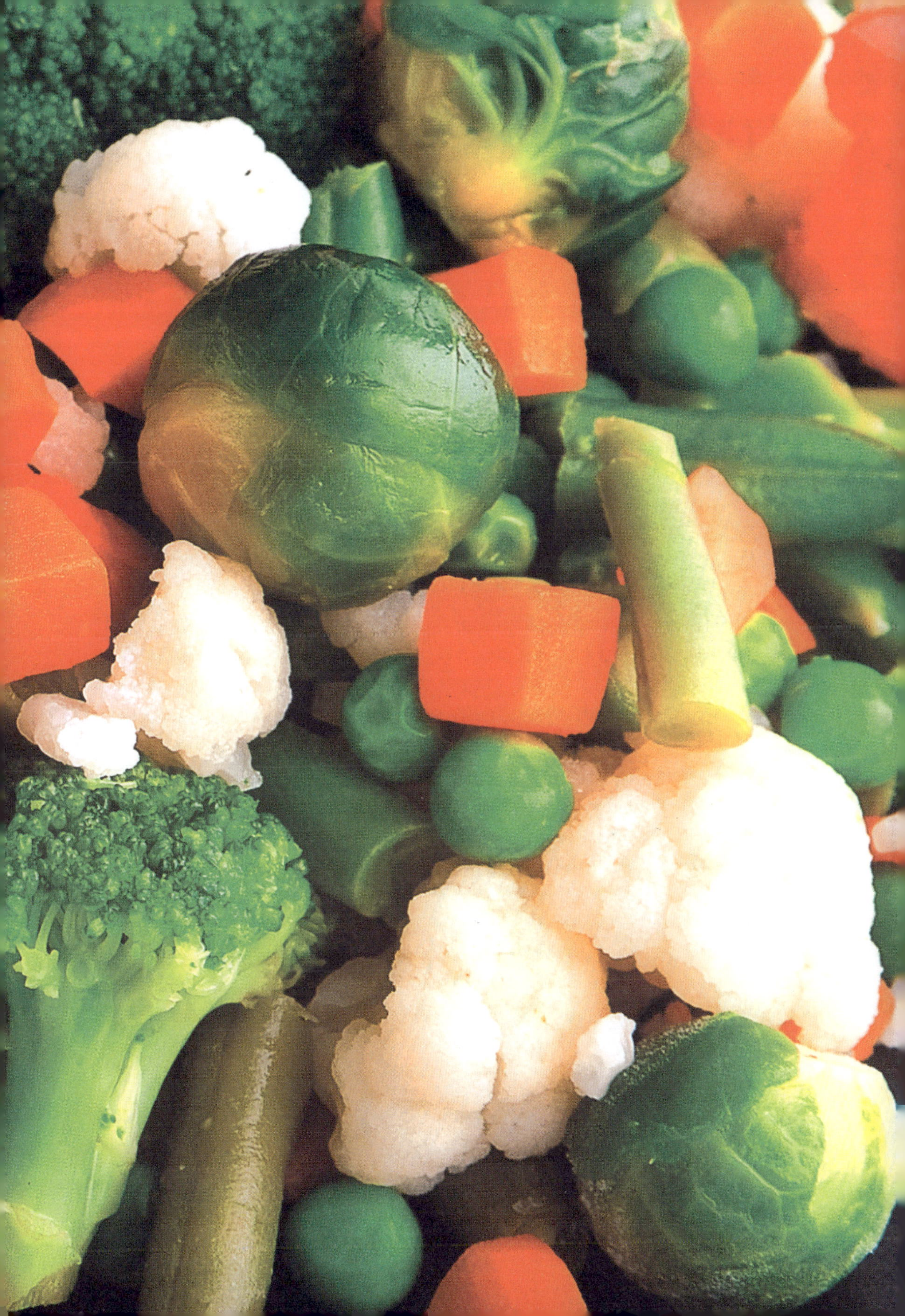

气喘

妇人产后气喘，最是大危之症，苟不急治，立刻死亡，人只知是气血之虚也，谁知是气血两脱乎！夫既气血两脱，人将立死，何又能作喘？然此血将脱，而气犹未脱也。血将脱而气欲挽之，而反上喘，如人救溺，援之而力不胜，又不肯自安于不救，乃召号同志以求助，故呼声而喘作，其症虽危，而可救处正在能作喘也。

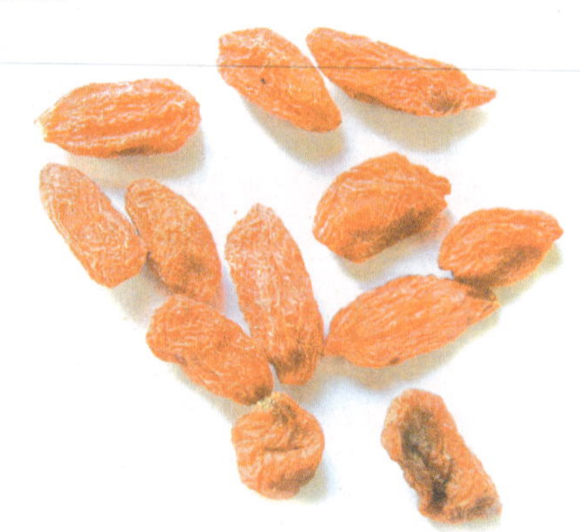

原文

妇人产后气喘，最是大危之症，苟不急治，立刻死亡，人只知是气血之虚也，谁知是气血两脱乎！夫既气血两脱，人将立死，何又能作喘？然此血将脱，而气犹未脱也。血将脱而气欲挽之，而反上喘，如人救溺，援之而力不胜，又不肯自安于不救，乃召号同志以求助，故呼声而喘作，其症虽危，而可救处正在能作喘也。盖肺主气，喘则肺气似盛而实衰，当是之时，血将脱而万难骤生，望肺气之相救甚急；而肺因血失，只存几微之气，自顾尚且不暇，又何能提挈乎血，气不与血俱脱者几希矣，是救血必须补气也。

救脱活母汤

人参（二两）当归（一两，酒洗）熟地（一两，九蒸）枸杞子（五钱）山萸（五钱，蒸，去核）麦冬（一两，去心）阿胶（二钱，蛤粉炒）肉桂（一钱，去粗，研）黑芥穗（二钱）。

水煎服。一剂而喘轻，两剂而喘减，三剂而喘定，四剂而全愈矣。此方用人参以接续元阳，然徒补其气而不补其血，则阳燥而狂，虽回生于一时，亦旋得旋失之道；即补血而不补其肝肾之精，则本原不固，阳气又安得而续乎！所以又用熟地、山萸、枸

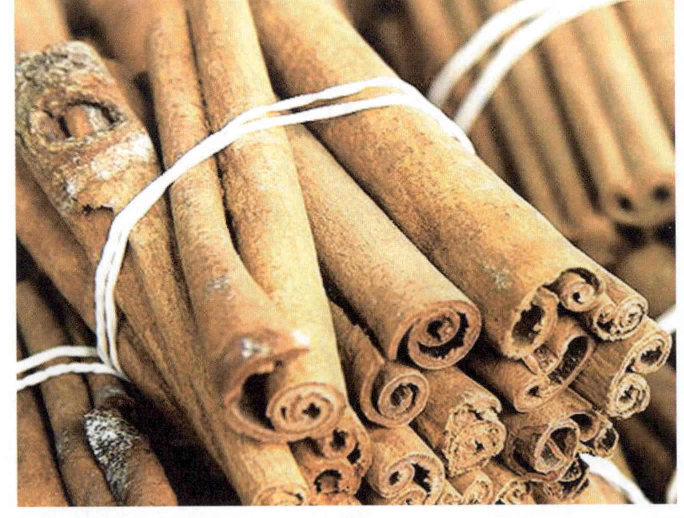

肉桂

杞之类，以大补其肝肾之精，而后大益其肺气，则肺气健旺，升提有力矣。特虑新产之后，用补阴之药，腻滞不行，又加肉桂以补命门之火，使火气有根，助人参以生气，且能运化地黄之类，以化精生血。若过于助阳，万一血随阳动瘀而上行，亦非保全之策，更加荆芥以引血归经，则肺气安而喘速定，治几其神乎。

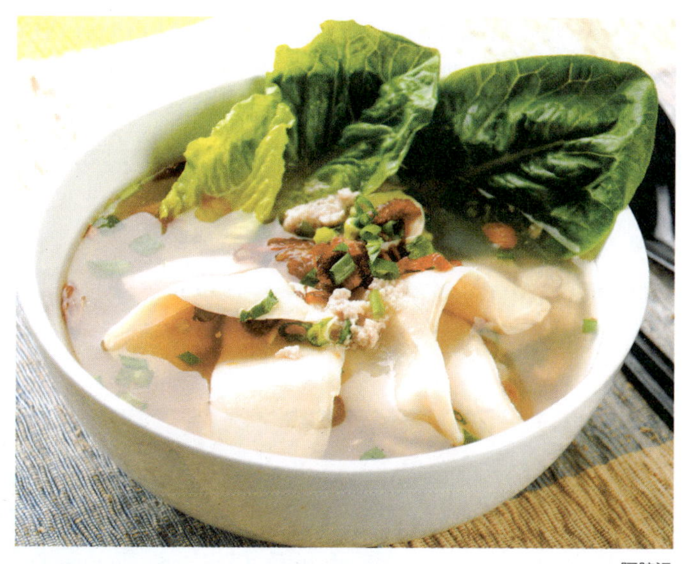

阿胶汤

译文

妇女在产后出现呼吸气急而喘，是属于重危症之一，如果不急救治疗。很快就会死亡。有的人只知道是因气血虚衰的缘故，谁知是到了气血两脱的程度了！既然到了气血两脱的地步，人也将要很快死去，又为何能发生喉中气喘呢？这是血将脱尽，而气还未全随血脱去。血将脱时，气欲摄回，逆而上反即发喘息，就像救助溺水的人，援救的力一旦不足，又不肯轻易放弃而安心不救，于是呼喊同道来帮助相救，因而会出现呼吸短促、喘不接续的表现，这种症候虽然危急，但正因还能喘息才是可以救治的标志。人身五脏中肺主气，喘症是肺气失于清肃的一种表现，类似肺气盛而在此实际是肺气衰惫，当这种喘症出现时，是血将脱去，又难以使血很快生成，只希望肺主之气来急速救助；但肺因血失过多，也只保存少许的气，自已顾自已都顾不过来，

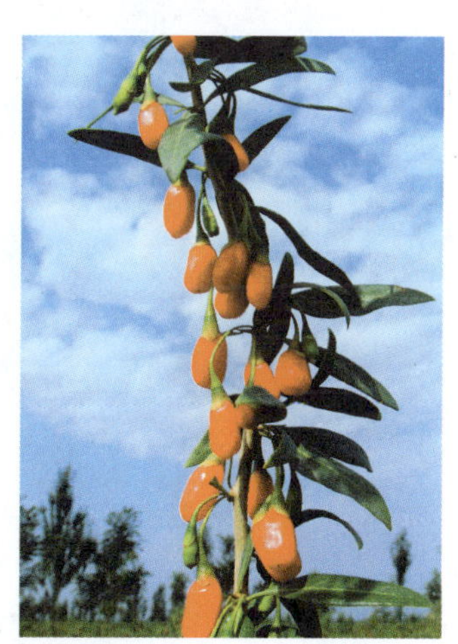

枸杞子

又怎么能提升摄血呢，气不同血一块亡脱的几乎很少，要救血必须给以补气才行。方用救脱活母汤。

救脱活母汤

人参（二两）当归（一两，酒洗）熟地（一两，九蒸）枸杞子（五钱）山萸（五钱，蒸，去核）麦冬（一两，去心）阿胶（二钱，蛤粉炒）肉桂（一钱，去粗，研）黑芥穗（二钱）。

用水煎服，一剂服后气喘减轻，两剂后喘息减少，三剂服下喘症就会停止，四剂后就能痊愈。此方用人参补肺气以接续虚衰的元气，但只补阳气而不补阴血，就容易发生阳偏旺而出现让症的变证，虽然可使产妇暂时生还有

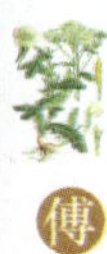

气息，这也只能是保存一会儿工夫的疗效，很快就会失去的错误医治方法。就是用补血之药，但不补肝肾之精血，就会使本原不固，阳气无所依，又怎么能够接续呢？所以方中又用熟地、山萸、枸杞之类，大补肝肾之精血，其后重用人参、麦冬补益肺气，使肺气健旺，升提有力。特别考虑到新产之后，产妇脾胃功能较差，用补阴血之药物，偏于滋补腻滞而碍胃不行，又少加肉桂用来补命门之火，使真阳充足，以助人参的生化之气，而且能温运地黄等补血之药，以化精生血。若过于应用温阳之药，万一导致血随阳动，瘀血上冲的话，也不是十分可靠完备的治策，方子中再加荆芥用以引血归经，就可达肺气安和，喘息迅速平定，治疗效果几乎神妙一般。

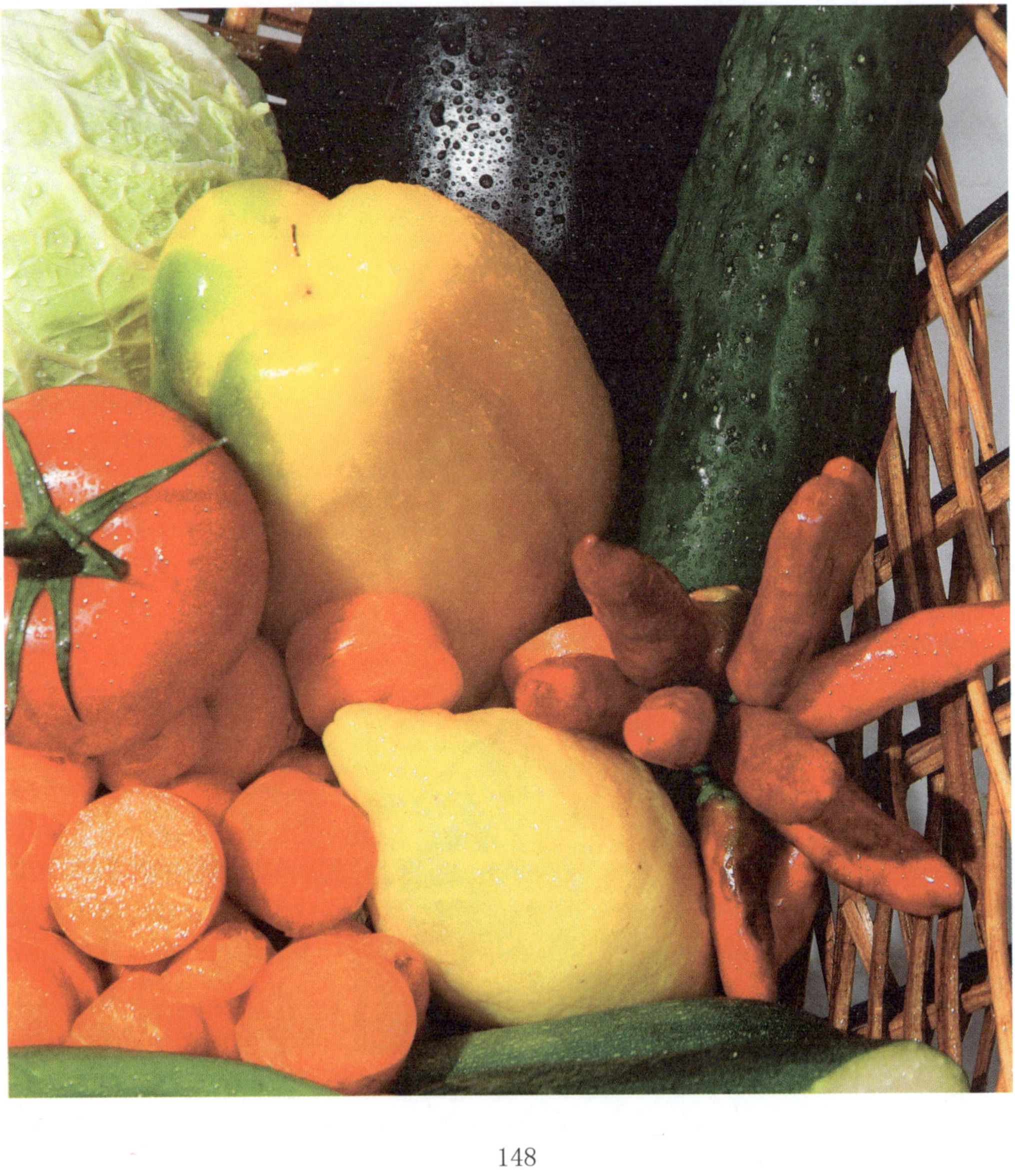

恶寒身颤

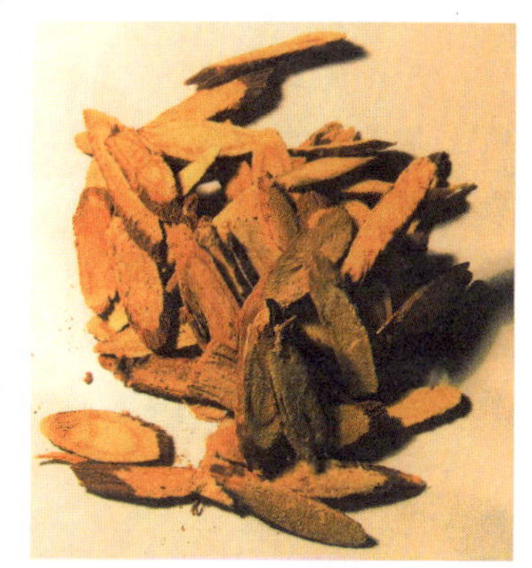

妇人产后恶寒恶心，身体颤，发热作渴，人以为产后伤寒也，谁知是气血两虚，正不敌邪而然乎！大凡人之气不虚，则邪断难入。产妇失血既多，则气必大虚，气虚则皮毛无卫，邪原易入，正不必户外之风来袭体也，即一举一动，风即可乘虚而入之。然产后之妇，风易入而亦易出，凡有外邪之感，俱不必祛风，况产妇之恶寒者，寒由内生也。

原文

妇人产后恶寒恶心，身体颤，发热作渴，人以为产后伤寒也，谁知是气血两虚，正不敌邪而然乎！大凡人之气不虚，则邪断难入。产妇失血既多，则气必大虚，气虚则皮毛无卫，邪原易入，正不必户外之风来袭体也，即一举一动，风即可乘虚而入之。然产后之妇，风易入而亦易出，凡有外邪之感，俱不必祛风，况产妇之恶寒者，寒由内生也。发热者，热由内弱也；身颤者，颤由气虚也。治其内寒，而外寒自散；治其内弱，而外热自解；壮其元阳，而身颤自除。

十全大补汤

人参（三钱）白术（三钱，土炒）茯苓（三钱，去皮）甘草（一钱，炙）川芎（一钱，酒洗）当归（三钱，酒洗）熟地（五钱，九蒸）白芍（二钱，酒炒）黄芪（一两，生用）肉桂（一钱，去粗，研）水煎服。一剂而诸病悉愈。此方但补气与血之虚，而不去散风与邪之实，正以正足而邪自除也，况原无邪气乎！所以奏功之捷也。

译文

妇人产后出现恶寒恶心，身体颤抖，发热口渴。人们认为是产后伤寒引起的，谁想是产后气血两虚，正气不能抵挡邪气

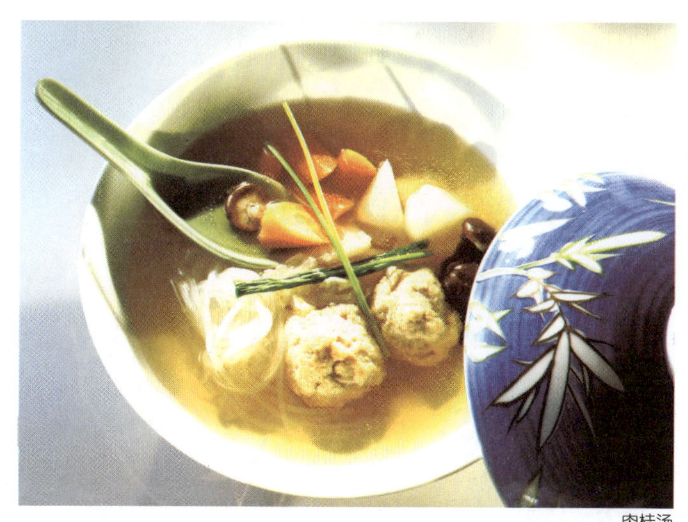

肉桂汤

导致。

大凡人的正气不虚，外邪很难侵入的。

产妇失血过多，气必然大伤而亏虚，气虚则肌失于卫气的固护，风、寒之邪本就容易入侵，不用室外风侵袭，产妇稍一动，风邪就可乘虚入肌表。

产后的妇女，风邪容易入侵，可也容易外出。

凡是感受外邪症候，都不用取疏散风邪的治疗方法，何况忍寒的症状，是体内气虚。发热的，是体内气血亏虚。身颤的，

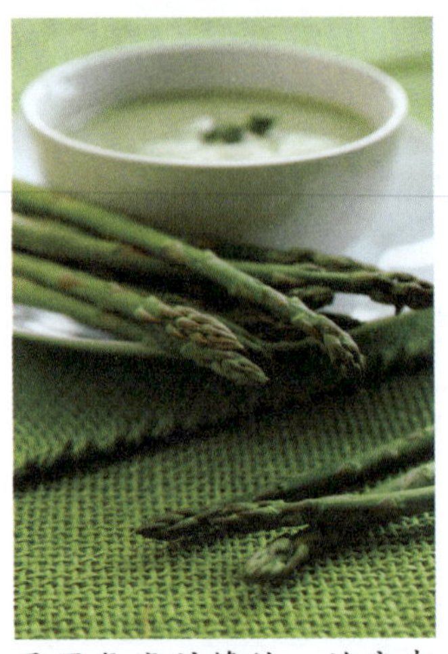

是因气虚的缘故。治疗内寒，外寒自然散去。治疗内弱，外热自会解除。壮补元气，身颤自消。方用十全大补汤。

十全大补汤

人参（三钱）白术（三钱，土炒）茯苓（三钱，去皮）甘草（一钱，炙）川芎（一钱，酒洗）当归（三钱，酒洗）熟地（五钱，九蒸）白芍（二钱，酒炒）黄芪（一两，生用）肉桂（一钱，去粗，研）。

用水煎服，一剂服完后各种病症都治愈。此方补益气血双虚，而没有祛散风寒实邪，正是用正气充足，邪气自除的办法，况且就没有邪气，所以疗效迅速。

恶心呕吐

妇人产后恶心欲吐，时而呕吐，人皆曰胃气之寒也，谁知是肾气之寒乎！夫胃为肾之关，胃之气寒，则胃气不能行于肾之中；肾之气寒，则肾气亦不能行于胃之内，是肾与胃不可分而两之也。惟是产后失血过多，必致肾水干涸，肾水涸应肾火上炎，当不至胃有寒冷之虞，何故肾寒而胃亦寒乎？盖新产之余，水乃遽然涸去，虚火尚不能生，火既不生，而寒之象自现。

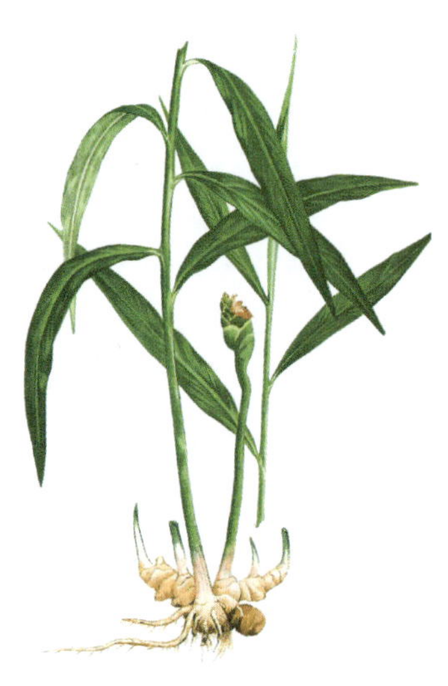

原文

妇人产后恶心欲吐，时而呕吐，人皆曰胃气之寒也，谁知是肾气之寒乎！夫胃为肾之关，胃之气寒，则胃气不能行于肾之中；肾之气寒，则肾气亦不能行于胃之内，是肾与胃不可分而两之也。惟是产后失血过多，必致肾水干涸，肾水涸应肾火上炎，当不至胃有寒冷之虞，何故肾寒而胃亦寒乎？盖新产之余，水乃遽然涸去，虚火尚不能生，火既不生，而寒之

象自现。治法宜补其肾中之火，然火无水济，则火在水上，未必不成火动阴虚之症，必须于水中补火，肾中温胃，而后肾无太热之患，胃有既济之欢也。

温肾止呕汤

熟地（五钱，九蒸）巴戟（一两，盐水浸）人参（三钱）白术（一两，土炒）山萸（五钱，蒸，去核）炮姜（一钱）茯苓（二钱，去皮）橘红（五分，姜汁洗）白蔻（一粒，研）。

水煎服。一剂而呕吐止，两剂而不再发，四剂而全愈矣。此方补肾之药，多于治胃之品，然而治肾仍是治胃也。所以肾气升腾，而胃寒自解，不必用大热之剂，温胃而祛寒也。

译文

妇人产后出现恶心泛吐，有时有呕吐，人们都说是胃气寒凉，谁知是肾气寒的缘故胃为肾的关口，胃的阳气不旺而寒，胃不能将水谷沼气化成阴精归藏在肾中；肾的阳气衰弱寒凉，肾中命火不能温胃气来振奋胃阳，肾与胃的功能是不能分开的。产后由于失血过多，导致肾的阴精耗损导致干涸，肾阴枯竭形成阴虚火

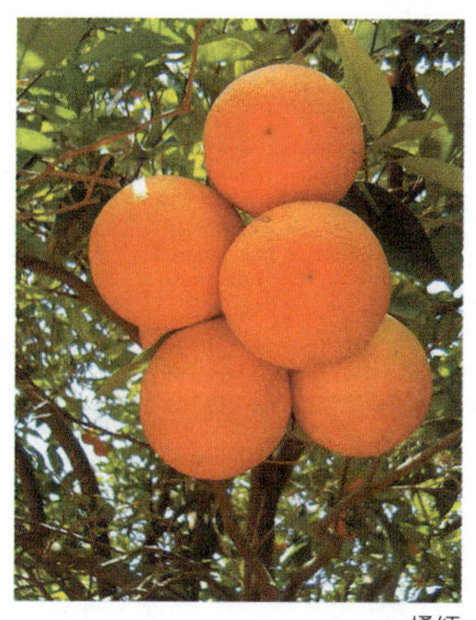
橘红

旺，不至于发生胃气寒的忧患，什么导致肾阳不足并且胃也寒凉呢？刚分娩后，阴血骤然失去，虚火尚没有生成，肾火没有足够阴精生出，寒的症象自然显现出来。

治疗方法适宜温补肾阳，火没有水接济，成了虚火乱动。造成阴虚火旺的症候。必须滋补肾阴用助阳的药品作为辅助，肾中火旺自可温胃，肾阴阳平衡，而没有虚热的病，胃得阳功能也就恢复了。

温肾止呕汤

熟地（五钱，九蒸）巴戟（一两，盐水浸）人参（三钱）白术（一两，土炒）山萸（五钱，蒸，去核）炮姜（一钱）茯苓（二钱，去皮）橘红（五分，姜汁洗）白蔻（一粒，研）。

用水煎服，一剂服后呕吐止住，两剂后不再发作，四剂就痊愈了。此方补肾的药多于治胃的，治肾仍是为了达治胃。肾中阳气充足，胃中寒气自然解散，不需用大辛大热的药剂，就能温胃散寒。

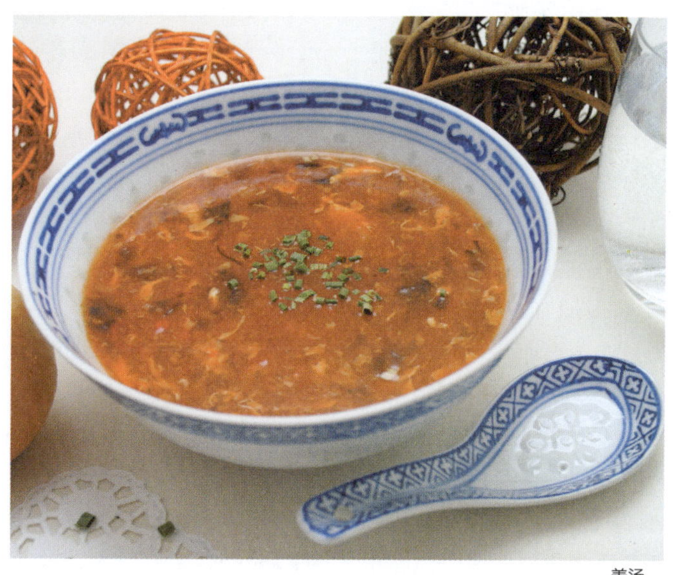
姜汤

血崩

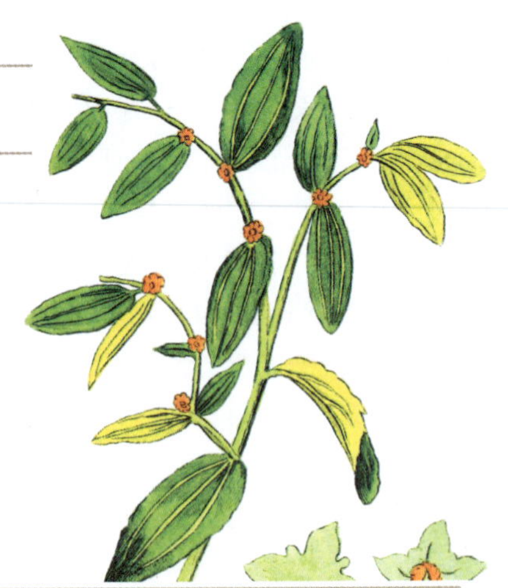

少妇产后半月，血崩昏晕，人皆曰恶血冲心也，谁知是不慎房帏之过乎！夫产后业逾半月，虽不比初产之二、三日，而气血初生，尚未全复，即血路已净，而胞胎之损伤未痊，断不可轻于一试，以重伤其门户。气血初复，不知慎养，致血崩昏晕，是心肾两伤，不特胞门户已也。精泄神脱，舍大补其气与血，别无良法也。

原文

少妇产后半月，血崩昏晕，人皆曰恶血冲心也，谁知是不慎房帏之过乎！夫产后业逾半月，虽不比初产之二、三日，而气血初生，尚未全复，即血路已净，而胞胎之损伤未痊，断不可轻于一试，以重伤其门户。气血初复，不知慎养，致血崩昏晕，是心肾两伤，不特胞胎门户已也。精泄神脱，舍大补其气与血，别无良法也。

救败求生汤

人参（二两）当归（二两，酒洗）白术（二两，土炒）九蒸熟地（一两）山萸（五钱，蒸）山药（五钱，炒）枣仁（五钱，生用）附子（一分或一钱，自制）。

水煎服。一剂而神定，两剂而晕止，三剂而血亦止矣，倘一服见效，连服三、四剂，减去一半，再服十剂，可庆更生。此方补气以回元阳于无何有之乡，阳回而气回，自可摄血以归神，生青而续命矣。

译文

年轻妇女产后半月，头昏目晕，出现流血如崩。人们都说是恶血冲心。谁想到是不节房事造成的过失。

产后时间超过半月，虽不像刚产后的两、三天那样，而气血刚开始回生，还没有完全恢复。

就是子宫内瘀血排净了，胞胎的损伤还没有痊愈，千万不能随便一试，致重伤产道。气血刚开始恢复，不知道谨慎调养，导致产后出血如崩，头目昏晕，是心肾两脏受到损伤，不单是产道子宫的损伤。精泻神脱，不采取大补气血之法，就没有再好的治法了。

救败求生汤

人参（二两）当归（二两，酒洗）白术（二两，土炒）九蒸熟地（一两）山萸（五钱，蒸）山药（五钱，炒）枣仁（五钱，生用）附子（一分或一钱，自制）。

用水煎服，一剂服后可让心神安定，两剂服后昏晕止住，三剂出血也停止了。如果服用一剂后就见效，可以连服三、四剂，药量可减去一半后，再服上十剂，就可重新回生了。此方用补气的药可以让阳气恢复达到全身各个地方，阳气回归气就能回升，就自然能够摄血养心，心神内守，就可以延续生命了。

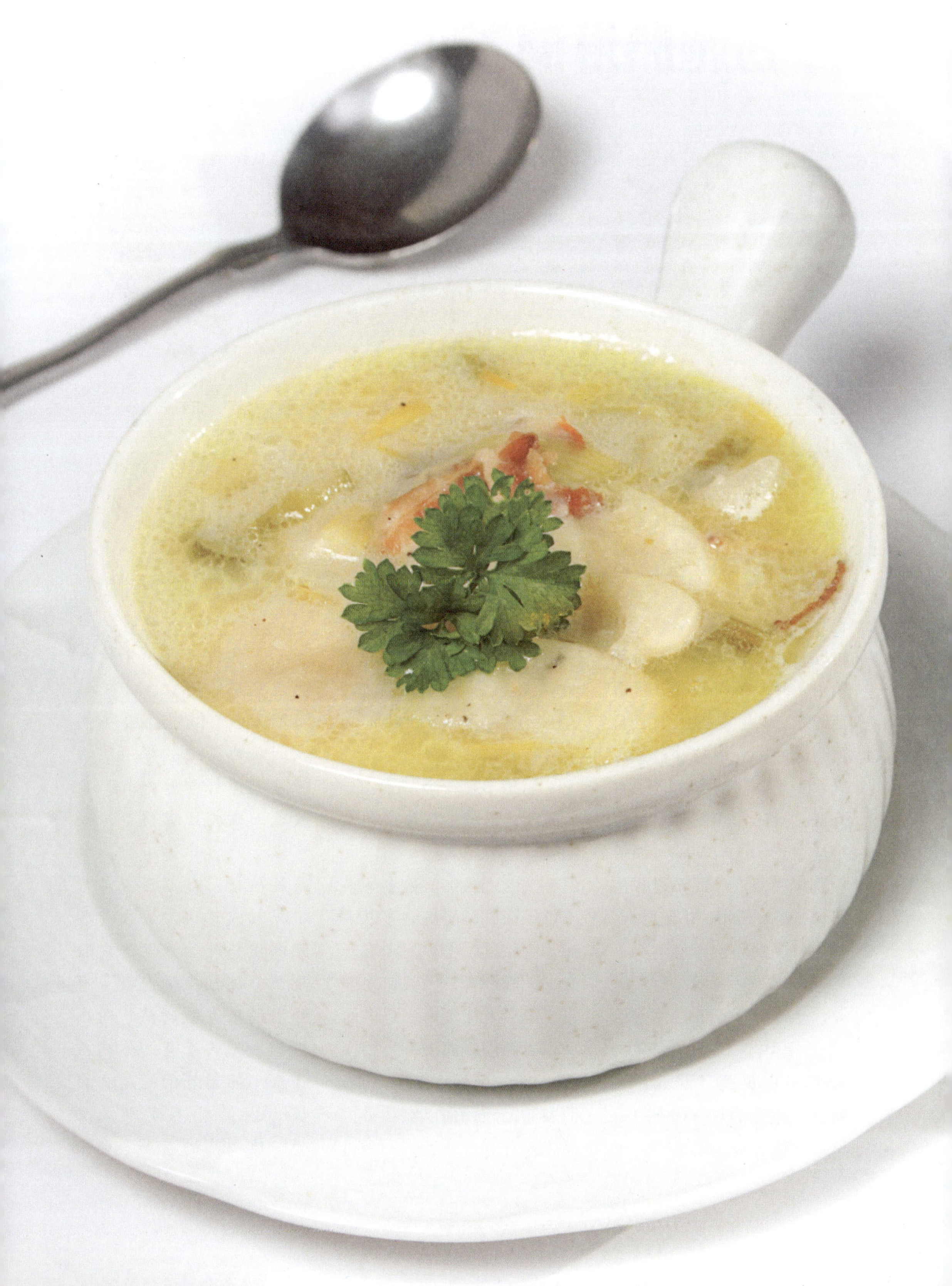

手伤胞胎淋漓不止

妇人有生产之时，被稳婆手入产门，损伤胞胎，因而淋漓不止，欲少忍须臾而不能，人谓胞破不能再补也，孰知不然。夫破伤皮肤，尚可完补，岂破在腹内者，独不可治疗？或谓破在外可用药外治，以生皮肤；破在内，虽有灵膏，无可救补，然破之在内者，外治虽无可施力，安必内治不可奏功乎！

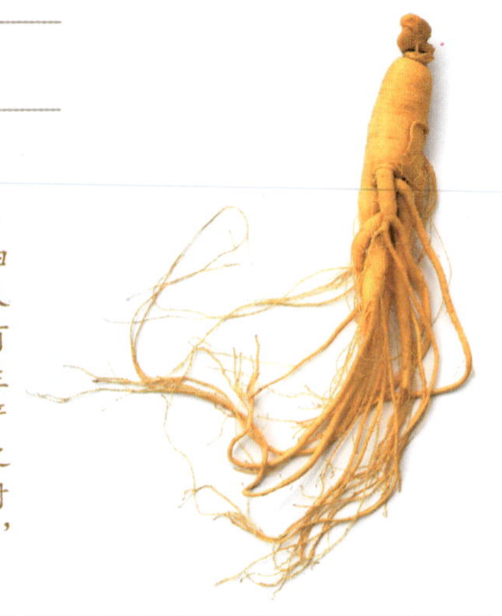

原文

妇人有生产之时，被稳婆手入产门，损伤胞胎，因而淋漓不止，欲少忍须臾而不能，人谓胞破不能再补也，孰知不然。夫破伤皮肤，尚可完补，岂破在腹内者，独不可治疗？或谓破在外可用药外治，以生皮肤；破在内，虽有灵膏，无可救补，然破之在内者，外治虽无可施力，安必内治不可奏功乎！试思疮伤之毒，大有缺陷，尚可服药以生肌肉，此不过收生不谨，小有所损，并无恶毒，何难补其缺陷也。

完胞饮

人参（一两）白术（十两，土炒）茯苓（三钱，去皮）生黄芪（五钱）当归（一两，酒炒）川芎（五钱）白及末（一钱）红花（一钱）益母草（三钱）桃仁（十粒，泡炒，研）。

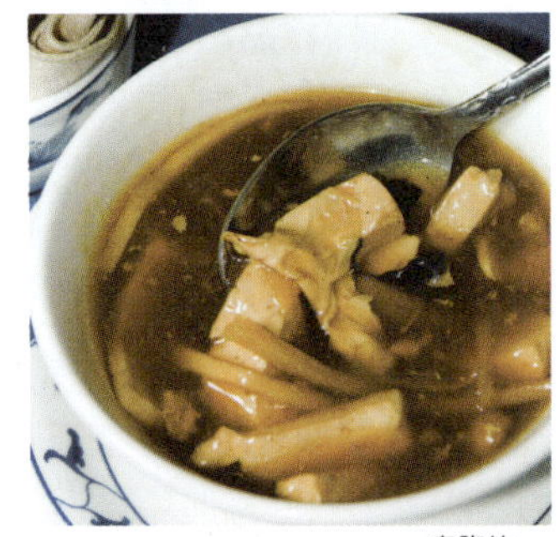
完胞饮

用猪羊胞一个，先煎汤，后煎药，饥服十剂全愈。夫胞损宜用补胞之药，何以反用补气血之药也？盖生产本不可手探试，而稳婆竟以手探，胞胎以致伤损，则难产必矣。难产者，因气血之虚也。产后大伤气血，是虚而又虚矣，因虚而损，复因损而更虚，苦不补其气与血，而胞胎之破，何以奏功乎！今之大补其气血者，不啻饥而与之食，渴而与之饮者，则精神大长，气血再造，而胞胎何难补完乎，所以旬日之内便成功也。

译文

妇女中有分娩时，难产不下被接产人用手伸入阴道损伤了膀胱，小便淋漓不止想忍住片刻也不行。人们认为膀胱破损不能再修补，谁知并非如此。皮肤表面破损或有伤口，尚可以治疗。难道小腔内的膀胱破损，就不可以治疗了吗？或许认为表皮受损可以用药外治，促进皮肤生长；破损在腹内，虽有外用的很灵验的药，对内破损也无法修复。体内破损虽不能用外治，怎么会认为内治就不可以成功呢？像疮疡的痈毒，会出现伤口处肌肤塌陷的大病状，还可以通过内服药物促进肌肉的新生。现在不过是接生不慎导致，稍有损伤，并没有疮毒那样严重。有什么难修复缺陷的呢？方用完胞饮。

完胞饮

人参（一两）白术（十两，土炒）茯苓（三钱，去皮）生黄（五钱）当归（一两，酒炒）川芎（五钱）白及末（一钱）红花（一钱）益母草（三钱）桃仁（十粒，泡炒，研）。

用猪胞一个，先煎成汤，后煎成药，十剂可痊愈。膀胱损伤用能修补胞的药物，为什么反而用补气血的药呢？产妇分娩之时，本不能用手伸入阴道，但接生人用手去探入，致损伤膀胱，必定形成难产。难产的，又因气血虚的缘故，产后气血大伤，便虚越加虚。气血虚容易受到损伤，加上损伤就更虚，不补气血，膀胱既破损，凭什么来生肌修复呢？现用大补气血方法，不只针对肚子饥了给他食物，口渴给他饮水，这治法让人的精神倍增，气血再造，膀胱还有什么难以修复的呢？所以几日内便能取得成功疗效。

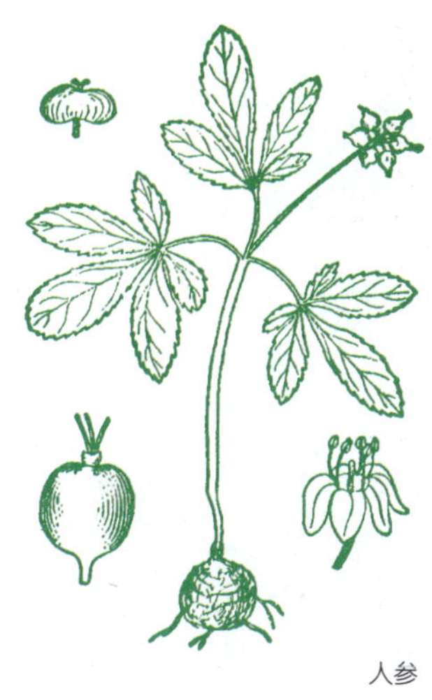

人参

四肢浮肿

产后四肢浮肿，寒热往来，气喘咳嗽，胸膈不利，口吐酸水，两胁疼痛，人皆曰败血流于经络，渗于四肢，以致气逆也，谁知是肝肾两虚，阴不得出之阳乎！

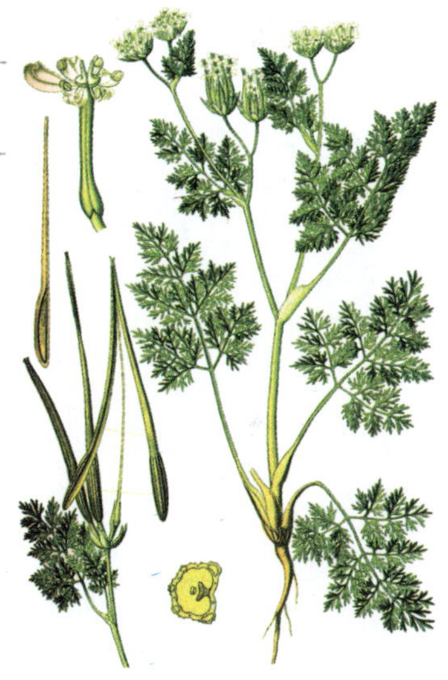

原文

产后四肢浮肿，寒热往来，气喘咳嗽，胸膈不利，口吐酸水，两胁疼痛，人皆曰败血流于经络，渗于四肢，以致气逆也，谁知是肝肾两虚，阴不得出之阳乎！夫产后之妇，气血大亏，自然肾水不足，肾水沸腾；然水不足则不能养肝，而肝木大燥，木中乏津木燥火发，肾火有党，子母两焚，火焰直冲，而上克肺金，金受火刑，力难制肝，而咳嗽喘满之病生焉；肝火既旺而下克脾土，土受木刑，力难制水，而四肢浮肿之病出焉。然而肝木之火旺，乃假象而非真旺也。假旺之气，若盛而实不足，故时而热时而寒，往来无定，乃随气之盛衰以为寒热，而寒非真寒，热亦非真热，是以气逆于胸膈之间而不舒耳。两胁者，肝之部位也，酸者，肝之气味也。吐酸胁疼痛，皆肝虚而肾不能荣之象也。治法宜补血以养肝，补精以生血，精血足而气自顺，而寒热咳嗽浮肿之病悉退矣。

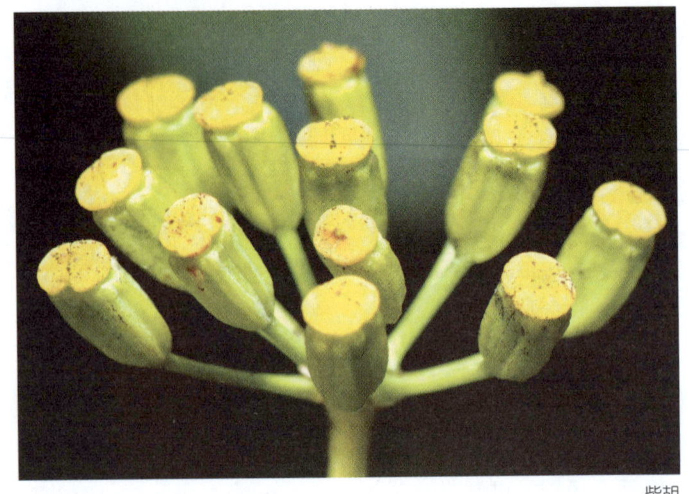

柴胡

转气汤

人参（三钱）茯苓（三钱，去皮）白术（三钱，土炒）当归（五钱，酒洗）白芍（五钱，酒炒）熟地（一两，九蒸）山萸（三钱，蒸）山药（五钱，炒）芡实（三钱，炒）柴胡（五分）故纸（一钱，盐水炒）。

水煎服。三剂效，十剂痊。此方皆是补血补精之品，何以名为转气耶？不知气逆由于气虚，乃是肝肾之气虚也。补肝肾之精血，即所以补肝肾之气也。盖虚则逆，旺则顺，是补即转也；气转而各症尽愈，阴出之阳，则阴阳无捍格之虞矣。

译文

产后出现四肢浮肿并且忽寒忽热气喘咳嗽胸不通利，口中吐酸水，两胁疼痛。

人都说是产后败血不去流注经络，败血渗到四肢关节，导致气逆。

谁知是肝肾精血两亏，体内脏气所伤。不能反映到体表的外在变化。产后的妇女，气血都有很大的亏损，自然肾中阴精不足，阴虚则虚火更旺；然而肾水不足就不能涵养肝木，使肝木更燥，木乏津润，燥火就易产生，肾中虚火得肝火的相帮，肝为肾之子，子母两脏火就越加盛，火势炎上，就可上升灼伤肺金，肺金受到肝火的煎熬，肺金功能不强就难以发挥制约肝的作用，因而发生肺气不宣的咳嗽气喘胸满的病症；肝火既旺，继而又能下延克伐脾土，脾土受到肝木的乘侮，脾土主运化水湿的功能下降就难以制约水湿，故而发生水湿泛滥的四肢浮肿病证。但是肝木的火旺，是一种假象而不是真正的旺。假旺表现的气象，像是一种亢盛的样子而实际是不足的本质，因此出现时而热，时而寒，寒与热往来不定的症候，这是随着正气的盛定发作为寒热，寒象并非是真正的内寒，热象亦并非真正的阳热，因此气视逆上在胸脯之间而出现不舒服的症状罢了。两胁，是属肝的部位；酸，是入肝的气味，因而吐酸胁部疼痛，都是肝血不足

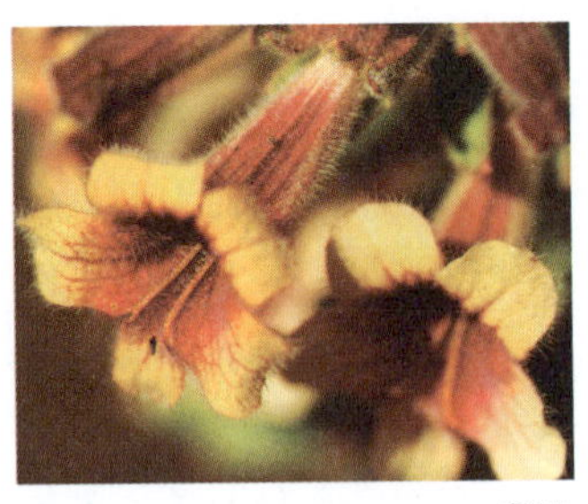

熟地

而肾水不能滋养的症候表现。治法宜补血养肝，滋肾填精以生血，精血充足，肝得血养则气机调顺，那么寒热、咳嗽、浮肿等诸病证都会消退的。

转气汤

人参（三钱）茯苓（三钱，去皮）白术（三钱，土炒）当归（五钱，酒洗）白芍（五钱，酒炒）熟地（一两，九蒸）山萸（三钱，蒸）山药（五钱，炒）

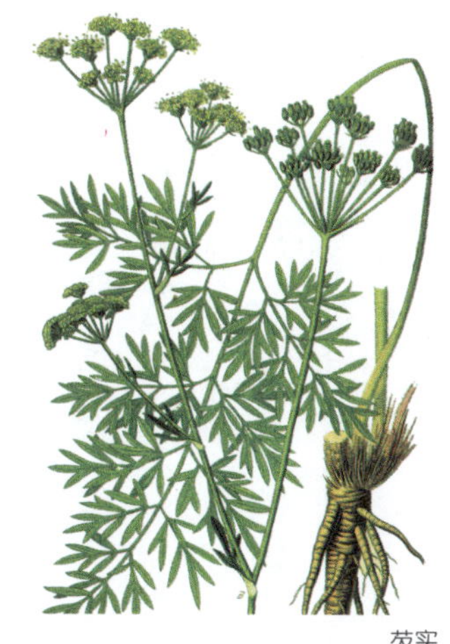
芡实

芡实（三钱，炒）柴胡（五分）故纸（一钱，盐水炒）。

用水煎服，三剂服后见效，十剂后病痊愈。此方是补血补气的药剂，为何用转气为名呢？这是不知气逆是因为气虚而致，就是肝肾气虚。滋补肝肾的精血，就是补益肝肾的气。气虚气机逆乱，气旺气机畅顺，所以补就是运转；气逆转气顺了，各种病症都消除痊愈。阴阳没有互抵触的病患了。

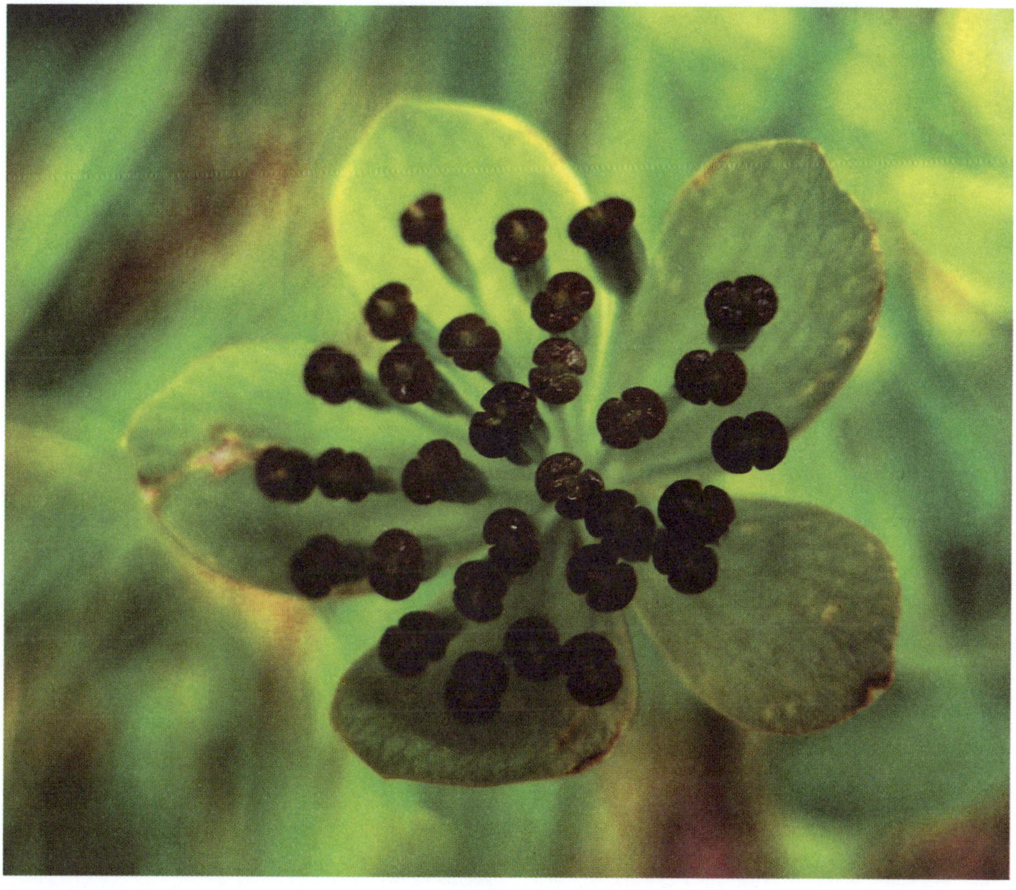

柴胡

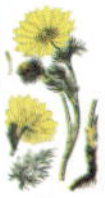

肉线出

妇人有产后水道中出肉线一条，长二、三尺，动之则疼痛欲绝，人以为胞胎之下坠也，谁知是带脉之虚脱乎！夫带脉束于任督之间，任脉前而督脉后，二脉有力，则带脉坚牢；二脉无力，则带脉崩坠。产后亡血过多，无血以养任督，而带脉崩坠，力难升举，故随溺而随下也。带脉下垂，每每作痛于腰脐之间，况下坠者而出于产门之外，其失于关键也更甚，安得不疼痛欲绝乎！

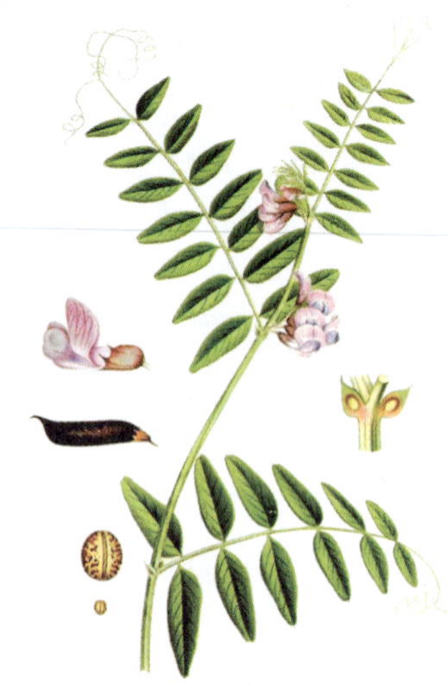

原文

妇人有产后水道中出肉线一条，长二、三尺，动之则疼痛欲绝，人以为胞胎之下坠也，谁知是带脉之虚脱乎！夫带脉束于任督之间，任脉前而督脉后，二脉有力，则带脉坚牢；二脉无力，则带脉崩坠。产后亡血过多，无血以养任督，而带脉崩坠，力难升举，故随溺而随下也。带脉下垂，每每作痛于腰脐之间，况下坠者而出于产门之外，其失于关键也更甚，安得不疼痛欲绝乎！

两收汤

人参（一两）白术（二两，土炒）川芎（三钱，酒洗）九蒸熟地（二两）山药（一两，炒）山萸（四钱，蒸）芡实（五钱，炒）扁豆（五钱，炒）巴戟（三钱，盐水浸）杜仲（五钱，炒黑）白果（十枚，捣碎）。

水煎服。一剂而收半，两剂而全收矣。此方补任督而仍补腰脐者，盖以任督连于腰脐也。补任督而不补腰脐，则任督无助，而带脉何以升举？惟两补之，则任督得腰脐之助，带脉亦得任督之力而收矣。

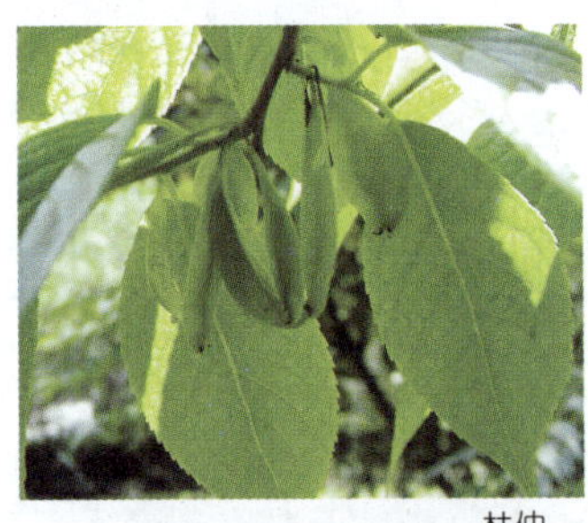
杜仲

译文

妇女分娩后自排尿口掉出肉线一根，长达二、三尺，动会疼痛难忍。

有人以为是胞胎下坠，谁知是带脉虚脱。

带脉与任脉、督脉之纵行经脉相束，任脉是人身之前，督脉是人身之后，阴阳二脉功能正常，带脉约束的作用就会坚固；二脉功能不足。带脉虚弱会发生下陷的症候。

产后失血过多，无血滋养任督二脉，阴阳脉气虚损，带脉失约而下陷，带脉下垂，常常作痛在腰脐部位，何况下脱的物质已经掉出阴门外，如果伤损到重要部位就更严重了，怎么会不觉得疼痛难忍？

两收汤

人参（一两）白术（二两，土炒）川芎（三钱，酒洗）九蒸熟地（二两）山药（一两，炒）山萸（四钱，蒸）芡实（五钱，炒）扁豆（五钱，炒）巴戟（三钱，盐水浸）杜仲（五钱，炒黑）白果（十枚，捣碎）。

用水煎服，服一剂肉线收进去一半，两剂服后全部收回去。此方是补任督二脉又补腰脐带脉，任脉督脉与带脉相连，只补任督二脉不去补益带脉，任督二脉不去资助，带脉靠什么去升举呢？只有都补，任督二脉得腰脐的资助，带脉也得任督二脉的力量收回。

肝痿

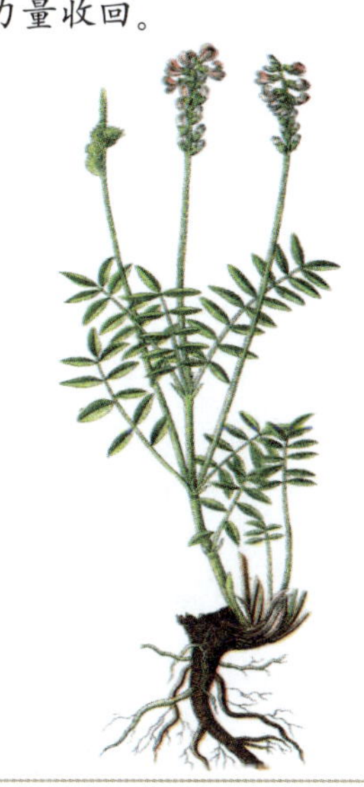

妇人产后阴户中垂下一物，其形如帕，或有角、或二歧，人以为产颓也，谁知是肝痿之故乎！夫产后何以成肝痿也？盖因产前劳役过伤，又触动怪怒，以致肝不藏血，血亡过多，故肝之脂膜随血崩坠，其形似子宫，而实非子宫也。若是子宫之下坠，状如茄子，只到产门，而不能越出于产门之外。

原文

妇人产后阴户中垂下一物，其形如帕，或有角、或二歧，人以为产颓也，谁知是肝痿之故乎！夫产后何以成肝痿也？盖因产前劳役过伤，又触动怪怒，以致肝不藏血，血亡过多，故肝之脂膜随血崩坠，其形似子宫，而实非子宫也。若是子宫之下坠，状如茄子，只到产门，而不能越出于产门之外。惟肝之脂膜往往出产门外者，至六、七寸许，且有黏席干落一片，如手掌大者，如是子宫坠落，人立死矣，又安得而复生乎！治法宜大补其气与血，而少加升提之品，则肝气旺而易生，肝血旺而易养，肝得生养之力，而脂膜自收。

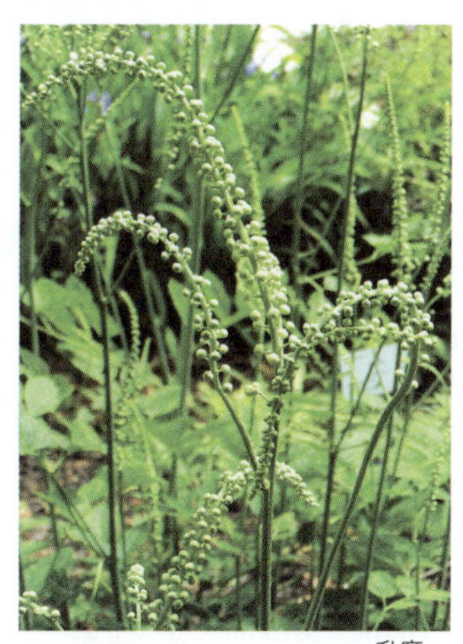

升麻

收膜汤

生黄（一两）人参（五钱）白术（五钱，土炒）当归（三钱，酒洗）升麻（一钱）白芍（五钱，酒炒焦）。

水煎服。一剂即收矣。或疑产后禁用白芍，恐伐生气之源，何以频用之而奏功也？是未读仲景之书者，嗟乎！白芍之在产后不可频用者，恐其收敛乎瘀也；而谓伐生气之源，则误矣。况病之在肝者，尤不可以不用；且用之于大补气血中，在芍药亦忘其为酸收矣，又何能少有作祟者乎！矧脂膜下坠，正借酸收之力，助升麻以提升气血，所以奏功之捷也。

译文

妇女产后从阴门脱出一物，它的外形像手帕，或有突出的角，或分成两岔，人们以为是子宫或阴道壁脱出，谁知是肝瘘的缘故。

妇产后为什么发生肝瘘呢？

由于产前劳力过度受到损伤，又触动怪怒致产后肝不藏血，子宫出血过多，肝的脂膜随着大量出血脱出。外形像子宫，实际不是子宫。如果是子宫下脱，形状应像茄子般，一放下脱到产门左右，而不能脱出产门外如此多。只有肝的脂膜常常可以排出在产门之外如此多。长度达六、七寸多，有如黏脓沾在席上落下一大片，有手掌大。子宫如果下坠脱落，人就会立刻死亡，又怎么还活着呢？

治疗方法大补气血，少加一些升提的药，气旺肝气就会发挥正常功能，血旺肝得血养更能藏血，肝得到正常的生养，脂膜自然收尽不再有脱出的病症发生。

收膜汤

生黄（一两）人参（五钱）白术（五钱，土炒）当归（三钱，酒洗）升麻（一钱）白芍（五钱，酒炒焦）。

用水煎服，一剂服下脂膜收尽。

或有人疑虑白芍有产后禁用的说法，恐怕会是伐气血的生发源，为什么多次用它并且效果显著呢？这是没有读过张仲景医著的说白芍不能在产后多用，恐怕它的酸寒能敛血滞血成瘀，而说它能伐气血的生发源就错了。何况本病病位在肝，不能不用；它在补气血药物当中，对芍药一味药来说，酸收的作用不算什么，又如何能做一点弊呢，况脂膜下脱正可以借酸收的力量，再有升麻以升提气血，获效很快。

气血两虚乳汁不下

妇人产后绝无点滴之乳，人以为乳管之闭也，谁知是气与血之两涸乎！夫乳乃气血之所化而成也，无血固不能生乳汁，无气亦不能生乳汁，然二者之中，血之化乳，又不若气之所化为尤速。新产之妇，血已大亏，血本自顾不暇，又何能以化乳？乳全赖气之力，以行血而化之也。今产后数日，而乳不下点滴之汁，其血少气衰可知。气旺则乳汁旺，气衰则乳汁衰，气涸则乳汁亦涸，必然之势也。

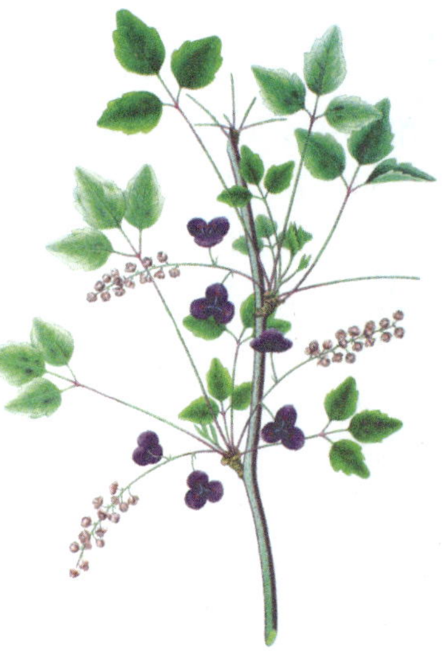

原文

妇人产后绝无点滴之乳，人以为乳管之闭也，谁知是气与血之两涸乎！夫乳乃气血之所化而成也，无血固不能生乳汁，无气亦不能生乳汁，然二者之中，血之化乳，又不若气之所化为尤速。新产之妇，血已大亏，血本自顾不暇，又何能以化乳？乳全赖气之力，以行血而化之也。今产后数日，而乳不下点滴之汁，其血少气衰可知。气旺则乳汁旺，气衰则乳汁衰，气涸则乳汁亦涸，必然之势也。世人不知大补气血之妙，而一味通乳，岂知无气则乳无以化，无血则乳无以生。治法带补气以生血，而乳汁自下，不必利窍以通乳也。

通乳丹

人参（一两）生黄（一两）当归（二两，酒洗）麦冬（五钱，去心）木通（三分）桔梗（三分）七孔猪蹄（二个，去爪壳）。

水煎服。两剂而乳如泉涌矣。此方专补气血以生乳汁，止以乳生于气血也。产后气血涸而无乳，非乳管之闭而无乳者可比。不去通乳而名通乳丹，亦因服之乳通而名之；今不通乳而乳生，即名生乳丹亦可。

译文

产妇产后没有一点乳汁流出，人们认为是乳管闭塞造成的，谁知道是气血干涸了。乳汁是气血生成的，没有血根本不能生出乳汁，没有气也不能生出乳汁，血与气之间，血要生成乳汁，不如气生成来得快。刚分娩后的妇女，血已经受损，血虚自己顾自己还来不及，又怎能让

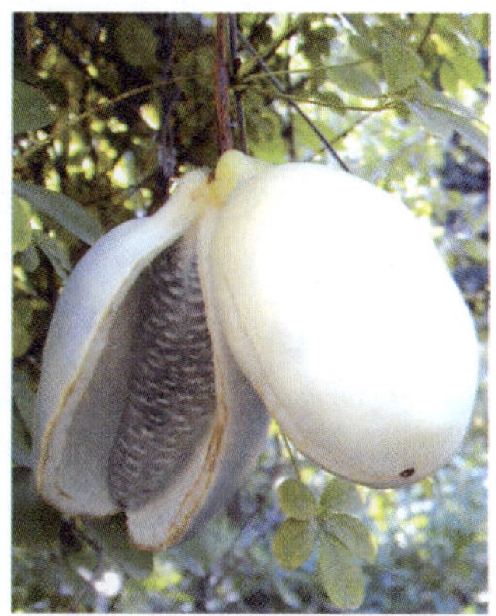
木通

血生成乳汁呢？乳汁全依赖气的力量，来养运行血生成乳汁。产后几日，没有一点乳汁排下，这种血少气衰是常见的。只有气旺了，乳汁泌出才能旺盛，气衰了，乳汁就很少了，气如果干涸乳汁也就枯竭了，这是必然趋势。有的医者不知大补气血的妙用，只是一味用通畅乳脉的方法，哪里知是没有气乳汁不能化出，没有血乳汁不能生成的道理。等于是向饿肚子的要吃的，向贫苦穷人索取钱财吗？治法应补气让血生成，血化为乳，自然乳汁就排下了，不必用通利乳窍的方法乳汁流出来了。

通乳丹

人参（一两）生黄（一两）当归（二两，酒洗）麦冬（五钱，去心）木通（三分）桔梗（三分）七孔猪蹄（二个，去爪壳）。

用水煎服，两剂服后乳汁生出像泉涌般流出。此方是专补气血来生乳汁，按乳汁是生于气血来运用的。产后气血干涸没有乳汁，与乳管闭塞不通没有乳汁是不一样的，此方不是用通利乳窍的方法。名字叫做通乳丹，是因为服用后让乳汁通畅流出才叫的；现不是通乳而让乳汁生出，叫生乳丹更好。

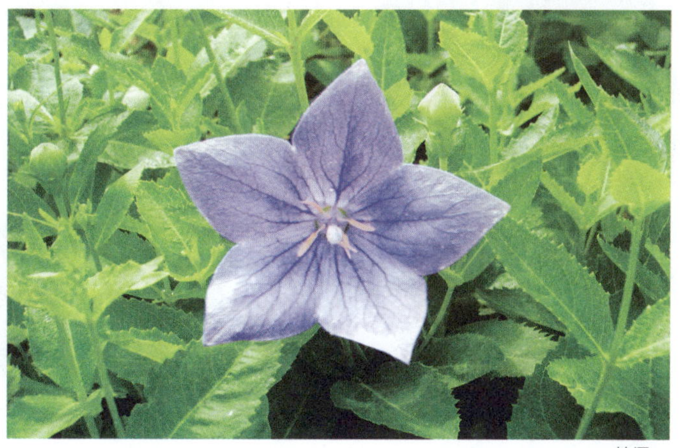
桔梗

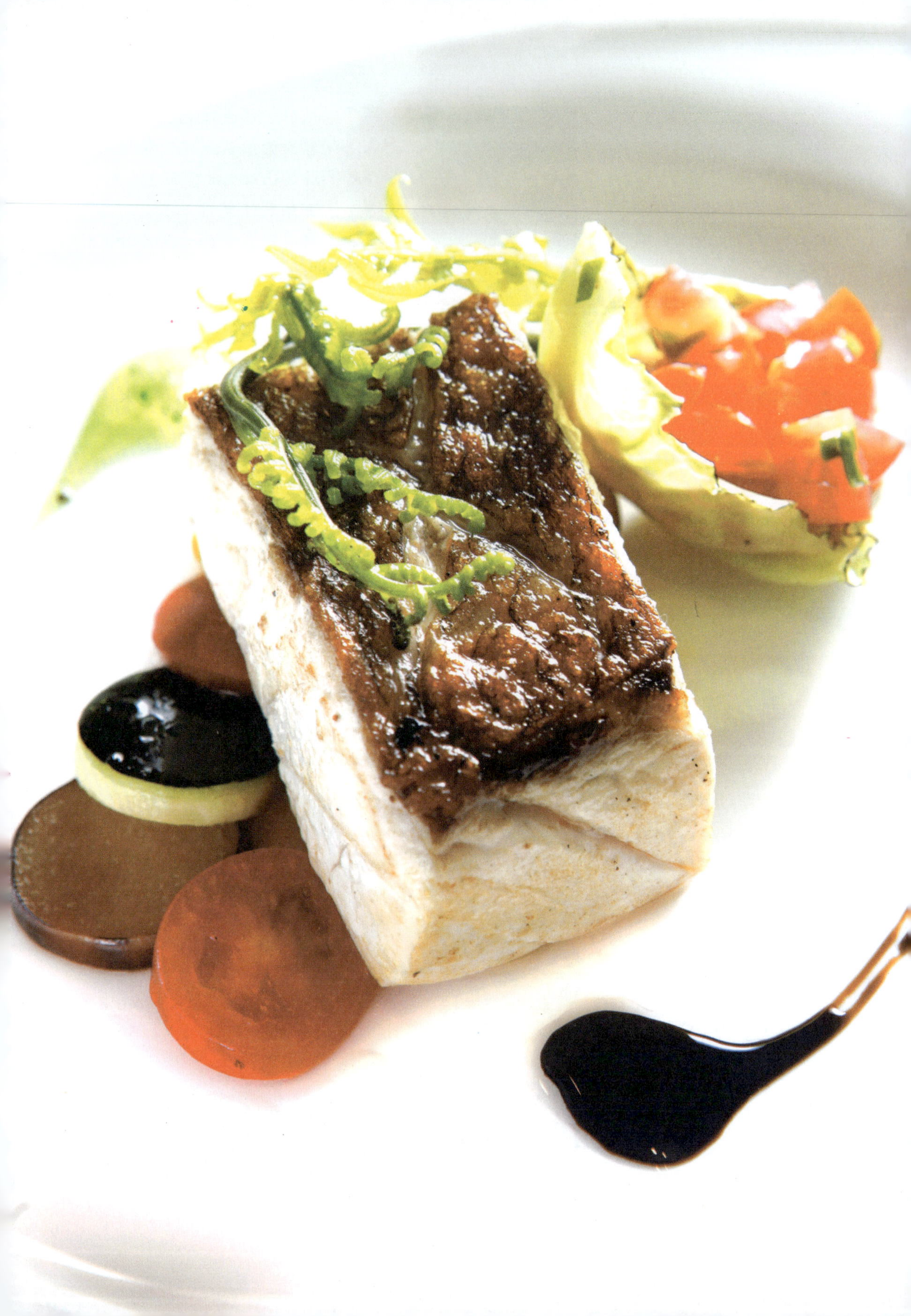

产后郁结乳汁不通

少壮之妇，于生产之后，或闻嫌谇，遂致两乳胀满疼痛，乳汁不通，人以为阳明之火热也，谁知是肝气之郁结乎！夫阳明属胃，乃多气多血之府也。乳汁之化，原属阳明，然阳明属土，壮妇产后，虽云亡血，而阳明之气，实未尽衰，必得肝木之气以相通，始能化成乳汁，未可全责之阳明也。盖乳汁之化，全在气而不在血，今产后数日，宜其有乳，而两乳胀满作痛，是欲化乳而不可得，非气郁而何？

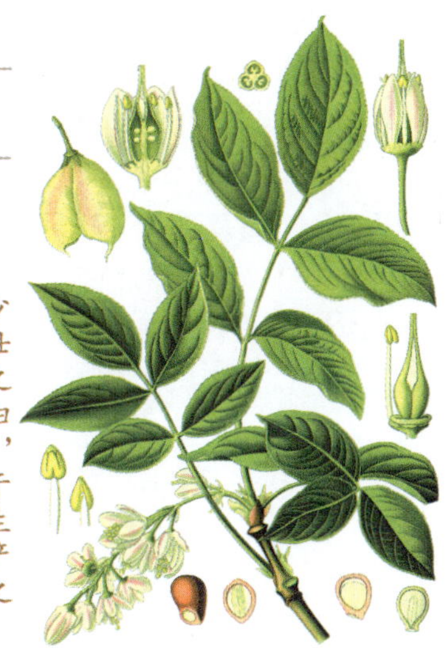

原文

少壮之妇，于生产之后，或闻嫌谇，遂致两乳胀满疼痛，乳汁不通，人以为阳明之火热也，谁知是肝气之郁结乎！夫阳明属胃，乃多气多血之府也。乳汁之化，原属阳明，然阳明属土，壮妇产后，虽云亡血，而阳明之气，实未尽衰，必得肝木之气以相通，始能化成乳汁，未可全责之阳明也。盖乳汁之化，全在气而不在血，今产后数日，宜其有乳，而两乳胀满作痛，是欲化乳而不可得，非气郁而何？明明是羞愤成郁，土木相结，又安能化乳而成汁也。治法宜大舒其肝木之气，而阳明之气血自通，而乳亦通矣，不必专去通乳也。方名通肝生乳汤。

通肝生乳汤

白芍（五钱，醋炒）当归（五钱，酒洗）白术（五钱，土炒）熟地（三分）甘草（三分）麦冬（五钱，去心）通草（一钱）柴胡（一钱）远志（一钱）。

水煎服。一剂即通，不必再服也。

译文

身体健壮的年轻妇女，在生产之后，有的时候听到别人的恶言，突然导致两个乳房胀满疼痛，乳汁泌出不通畅。有的医者认为是胃火旺盛的缘故，谁知道原来是肝气郁结的原因。足阳明是属于胃，是多气多血的地方。乳汁的

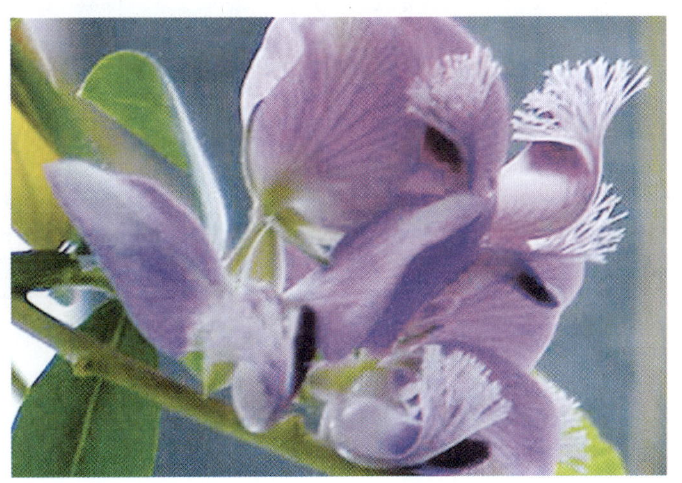

远志

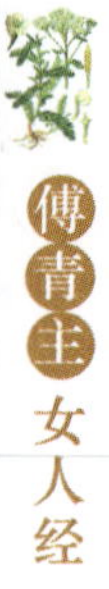

化生原本是属于阳明，阳明又属胃土，身体强壮的妇女，且说产时会失血，阳明胃气确实没有受到完全的损伤，必须得到肝的升发透泄，来助脾胃消谷运化，才能让气血化成乳汁，乳汁不通，不能全怪阳明。一般乳汁的化生，在气，而不在血。产后刚几天，产妇应该有乳汁而下，但是没有乳，表现为两乳房胀满作痛，这是乳房中的乳汁化成，乳脉不通不能排出。不是气郁还会是什么造成的？本就是恼怒情志不舒引起肝气郁结，肝木克土，土木功能都受到影响，又怎能化成乳汁而通行呢？治疗方法适宜舒肝畅气机为主，让阳明胃升化的气血畅通运行，乳汁就能通利而下，不用专门去生乳治疗。

通肝生乳汤

白芍（五钱，醋炒）当归（五钱，酒洗）白术（五钱，土炒）熟地（三分）甘草（三分）麦冬（五钱，去心）通草（一钱）柴胡（一钱）远志（一钱）。

用水煎服，一剂服完后就能够让乳汁通利，不用再服了。

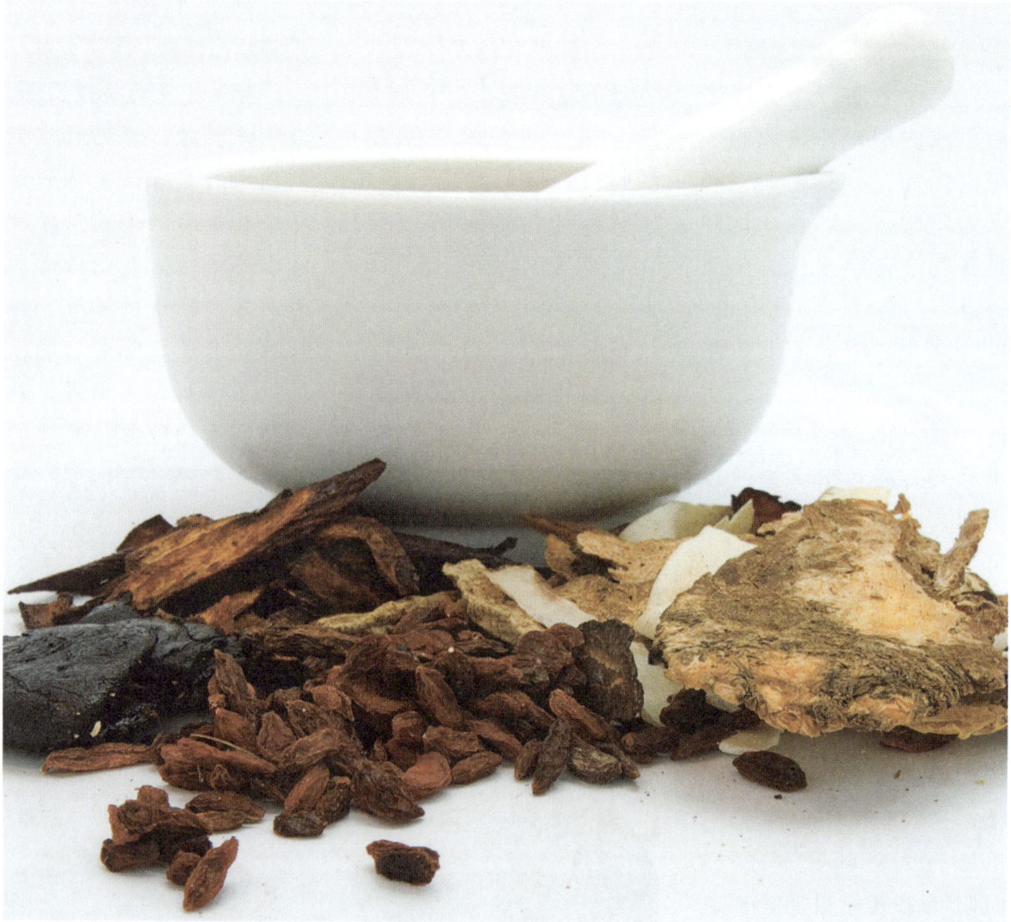

通肝生乳汤

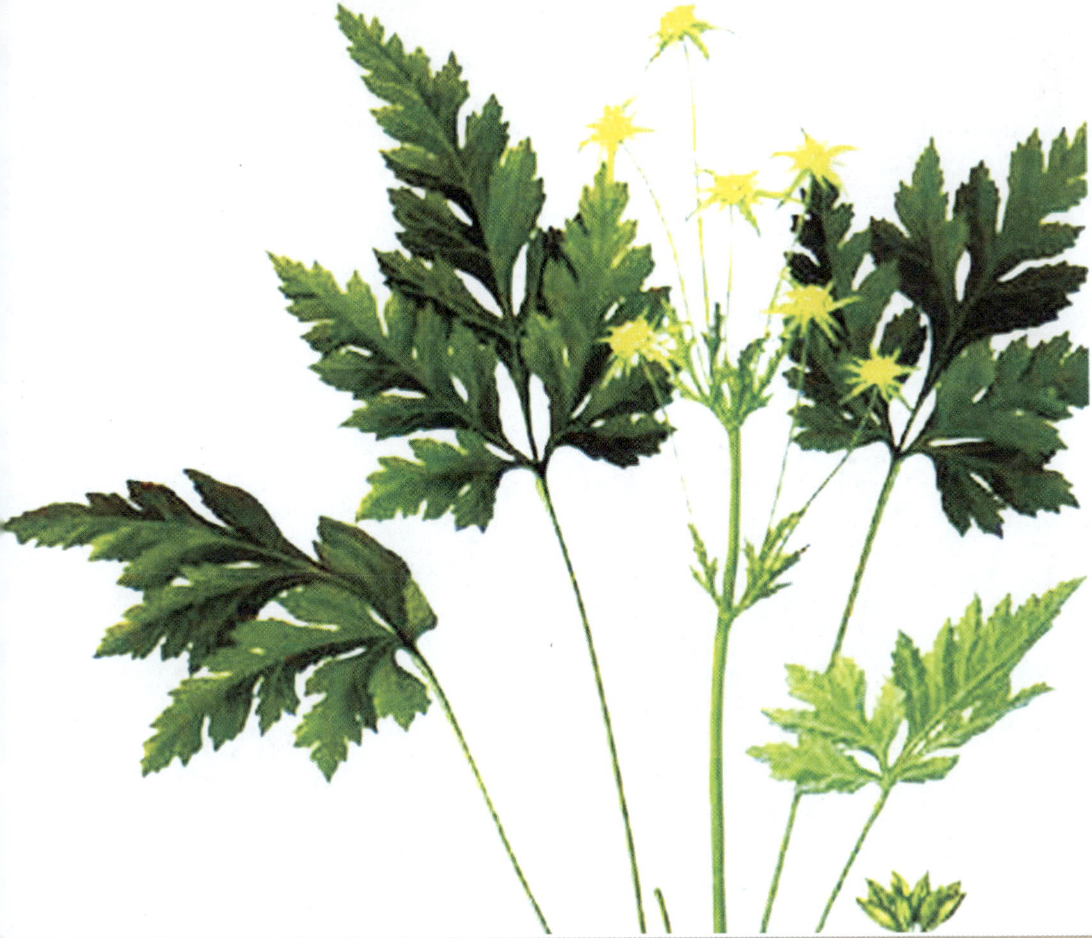

产后编

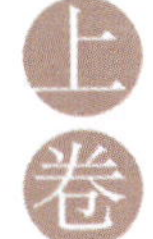

产前后方症宜忌

产后各种病症治法

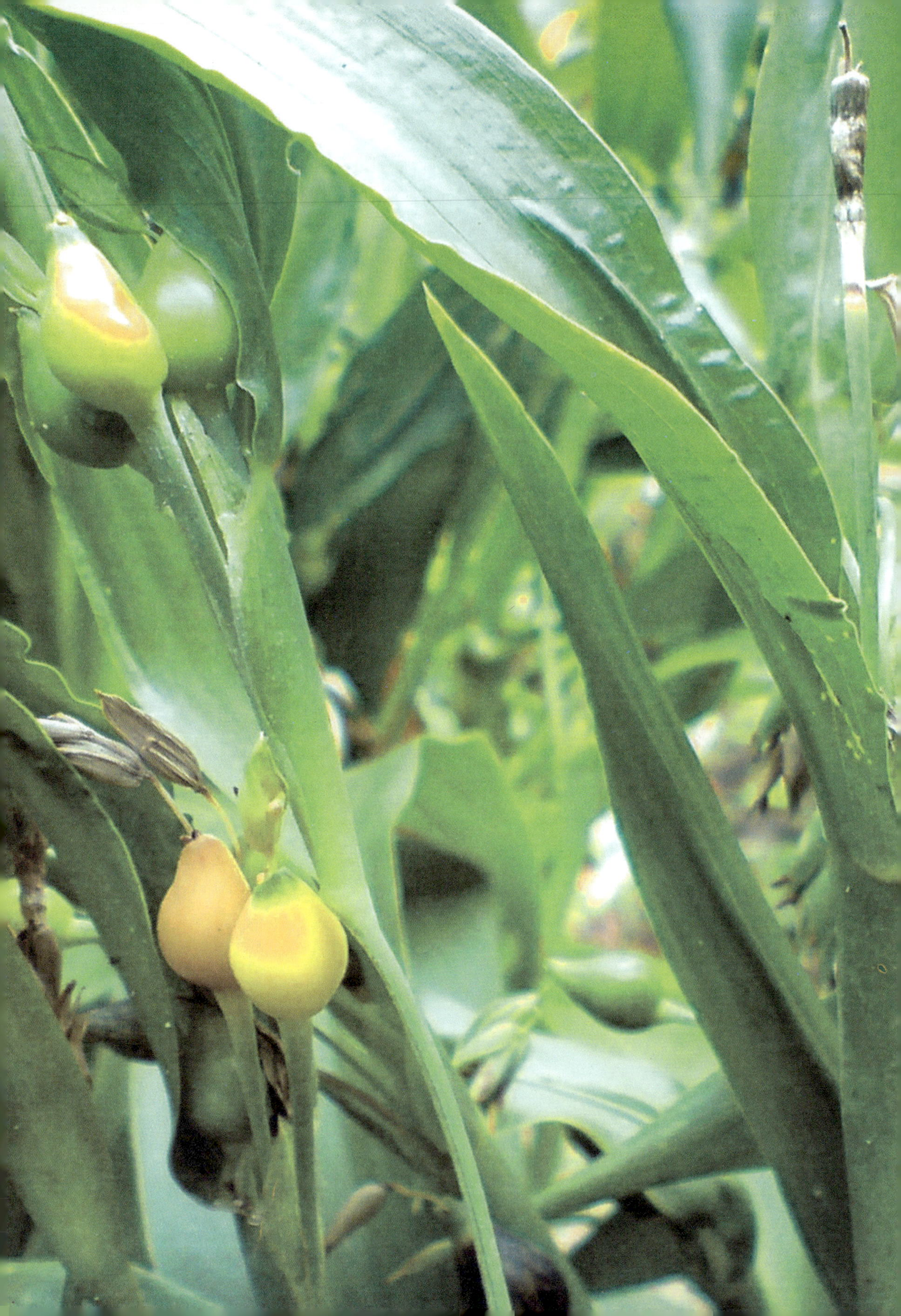

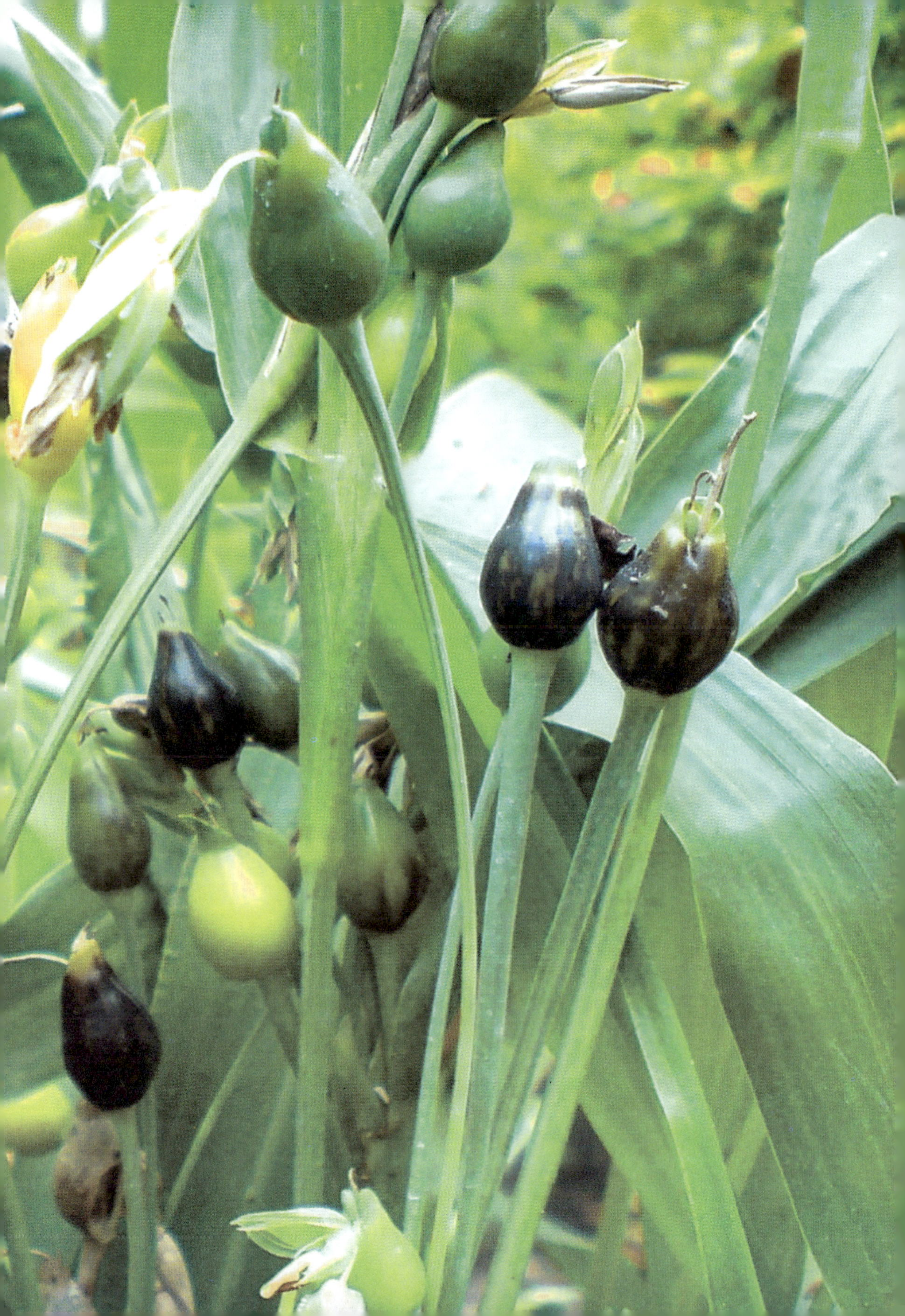

产后总论

凡病起于血气之衰，脾胃之虚。而产后尤甚。是以丹溪先生论产后，必大补气血为先，虽有他症，以末治之，斯言尽治产之大旨。若能扩充立方，则治产可无过矣。夫产后忧、惊、劳、倦，气血暴虚，诸症乘虚易入，如有气毋专耗散，有食毋专消导；热不可用芩、连，寒不可用桂、附；寒则血块停滞，热则新血崩流。

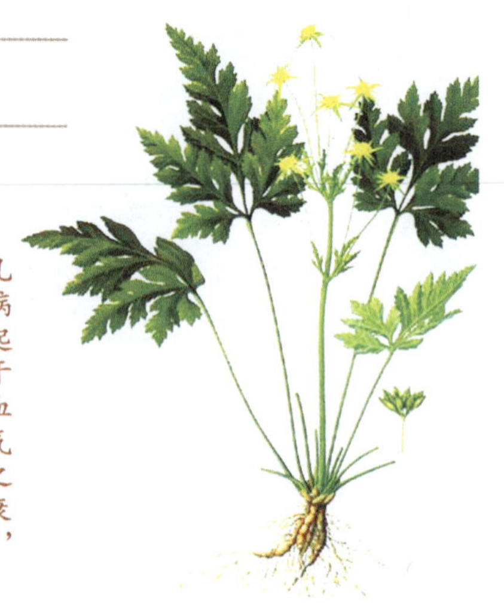

原文

凡病起于血气之衰，脾胃之虚。而产后尤甚。是以丹溪先生论产后，必大补气血为先，虽有他症，以末治之，斯言尽治产之大旨。若能扩充立方，则治产可无过矣。夫产后忧、惊、劳、倦，气血暴虚，诸症乘虚易入，如有气毋专耗散，有食毋专消导；热不可用芩、连，寒不可用桂、附；寒则血块停滞，热则新血崩流。至若中虚外感，见三阳表症之多，似可汗也，在产后而用麻黄，则重竭其阳；见三阴里症之多，似可下也，在产后而用承气，则重亡阴血。耳聋胁痛，乃肾虚恶露之停，休用柴胡。谵语出汗，乃元弱似邪之症，非同胃实。厥由阳气之衰，无分寒热，非大补不能回阳而起弱。痉因阴血之亏，不论刚柔，非滋荣不能舒筋而活终。乍寒乍热，发作无期，症似疟也，若以疟治，迁延难愈。言论无伦，神不守舍，病似邪也，若以邪治，危亡可待。去血过多

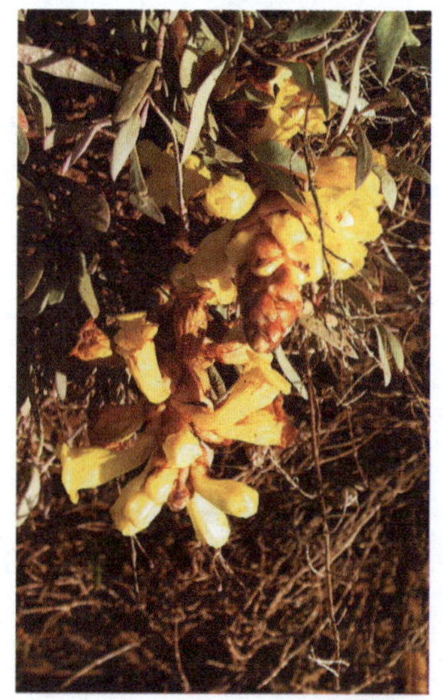

肉苁蓉

而大便燥结，肉苁蓉加于生化，非润肠承气之能通。去汗过多而小便短涩，六君子倍加参，必生津助液之可利。加参生化汤频服，救产后之危；长生活命丹屡用，苏绝谷之人。疝脱肛，多是气虚下陷，补中益气之方，口噤拳挛，乃因血燥类风，加参生化之剂。产户入风而痛甚，服宜羌活养荣汤。玉门伤凉而不闭，洗宜儿黄疏散。怔忡惊悸，生化汤加以定志。似邪恍惚，安神丸助以归脾。因气而闷满虚烦，生化汤加木香为佐。因食而嗳酸恶食，六君子加神曲、麦芽为良。苏木、莪术大能破血；青皮、枳壳，最消满胀。一应耗气破血之剂，汗吐宣下之法，只可施诸壮实，岂宜用于胎产。大抵新产后，先问恶露如何，块痛未除，不可遽加参术；腹中痛止，补中益气

无疑。至若亡阳脱汗，气虚喘促，频服加参生化汤，是从权也。又如亡阴火热，血崩厥晕，速煎生化原方，是救急也。王太仆云：“治下补下，治以急缓，缓则道路达而力微，急则气味浓而力重。”故治产当遵丹溪而固本，服法宜效太仆以频加。凡付生死之重寄，须着意于极危；欲求俯仰之无亏，用存心于爱物。此虽未尽产症之详，然所闻一症，皆援近乡治验为据，亦未必无小补云。

译文

凡是各种疾病，大部分都是发生在人体气血衰减、脾胃虚弱受损的时候，尤其孕妇产后的疾病，原因多是因为如此。用朱丹溪先生在产后论中的说法，要先大补气血，虽然有其他杂症，随后再进行治疗，此话是治疗产后疾病的宗旨。如果能够扩充治疗方法以及方药，对于治疗产后病就没有错了。孕妇在生产后，因为忧虑、惊吓、虚劳、疲倦，并且产后孕妇气血非常虚弱，各种病状都可能趁虚而入，导致各种病症的发生。有气滞症的孕妇，不能只用耗散的药剂来进行治疗。有食积症的孕妇，不能只用消导的药剂进行治疗。热症不能用黄铃、黄连；寒症不能用肉桂、附子。孕妇

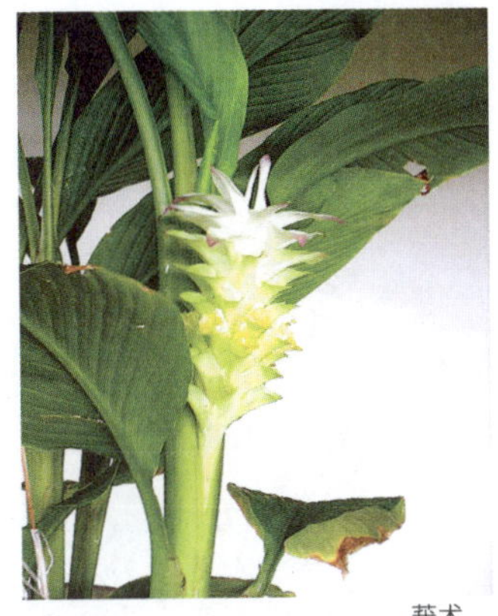

莪术

产后如果感觉寒冷，就会容易导致血块凝结停滞，引起各种病症。产后发热就容易导致血液崩流，而体内虚弱的人，较容易受到外邪的侵袭，也就是三阳证的表面症状，可以用发汗的方法治疗。如果产后的孕妇用麻黄，就会重伤孕妇的阳气；有三阴里实症的，可以用泻下的方法进行治疗。而孕妇在产后患病的，用承气汤，产后孕妇就会失去大量的阴血。孕妇产后有耳聋的，是因为肾虚的缘由；产后痈肿发于胁部的孕妇，是由于恶露停滞，败血上攻，不能随便用柴胡来进行治疗。孕妇产后出现产后出现谵语、大汗症状的，是由于元气虚弱的缘故，似乎像邪气实的病症一样，但不同真正的胃实症。孕妇产后厥症是因为阳气定少而导致的，不论表现有寒殷还是热顾，只有大补才能让虚弱的阳气振奋。孕妇产后痉证是由于阴血亏损而发病的，无论出现的是刚痉还是柔痉，如果不滋补就不能让痉挛的筋脉得以舒展。孕妇产后感觉忽寒忽热，寒热发作没有固定的时间，症状就像疟疾病一般，如果按疟证来进行治疗，只会拖延时间太久，就不能够治愈了。孕妇产后有出现说话语无伦次，神昏颠倒，病情似乎是邪气入深，如果依照邪实来治疗，那么孕妇的

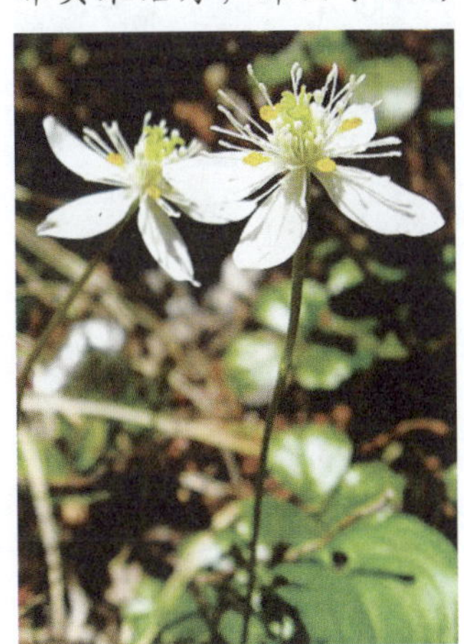

黄连

生命就可能有危险了。产后孕妇如果出血过多，并且见大便郁结难以通畅排

下的，可以采用生化汤加肉苁蓉，必须要润滑肠而不是用承气汤来泻下通便。孕妇产后出汗过多，并且小便短少、涩滞不通畅，可以采用六君子汤重加人参，必然能够益气生津让小便通利。孕妇产后有病危的症状，如果能够多次服用加参生化汤是可以救治的；严重病危的人，如果能连续服用长生活命丹可让人复活。如果孕妇产后有阴户突出或者有脱肛症状的，大多是因为气虚下陷造成的，应常用补中益气的方剂来进行治疗。出现口嘴紧闭着不能张开、两手握拳、强直痉

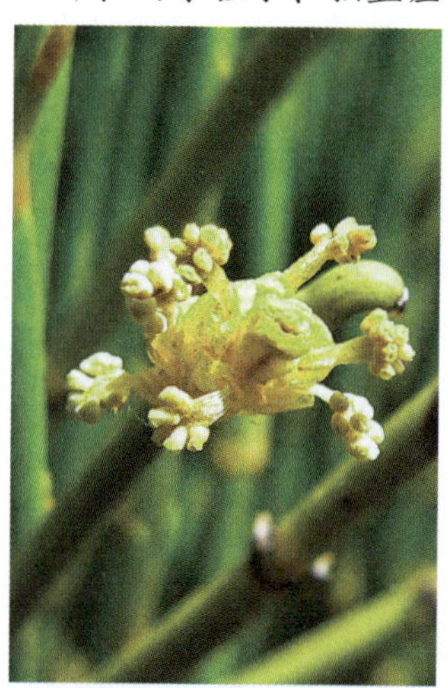

麻黄

挛的症候，是因为血虚化燥生风原因造成的，可选用加参生化汤一类的方剂来进行治疗。产门因受风寒而出现阴部疼痛较严重的，适宜服用羌活养荣汤。玉门受凉造成长久不闭合的，适宜用儿黄疏散来外洗。产后有怔忡惊悸症候的，也可用生化汤加味来

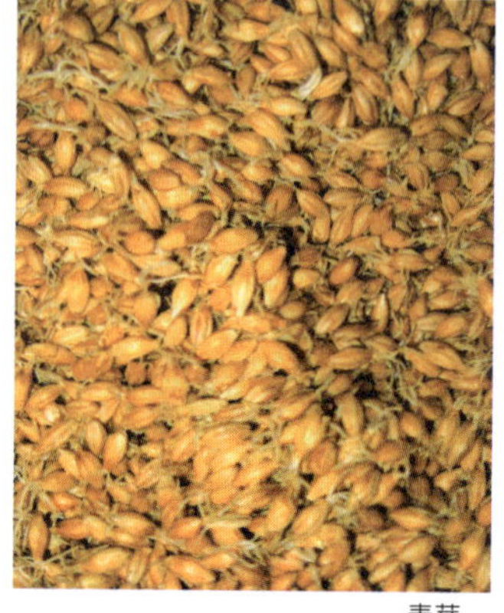

麦芽

安宁心神，稳定神志。伴有心神恍惚，幻视幻觉症状的，像邪气入身，当用安神丸合归脾汤用来养血宁神。由于气郁结而造成胸腔满闷、虚烦不舒畅的，以生化汤为主，用木香来帮助行气。由于伤食而造成有嗳气泛酸、厌恶进食的，用六君子汤加上神曲、麦芽消导为好。苏木、莪术的作用善于破血；青皮、枳壳的作用是最能消除胀满。所有耗气破血的药方，以及汗、吐、宣、下的治疗方法，只可以对体质壮实的人应用，而对于胎前、产后的人适合用吗？大多对刚分娩后的病人进行诊治时，首先要询问一下恶露排出的怎样，如有块并且疼痛没有停止的，不可以马上加用人参、白术一类的药物；小腹疼痛已经停止，可以运用补中益气汤。病情如果发展到亡阳脱汗、气短喘促的危急证的时候，应该频繁服用加参生化汤，这是正确治疗的关键。又像亡阴热严重、见血崩厥晕等危重症候的时候，要马上煎服生化汤原方，是救治重症的快速方法。王太仆说过：“治下补下，治以急缓，缓则道路达而力微，急则气味浓而力重。”所以治疗产后病应该遵从朱丹溪的补气养血固本的治疗方法，服药适宜仿照王太仆轻重缓急选药的用法。把生和死此等重要的性命交付给医生，必须对那些危急病证要特别的重视。想让治疗效果达到全身上下没有亏损的地方，只有在诊治的时候，医生对生命存有爱护的心。虽然这里没有特产后病症的治法能完全述说详尽，但随访到的每一病症，都是救治附近乡亲取得疗效的案例作为凭据的，也不能说对产后病的治法没有一点的补充呀。

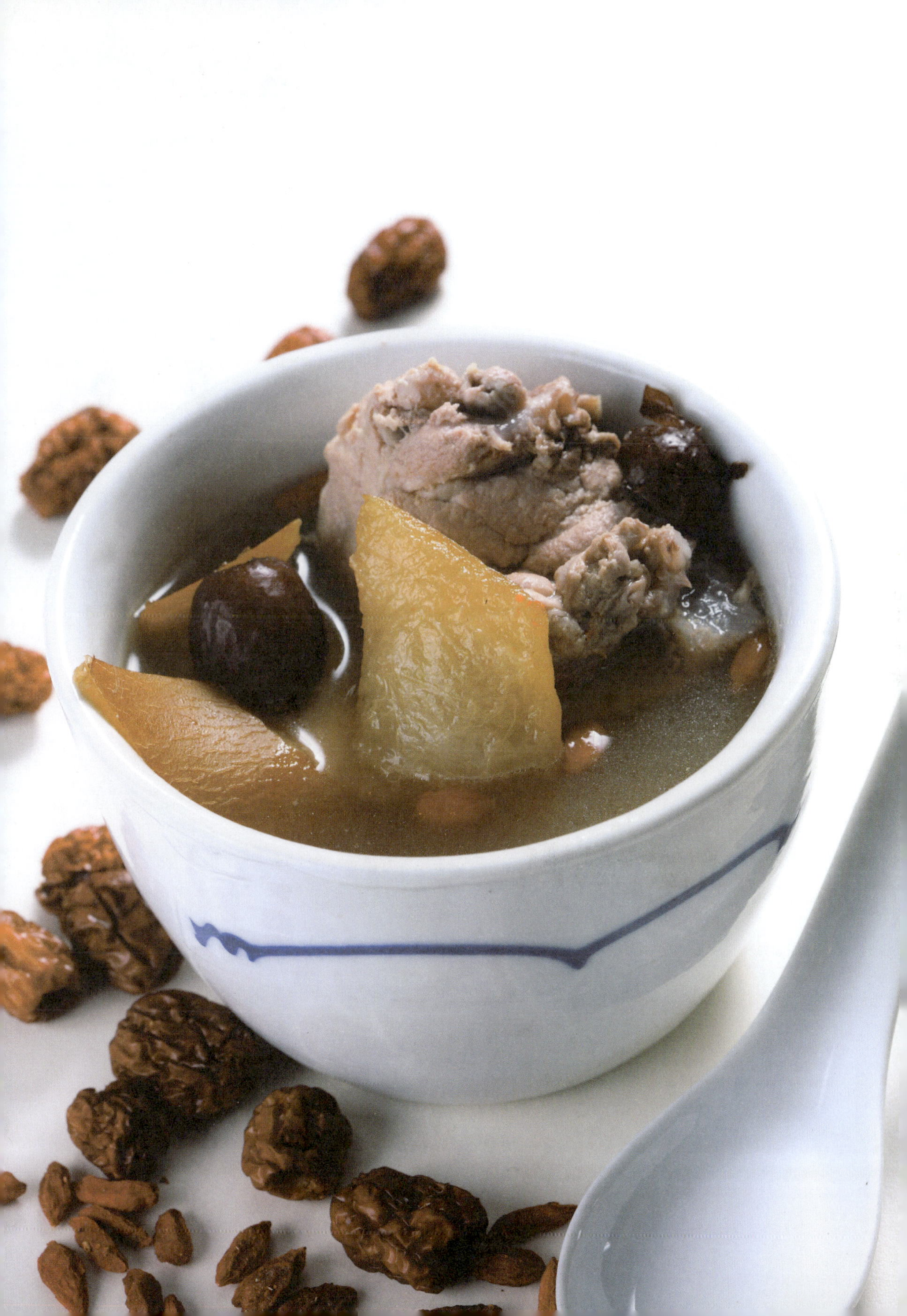

产前后方症宜忌

正产者，有腹或痛或止，腰肋酸痛；或势急而胞未破，名弄胎，服八珍汤加香附自安。有胞破数日而痛尚缓，亦服上药俟之。

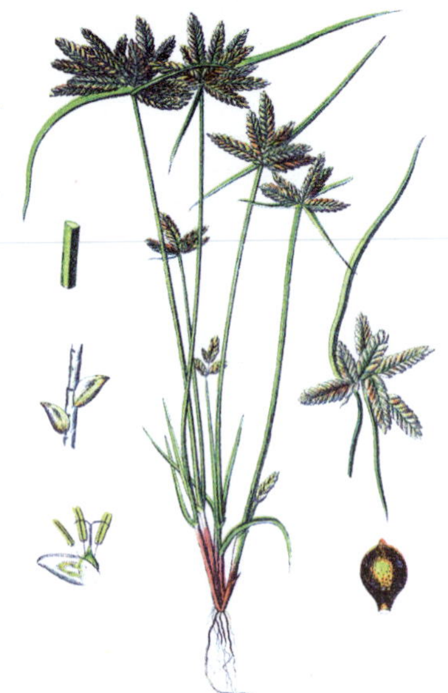

正产

原文

正产者,有腹或痛或止,腰肋酸痛；或势急而胞未破，名弄胎，服八珍汤加香附自安。有胞破数日而痛尚缓，亦服上药俟之。

译文

妊娠月数已够进入正常产程的孕妇，腹部有一会儿疼痛一会儿停止的症状，腰部和肋骨有酸痛的；或形势紧急时胞衣却没有破，这叫做弄胎，服用八珍汤加香附自安。有胞衣早破却久久不能产下的，也可以依次服上药。

伤产

原文

伤产者，胎未足月，有所伤动，或腹痛脐痛，或服催生药太早，或产母努力太过，逼儿错路，不能正产，故临月必举动从容，不可多睡饱食饮酒，但觉腹中动转，即正身仰卧，待儿转顺，与其临时费力，不如先时慎重。

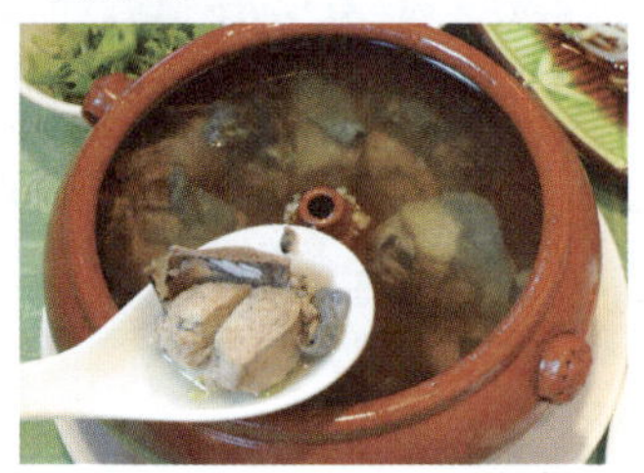

八珍汤

译文

伤产的孕妇，胎儿月数还没到，有所伤动，或者腹痛脐痛，或者是服用催生的药过于早，或者产母产时用力太过，出现头盆不称的情况，让胎儿先露部下降受阻，不能进入正常产程。因此临产前，举动要从容镇定，不要多睡，吃饭不要太饱，更不要饮酒，如果感觉腹中有动转，就要正身仰卧，等待胎儿转顺，与其在临产的时候费力，不如在临产前谨慎注意。

调产

原文

调产者，产母临月，择稳婆、办器用、备参药，产时不可多人喧闹，二人扶身，或凭物站。心烦，用滚水调白蜜一匙，独活汤更妙；或饥，服糜粥少许，勿令饥渴。有生息未顺者，只说有双胎，或胎衣不下，勿令产母惊恐。

译文

调节料理产妇的人，在产妇到产月的时候，选择稳婆、筹办用的器具、备置参药，产时不能多人喧闹，二人扶着身子，或凭借着物体站着。如果产妇心烦，用滚水调白蜜一匙，独活汤更妙；或者产妇饥饿的时候服用少些糜粥，不要让产妇饥渴。有产下胎儿发育缺陷或者出现死胎的孕妇，只说有双胎或者胎衣不下，不要让产母感到惊恐。

催生

原文

催生者，因坐草太早，困倦难产，用八珍汤，稍佐以香附、乳香，以助血气。胞衣早破，浆血已干，亦用八珍汤。

译文

催生的孕妇，因临产过于太早，身体困倦而出现难产，服用八珍汤，稍用香附、乳香，来助血气。如果胞衣早破，浆血已经变干，也服用八珍汤。

冻产

原文

冻产者，天寒血气凝滞，不能速生，故衣裳宜浓，产室宜暖，背心下体尤要。

译文

天气寒冷而影响正常分娩的产妇，是由于天气寒冷导致血气凝滞，不能让胎儿迅速产下，因此在寒冷的季节，要给予产妇保暖的措施，产妇的衣服要厚暖，产室要保持温暖，背心及下体尤其重要。

热产

原文

热产者，暑月宜温凉得宜。若产室人众，热气蒸逼，致头痛面赤昏晕等症，宜饮清水少许以解之。然风雨阴凉，亦当避之。

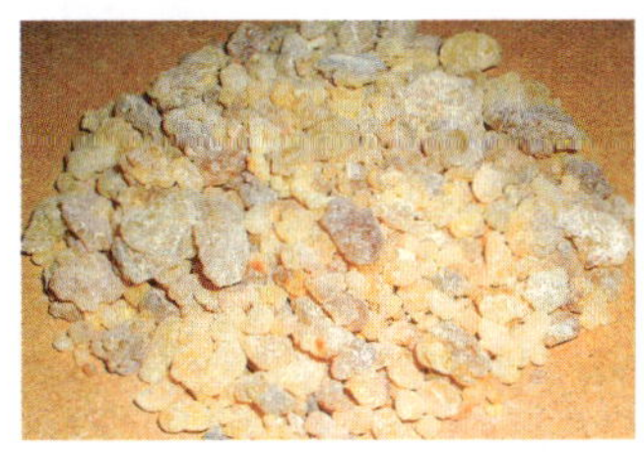
乳香

译文

炎热夏天分娩的孕妇，在夏季适合温凉适宜。如果产室里边人过多，热气蒸腾，会导致产妇头痛面露赤色昏晕等病症，适宜喝凉开水些许来解除。然而有风雨阴凉的时候，也应当避开。

横产

原文

横产者，儿居母腹，头上足下，产时则头向下，产母若用力逼之，胎转至半而横，当令产母安然仰卧，令其自顺。稳婆以中指挟其肩，勿使脐带羁绊。用催生药，努力即生。

催生药

当归、紫苏各三钱，长流水煎服即下。

一方，用好京墨服之即下。

一方，用益母草六两浓煎，加童便一大杯调服即下。

译文

横产的孕妇，胎儿在母亲腹内是头朝上脚朝下的，分娩时头就会朝下，产母如果在产的时候太过用力，胎儿转到一半而横，这个时候应当让产母安然仰卧，让胎儿自顺。稳婆用中指挟胎儿肩部，不要让脐带羁绊。用催生药，努力就生了。

催生药

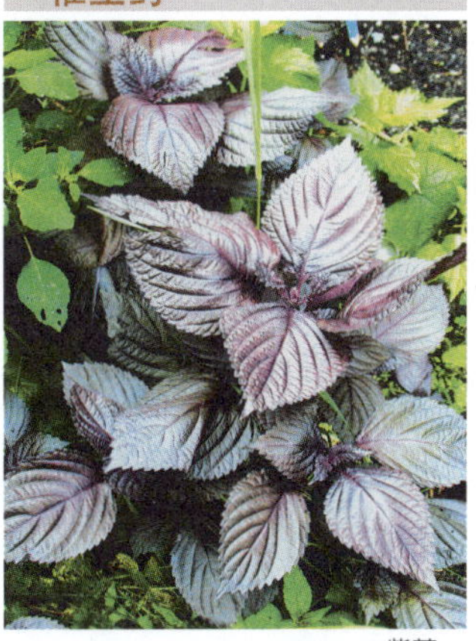
紫苏

当归、紫苏各三钱，用长流水煎服胎儿就生下来了。

一方

服用上好的京墨，胎儿就生下来了。

一方

用益母草六两浓煎，加一大杯童子尿调制服下，胎儿就生下来了。

盘肠产

原文

盘肠产者，产则子肠先出，然后生子，其肠或未即收，以蓖麻子四十九粒，研碎涂头上，肠收，急急洗去，

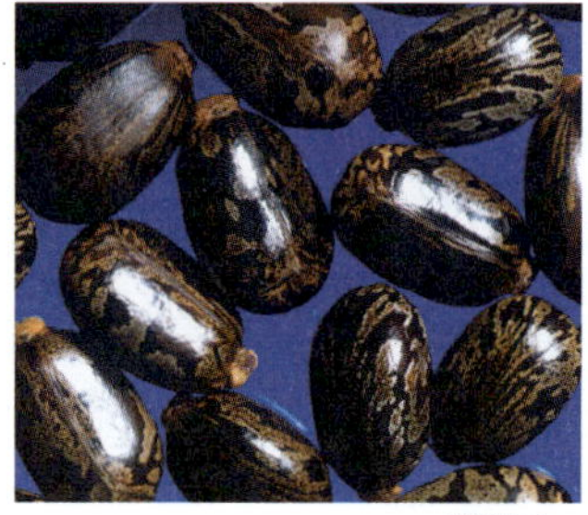

蓖麻子

迟则有害。

又方，只用四十粒，去皮研为膏，涂顶中，收即拭之。

译文

盘肠产的孕妇，临产中胎儿还没有产下，直肠先出来，胎儿产下后直肠又不能立即自行缩回，用蓖麻子四十九粒，研碎涂头上，直肠就自行缩回了，要急忙洗去，迟了对产妇的身体有害。

又方

只用四十粒，去掉皮研成膏，涂在头上，直肠

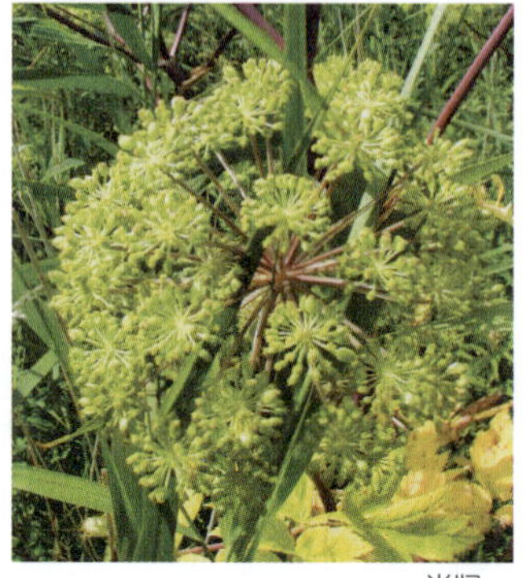

当归

自行缩回了，立即洗去。

难产

原文

难产者，交骨不开，不能生产也，服加味芎归汤，良久即下。小川芎（一两）当归（一两）败龟版（一个，酒炙）妇人发灰（一握）水一钟，煎七分服。

译文

难产的孕妇，有交骨不开不能生产的，服用加味芎归汤，过不了多会儿，胎儿就生下来了。

小川芎（一两）当归（一两）败龟版（一个，酒炙）妇人发灰（一握）水一钟，煎七分服下。

死产

原文

死产者，子死腹中也。验母舌青黑，其胎已死。先用平胃散一服，酒水各一钟，煎八分，投朴硝煎服，即下。用童便亦好，后用补剂调理。

译文

死产的孕妇，就是胎儿死腹中。验证一下产母的舌头，如果呈青黑色，就是胎儿已死。先用平胃散一服，酒水各一钟，煎八分，投朴硝煎服，就能生下来了。用童便也可以，后用补剂进行调理。

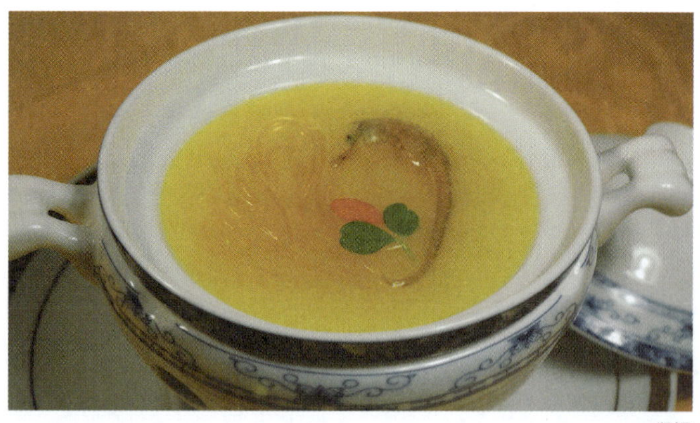

归汤

下 胞

原文

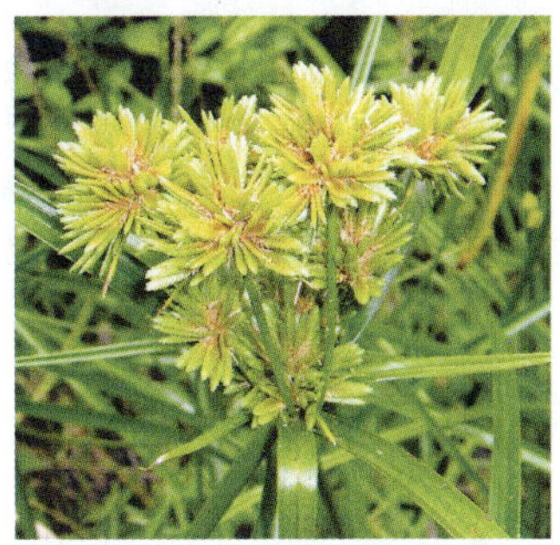
香附

胞衣不下，用滚酒送下失笑散一剂，或益母丸，或生化汤送鹿角灰一钱，或以产母发入口作吐，胞衣即出。有气虚不能送出者，腹必胀痛，单用生化汤。

生化汤

全当归（一两）川芎（三钱）白术（一钱）香附（一钱）加人参三钱更妙，用水煎服。一方，用蓖麻子二两，雄黄二钱，研膏，涂足下涌泉穴，衣下，急速洗去。

平胃散

南苍术（米泔水浸炒）浓朴（姜炒）陈皮、炙草（各二钱）共为粗末，或水煎，或酒煎，煎成时加朴硝二钱，再煎一二沸，温服。

失笑散

五灵脂、蒲黄俱研为细末，每服三钱，热酒下。

译文

胞衣如果不能产出，用滚酒服下失笑散一剂，或者服用益母丸，或者服用生化汤服下鹿角灰一钱，或者用产母的发放入口中让产母作吐，胞衣就产出来了。有气虚的孕妇胞衣不能产出来的，腹必然有胀痛，单用生化汤。

生化汤

全当归（一两）川芎（三钱）白术（一钱）香附（一钱）加人参三钱更妙，用水煎服。

一方用蓖麻子二两，雄黄二钱，研膏，涂脚下涌泉穴，衣下，急速洗去。

平胃散

南苍术（米泔水浸炒）浓朴（姜炒）陈皮、炙草（各二钱）共为粗末，或水煎，或酒煎，煎成时加朴硝二钱，再煎到一二沸，温服。

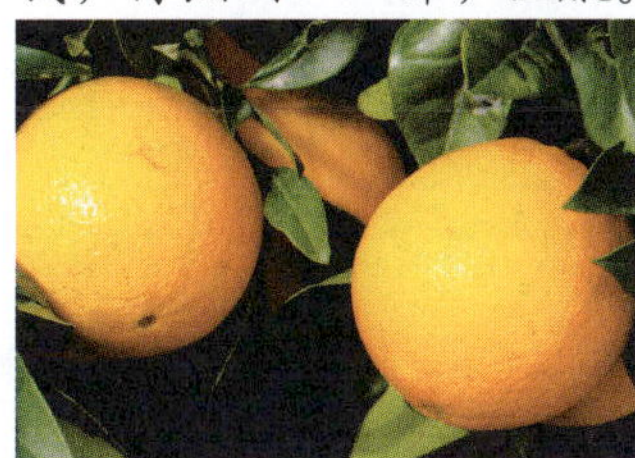
陈皮

失笑散

五灵脂、蒲黄俱研成细末，每服三钱，用热酒服下。

断 脐

原文

断脐，必以绵裹咬断为妙。如遇天寒，或因难产，母子劳倦，宜以大麻油纸拈，徐徐烧断，以助元气。虽儿已死，令暖气入脐，多得生，切勿以刀断之。

滑胎散

临月常服数剂以便易生产。

当归（三、五钱）川芎（五、七钱）杜仲（二钱）熟地（三钱）枳壳（七分）山药（二钱）水二钟，煎八分，食前温服。如气虚体弱人，加人参、白术，随宜服之；如便实多带滞者，加牛膝二钱。

译文

断脐，必然用绵裹咬断的方法为好。如果遇到天寒的季节，或者由于难产，母子虚劳疲倦，适合用大麻油纸拈着，慢慢烧断，用来助元气。虽然胎儿已经死了，让暖气入脐内，可以多得生，千万不要用刀断掉。

滑胎散

治疗：临产月的孕妇常服用数剂以便可以容易生产。

当归（三、五钱）川芎（五、七钱）杜仲（二钱）熟地（三钱）枳壳（七分）山药（二钱）水二钟，煎八分，吃前温服。如果气虚体弱的孕妇，加人参、白术，随适宜服下；如果便实多带滞的孕妇，加牛膝二钱。

治产秘验良方

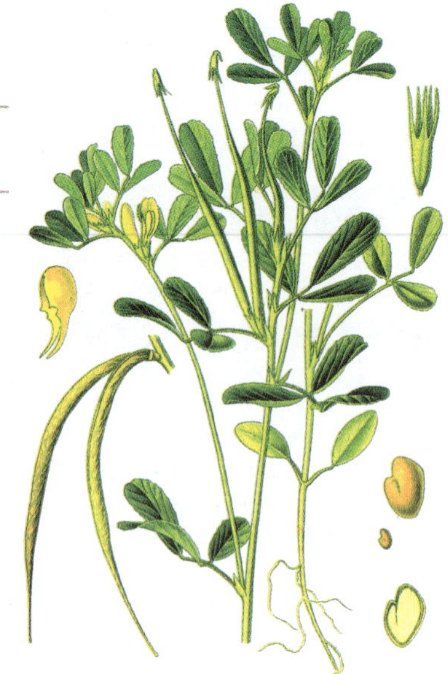

治横生逆产，至数日不下，一服即下；有未足月，忽然胎动，一服即安；或临月先服一服，保护无虞，更能治胎死腹中，及小产伤胎无乳者，一服即如原体。

原文

治横生逆产，至数日不下，一服即下；有未足月，忽然胎动，一服即安；或临月先服一服，保护无虞，更能治胎死腹中，及小产伤胎无乳者，一服即如原体。全当归、川芎（各一钱五分）川贝母（一钱，去心）荆芥穗黄（各八分）浓朴（姜炒）菟丝子（一钱二分）蕲艾、红花（各七分）甘草（五分）羌活（六分，面炒）枳壳（六分，面炒）白芍（一钱二分，冬月不用）上十三味，只用十二味，不可加减。安胎去红花；催生去蕲艾，用井水钟半，姜三片为引，热服，渣用水一钟煎半钟热服。如不好，再用水一钟煎半钟，服之即效，不用两剂。

催生兔脑丸

横生逆产神效。

腊月兔脑髓（一个）母丁香（一个）乳香（一钱，另研）麝香（一分）兔脑为丸，芡实大，阴干密封，用时以温酒送下一丸。

夺命丹

临产未产时，目翻口噤，面黑唇青，口中吐沫，命在须臾。若脸面微红，子死母活，急用：蛇退蚕故子（烧灰不存性）发灰（一钱）乳香（五分）共为细末，酒下。

加味芎归汤

治子宫不收，产户不闭。人参（二钱）黄芪（一钱）当归（二钱）升麻（八分）川芎（一钱）炙草（四分）五味子（十五粒）再不收，

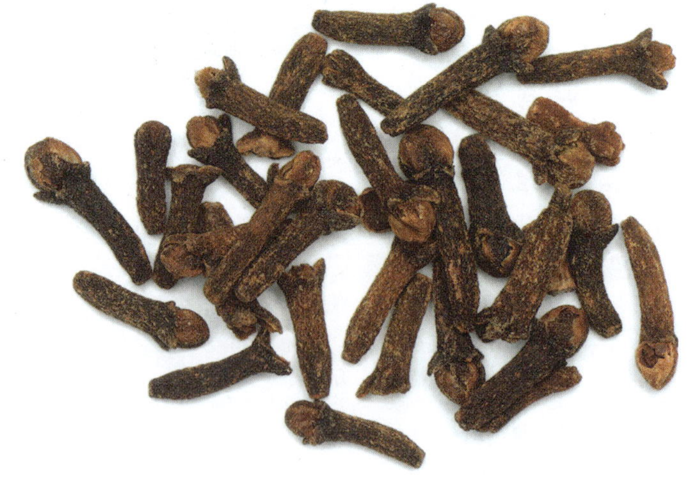

丁香

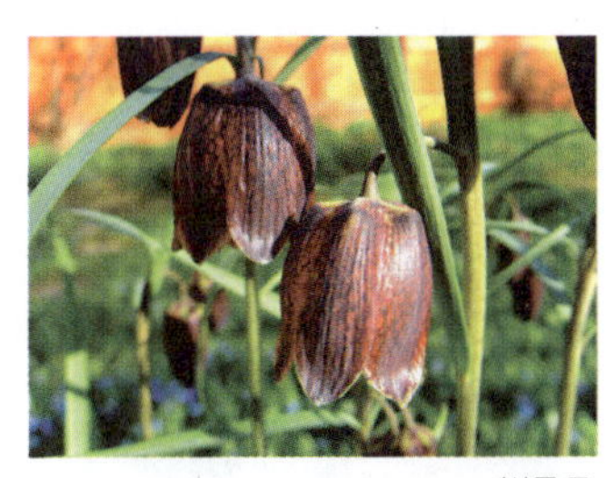

川贝母

加半夏八分，白芍八分酒炒。

译文

治疗：孕妇的横生逆产，到数日不能产下的，一服就能产下；有不到产月，忽然感觉胎动，一服就能安定；或者临产月的时候先服一服，可以起到保护没有忧患的作用，更能治疗胎而死在腹中，以及小产伤胎无乳的孕妇，一服就能恢复。

全当归、川芎（各一钱五分）川贝母（一钱，去心）荆芥穗黄（各八分）浓朴（姜炒）菟丝子（一钱二分）蕲艾、红花（各七分）甘草（五分）羌活（六分，面炒）枳壳（六分，面炒）白芍（一钱二分，冬月不用）

以上十三种药材配方，只用十二种配方，不可加减。安胎去红花；催生去蕲艾，用井水钟半，姜三片为引，热服，渣用水一钟煎半

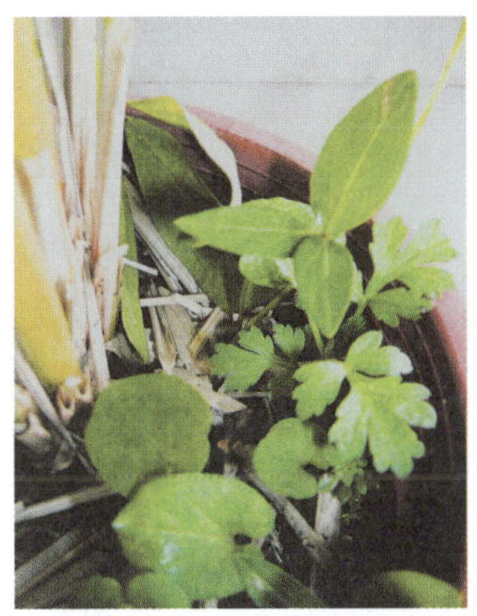

半夏

钟热服。如果没有治好，再用水一钟煎半钟，服下就能见效，不用再服第两剂。

催生兔脑丸

治疗：横生逆产症状

腊月兔脑髓（一个）母丁香（一个）乳香（一钱，另研）麝香（一分）兔脑为丸，芡实大，阴干密封，用的时候用温酒服下一丸。

夺命丹

临产的时候还没有产下，眼睛上翻口紧闭不能说话，面部发黑唇部发青，口中吐沫，性命危险。

如果脸面微红，胎儿死母亲可以活，急用：蛇退蚕故子（烧灰不存性）发灰（一钱）乳香（五分）共为细末，用酒服下。

加味芎归汤

治疗：子宫不收回，产门不闭合。

人参（二钱）黄芪（一钱）当归（二钱）升麻（八分）川芎（一钱）炙草（四分）五味子（十五粒）再不收，加半夏八分，白芍八分酒炒。

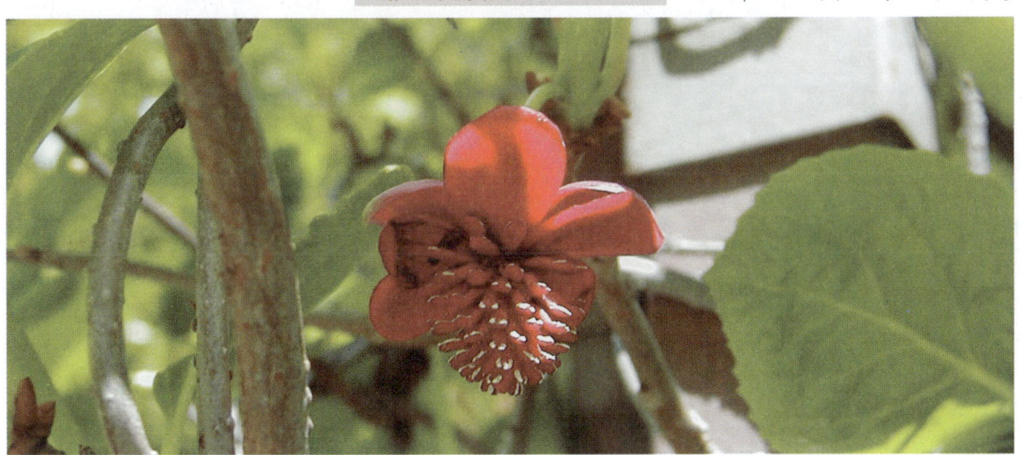

五味子

新产治法

生化汤先连进两服。若胎前素弱妇人，见危症热症堕胎，不可拘帖数，服至病退乃止。若产时劳甚，血崩形脱，即加人参三、四钱在内，频服无虞。若气促亦加人参，加参于生化汤者，血块无滞，不可以参为补而弗用也。有治产不用当归者，见偏之甚。此方处置万全，必无一失。世以四物汤治产，地黄性寒滞血，芍药微酸无补，伐伤生气，误甚。

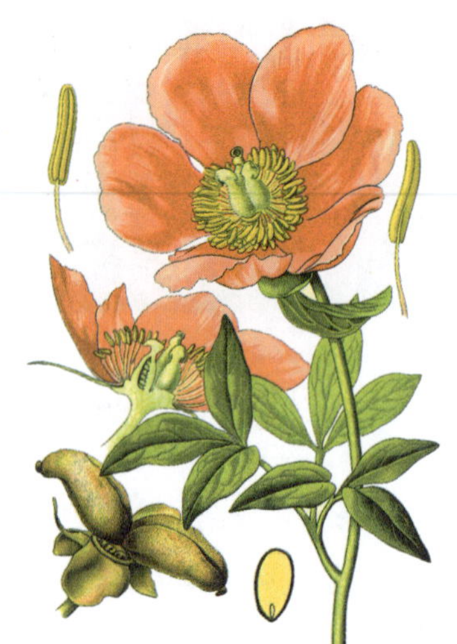

原文

生化汤先连进两服。若胎前素弱妇人，见危症热症堕胎，不可拘帖数，服至病退乃止。若产时劳甚，血崩形脱，即加人参三、四钱在内，频服无虞。若气促亦加人参，加参于生化汤者，血块无滞，不可以参为补而弗用也。有治产不用当归者，见偏之甚。此方处置万全，必无一失。世以四物汤治产，地黄性寒滞血，芍药微酸无补，伐伤生气，误甚。

译文

生化汤先连进两服。如果胎前素弱妇人，见危症热症堕胎，不可拘帖数，服到病退就停止服用。

如果分娩的时候疲劳过度，血崩造成形体虚脱不正常，就加人参三、四钱在内，多服用没有伤害。

如果呼吸气急促也可加人参，加参在生化汤的，血块无滞，不可以参为补而弗用也。有治产不用当归的人，见偏之甚。此方处置万全，必无一失。世以四物汤治产，地黄性寒滞血，芍药微酸无补，伐伤生气，误甚。

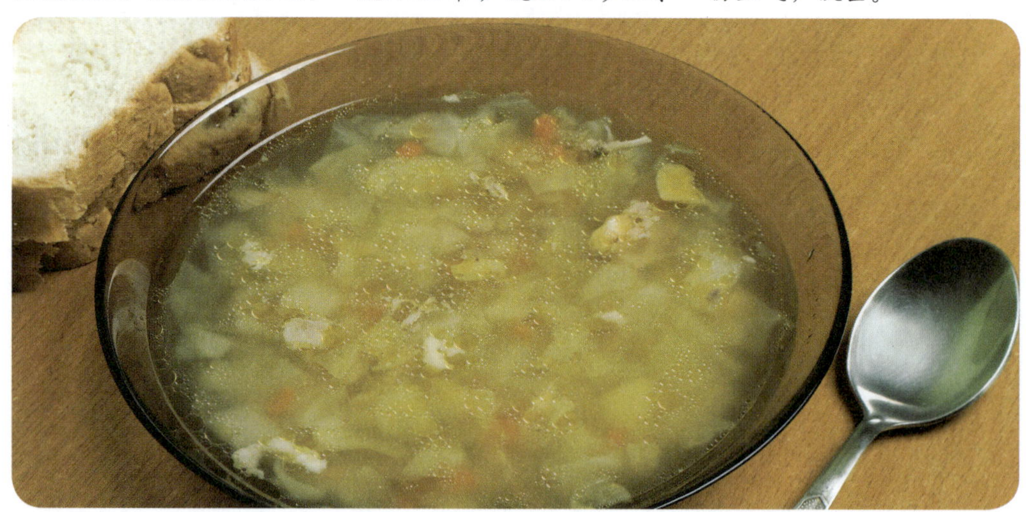

产后用药十误

一因气不舒而误用耗气顺气等药，反增饱闷，陈皮用至五分，禁枳实、浓朴；二因伤气而误用消导，反损胃气，至绝谷，禁枳壳、大黄、蓬、棱、曲、朴；三因身热而误用寒凉，必致损胃增热，禁芩、连、栀、柏、升柴；四因日内未曾服生化汤，勿用参、术，以致块痛不消；五毋用地黄以滞恶露；六毋用枳壳、牛膝、枳实以消块；七便秘，毋用大黄、芒硝。

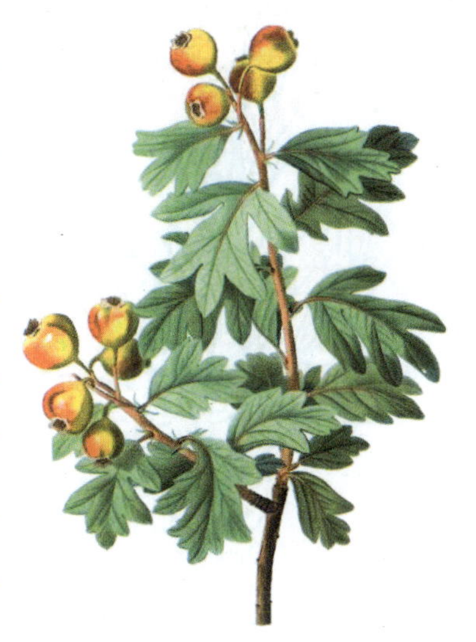

原文

一因气不舒而误用耗气顺气等药，反增饱闷，陈皮用至五分，禁枳实、浓朴；二因伤气而误用消导，反损胃气，至绝谷，禁枳壳、大黄、蓬、棱、曲、朴；三因身热而误用寒凉，必致损胃增热，禁芩、连、栀、柏、升柴；四因日内未曾服生化汤，勿用参、术，以致块痛不消；五毋用地黄以滞恶露；六毋用枳壳、牛膝、枳实以消块；七便秘，毋用大黄、芒硝；八毋用苏木、棱、蓬以行块、芎药能伐气。不可用；九毋用山楂汤以攻块定痛，而反损新血；十毋轻服济坤丹以下胎下胞。产后危疾诸症，当频服生化汤，随症加减，照根据方论。

译文

一、因气不舒而误用耗气顺气等药，反增饱闷，陈皮用至五分，禁枳实、浓朴；

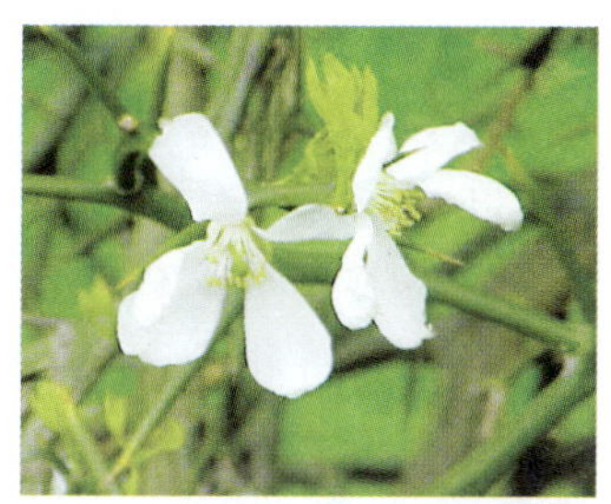
枳壳

二、因伤气而误用消导，反损胃气，至绝谷，禁枳壳、大黄、蓬、棱、曲、朴；

三、因身热而误用寒凉，必致损胃增热，禁芩、连、栀、柏、升柴；

四、如果几日内没有服生化汤，不要用参、术，不然会导致块痛不消；

五、不要用地黄来滞恶露；

六、不要用枳壳、牛膝、枳实来消块；

七、如果有便秘，不要用大黄、芒硝；

八、不要用苏木、棱、蓬来消块，芎药伤气，不可以用；

九、不要用山楂汤来治疗去块定痛，这样反而会损伤新血；

十、不要轻易服用济坤丹来下胎下胞。妇女产后的各种危机病症，应当多多服用生化汤，随症状的重轻来加减，照根据方论。

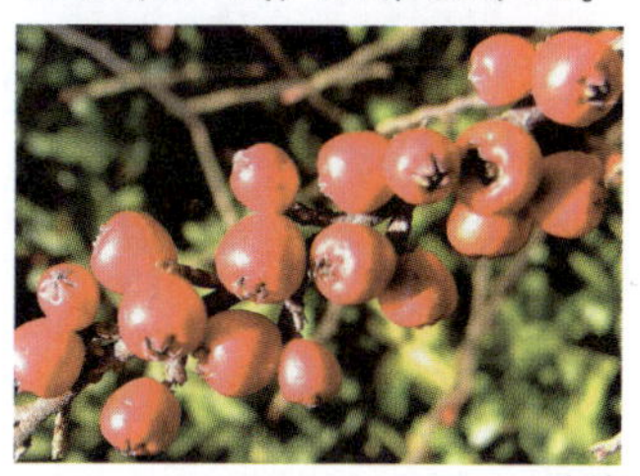
山楂

产后寒热

凡新产后，荣卫俱虚，易发寒热，身痛腹痛，决不可妄投发散之剂，当用生化汤为主，稍佐发散之药。产后脾虚，易于停食，以致身热，世人见有身热，便以为外感，遽然发汗，速亡甚矣，当于生化汤中加扶脾消食之药。大抵产后先宜补血，次补气。

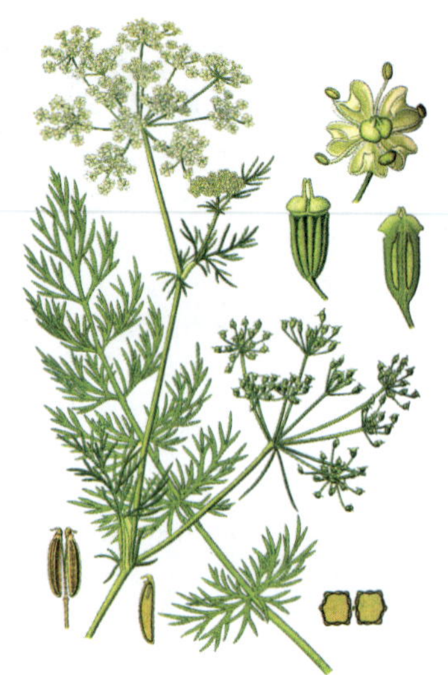

原文

凡新产后，荣卫俱虚，易发寒热，身痛腹痛，决不可妄投发散之剂，当用生化汤为主，稍佐发散之药。产后脾虚，易于停食，以致身热，世人见有身热，便以为外感，遽然发汗，速亡甚矣，当于生化汤中加扶脾消食之药。大抵产后先宜补血，次补气。若偏补气而专用参非善也。产后补虚，用参、芎、归、白术、陈皮、炙草，热轻则用茯苓淡渗之药，其热自除，重则加干姜。或云大热而用姜何也？曰此热非有余之热，乃阴虚内生热耳。盖干姜能入肺分，利肺气，又能入肝分，引众药生血，然必与阴血药同用之。产后恶寒发热腹痛者，当主恶血；若腹不痛，非恶血也。产后寒热，口眼歪邪，此乃气血虚甚，以大补为主。左手脉不足，补血药多于补气药；右手脉不足，补气药多于补血药，切不可用小续命等发散之药。

译文

凡是刚分娩后的孕妇，气血都特别虚弱，容易发寒热，身体疼痛腹部疼痛，但决不可乱用发散的药剂，当用生化汤为主，稍微用发散的药剂作为辅助。产后脾虚，易于产后脾胃虚损，容易发生食滞不消化，引起身热症状，一般人见有身热症状，就认为是外感病症，突然发汗，迅速死亡非常危险，应该在生化汤中加扶脾消食的药剂。大体是在产后先适宜补血，然后补气。如果偏补气而专门用参，是不对的。产后补虚，用参、芎、归、白术、陈皮、炙草，热轻的就用茯苓淡渗的药剂，其热就会自然消除，重的就加干姜。或许有的说：大热用姜是为什么呢？

因为此热并不是余热，是阴虚导致的内生热。

盖干姜能入肺分，利肺气，又能入肝分，引众药生血，然必与阴血药同用之。产后恶寒发热腹痛者，当主恶血；若腹不痛，非恶血也。产后寒热，口眼歪邪，此乃气血虚甚，以大补为主。左手脉不足，补血药多于补气药；右手脉不足，补气药多于补血药，千万不能用小续命等发散的药剂。

胎前患伤寒疫症疟疾堕胎等症

胎前或患伤寒、疫症、疟疾，热久必致堕胎，堕后愈增热，因热消阴血，而又继产失血故也。治者甚勿妄论伤寒、疟疫未除，误投栀子豉汤、柴、芩、连、柏等药。虽或往来潮热，大小便秘，五苓、承气等药，断不可用。只重产轻邪，大补气血，频服生化汤。如形脱气脱，加生脉散以防血晕。

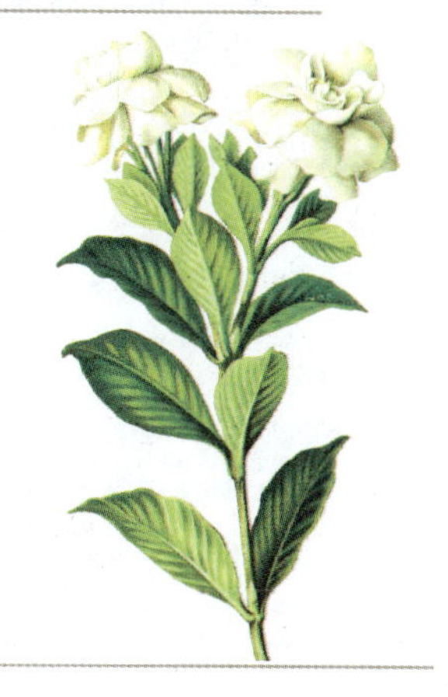

原文

胎前或患伤寒、疫症、疟疾，热久必致堕胎，堕后愈增热，因热消阴血，而又继产失血故也。治者甚勿妄论伤寒、疟疫未除，误投栀子豉汤、柴、苓、连、柏等药。虽或往来潮热，大小便秘，五苓、承气等药，断不可用。只重产轻邪，大补气血，频服生化汤。如形脱气脱，加生脉散以防血晕。盖川芎味辛能散，干姜能除虚火，虽有便秘烦渴等症，只多服生化汤，自津液生而二便通矣。若热用寒剂，愈虚中气，误甚。

译文

分娩前患伤寒或疫症、疟疾，发热久了必然导致堕胎，堕胎后发热愈增。这是因为热消阴血，而又因为生产继续失血的原因。

医者不要妄断为伤寒、疟疫没有消除，错误服用栀子豉汤、柴、芩、连、柏等药。

虽或往来潮热，大小便秘，五苓、承气等药，断不可用。

只重产轻邪，大补气血，频服生化汤。如形脱气脱，加生脉散以防血晕。盖川芎味辛能散，干姜能除虚火，虽有便秘烦渴等症，只多服生化汤，自津液生而二便通矣。如果热用寒剂，愈虚中气，误甚。

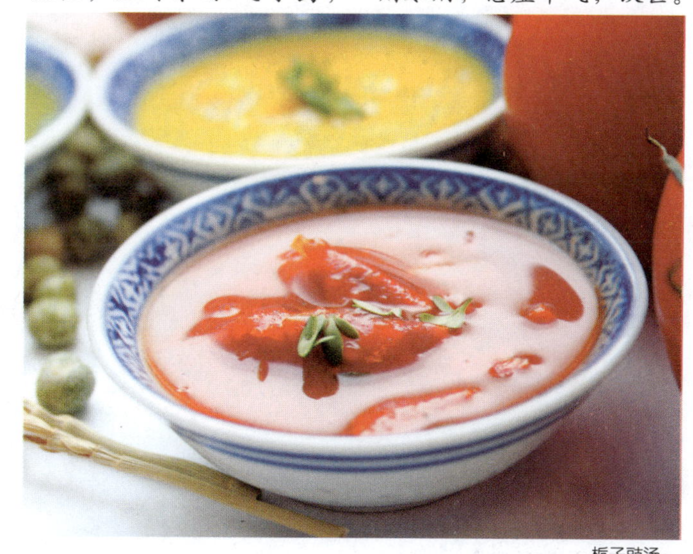

栀子豉汤

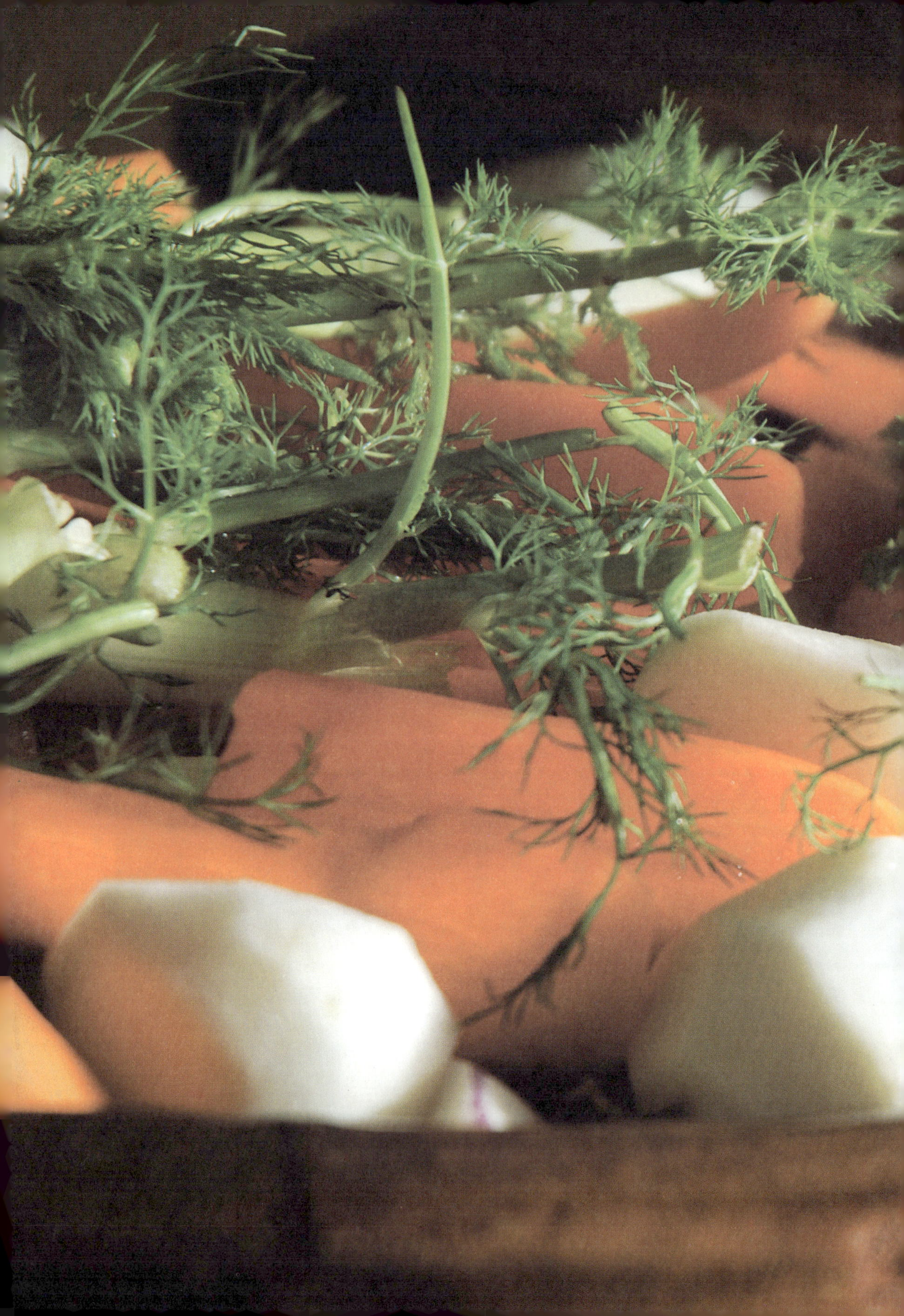

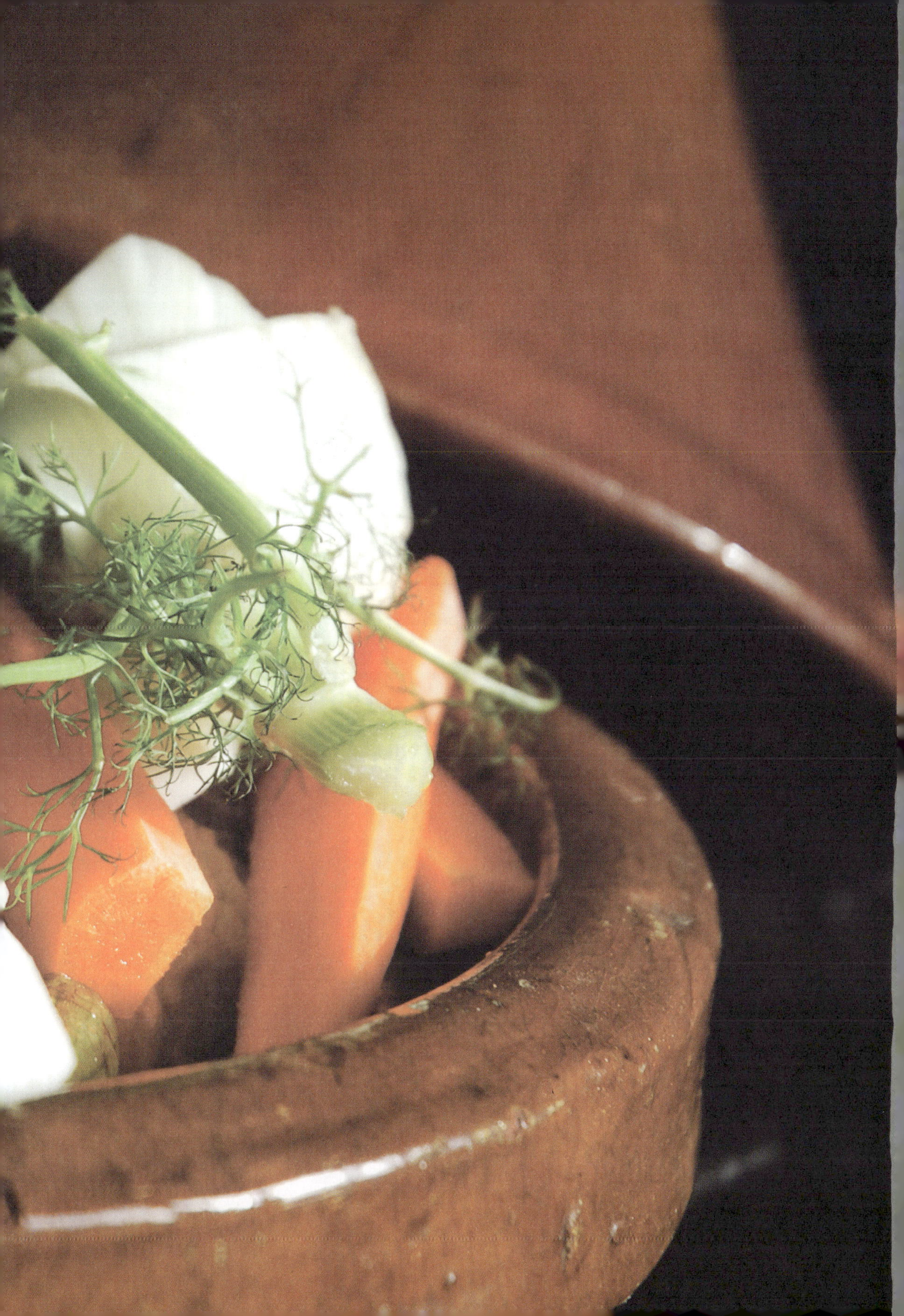

血块

此症勿拘古方，妄用苏木、蓬、棱，以轻人命。其一应散血方、破血药，俱禁用。虽山楂性缓，亦能害命，不可擅用，惟生化汤系血块圣药也。

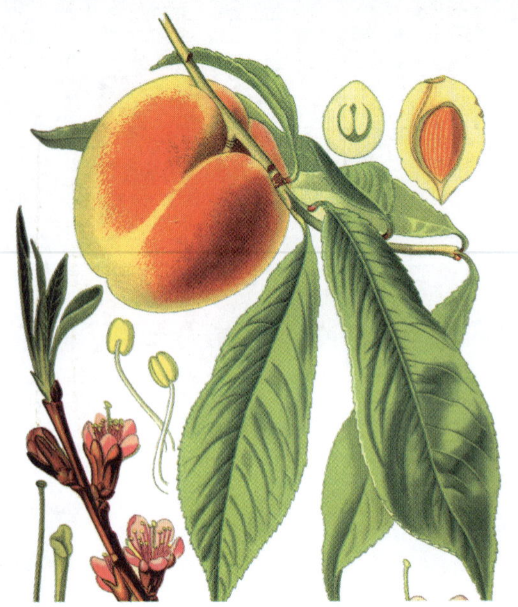

原文

此症勿拘古方，妄用苏木、蓬、棱，以轻人命。其一应散血方、破血药，俱禁用。虽山楂性缓，亦能害命，不可擅用，惟生化汤系血块圣药也。

生化汤

原方当归（八钱）川芎（三钱）桃仁（十四粒，去皮尖，研）黑姜（五分）炙草（五分）用黄酒、童便各半，煎服。

又益母丸、鹿角灰，就用生化汤送下一钱，外用烘热衣服，暖和块痛处，虽大暑亦要暖和块痛处。有气不运而晕迷厥，切不可妄说恶血抢心，只服生化汤为妙。俗有生地、牛膝行血；山棱、蓬术败血；山楂、沙糖消块；蕲艾、椒酒定痛，反致昏晕等症，切不可妄用。二、三、四日内，觉痛减可揉，乃虚痛也，宜加参生化汤。如七日内，或因寒凉食物，结块痛甚者，加入肉桂八分（一作三分）于生化汤内。如血块未消，不可加参，用之则痛不止。总之，慎勿用峻利药，勿多饮姜椒艾酒，频服生化汤，行气助血，外用热衣以暖腹。如用红花以行之，苏木、牛膝以攻之，则误。其胎气胀，用乌药、香附以顺之；枳壳、浓朴以舒之，甚有青皮、枳实、苏子以下气定喘；芩、连、栀子、黄柏以退热除烦。至于血结更甚，反用承气汤下之而愈结；汗多小便短涩，反用五苓散通之而愈秘，非徒无益，而又害之也。凡儿生下，或停血不下，半月外尚痛，或外加肿毒，高寸许，或身热，减饮食，倦甚，必用生化汤加三棱、蓬术、肉桂等，攻补兼治，其块自消。如虚甚，食少泄泻，只服此帖定痛，且健脾胃，进食止泻，然后服消块汤。

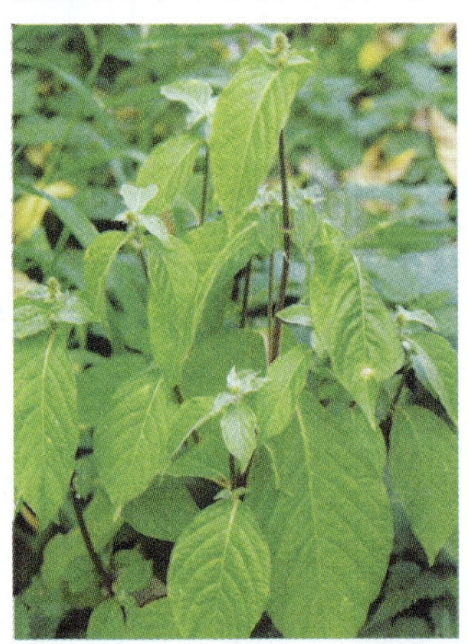

牛膝

加味生化汤

治血块日久不消，半月后方可用之。

川芎（一钱）当归（三

钱）肉姜（四分）桃仁（十五粒）三棱（醋炒，六分）元胡（六分）肉桂（六分）炙草（四分）。

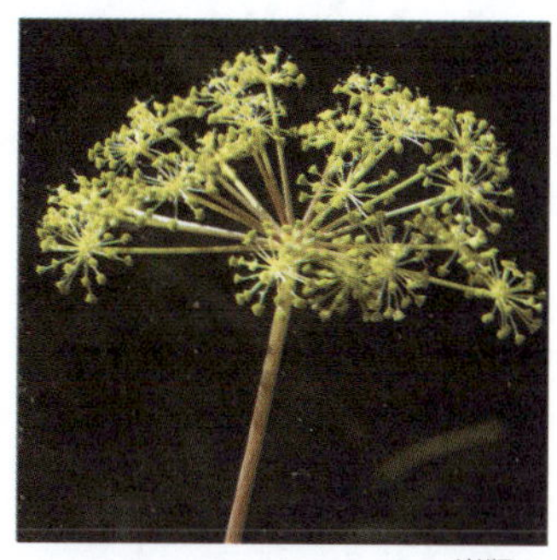
当归

译文

此症状不要拘于用古药方，乱用苏木、蓬、棱，会有致人性命的危害。

散血方、破血药，都要禁用。虽然山楂药性舒缓，也能害命，不可擅自服用，只有生化汤系血块是圣药。

生化汤

原方当归（八钱）川芎（三钱）桃仁（十四粒，去皮尖，研）黑姜（五分）炙草（五分）用黄酒、童便各半，煎服。

又益母丸、鹿角灰，就用生化汤服下一钱，外用就把衣服烘热，温暖块痛的地方，虽然是大暑的时节也要暖和块痛的地方。

有产后气随血脱而出现头眩昏晕的，切不可乱说是恶血入心，只服生化汤就好。

俗有生地、牛膝行血；山棱、蓬术可导致败血；山楂、沙糖可消除块；蕲艾、椒酒可以定痛，反而导致昏晕等症，千万不能乱用。

二、三、四天内，感觉疼痛有减可去揉搓，这是虚痛，适合加参生化汤。

如果七天内，或者因为有寒凉食物，而结块疼痛严重的人，加入肉桂八分（一作三分）于生化汤内。如血块没有消除，不可加参，用了就会疼痛不止。

总之，谨慎不要用峻利药，不要多饮姜椒艾酒，常服用生化汤，可以行气助血，外用热衣来温暖腹部。

如果用红花以行之，用苏木、牛膝以攻之，是错误的治疗方法。

其胎气胀，用乌药、香附以顺之；枳壳、浓朴以舒之，甚有青皮、枳实、苏子以下气定喘；芩、连、栀子、黄柏以退热除烦。至于血结更甚，反用承气汤下之而愈结；汗多小便短涩，反用五苓散通之而愈秘，不仅没有益处，还非常有害。凡儿生下，或停血不下，半月外尚痛，或外加肿毒，高寸许，或身热，减饮食，倦甚，必用生化汤加三棱、蓬术、肉桂等，攻补兼治，其块自消。如虚严重的，食少泄泻，只服此帖定痛，且健脾胃，进食止泻，然后服消块汤。

加味生化汤

治疗血块长时间不消除，半月后可用此方。

川芎（一钱）当归（三钱）肉姜（四分）桃仁（十五粒）三棱（醋炒，六分）元胡（六分）肉桂（六分）炙草（四分）。

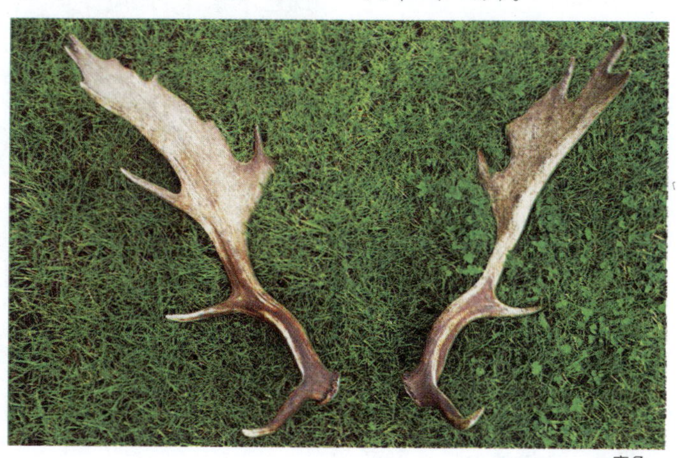
鹿角

血晕

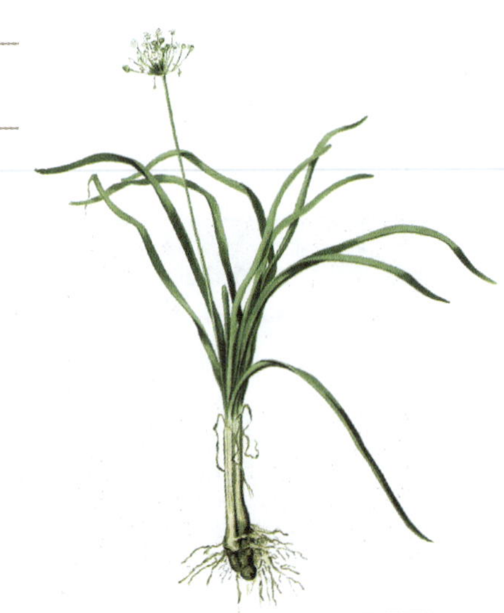

分娩之后，眼见黑花，头眩昏晕，不省人事者：一因劳倦甚而气竭神昏；二因大脱血而气欲绝；三因痰火乘虚泛上而神不守。当急服生化汤二、三帖，外用韭菜细切，纳有嘴瓶中，用滚醋二钟冲入瓶内，急冲产母鼻中，即醒。若偏信古方，认为恶血抢心，而轻用散血之剂；认为疲火，而用无补消降之方，误甚矣。

原文

分娩之后，眼见黑花，头眩昏晕，不省人事者：一因劳倦甚而气竭神昏；二因大脱血而气欲绝；三因痰火乘虚泛上而神不守。当急服生化汤二、三帖，外用韭菜细切，纳有嘴瓶中，用滚醋二钟冲入瓶内，急冲产母鼻中，即醒。若偏信古方，认为恶血抢心，而轻用散血之剂；认为疫火，而用无补消降之方，误甚矣。如晕厥牙关紧闭，速煎生化汤，挖开口，将鹅毛探喉，酒盏盛而灌之。如灌下腹中渐温暖，不可拘帖数，外用热手在单衣上，从心揉按至腹，常热火暖之，一两时，服生化汤四帖完，即神清。始少缓药，方进粥，服至十服而安。故犯此者，速灌药火暖，不可弃而不救。若在冬月，妇人身欠暖，亦有大寒，临产时必预煎生化汤，预烧秤锤硬石子，候儿下地，连服二、三帖。又产妇枕边，行醋韭投醋瓶之法，决无晕症。又儿生时，合家不可喜子而慢母，产母不可顾子忘倦，又不可产讫即卧，或忿怒逆气，皆致血晕，慎之，慎之！

加味生化汤

治产后三等血晕症。

川芎（三钱）当归（六钱）黑姜（四分）桃仁（十粒）炙草（五分）荆芥（四分，炒黑）大枣，水煎服。

劳倦甚而晕，及血崩气脱而晕，并宜速灌两服。如形色脱，或出汗而脱，皆急服一帖，即加人参三、四钱

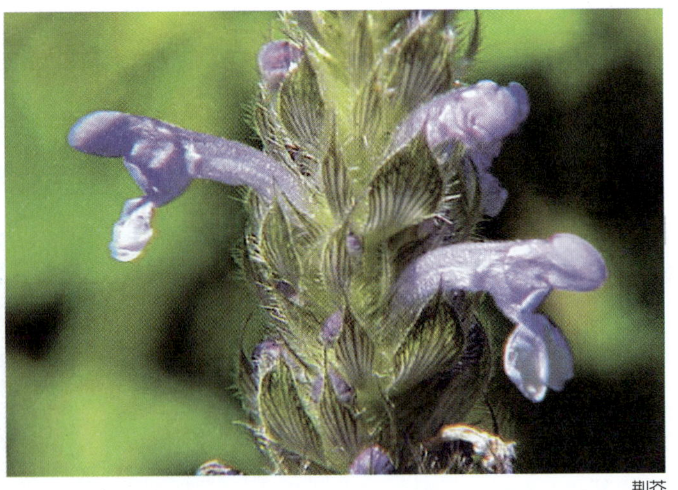

荆芥

（一加肉桂四分），决不可疑参为补而缓服。痰火乘虚泛上而晕，方内加橘红四分。虚甚加人参二钱。肥人多痰，再加竹沥七分，姜汁少许，总不可用棱术破血等方。其血块痛甚，兼送益母丸，或鹿角灰、或元胡散、或独胜散、上消血块方，服一服即效，不必易方，从权救急。

加参生化汤

治产后形色脱晕，或汗多脱晕。

人参（三钱，有倍加至五钱者）川芎（二钱）当归（五钱）炙草（四分）桃仁（十粒）炮姜（四分）大枣，水煎服。脉脱形脱，将绝之症，必服此方，加参四、五钱，频频灌之。产后血崩、血晕，兼汗多，宜服此方。无汗不脱，只服本方，不必加参。左尺脉脱，亦加参。此方治产后危急诸症，可通用，一昼一夜，必须服三、四剂，若照常症服，岂能接将绝之气血，扶危急之变症耶！

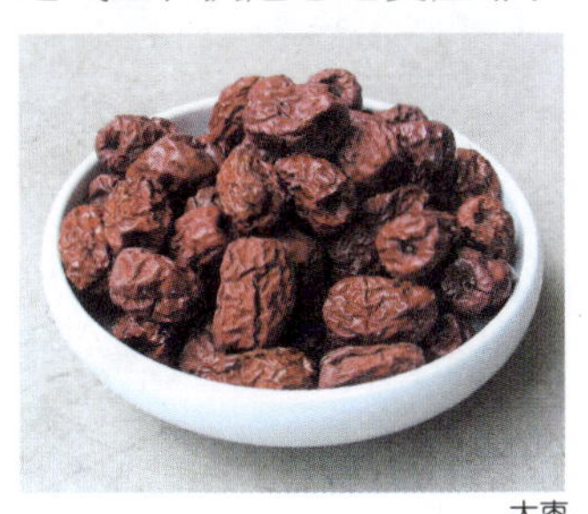
大枣

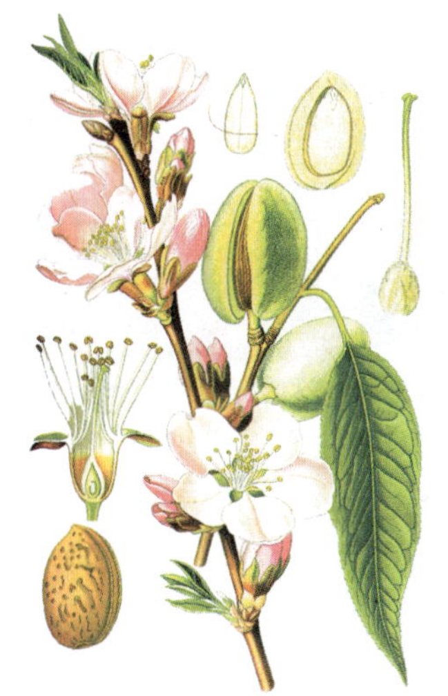
桃仁

产后一、二日，血块痛虽未止，产妇气血虚脱，或晕或厥、或汗多，或形脱，口气渐凉，烦渴不止，或气喘急，无论块痛，从权用加参生化汤。病势稍退，又当减参，且服生化汤。加减法：血块痛甚加肉桂七分；渴加麦冬一钱，五味十粒；汗多加麻黄根一钱。如血块不痛，加炙黄一钱以止汗；伤饭食面食，加炒神曲一钱，麦芽五分炒；伤肉食，加山楂五个，砂仁四钱炒。

译文

产妇在分娩之后，有眼看见黑花，头眩昏晕，不省人事的人，原因是：

一是由于产后虚劳疲倦严重而导致气血衰竭神志昏晕；

二是由于产后大量脱血，导致血气欲绝；

三是由于痰火趁着虚弱泛上导致神不守舍。

应当急忙服用生化汤二、三帖，外用韭菜细切，放入嘴瓶中，用滚醋二钟冲入瓶内，急冲产母的鼻中，就清醒了。

如果执意偏相信古方，认为是恶血入心，而轻用散血的药剂；认为是有强烈传染病的疫火，而用无补消降的药方，会造成严重的误导。

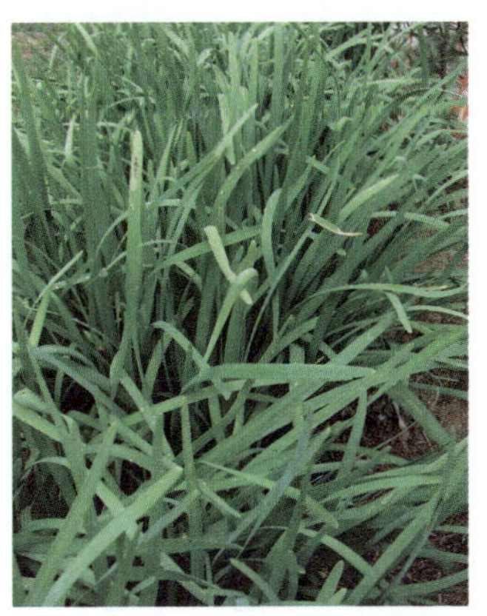
韭菜

如果晕厥牙关紧闭，速煎生化汤，挖开口，将鹅毛探喉，酒盏盛而灌。如灌下腹中渐温暖，不可拘帖数，外用热手在单衣上，从心揉按到腹，常用热火暖一、二时，服生化汤四帖完，就会神志清楚。始少缓药，方进粥，服到十服而安。故犯此的人，速灌药火暖，不可弃而不救。如果在冬月，妇人身体缺少温暖，也有大寒，临产时必预煎生化汤，预烧秤锤硬石子，等待胎儿下地后，连服两、三帖。

又产妇枕边，行醋韭投醋瓶的法子，决没有晕症。

又孩子出生时，全家不能因为只高兴子而怠慢生孩子的母亲，产母不能因为照顾孩子而忘记疲倦，又不可产完后就卧，或者愤怒逆气，都可导致血晕，一定要谨慎。

加味生化汤

治疗孕妇产后三等血晕病症。

川芎（三钱）当归（六钱）黑姜（四分）桃仁（十粒）炙草（五分）荆芥（四分，炒黑）大枣，用水煎服。

劳倦甚至发晕的，及血崩气脱发晕的，并适合速灌两服。

如形色脱，或出汗而脱，都急服一帖，即加人参三、四钱（一加肉桂四分），决不可疑参为补而缓服。痰火乘虚泛上而晕，方内加橘红四分。虚弱严重的加人参二钱。肥人多痰，再加竹沥七分，姜汁

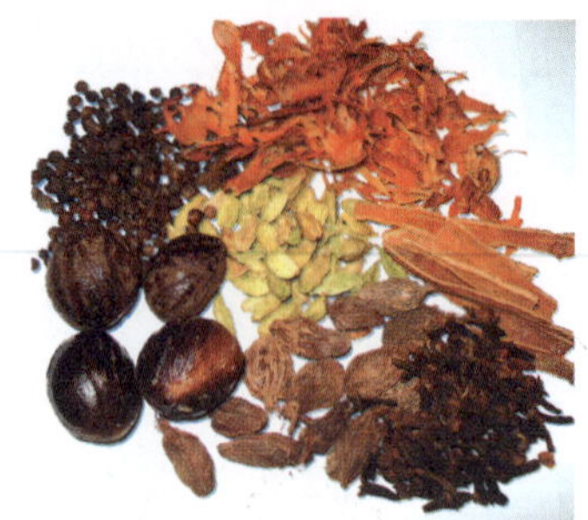
肉桂

少许，总不可用棱术破血等方。其血块痛甚，兼送益母丸，或鹿角灰，或元胡散，或独胜散、上消血块方，服一服就有效果，不必易方，从权救急。

加参生化汤

治疗孕妇产后形色脱晕，或者汗多脱晕。

人参（三钱，有倍加至五钱者）川芎（二钱）当归（五钱）炙草（四分）桃仁（十粒）炮姜（四分）大枣，用水煎服。

脉绝形体失去正常，将要绝的病症，必要服用此方，加参四、五钱，频繁灌下。产后有血崩、血晕，并且伴有汗多病症的，适合服用此方。

无汗不脱的，只服本方，不必加参。

左尺脉脱，也加参。此方治产后危急的各种病症，可通用，一天一夜，必须服三、四剂，如果照常症服，岂能接将绝之气血，扶危急之变症耶。产后一、二天，血块痛虽然没有消除停止，产妇气血虚脱，或晕或厥、或汗多，或形脱，口气渐凉，烦渴不止，或气喘急，无论块痛，从权用加参生化汤。病势稍退，又当减参，且服用生化汤。

加减法：

血块痛的严重的加肉桂七分；

渴的，加麦冬一钱，五味十粒；

汗多的，加麻黄根一钱。

如果血块不痛，加炙黄一钱以止汗；

伤饭食面食的，加炒神曲一钱，麦芽五分炒；

伤肉食的，加山楂五个，砂仁四钱炒。

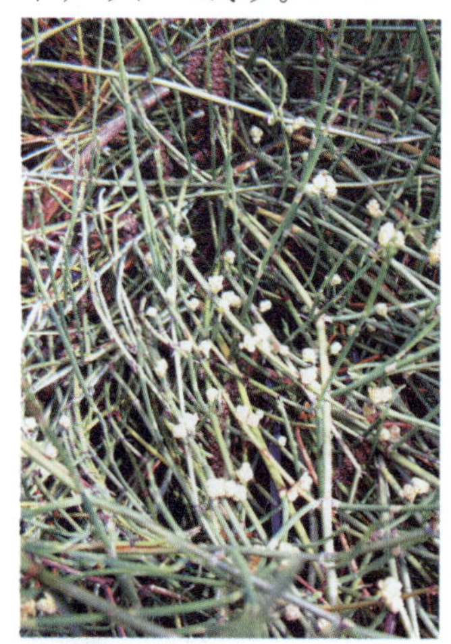
麻黄

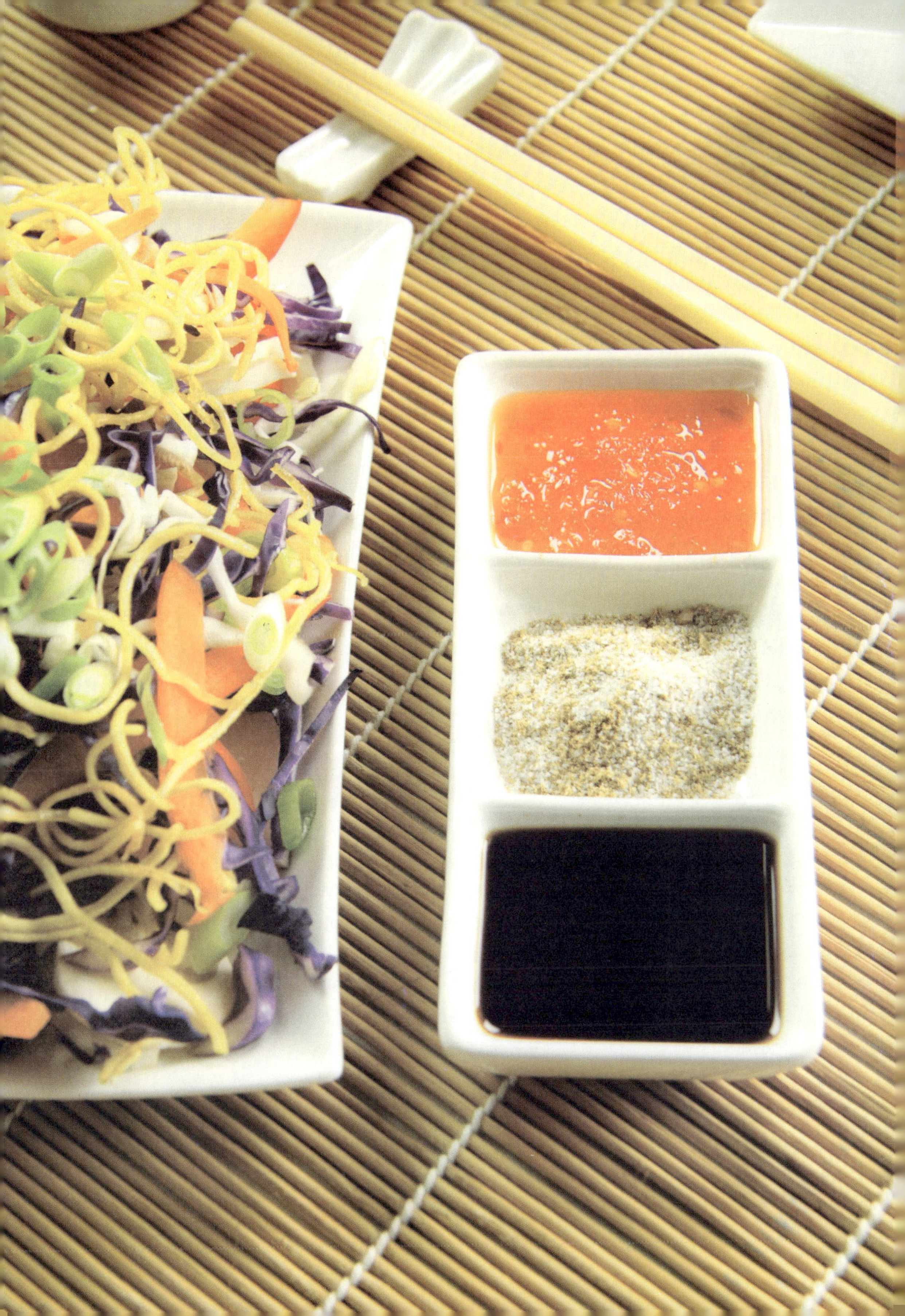

厥症

妇人产有用力过多，劳倦伤脾，故逆冷而厥，气上胸满，脉去形脱，非大补不可，岂钱数川芎、当归能回阳复神乎！必用加参生化汤，倍参，进两剂，则气血旺而神自生矣，厥自止矣。若服药而反渴，另有生脉散，独参代茶饮，救脏之燥。如四肢逆冷，又泄痢类伤寒阴症，又难用四逆汤，必用倍参生化汤，加附子一片，可以回阳止逆，又可以行参、归之力。

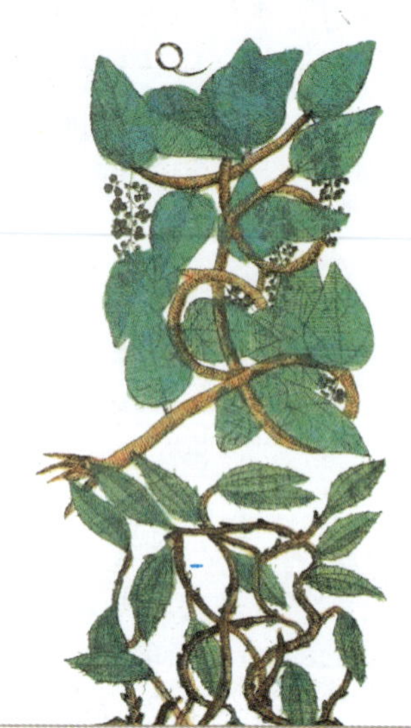

原文

妇人产有用力过多，劳倦伤脾，故逆冷而厥，气上胸满，脉去形脱，非大补不可，岂钱数川芎、当归能回阳复神乎！必用加参生化汤，倍参，进两剂，则气血旺而神自生矣，厥自止矣。若服药而反渴，另有生脉散，独参代茶饮，救脏之燥。如四肢逆冷，又泄痢类伤寒阴症，又难用四逆汤，必用倍参生化汤，加附子一片，可以回阳止逆，又可以行参、归之力。立二方于下分先后。

加参生化汤

治产后发厥，块痛未止，不可加术。

川芎（二钱）当归（四钱）炙草（五分）炮姜四分（一作黑姜）桃仁（十粒，去皮尖，研）人参（二钱）枣，水煎。进两服。

滋荣益气复神汤

治产后发厥，问块痛已除可服此方。

人参（三钱）黄芪（一钱，蜜炙）白术（一钱，土炒）当归（三钱）炙草（四分）陈皮（四分）五味（十粒）川芎（一钱）熟地（一钱）麦芽（一钱）枣（一枚），水煎服。手足冷，加附子五分；汗多，加麻黄根一钱，熟枣仁一钱；妄言妄见，加益智、柏子仁、龙眼肉；大便实，加肉苁蓉二钱。大抵产后晕厥二症相类。但晕在临盆，症急甚于厥，宜频服生化汤几帖，块化血旺，神清晕止；若多气促形脱等症，必加参。厥在分娩之后，宜倍参生化汤，止厥以复神，并补气血也，非如上偏补气血而可愈也。要知晕有块痛，术不可加；厥症若无块痛，术、地黄，并用无疑也。

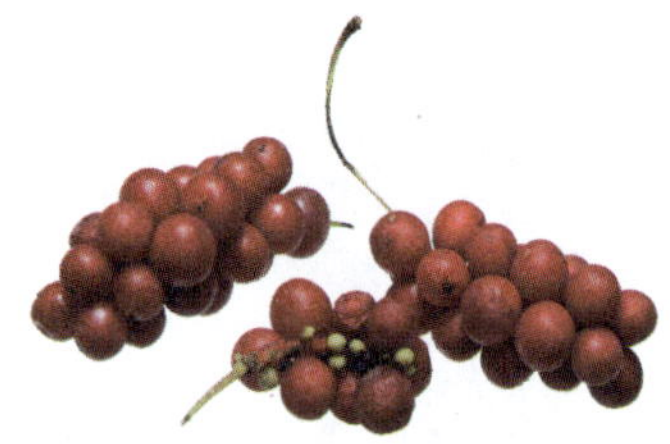

五味子

译文

如果孕妇分娩的时候用力太过，就会劳倦伤脾，造成逆冷不省人事，气上胸满，脉去形体虚脱失去正常，必须要大补，哪里是钱数川芎、当归能够治愈恢复的？

必用加参生化汤，倍参，进两剂，气血旺盛了神志也就清醒了，昏晕不省人事的症状就能够自然停止。如果服用药剂反而感觉口渴，另有生脉散，独参代茶饮用，可治疗脏之燥。

如果四肢逆冷，又有泄痢类伤寒阴症，又难用四逆汤，必用倍参生化汤，加附子一片，可以回阳止逆，又可以行参、归之力。立二方于下分先后。

加参生化汤

治疗孕妇产后不省人事神志昏晕，如果块痛没有消除止住，不可加术。

川芎（二钱）当归（四钱）炙草（五分）炮姜四分（一作黑姜）桃仁（十粒，去皮尖，研）人参（二钱）枣，用水煎服。进两服。

滋荣益气复神汤

治疗产妇产后不省人事神志昏晕，若块痛已经消除可服用此方。

人参（三钱）黄芪（一

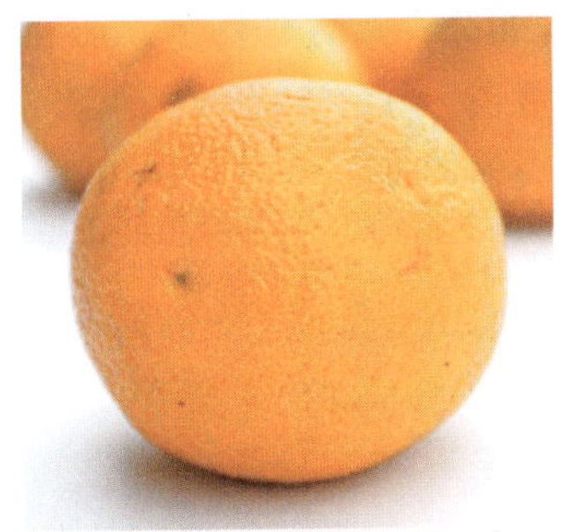
橘子

钱，蜜炙）白术（一钱，土炒）当归（三钱）炙草（四分）陈皮（四分）五味（十粒）川芎（一钱）熟地（一钱）麦芽（一钱）枣（一枚），用水煎服。

手脚发冷的，加附子五分；

发汗多的，加麻黄根一钱，熟枣仁一钱；

妄言妄见的，加益智、柏子仁、龙眼肉；

大便硬实的，加肉苁蓉二钱。

大抵产后晕厥二症相类。但晕在临盆，症急甚于厥，适合常服用生化汤几帖，块化血旺，神清晕止；如果多气促形脱等症，必加参。厥在分娩之后，宜倍参生化汤，止厥以复神，并补气血也，非如上偏补气血而可治愈。要知晕有块痛，术不可加；厥症如果没有块痛，术、地黄，并用无疑也。

血崩

产后血大来，审血色之红紫，视形色之虚实。如血紫有块，乃当去其败血也，止留作痛，不可论崩。如鲜红之血，乃是惊伤心不能生血，怒伤肝不能藏血，劳伤脾不能统血，俱不能归经耳，当以崩治，先服生化汤几帖，则行中自有补。若形脱汗多气促，宜服倍参生化汤几帖以益气，非棕灰之可以止。如产后半月外崩，又宜升举大补汤治之，此症虚极，服药平稳，未见速效，须二十帖后，诸症顿除。

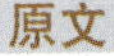

原文

产后血大来，审血色之红紫，视形色之虚实。如血紫有块，乃当去其败血也，止留作痛，不可论崩。如鲜红之血，乃是惊伤心不能生血，怒伤肝不能藏血，劳伤脾不能统血，俱不能归经耳，当以崩治，

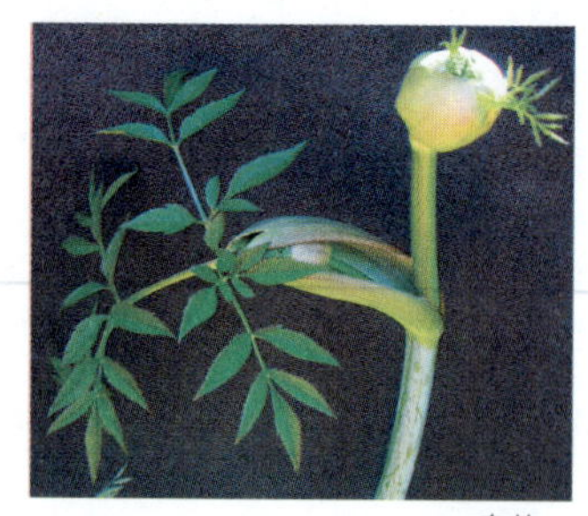
白芷

先服生化汤几帖，则行中自有补。若形脱汗多气促，宜服倍参生化汤几帖以益气，非棕灰之可以止。如产后半月外崩，又宜升举大补汤治之，此症虚极，服药平稳，未见速效，须二十帖后，诸症顿除。

生血止崩汤

治产后血崩。

川芎（一钱）当归（四钱）黑姜（四分）炙草（五分）桃仁（十粒）荆芥（五分，炒黑）乌梅（五分，灰）蒲黄（五分，炒）枣，水煎。忌姜、椒、热物、生冷。凡止崩用荆芥，俱宜炒黑。鲜红血大来，荆芥穗炒黑、白芷各五分。血竭形败，加参三、四钱。汗多气促，亦加参三、四钱；无汗，形不脱，气促，只服生化汤，多服则血自平。有言归、芎但能活血，甚误!

升举大补汤

滋荣益气。如有块动，只服前方术勿用。黄白术陈皮（各四分）人参（二钱）炙草升麻（各四分）当归熟地（各二钱）麦冬（一钱）川芎（一钱）白芷（四分）黄连（三分，炒）荆芥穗（四分，炒黑）汗多，加麻黄根一钱，浮麦炒一小撮；大便不通，加肉苁蓉一钱，禁用大黄。气滞，磨木香三分；痰，加贝母六分，竹沥姜汁少许；寒嗽，加杏仁十粒，桔梗五分，知母一钱；惊，加枣仁、柏子仁各一钱；伤饭，加神曲、麦芽各一钱；伤肉食，加山楂、砂仁各八分，俱加枣、水煎。身热不可加连、柏；伤食怒气，均不可专用耗散无补药。凡年老虚人患

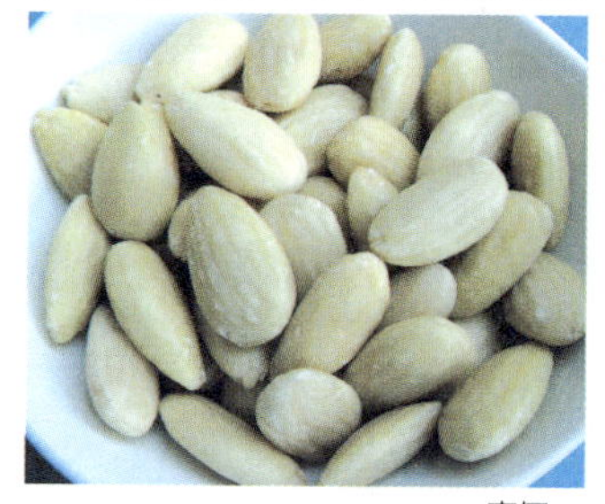
杏仁

崩，宜升举大补汤。

译文

孕妇产后出现大血流出，要审视血颜色的红紫，看形体的虚实。如果血色发紫并且有血块，当去除瘀血，止留作痛，不可论崩。

如果是鲜红的血色，是惊伤心不能生血，怒伤肝不能藏血，劳伤脾不能统血，都不能归经耳，当以崩治，先服生化汤几帖，

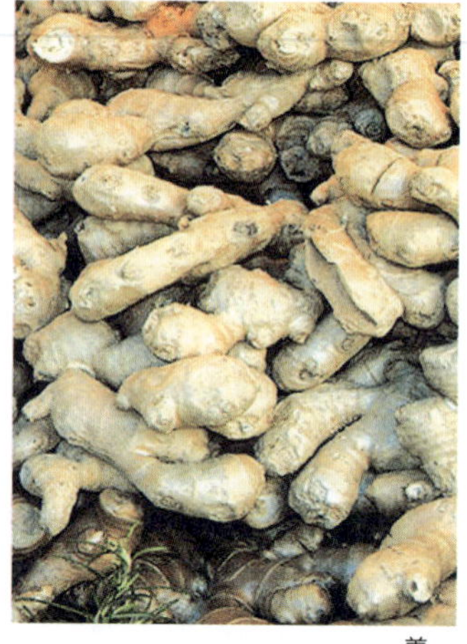
姜

则行中自有补。

如果形体虚脱不正常发汗多呼吸短促的，适合服用倍参生化汤几帖以益气，并非棕灰能止。

如果产后半月外崩，又适合升举大补汤治疗，此症状虚弱至极，服药平稳，如果没见到迅速的疗效，需要二十帖后，各种病症就会顿除。

生血止崩汤

治疗：孕妇产后出现血崩症状。

川芎（一钱）当归（四钱）黑姜（四分）炙草（五分）桃仁（十粒）荆芥（五分，炒黑）乌梅（五分，灰）蒲黄（五分，炒）枣，用水煎。

要禁忌姜、椒、热物、

生冷。凡止崩用荆芥，都适合炒黑。

鲜红血大来，荆芥穗炒黑、白芷各五分。血竭形败，加参三、四钱。汗多气促，也加参三、四钱；

没有发汗，形体没有虚脱，只呼吸短促，只服用生化汤，多服则血自平。有言归、芎但能活血，千万不要误用。

升举大补汤

滋血益气，如果有块动，只服前方，术不要用。

黄芪、白术、陈皮（各四分）人参（二钱）炙草、升麻（各四分）当归、熟地（各二钱）麦冬（一钱）川芎（一钱）白芷（四分）黄连（三分，炒）荆芥穗（四分，炒黑）。

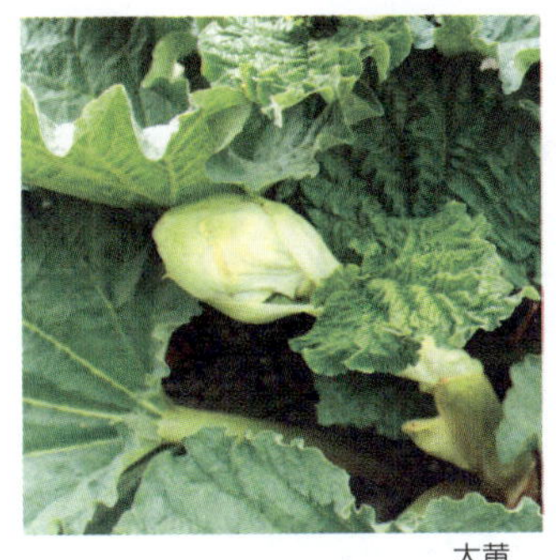
大黄

发汗多的，加麻黄根一钱，浮麦炒一小撮；大便不通的，加肉苁蓉一钱，禁用大黄；气滞不畅的，磨木香三分；痰，加贝母六分，竹沥姜汁少许；感寒咳嗽的，加杏仁十粒，桔梗五分，知母一钱；惊的，加枣仁、柏子仁各一钱；伤饭的，加神曲、麦芽各一钱；伤肉食的，加山楂、砂仁各八分，俱加枣、水煎。

身热不可加连、柏；伤食怒气，均不可专用耗散无补药。

凡是年老虚弱的人患崩，适合升举大补汤。

气短似喘

因血脱劳甚，气无所恃，呼吸止息，违其常度，有认为痰火，反用散气化痰之方，误人性命，当以大补血为主。如有块，不可用参、术；无块，方可用本方，去桃仁，加熟地并附子一片；足冷，加熟附子一钱，及参、术、陈皮，接续补气养荣汤。

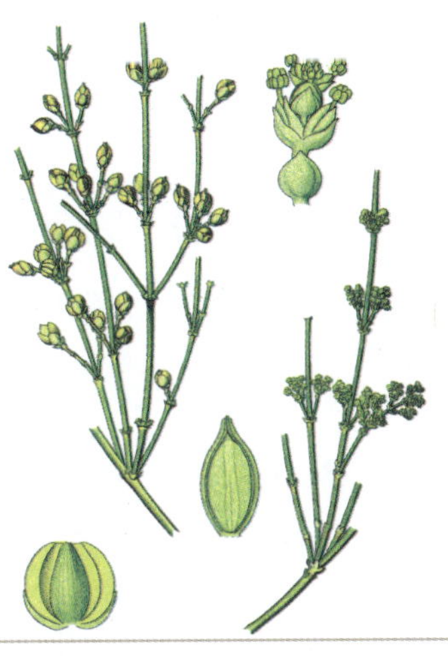

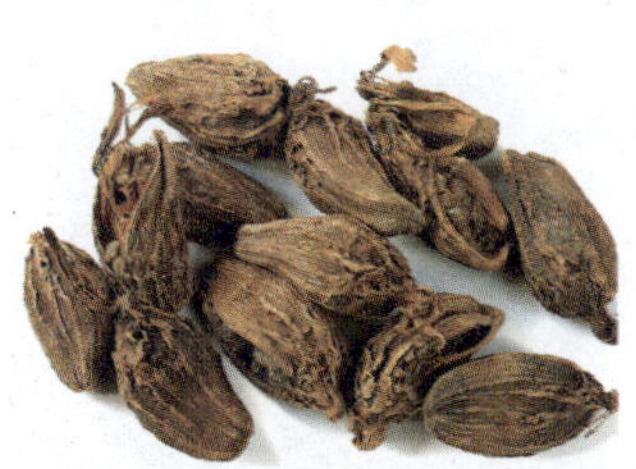
砂仁

原文

因血脱劳甚，气无所恃，呼吸止息，违其常度，有认为痰火，反用散气化痰之方，误人性命，当以大补血为主。如有块，不可用参、术；无块，方可用本方，去桃仁，加熟地并附子一片；足冷，加熟附子一钱，及参、术、陈皮，接续补气养荣汤。

加参生化汤

治分娩后即患气短者。有块不可加、术。川芎（二钱）

当归（四钱）炙草（五分）黑姜（四分）桃仁（十粒，去皮尖，研）人参（二钱）引加枣一枚，连进二、三帖后，再用后方。

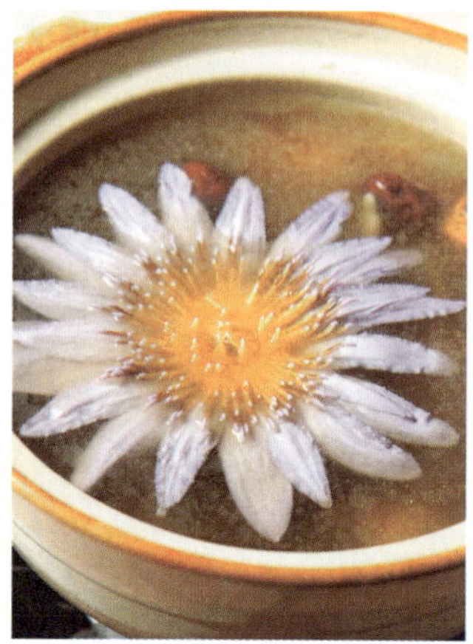
枣汤

补气养荣汤

治产后气短促。血块不痛，宜服此方。黄（一钱）白术（一钱）当归（四钱）人参（三钱）陈皮（四分）炙草（四分）熟地（二钱）川芎（二钱）黑姜（四分）如手足冷，加熟附子一钱；汗多，加麻黄根一钱，浮麦一小撮；渴，加麦冬一钱，五味子十粒；大便不通，加肉苁蓉一钱，麻仁一撮；伤面饭，加炒神曲一钱，炒麦芽一钱；伤肉食，加山楂、砂仁各五分。

译文

由于血脱虚劳过度，气没有依赖的地方，呼与吸都出现短促而不相接续的症状，违背常度，有的认为是痰火，反用散气化痰的药方，误人的性命，当用大补血为主。如果有块的，不可用参、术；没有块的，方可用本方，去桃仁，加熟地并附子一片；脚发冷的，加熟附子一钱，及参、术、陈皮，接续补气养荣汤。

加参生化汤

治疗：产后就患呼吸短促的，有块的不可加术。

川芎（二钱）当归（四钱）炙草（五分）黑姜（四分）桃仁（十粒，去皮尖，研）人参（二钱）引加枣一枚，连进两、三帖后，再用后方。

补气养荣汤

治疗：孕妇产后呼吸短促，有血块不疼痛的，适合服用此方。

黄芪（一钱）白术（一钱）当归（四钱）人参（三钱）陈皮（四分）炙草（四分）熟地（二钱）川芎（二钱）黑姜（四分）。

如果手脚发冷，加熟附子一钱；发汗多的，加麻黄根一钱，浮麦一小撮；口渴的，加麦冬一钱，五味子十粒；大便不通的，加肉苁蓉一钱，麻仁一撮；伤面饭的，加炒神曲一钱，炒麦芽一钱；伤肉食的，加山楂、砂仁各五分。

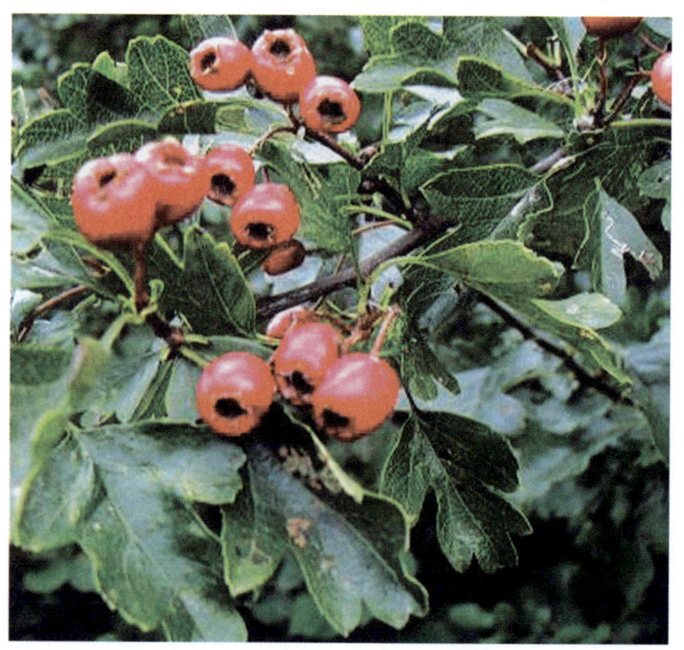
山楂

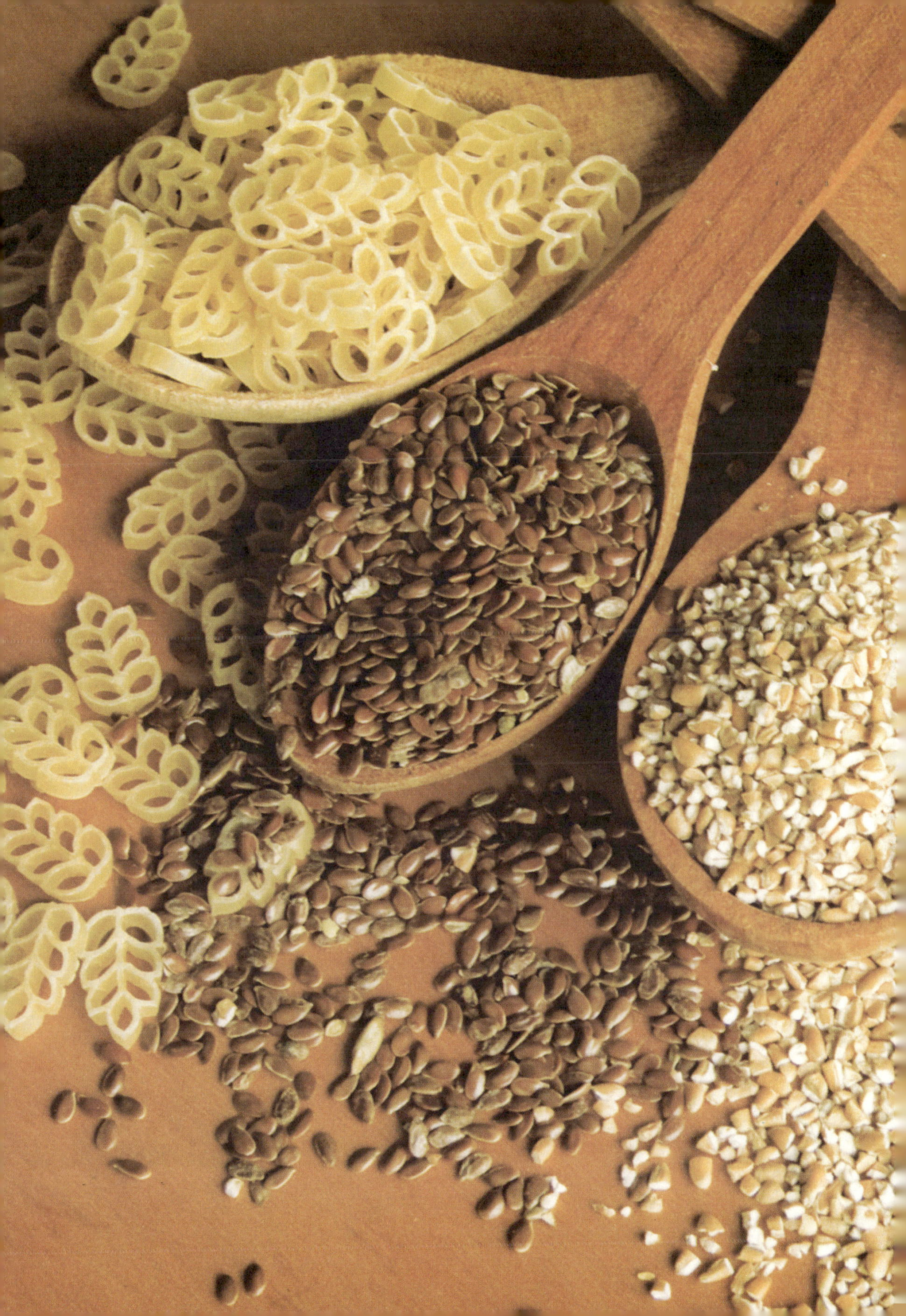

妄言妄见

由气血虚，神魂无根据也，治当论块痛有无缓急。若块痛未除，先服生化汤二、三帖，痛止；继服加参生化汤，或补中益气汤，加安神定志丸调服之。若产日久，形气俱不足，即当大充气血，安神定志，服至药力充足，其病自愈。勿谓邪祟，若喷以法水惊之，每至不救。屡治此症，服药至十数帖方效。

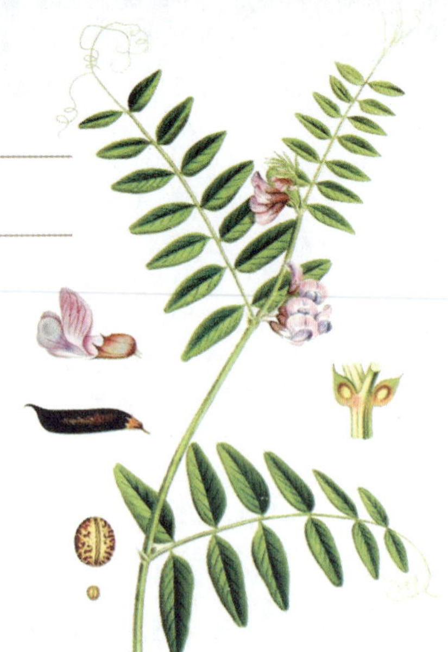

原文

由气血虚，神魂无根据也，治当论块痛有无缓急。若块痛未除，先服生化汤二、三帖，痛止；继服加参生化汤，或补中益气汤，加安神定志丸调服之。若产日久，形气俱不足，即当大充气血，安神定志，服至药力充足，其病自愈。勿谓邪祟，若喷以法水惊之，每至不救。屡治此症，服药至十数帖方效。病虚似邪，欲除其邪，先补其虚，先调其气，次论诸病，此古人治产后虚症，及年老虚喘，弱人妄言，所当用心也。

安神生化汤

治产后块痛未止，妄言妄见症，未可用、白术。川芎（一钱）柏子仁（一钱）人参（一、二钱）当归（二、三钱）茯神（二钱）桃仁（十二粒）黑姜（四分）炙草（四分）益智（八分，炒）陈皮（三分）枣，水煎。

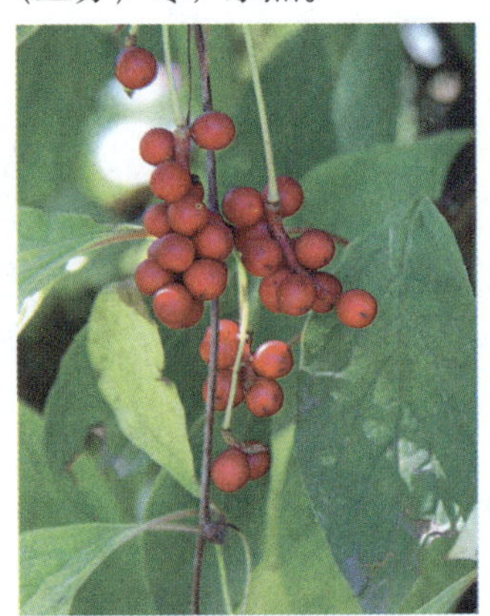
五味子

滋荣益气复神汤

块痛已止，妄言妄见，服此方即愈。白术、麦冬、川芎、柏子仁、茯神益智（各一钱）陈皮（三分）人参熟地（各二钱）炙草（四分）五味子（十粒）枣仁（十粒，一钱）莲子（八枚）元肉（八个）枣，水煎服。产后血崩、血脱、气喘、气脱、神脱妄言，虽有血气阴阳之分，其精散神去一也。比晕后少缓，亦危症也。若非浓药频服，失之者多矣。误论气实痰火者，非也。新产有血块痛，并用加参生化汤，行中有补，斯免滞血血晕之失也。其块痛止，有宜用升举大补汤，少佐黄连，坠火以治血脱，安血归经也；有宜用倍参补中益气汤，少佐附子，助

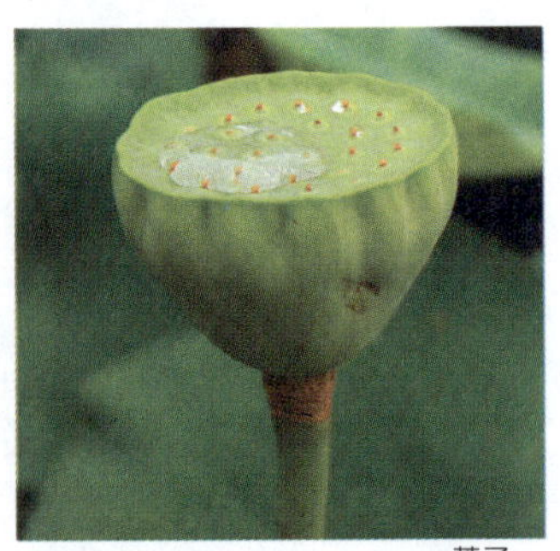
莲子

参以治气脱，摄气归渊也；有宜用滋荣益气复神汤，少佐痰剂，以清心火，安君主之官也。

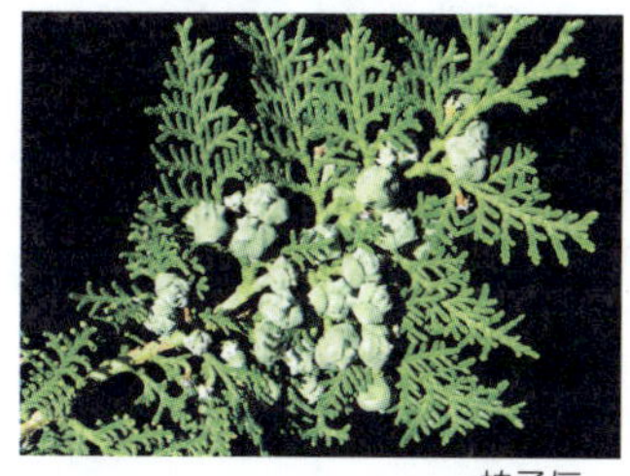
柏子仁

译文

由气血虚，神魂是没有根据的，治疗应该察看块痛有没有缓急。

如果块痛没有消除，先服生化汤二、三帖，块痛停止；继续服用加参生化汤，或者补用中益气汤，加上安神定志丸调和服下。

若产日久，形气都不足，当大充气血，安神定志，服到药力充足，病就能够自然治愈了。

不要迷信为鬼神的邪气，若喷以法水惊之，每至不救。屡治此症，服药至十数帖方效。病虚似邪，欲除其邪，先补其虚，先调其气，次论诸病，此古人治产后虚症，及年老虚喘，弱人乱语，所当用心也。

安神生化汤

治疗孕妇产后块痛没有消止，妄言妄见症，不可用术。

川芎（一钱）柏子仁（一钱）人参（一、二钱）当归（二、三钱）茯神（二钱）桃仁（十二粒）黑姜（四分）炙草（四分）益智（八分，炒）陈皮（三分）枣，用水煎服。

滋荣益气复神汤

治疗块痛已止住，妄言妄见，服此方就能治愈。

黄、白术、麦冬、川芎、柏子仁、茯神、益智（各一钱）陈皮（三分）人参、熟地（各二钱）炙草（四分）五味子（十粒）枣仁（十粒，一钱）莲子（八枚）元肉（八个）枣，用水煎服。

产后血崩、血脱、气喘、气脱、神脱妄言，虽有血气阴阳之分，其精散神去也。比晕后少缓，也是危症。

如果非浓药常服，失之者多。误论气实痰火的人，并非如此。

刚分娩过的产妇有血块痛的，并用加参生化汤，行中有补，斯免滞血血晕之失。其块痛止，有适合用升举大补汤，少佐黄连，坠火以治血脱，安血归经；有适合用倍参补中益气汤，少佐附子，助参以治气脱，摄气归渊；有适合用滋荣益气复神汤，少佐痰剂，以清心火，安君主之官。

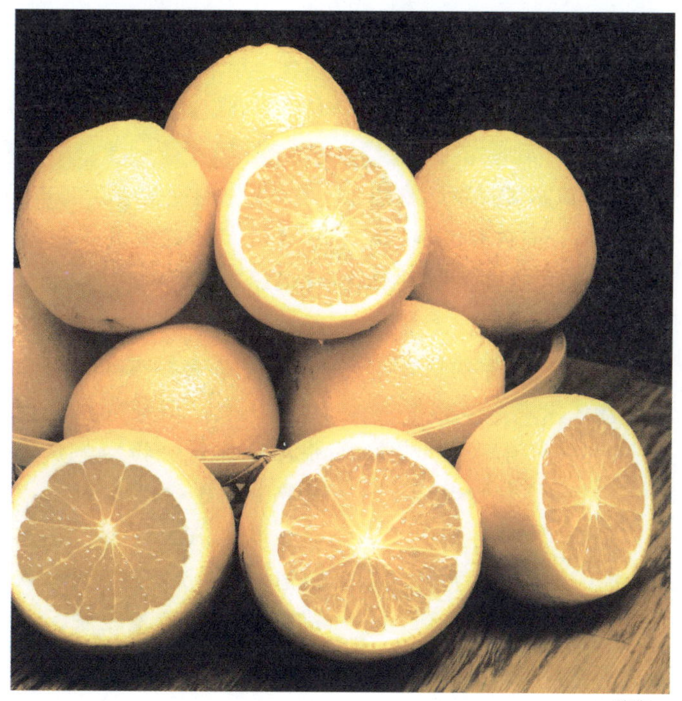
陈皮

伤食

新产后禁膏粱，远浓味。如饮食不节，必伤脾胃，治当扶元，温补气血，健脾胃。审伤何物，加以消导诸药。生化汤加神曲、麦芽以消面食；加山楂、砂仁以消肉食；如寒冷之物，加吴萸、肉桂；如产母虚甚，加人参、白术。又有块，然后消补并治，无有不安者。屡见治者不重产后之弱，惟知速消伤物，反损真气，益增满闷，可不慎哉！

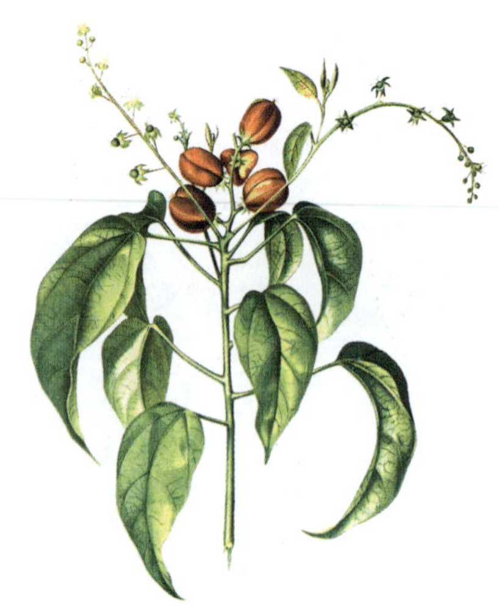

原文

新产后禁膏粱，远浓味。如饮食不节，必伤脾胃，治当扶元，温补气血，健脾胃。审伤何物，加以消导诸药。生化汤加神曲、麦芽以消面食；加山楂、砂仁以消肉食；如寒冷之物，加吴萸、肉桂；如产母虚甚，加人参、白术。又有块，然后消补并治，无有不安者。屡见治者不重产后之弱，惟知速消伤物，反损真气，益增满闷，可不慎哉！

加味生化汤

治血块未消，服此以消食。

川芎（二钱）当归（五钱）黑姜（四分）炙草（五分）桃仁（十粒）问伤何物，加法如前，煎服。

健脾消食生化汤

治血块已除，服此消食。

川芎（一钱）人参当归（各二钱）白术（一钱半）炙草（五分）审伤何物，加法如前。如停寒物日久，脾胃虚弱，恐药不能运用，可用揉按，炒神曲熨之，更妙。凡伤食误用消导药，反绝粥几日者，宜服此方。

译文

分娩刚过禁食用肥肉、油腻、精细的食物，远离味道过于油腻刺激的食物。

如果不节制自己的饮食，必然会损伤到脾胃，治当扶元，温补气血，健脾胃。审伤何物，加以消食导滞的各种药物。

生化汤加神曲、麦芽以消面食；加山楂、砂仁以消肉食；如寒冷之物，加吴萸、肉桂；如产母虚甚，加人参、白术。又有块，然后消补并治，无有不安者。屡见治者不重产后之弱，惟知速消伤物，反损真气，益增满闷，可不慎哉！

加味生化汤

治疗血块没有消除的，可服此来消化积食。

川芎（二钱）当归（五钱）黑姜（四分）炙草（五分）桃仁（十粒）问伤何物，加法如前，煎服。

健脾消食生化汤

治疗血块已经消除的，可服此来消化积食。

川芎（一钱）人参当归（各二钱）白术（一钱半）炙草（五分）审伤何物，加法如前。如停寒物日久，脾胃虚弱，恐药不能运用，可用揉按，炒神曲熨之，更妙。凡伤食误用消导药，反绝粥几天的人，适合服此方。

愤怒

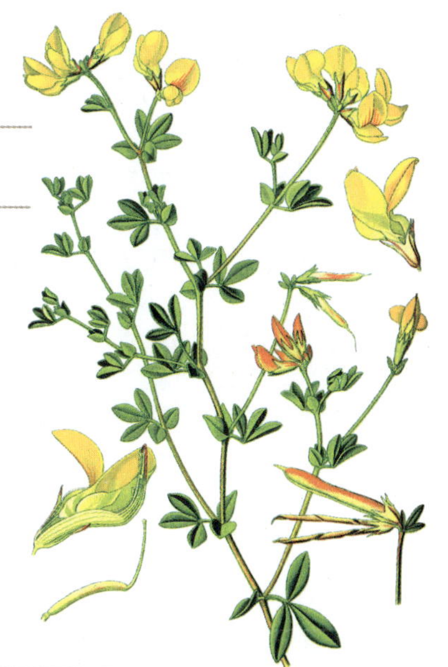

产后怒气逆，胸膈不利，血块又痛，宜用生化汤去桃仁；服时磨木香二分在内，则块化怒散，不相悖也。若轻产重气，偏用木香、乌药、枳壳、砂仁之类，则元气反损，益增满闷。又加怒后即食，胃弱停闷，当审何物，治法如前。慎勿用木香、槟榔丸、流气引子之方，使虚弱愈甚也。

原文

产后怒气逆，胸膈不利，血块又痛，宜用生化汤去桃仁；服时磨木香二分在内，则块化怒散，不相悖也。若轻产重气，偏用木香、乌药、枳壳、砂仁之类，则元气反损，益增满闷。又加怒后即食，胃弱停闷，当审何物，治法如前。慎勿用木香、槟榔丸、流气引子之方，使虚弱愈甚也。

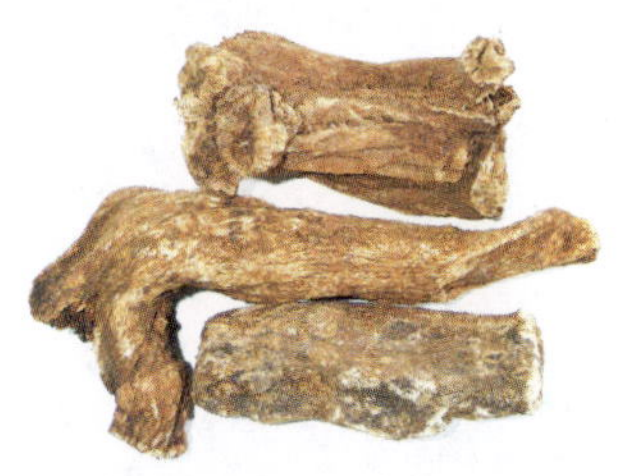
木香

木香生化汤

治产后血块已除因受气者。

川芎（二钱）当归（六钱）陈皮（三分）黑姜（四分）

服时磨木香二分在内。此方减桃仁，用木香、陈皮。前有减干姜者，详之。

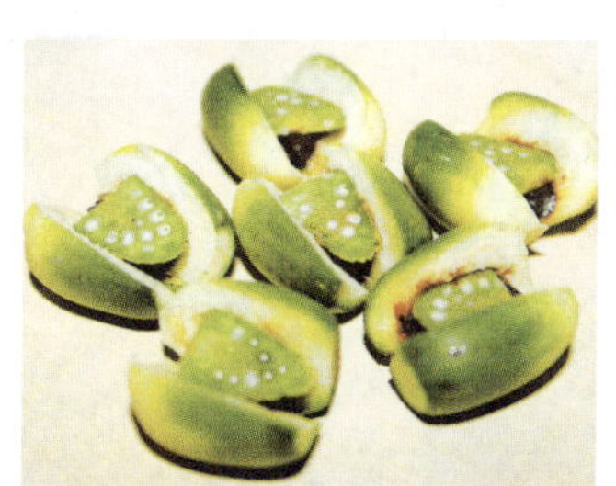
槟榔

健脾化食散气汤

治受气伤食无块痛者。

白术（二钱）当归（二钱）川芎（一钱）黑姜（四分）人参（二钱）陈皮（三钱）

审伤何物，加法如前。大抵产后忿怒气逆及停食二症，善治者，重产而轻怒气消食，必以补气血为先，佐以调肝顺气，则怒郁散而元不损；佐以健脾消导，则停食行而思谷矣。若专理气消食，非徒无益，而又害之。

译文

妇女生孩子后怒气上逆，胸膈不通畅，又有血块疼痛。

适宜服用生化汤去桃仁；服的时候磨木香二分在内，血块就会消除怒气也会散去，不相悖。如果轻产重气，偏用木香、乌药、枳壳、砂仁之类，元气反而会受到损伤，益增满闷。又加怒后就吃东西，胃弱停闷，当审何物，治法如前。谨慎不要用木香、槟榔丸、流气引子的药方，会让虚弱变的更严重。

木香生化汤

治疗产后血块已除因受气的人。

川芎（二钱）当归（六

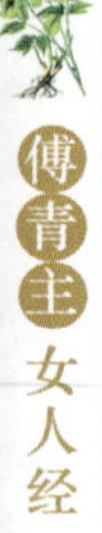

钱）陈皮（三分）黑姜（四分）服时磨木香二分在内。此方减桃仁，用木香、陈皮。前有减干姜的人，非常详细。

健脾化食散气汤

治疗受气伤食无块痛的人。

白术（二钱）当归（二钱）川芎（一钱）黑姜（四分）人参（二钱）陈皮（三钱）审伤何物，加法如前。

大部分有产后愤怒气上逆以及停食两种病症，会治疗的，就会重视产的补益而轻怒气消食，必然要先补气血，用调肝顺气的方法来帮助，怒气郁结就会散去并且不损伤元气；用健脾消导的方法来帮助，则停食行而思谷矣。如果只是用顺气消化积食的方法，不但徒劳没有好处，并且对身体还有伤害。

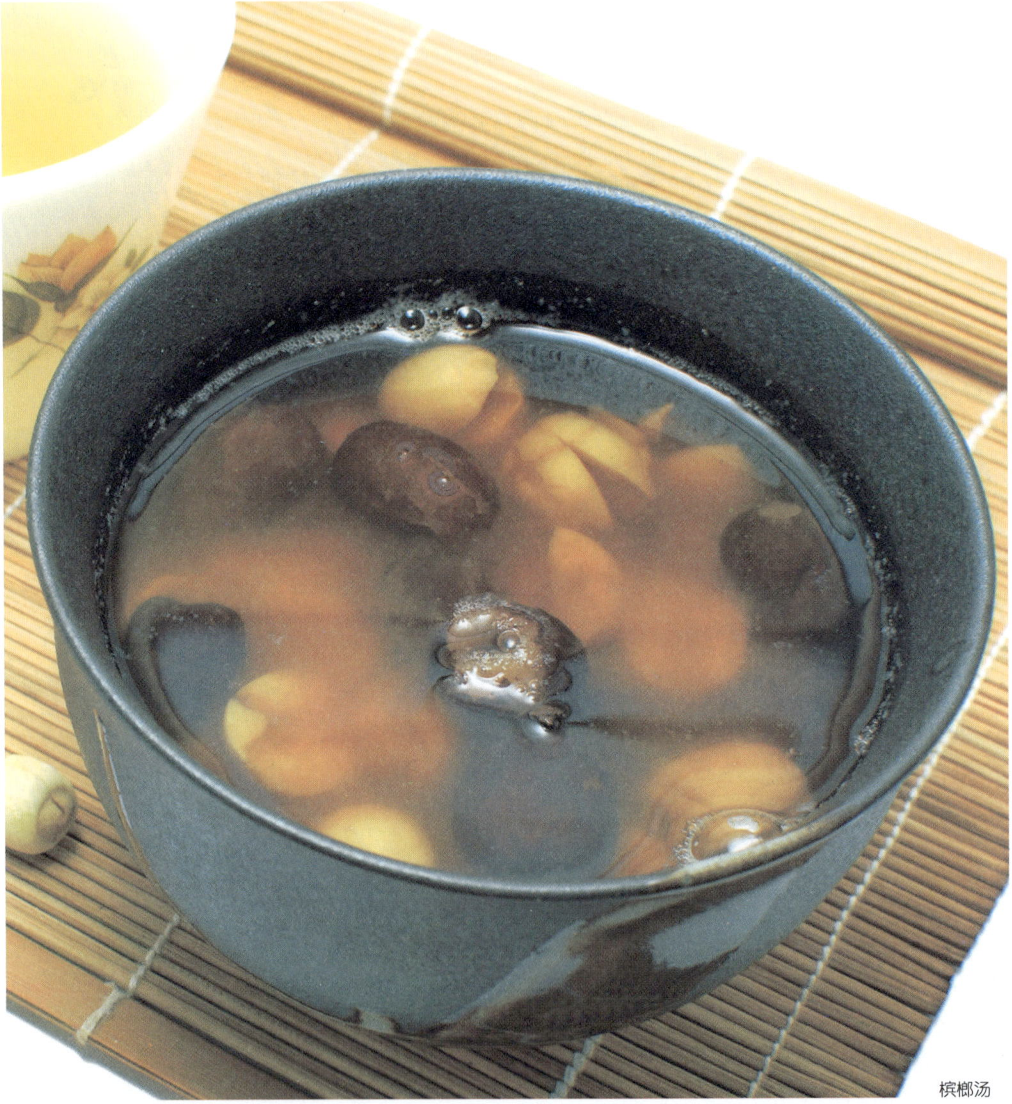

槟榔汤

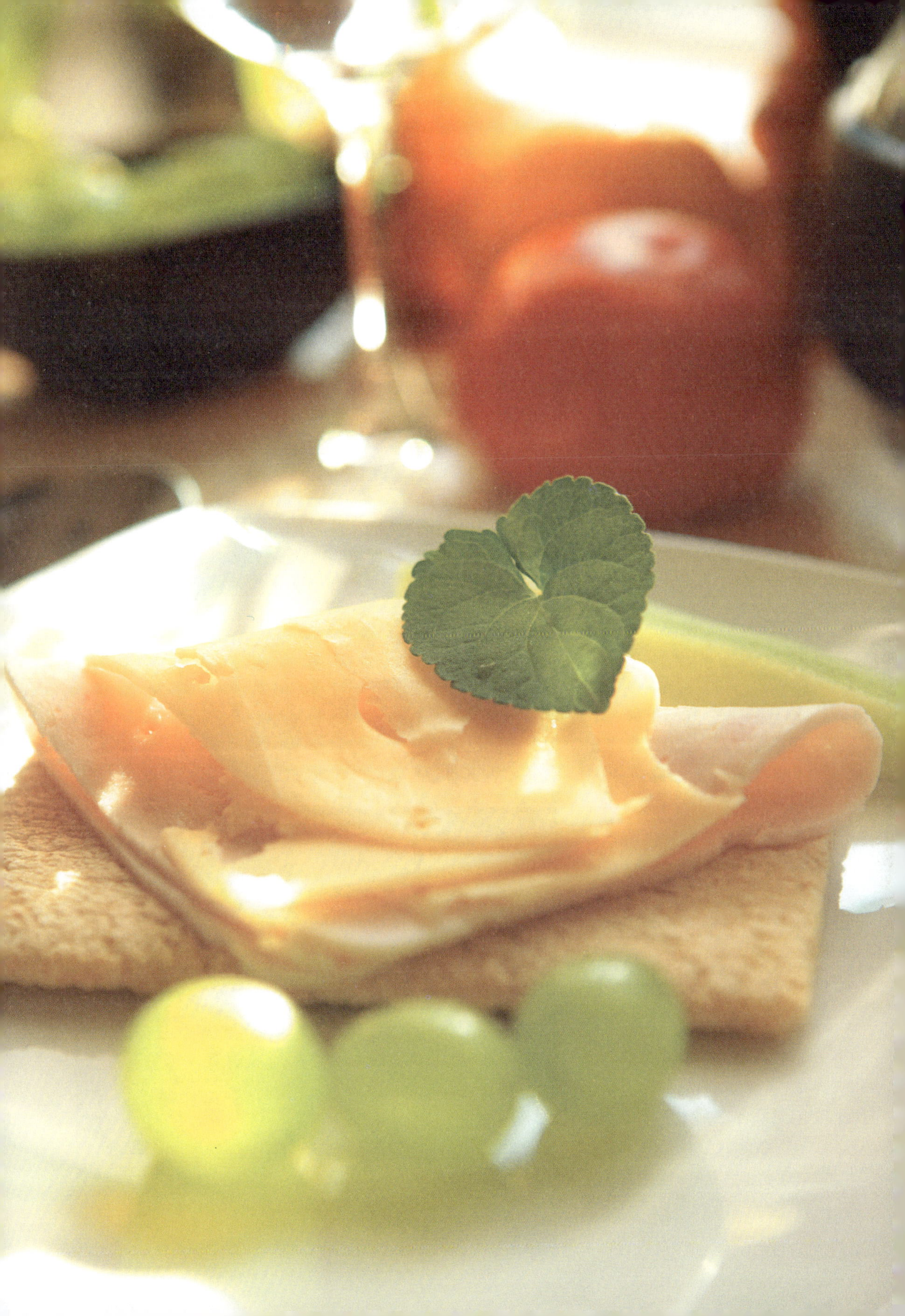

类疟

产后寒热往来，每日应期而发，其症似疟，而不可作疟治。夫气血虚而寒热更作，元气虚而外邪或侵，或严寒、或极热、或昼轻夜重、或日晡寒热，绝类疟症，治当滋荣益气，以退寒热。有汗急宜止，或加麻黄根之类；只头有汗而不及于足，乃孤阳绝阴之危症，当加地黄、当归之类；如阳明无恶寒，头痛无汗，且与生化汤，加羌活、防风、连须、葱白数根以散之。

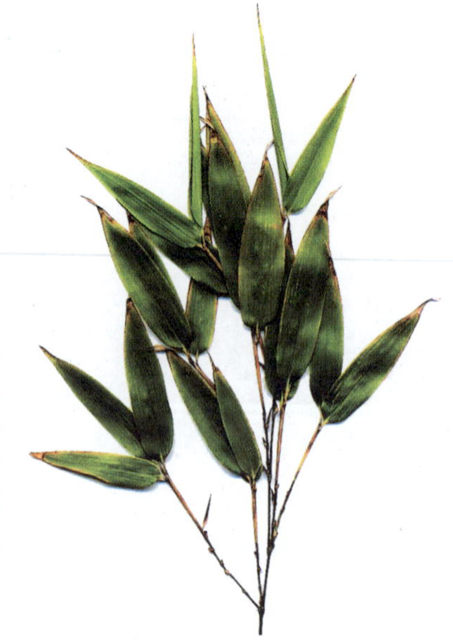

原文

产后寒热往来，每日应期而发，其症似疟，而不可作疟治。夫气血虚而寒热更作，元气虚而外邪或侵，或严寒、或极热、或昼轻夜重、或日晡寒热，绝类疟症，治当滋荣益气，以退寒热。有汗急宜止，或加麻黄根之类；只头有汗而不及于足，乃孤阳绝阴之危症，当加地黄、当归之类；如阳明无恶寒，头痛无汗，且与生化汤，加羌活、防风、连须、葱白数根以散之。其柴胡清肝饮等方，常山、草果等药，俱不可用。

滋荣养气扶正汤

治产后寒热有汗，午后应期发者。

人参（二钱）白术、川芎、熟地、麦冬、麻黄根（各一钱）当归（三钱）陈皮（四分）炙草（五分）枣，水煎。

加减养胃汤

治产后寒热往来，头痛无汗类疟者。炙草（四分）白茯苓（一钱）半夏（八分，制）川芎（一钱）陈皮（四分）当归（二钱）苍术（一钱）藿香（四分）人参（一钱）姜引煎服。有痰，加竹沥、姜汁、半夏、神曲，弱人兼服河车丸。凡久疟不愈，兼服参术膏以助药力。

参术膏

白术一斤米泔浸一宿，锉焙，人参一两用水六碗，煎二碗，再煎二次，共汁六碗，合在一处，将药汁

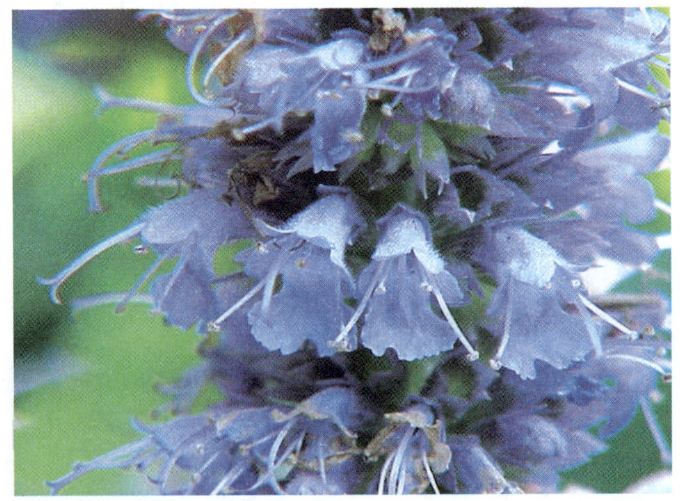

藿香

又熬成一碗，空心米汤化半酒盏。

译文

产妇产后有寒热往来症状，每天定期就会发作，症状像疟症，但是不能当作疟症进行治疗。

妇女气血虚而寒热就会更加厉害，元气虚弱就会让外邪气侵害，或严寒、或极热、或昼轻夜重、或每到午时定时出现寒热症，绝类疟症，治疗应当滋血益气，来退去寒热。有汗急宜止，或加麻黄根之类；只头有汗而不及于足，是

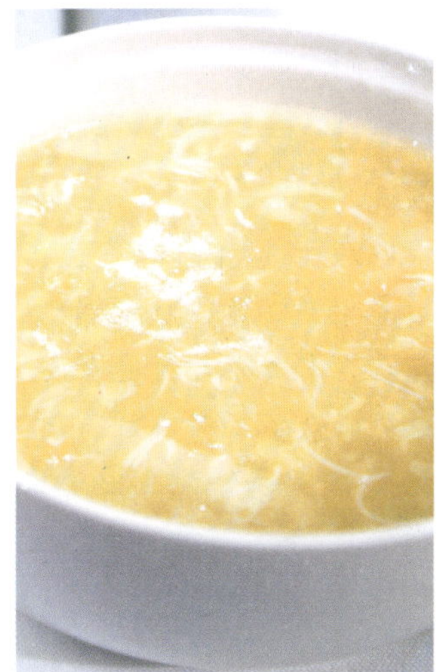

产后喘息的危症，当加地黄、当归之类；如阳明经病没有恶寒，头痛无汗，且与生化汤，加羌活、防风、连须、葱白数根以散之。其柴胡清肝饮等方，常山、草果等药，俱不可用。

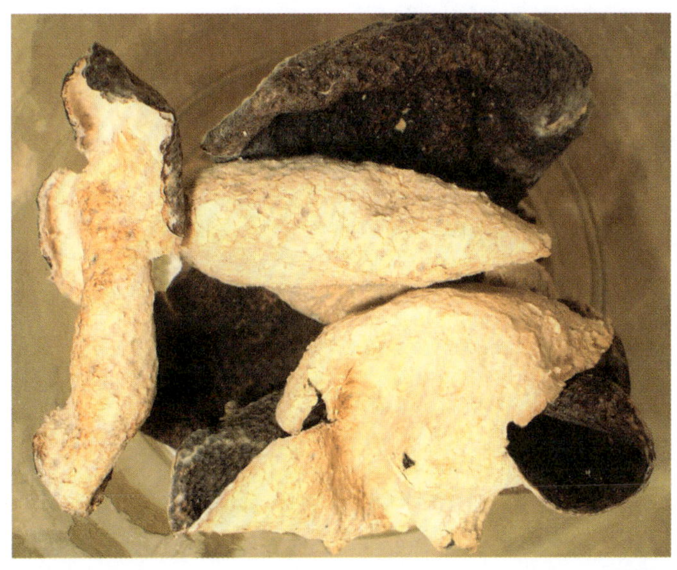

陈皮

滋荣养气扶正汤

治疗孕妇产后寒热有发汗，午后定时发作的。

人参（二钱）炙黄白术川芎熟地麦冬麻黄根(各一钱)当归(三钱)陈皮(四分)炙草（五分）枣，用水煎服。

加减养胃汤

可治疗孕妇产后有寒热往来，头痛没有汗水类疟的。

炙草（四分）白茯苓（一钱）半夏（八分，制）川芎（一钱）陈皮（四分）当归（二钱）苍术（一钱）藿香（四分）人参（一钱）姜引煎服。有痰的，加竹沥、姜汁、半夏、神曲，体质虚弱的可同服河车丸。凡是时间久的疟症没能治愈的。同服参术膏来助药力。

参术膏

白术一斤米泔浸一宿，锉焙，人参一两用水六碗，煎两碗，再煎两次，共汁六碗，合在一处，将药汁又熬成一碗，空心米汤化半酒盏。

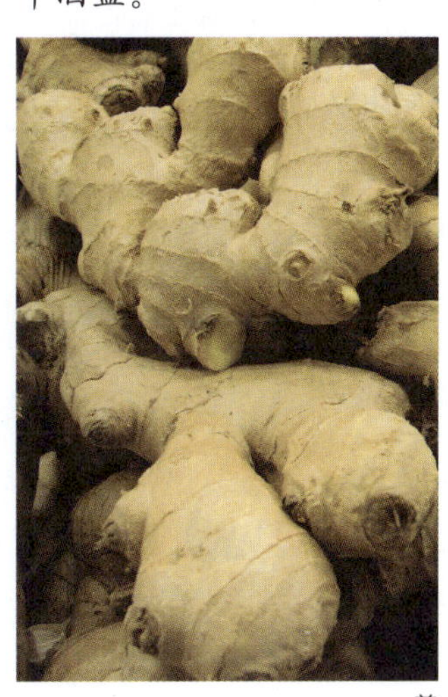

姜

类伤寒二阳症

产后七日内，发热头痛恶寒，毋专论伤寒为太阳症；发热头痛胁痛，毋专论伤寒为少阳症，二症皆由气血两虚，阴阳不和而类外感。治者慎勿轻产后热门，而用麻黄汤以治类太阳症；又勿用柴胡汤以治类少阳症。且产母脱血之后，而重发其汗，虚虚之祸，可胜言哉！昔仲景云："亡血家不可发汗。"丹溪云："产后切不可发表。"

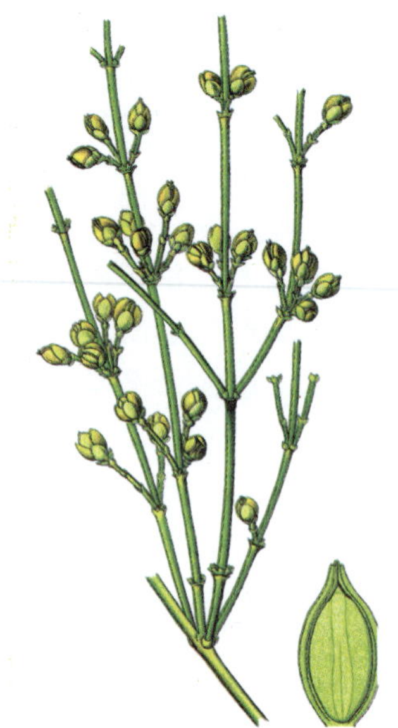

原文

产后七日内，发热头痛恶寒，毋专论伤寒为太阳症；发热头痛胁痛，毋专论伤寒为少阳症，二症皆由气血两虚，阴阳不和而类外感。治者慎勿轻产后热门，而用麻黄汤以治类太阳症；又勿用柴胡汤以治类少阳症。且产母脱血之后，而重发其汗，虚虚之祸，可胜言哉！昔仲景云："亡血家不可发汗。"丹溪云："产后切不可发表。"二先生非谓产后真无伤寒之兼症也，非谓麻黄汤、柴胡汤之不可对症也，诚恐后辈学业偏门而轻产，执成方而发表耳。谁知产后真感风感寒，生化中芎、姜亦能散之乎！

加味生化汤

治产后三日内发热头痛症。

川芎、防风（各一钱）当归（三钱）炙草（四分）桃仁（十粒）羌活（四分）。

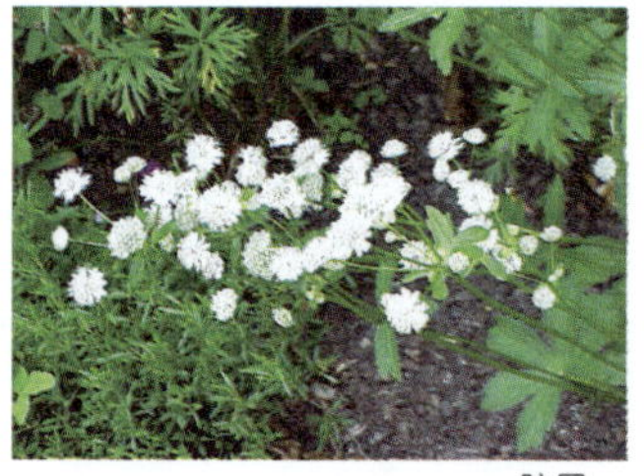

防风

译文

孕妇产后七天内，有发热头痛恶寒，不要认为伤寒就是太阳病症；发热头痛胁痛，不要认为伤寒就是少阳病症，二症都是因为气血两虚，阴阳不和引起的像外感一样病症。

治疗的人要谨慎不要轻产后热门，而用麻黄汤以治类太阳症；也不要用柴胡汤以治类少阳症。并且产母脱血之后，而重发其汗，虚虚之祸，可胜言哉！

以前的仲景说过："亡血家不可发汗。"

丹溪云："产后均不可发表。"

两位先生并不是说产后真的没有伤寒和别的症状症，也并不是说麻黄汤、柴胡汤是不能对症的药剂，只是害怕后辈学业出现偏门轻视治产，拿着成方就去发表。谁知道产后真的感风感寒了，生化中芎、姜哪里能散去。

加味生化汤

治疗孕妇产后三天内有发热头痛病症的。

川芎、防风（各一钱）当归（三钱）炙草（四分）桃仁（十粒）羌活（四分）。

类伤寒三阴症

潮热有汗，大便不通，毋专论为阳明症；口燥咽干而渴，毋专论为少阴症；腹满液干，大便实，毋专论为太阳症；又出汗谵语便闭，毋专论为肠胃中燥粪宜下症。数症多由劳倦伤脾，运化稽迟，气血枯槁，肠腑燥涸，乃虚症类实，当补之症，治者勿执偏门轻产，而妄议三承气汤，以治类三阴之症也。间有少壮产后妄下，幸而无妨；虚弱产妇亦复妄下，多致不救。

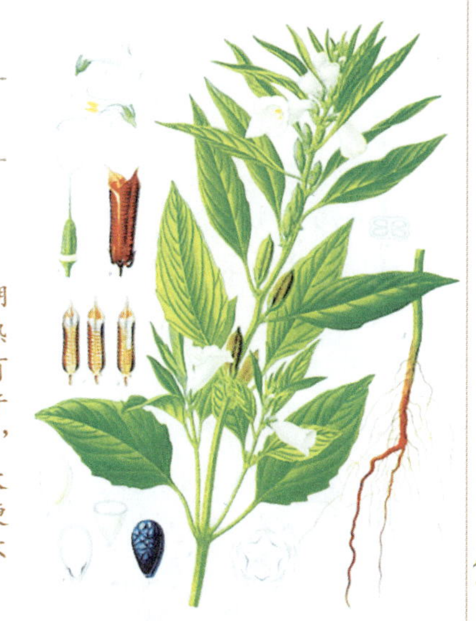

原文

潮热有汗，大便不通，毋专论为阳明症；口燥咽干而渴，毋专论为少阴症；腹满液干，大便实，毋专论为太阳症；又出汗谵语便闭，毋专论为肠胃中燥粪宜下症。数症多由劳倦伤脾，运化稽迟，气血枯槁，肠腑燥涸，乃虚症类实，当补之症，治者勿执偏门轻产，而妄议三承气汤，以治类三阴之症也。间有少壮产后妄下，幸而无妨；虚弱产妇亦复妄下，多致不救。屡见妄下成膨，误导反结。又有血少，数日不通，而即下致泻不止者，危哉！《妇人良方》云：产后大便秘，若计其日期，饭食数多，即用药通之，祸在反掌。必待腹满觉胀，欲去不能者，反结在直肠，宜用猪胆汁润之。若日期虽久，饮食如常，腹中如故，只用补剂而已。若服苦寒疏通，反伤中气、通而不止，或成痞满，误矣！

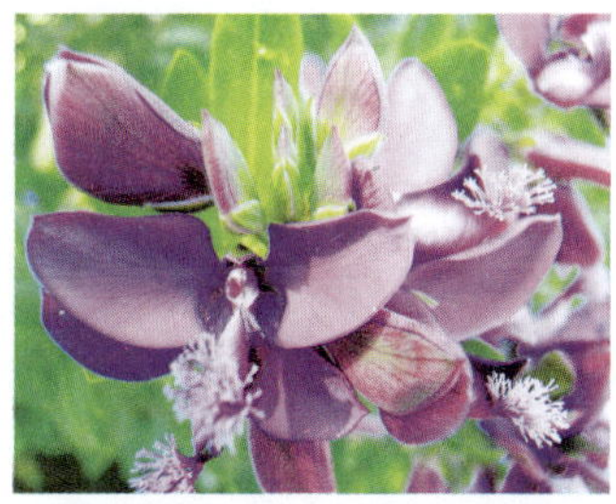

远志

养正通幽汤

治产后大便秘结类伤寒三阴症。

川芎（二钱半）当归（六钱）炙草（五分）桃仁（十五粒）麻仁（二钱，炒）肉苁蓉（酒洗去甲，一钱）汗多便实，加黄一钱，麻黄根一钱，人参二钱；口燥渴，加人参、麦冬各一钱；腹满溢便实，加麦冬一钱，枳壳六分，人参二钱，苁蓉一钱；出汗谵语便实，乃气血虚竭，精神失守，宜养荣安神，加茯神、远志、苁蓉各一钱，人参、白术各二钱，黄、白芷各一钱，柏子仁一钱。以上数等大便燥结症，非用当归、人参至斤数，难取功效。大抵产后虚中伤寒，口伤食物，外症虽见头痛发热，或胁痛腰痛，是外感宜汗，犹当重产亡血禁汗。惟宜生化汤，量为加减，调理无失。又如大便秘结，犹当重产亡血禁下，宜养正助血通滞，则稳当矣。

又润肠粥

治产后日久大便不通。芝麻一升研末，和米二合，煮粥食，肠润即通。

译文

潮热有汗，大便不通，毋专论为阳明症；口燥咽干而渴，毋专论为少阴症；腹满液干，大便实，毋专论为太阳症；又出汗谵语便闭，毋专论为肠胃中燥

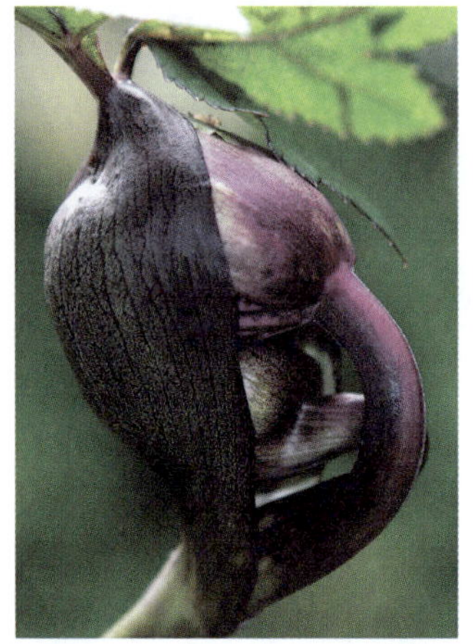
白芷

粪宜下症。数症多由劳倦伤脾，运化稽迟，气血枯槁，肠腑燥涸，乃虚症类实，当补之症，治者勿执偏门轻产，而妄议三承气汤，以治类三阴之症也。间有少壮产后妄下，幸而无妨；虚弱产妇亦复妄下，多致不救。屡见妄下成膨，误导反结。又有血少，数日不通，而即下致泻不止的人，危险！

《妇人良方》云：产后大便秘，若计其日期，饭食数多，即用药通之，祸在反掌。必待腹满觉胀，欲去不能者，反结在直肠，宜用猪胆汁润之。若日期虽久，饮食如常，腹中如故，只用补剂而已。若服苦寒疏通，反伤中气、通而不止，或成痞满，误矣！

养正通幽汤

治疗：孕妇产后大便秘结类伤寒三阴症。

川芎（二钱半）当归（六钱）炙草（五分）桃仁（十五粒）麻仁（二钱，炒）肉苁蓉（酒洗去甲，一钱）。

发汗多便实的，加黄一钱，麻黄根一钱，人参二钱；口有燥渴的，加人参、麦冬各一钱；

腹满溢便实的，加麦冬一钱，枳壳六分，人参二钱，苁蓉一钱；

出汗谵语便实的，是气血虚竭，精神失守，适合养荣安神，加茯神、远志、苁蓉各一钱，人参、白术各二钱，黄、白芷各

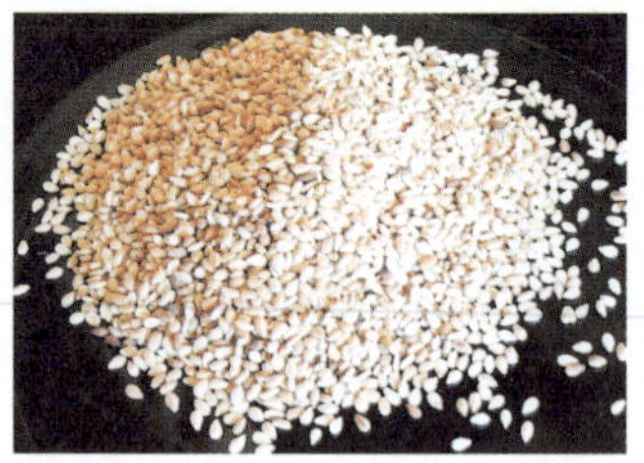
芝麻

一钱，柏子仁一钱。

以上数等大便燥结症，非用当归、人参到斤数，难取功效。大抵产后虚中伤寒，口伤食物，外症虽见头痛发热，或肋痛腰痛，是外感宜汗，犹当重产亡血禁汗。只适合用生化汤，量为加减，调理无失。又如大便秘结，犹当重产亡血禁下，适合养正助血通滞，则稳当。

又润肠粥

治疗孕妇产后长久时间大便不通。

芝麻一升研末，和米二合，煮粥吃，肠润就通畅了。

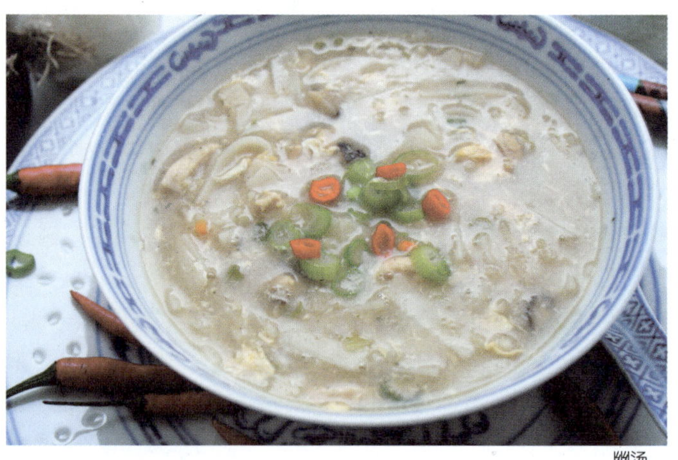
幽汤

类中风

产后气血暴虚，百骸少血濡养，忽然口噤牙紧，手足筋脉拘搐等症，类中风痫痉，虽虚火泛上有痰，皆当以末治之，勿执偏门，而用治风消痰之方，以重虚产妇也。治法当先服生化汤，以生旺新血。如见危症，三服后，即用 加参，益气以救血脱也；如有痰火，少佐橘红、炒芩之类，竹沥、姜汁亦可加之，黄柏、黄连切不可并用，慎之！

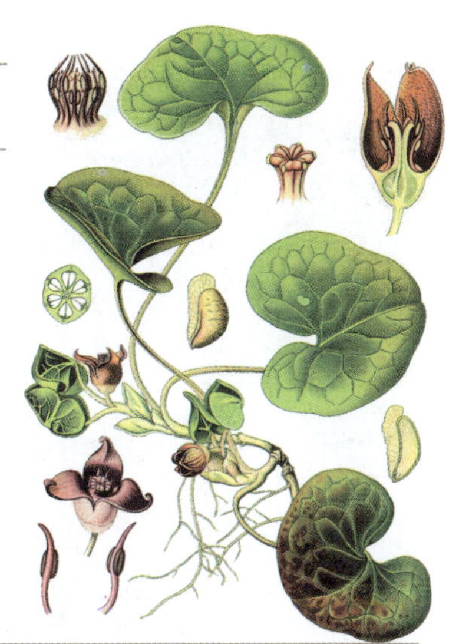

原文

产后气血暴虚，百骸少血濡养，忽然口噤牙紧，手足筋脉拘搐等症，类中风痫痉，虽虚火泛上有痰，皆当以末治之，勿执偏门，而用治风消痰之方，以重虚产妇也。治法当先服生化汤，以生旺新血。如见危症，三服后，即用 加参，益气以救血脱也；如有痰火，少佐橘红、炒芩之类，竹沥、姜汁亦可加之，黄柏、黄连切不可并用，慎之！

滋荣活络汤

治产后血少口噤项强筋搐类风症。

川芎（一钱半） 当归 熟地、人参（各二钱）黄、茯神、天麻（各一钱）炙草、陈皮、荆芥穗、防风、羌活（各四分） 黄连（八分，姜汁炒）有痰，加竹沥、姜汁、半夏；渴，加麦冬、葛根；有食，加山楂、砂仁以消肉食，神曲、麦芽以消饭食；大使 闭，加肉苁蓉一钱半；汗多，加麻黄根一钱；惊悸，加枣仁一钱。

天麻丸

治产后中风恍惚语涩四肢不利。

天麻（一钱）防风（一钱）川芎（七分）羌活（七分）人参、远志、柏子仁 、山药、麦冬（各一钱） 枣仁（一两）细辛（一钱） 南星曲（八分）石菖蒲（一钱）研细末，炼蜜为丸，辰砂为衣，清汤下六七十丸。

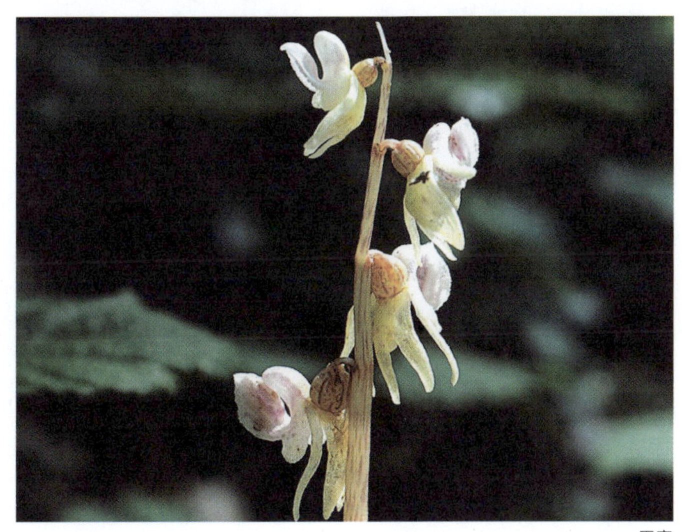

天麻

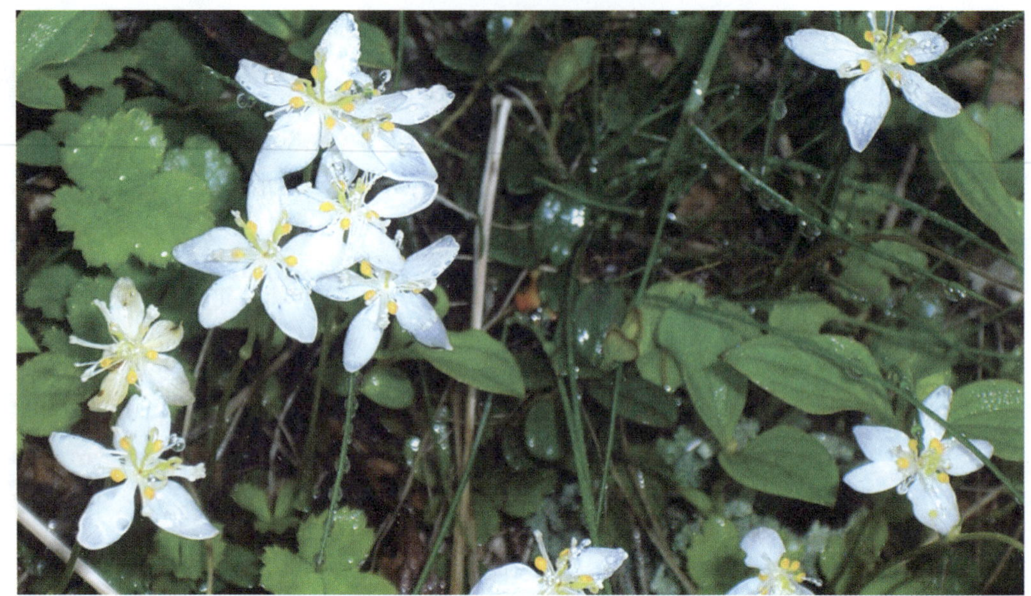
黄连

译文

孕妇产后气血极度虚弱，全身的骨骼缺少血液的濡养，出现口闭不能语牙关紧闭，手脚抽搐，筋脉拘挛等症状，像中风症状，又与痫症和痉证相似，虽然虚火泛上有痰，都当用末治，不要执偏门，而用治风消痰的方子，以重虚产妇。治疗方法先服用生化汤，以生旺新血。如见危症，三服后，即用加参，益气来救血脱；如有痰火，少佐橘红、炒芩之类，竹沥、姜汁也可加，黄柏、黄连切不可并用，要谨慎。

滋荣活络汤

治疗：孕妇产后血少口闭不语，颈项部肌肉筋脉牵强僵硬像中风症状。

川芎（一钱半）当归熟地、人参（各二钱）黄、茯神、天麻（各一钱）炙草、陈皮、荆芥穗、防风、羌活（各四分）黄连（八分，姜汁炒）。

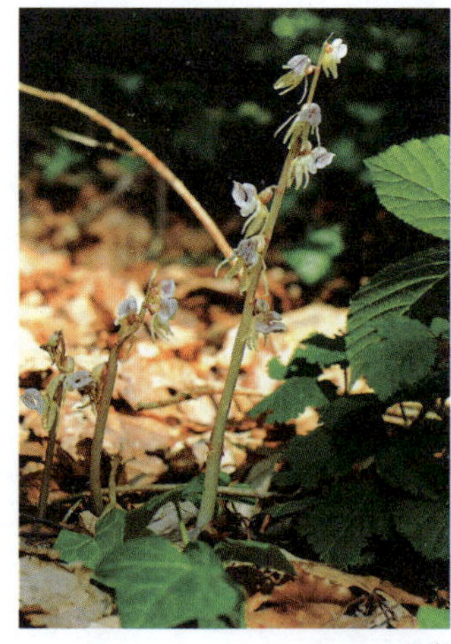
天麻

有痰的，加竹沥、姜汁、半夏；口渴的，加麦冬、葛根；有食的，加山楂、砂仁以消肉食，神曲、麦芽以消饭食；大便闭的，加肉苁蓉一钱半；汗多的，加麻黄根一钱；惊悸，加枣仁一钱。

天麻丸

可治疗孕妇产后中风神情恍惚说话困难四肢不利索。

天麻（一钱）防风（一钱）川芎（七分）羌活（七分）人参、远志、柏子仁、山药、麦冬（各一钱）枣仁（一两）细辛（一钱）南星曲（八分）石菖蒲（一钱）研细末，炼蜜为丸，辰砂为衣，清汤送下六七十丸。

类痉

产后汗多，即变痉者，项强而身反，气息如绝，宜速服加减生化汤。〈x加减生化汤〉x专治有汗变痉者。川芎麻黄根（各一钱）当归（四钱）桂枝（五分）人参（一钱）炙草（五分）羌活（五分）天麻（八分）附子（一片）羚羊角（八分）如无汗类痉者中风，用川芎三钱，当归一两酒洗，枣仁、防风俱无份量。

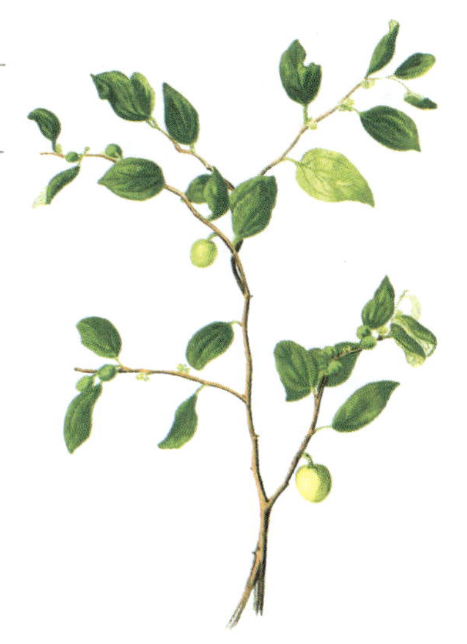

原文

产后汗多，即变痉者，项强而身反，气息如绝，宜速服加减生化汤。

加减牛化汤

专治有汗变痉者。川芎、麻黄根（各一钱）当归（四钱）桂枝（五分）人参（一钱）炙草（五分）羌活（五分）天麻（八 分）附子（一片）羚羊角（八分）如无汗类痉者中风，用川芎三钱，当归一两酒洗，枣仁、防风俱无份量。

译文

产后多出汗，就是有变痉病症的人，颈项部肌肉筋脉牵强僵硬，而身反，发痉的时候伴有呼吸困难，类似喉头有痉挛现象。适合速服加减生化汤。

加减生化汤

专治产后有出汗变痉的人。

川芎、麻黄根(各一钱）当归（四钱）桂枝（五分）人参（一钱）炙草（五分）羌活（五分）天麻（八分）附子(一片）羚羊角(八分)。

如果没有出汗类变痉的人中风，用川芎三钱，当归一两酒洗，枣仁、防风俱无分量。

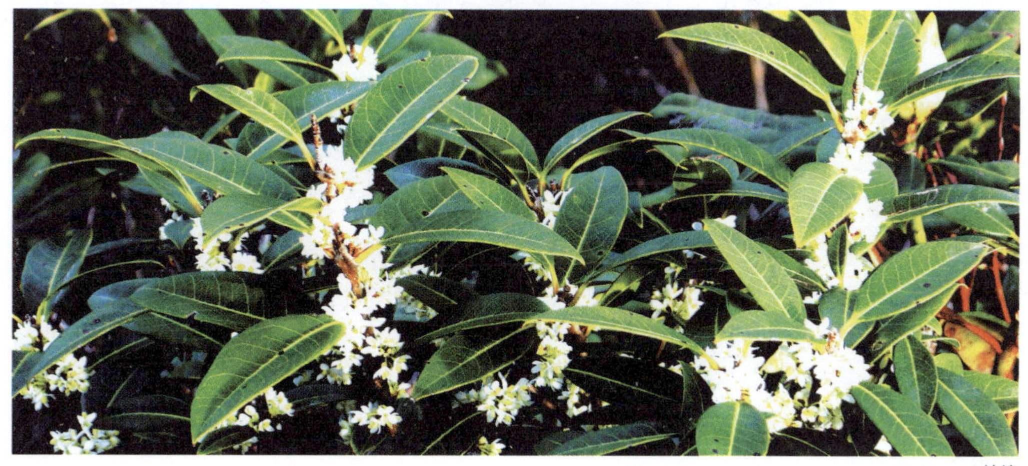

桂枝

出汗

凡分娩时出汗，由劳伤脾、惊伤心、恐伤肝也。产妇多兼三者而出汗，不可即用敛汗之剂，神定而汗自止。若血块作痛，术未可遽加，宜服生化汤二、三帖，以消块痛，随继服加参生化汤，以止虚汗。若分娩后倦甚，濈濈然出汗，形色又脱，乃亡阳脱汗也；汗本亡阳，阳亡则阴随之，故又当从权，速灌加参生化汤，倍参以救危，毋拘块痛。

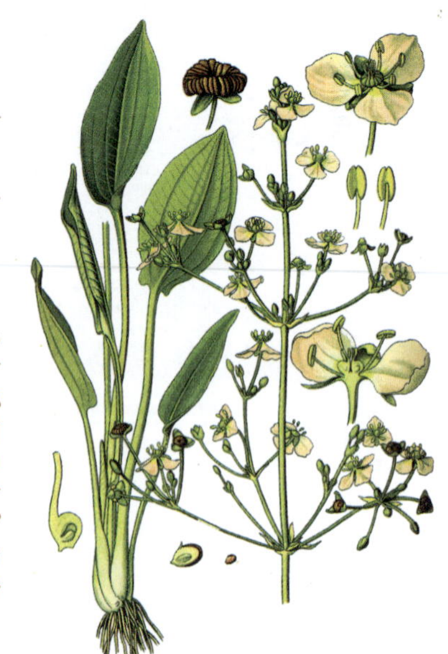

原文

凡分娩时出汗，由劳伤脾、惊伤心、恐伤肝也。产妇多兼三者而出汗，不可即用敛汗之剂，神定而汗自止。若血块作痛，术未可遽加，宜服生化汤二、三帖，以消块痛，随继服加参生化汤，以止虚汗。若分娩后倦甚，濈濈然出汗，形色又脱，乃亡阳脱汗也；汗本亡阳，阳亡则阴随之，故又当从权，速灌加参生化汤，倍参以救危，毋拘块痛。妇人产多汗，当健脾以敛水液之精，益荣卫以嘘血归源，灌溉四肢，不使妄行。杂症虽有自汗盗汗之分，然当归六黄汤不可治产后之盗汗也，并宜服加参生化汤及加味补中益气二方；若服参而汗多不止，及头出汗而不至腰足，必难疗矣；如出汗而手拭不及者，不治。产后出汗气喘等症，虚之极也，不受补者，不治。

麻黄根汤

治产后虚汗不止。

人参（二钱）当归（二钱）黄（一钱半，炙）白术（一钱，炒）桂枝（五分）麻黄根（一钱）粉草（五分，炒）牡蛎（研，少许）浮麦（一大撮）虚脱汗多，手足冷，加黑姜四分，熟附子一片；渴加麦冬一钱，五味十粒。肥白人产后多汗，加竹沥一盏，姜汁一小匙，以清痰火。恶风寒，加防风、桂枝各五分；血块不落，加熟地三钱，晚服八味地黄丸。山茱萸、山药、丹皮、云苓（各八钱）泽泻（五钱）熟地（八钱）五味子（五钱）炙黄（一两）炼蜜为丸。阳加于阴则

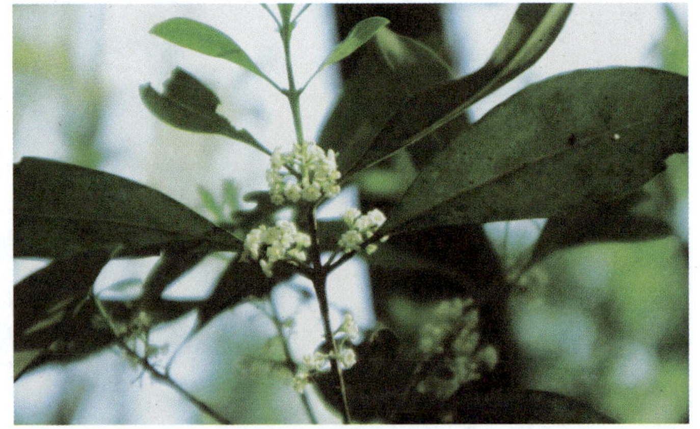

桂枝

汗，因而遇风，变为螈者有之，尤难治。故汗多，宜谨避风寒。汗多小便不通，乃亡津液故也，勿用利水药。

译文

大凡在分娩的时候有出汗的孕妇，是因为虚劳损伤到脾、惊扰损伤到心、惊恐损伤到肝的缘故。产妇大多数都是因为这三种原因出汗，不能马上用收汗的药剂，心神安定汗就能自然止住。

如果孕妇有血块作痛，术未可遽加，适合服生化汤二、三帖，用来消除血块疼痛，随着继续服用加参生化汤，用来止住虚汗。

如果分娩后疲倦虚劳严重的，身体上的汗水像迅速外流的水一样大量的溢泻出来，面部颜色及形体均失去正常，这是阳气衰竭的危险症状；汗本亡阳，阳亡则阴随之，故又当从权，速灌加参生化汤，倍参以救危，毋拘块痛。妇人产多汗，当健脾以敛水液之精，补益气血的循环流通用热气熏炙，用益气摄血，温阳固脱的药保存阴液，灌溉四肢，不使妄行。杂症虽有自汗盗汗之分，然当归六黄汤不可治产后之盗汗也，并适合

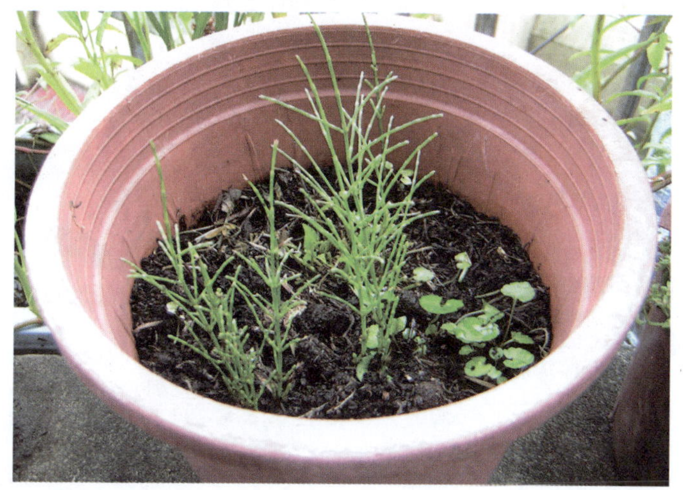

麻黄

服加参生化汤及加味补中益气二方；如果服参而汗多不止，及头出汗而不到腰脚，就很难治疗；如出汗而手拭不及的人，不治。产后出汗气喘等症，虚弱至极，不受补的人，不治。

麻黄根汤

治疗孕妇在产后有虚汗不止的病症。

人参（二钱）当归（二钱）黄（一钱半，炙）白

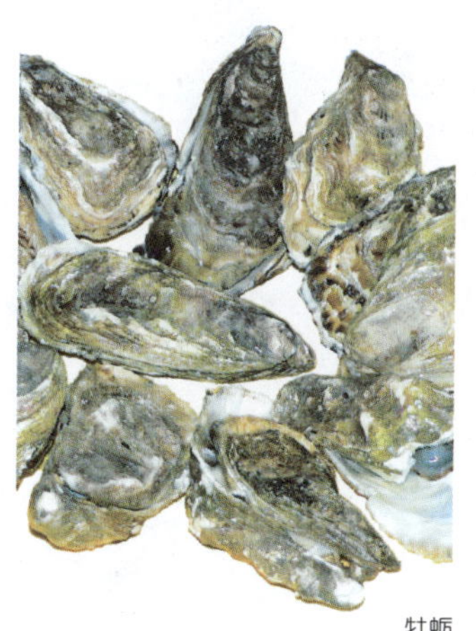

牡蛎

术（一钱，炒）桂枝（五分）麻黄根（一钱）粉草（五分，炒）牡蛎（研，少许）浮麦（一大撮）。

有虚脱出汗多，手脚发冷的，加黑姜四分，熟附子一片；渴加麦冬一钱，五味十粒。

肥白人产后多汗，加竹沥一盏，姜汁一小匙，以清痰火。恶风寒，加防风、桂枝各五分；

血块不落，加熟地三钱，晚服八味地黄丸。山茱萸、山药、丹皮、云苓（各八钱）泽泻（五钱）熟地（八钱）五味子（五钱）炙黄（一两）炼蜜为丸。阳加于阴则汗，因而遇风，变为螈的人也有，十分难治。故汗多，要谨慎避风寒。汗多小便不通，是没有津液的缘故，不要用利水药。

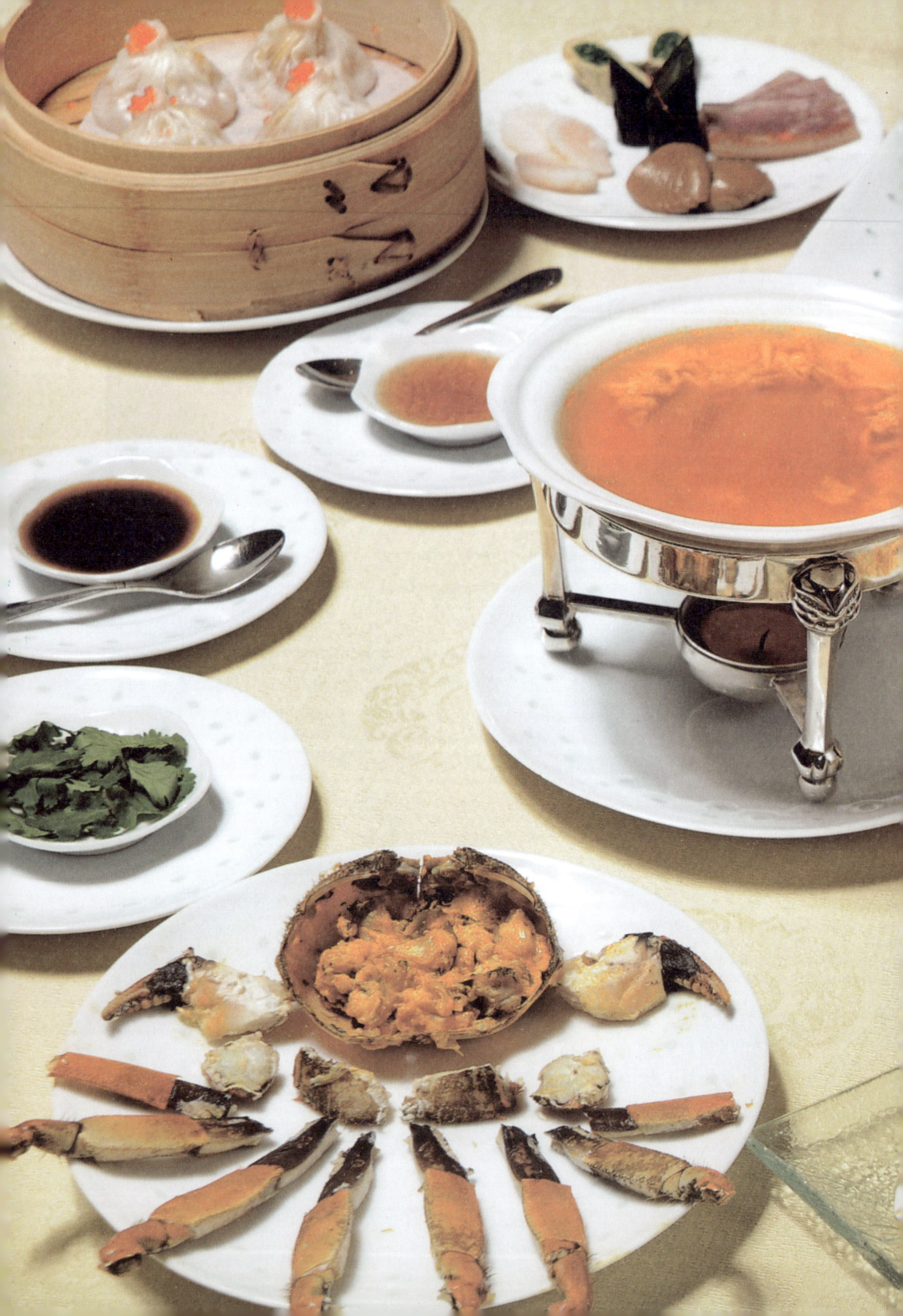

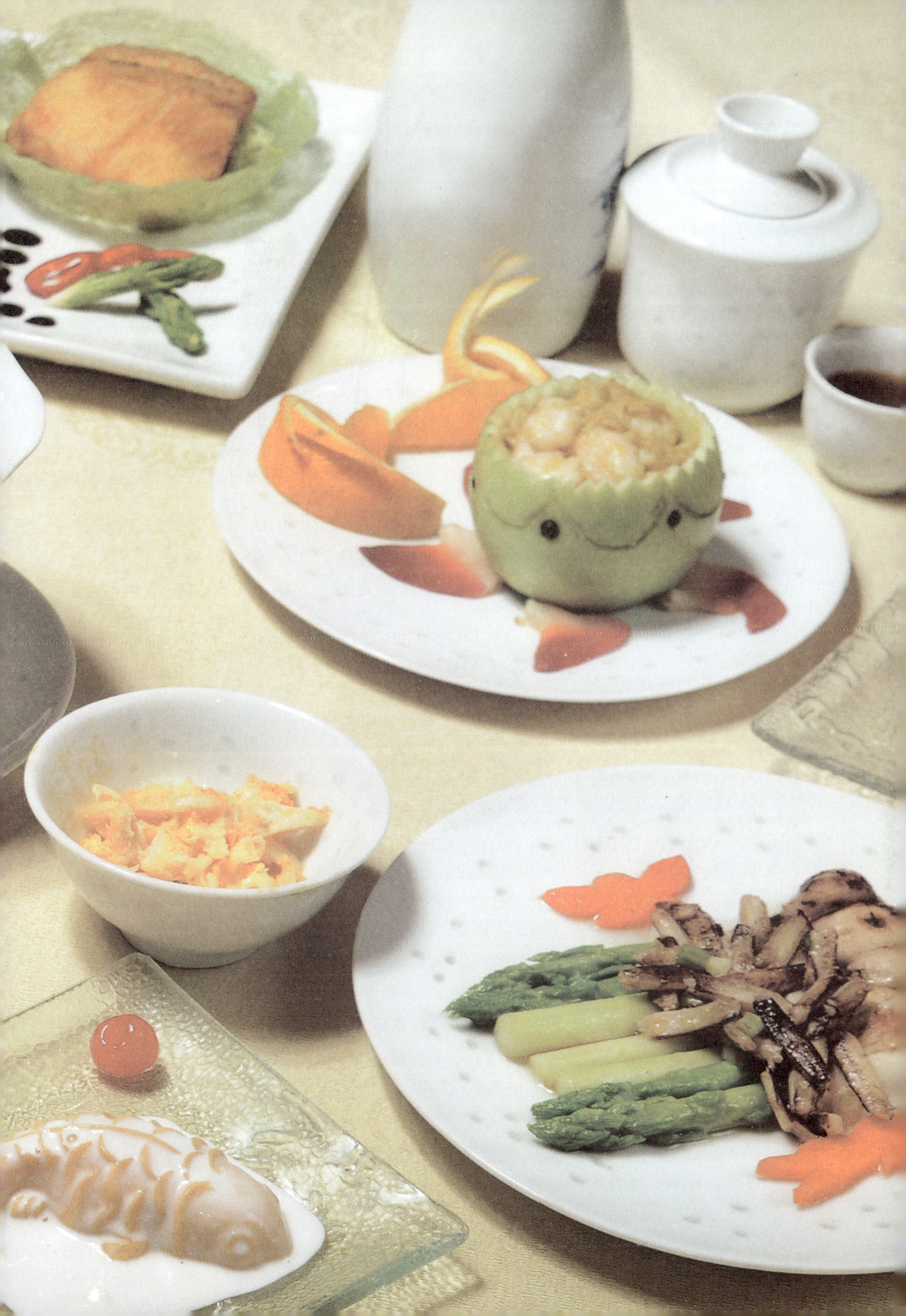

盗汗

产后睡中出汗，醒来即止，犹盗瞰人睡，而谓之盗汗，非汗自至之比。《杂症论》云：自汗阳亏，盗汗阴虚。然当归六黄汤又非产后盗汗方也，惟兼气血而调治之，乃为得耳。

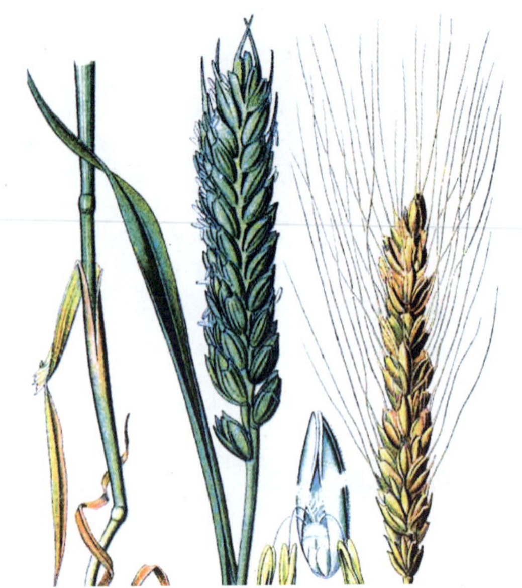

原文

产后睡中出汗，醒来即止，犹盗瞰人睡，而谓之盗汗，非汗自至之比。《杂症论》云：“自汗阳亏，盗汗阴虚。”然当归六黄汤又非产后盗汗方也，惟兼气血而调治之，乃为得耳。

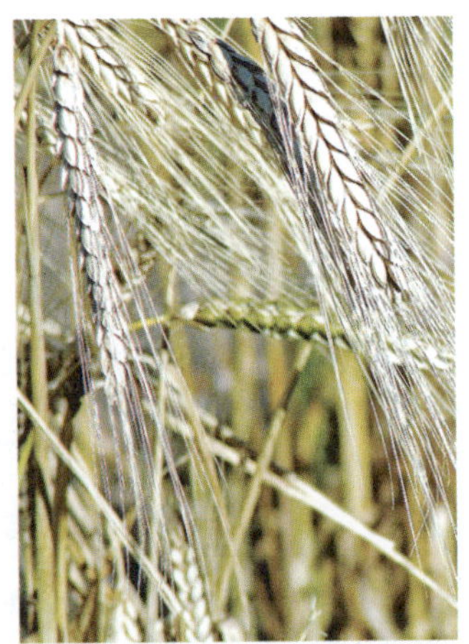

小麦

止汗散

治产后盗汗。

人参（二钱）当归（二钱）熟地（一钱半）麻黄根（五分）黄连（五分，酒炒）浮小麦（一大撮）枣（一枚）。

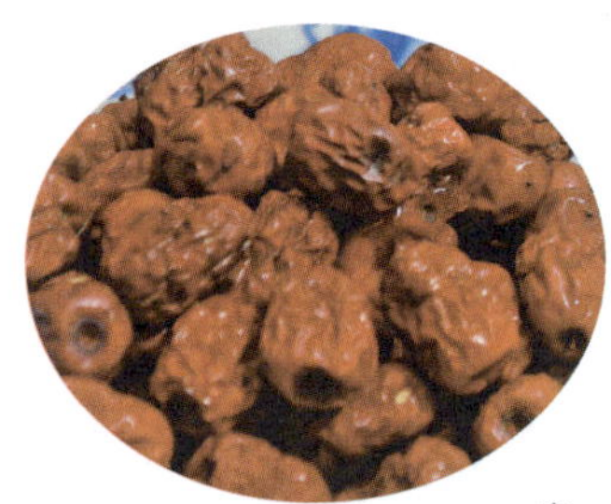

枣

又方

牡蛎（细末，五分）小麦面（炒黄，研末）

译文

孕妇产后睡觉中有出汗的症状，醒来出汗就停止了，就像偷看人睡觉一样，因此叫做盗汗，并不是汗自己出来。《杂症论》中有说道：“自汗阳亏，盗汗阴虚。”然而当归六黄汤又并不是产后盗汗的药方，只有和补益气血一起进行治疗，才会有效。

止汗散

治疗孕妇产后盗汗。

人参（二钱）当归（二钱）熟地（一钱半）麻黄根（五分）黄连（五分，酒炒）浮小麦（一大撮）枣（一枚）。

又方

牡蛎（细末，五分）小麦面（炒黄，研末）。

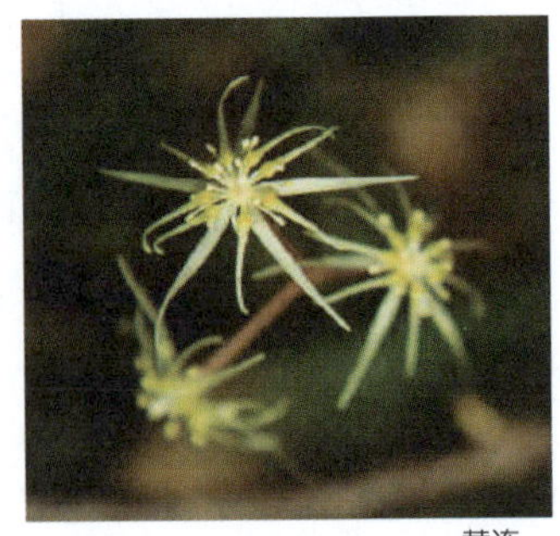

黄连

口渴兼小便不利

产后烦躁，咽干而渴，兼小便不利，由失血汗多所致，治当助脾益肺，升举气血，则阳升阴降，水入经而为血为液，谷入胃而气长脉行，自然津液生而便调利矣。若认口渴为火，而用芩、连、栀、柏以降之，认小便不利为水滞，而用五苓散以通之，皆失治也。必因其劳损而温之益之，因其留滞而濡之行之，则庶几矣。

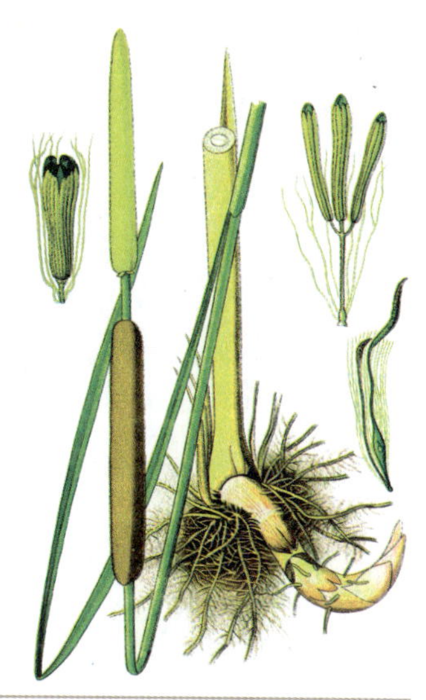

原文

产后烦躁，咽干而渴，兼小便不利，由失血汗多所致，治当助脾益肺，升举气血，则阳升阴降，水入经而为血为液，谷入胃而气长脉行，自然津液生而便调利矣。若认口渴为火，而用芩、连、栀、柏以降之，认小便不利为水滞，而用五苓散以通之，皆失治也。必因其劳损而温之益之，因其留滞而濡之行之，则庶几矣。

生津止渴益水饮

人参、麦冬、当归、生地（各三钱）黄（一钱）葛根（一钱）升麻、炙草（各四分）茯苓（八分）五味子(十五粒)汗多，加麻黄根一钱，浮小麦一大撮；大便燥，加肉苁蓉一钱五分；渴甚，加生脉散，不可疑而不用。

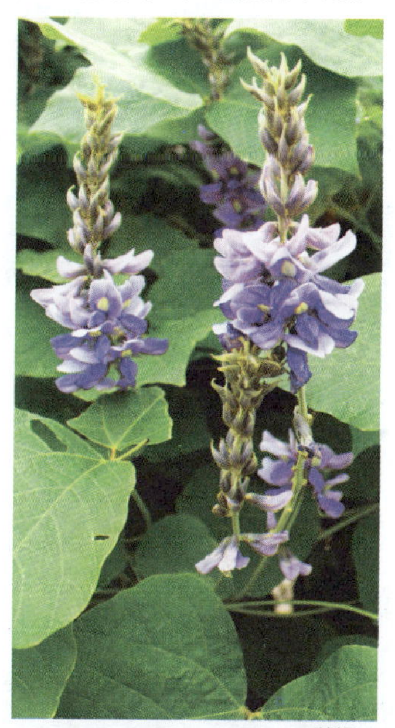
葛根

译文

孕妇产后感觉烦躁，咽干感觉口渴，并且小便不通畅。这是因为失血过多出汗太多导致的。

治疗应当助脾益肺，升举气血，则阳升阴降，水入经而为血为液，谷入胃而气长脉行，自然津液生而便调利。如果认为口渴为火，而用芩、连、栀、柏来降热，认为小便不通畅为水滞，而用五苓散来通畅，都为失治。必因其劳损而温之益之，因其留滞而濡之行之，则庶几矣。

生津止渴益水饮

人参、麦冬、当归、生地（各三钱）黄（一钱）葛根（一钱）升麻、炙草（各四分）茯苓（八分）五味子(十五粒)。

如果是发汗多的，加麻黄根一钱，浮小麦一大撮；如果是大便干燥的，加肉苁蓉一钱五分；口渴严重的，加生脉散，不能疑虑而不去用。

遗尿

气血太虚，不能约束，宜八珍汤加升麻、柴胡，甚者加熟附子一片。

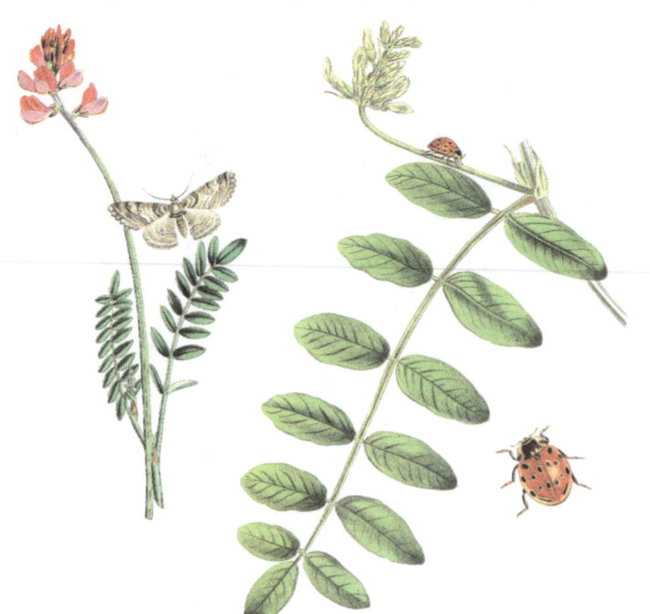

原文

气血太虚，不能约束，宜八珍汤加升麻、柴胡，甚者加熟附子一片。

译文

孕妇产后遗尿病症，是由于孕妇产后气血都特别虚弱，自身不能约束控制出现遗尿，适合服用八珍汤加升麻、柴胡，更严重的加熟附子一片。

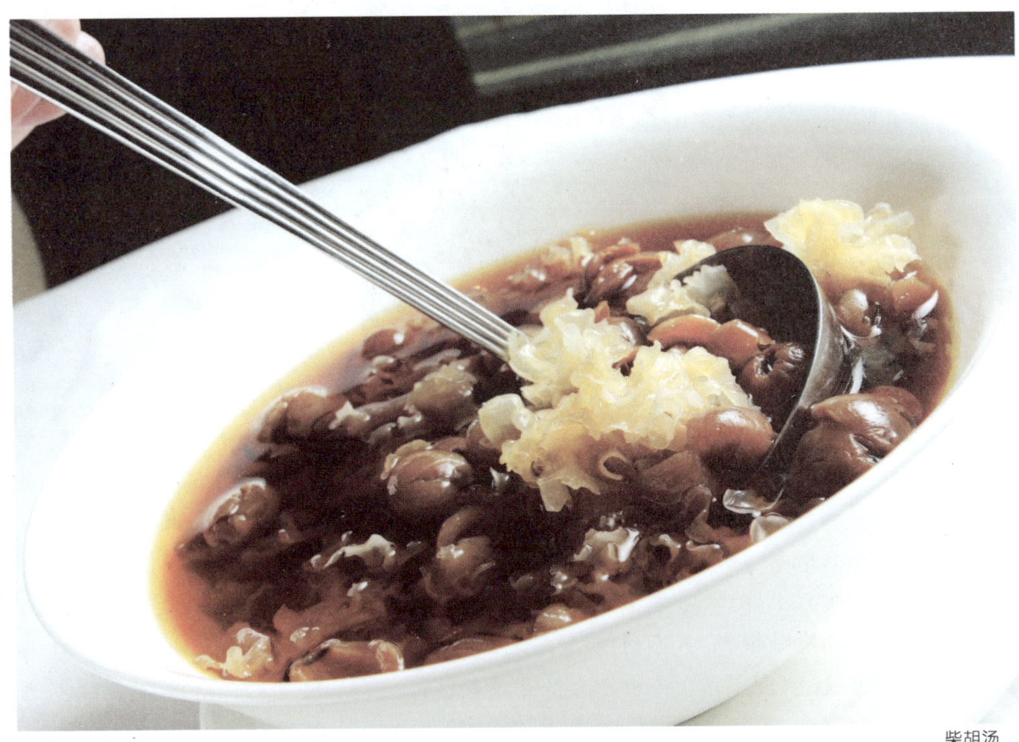

柴胡汤

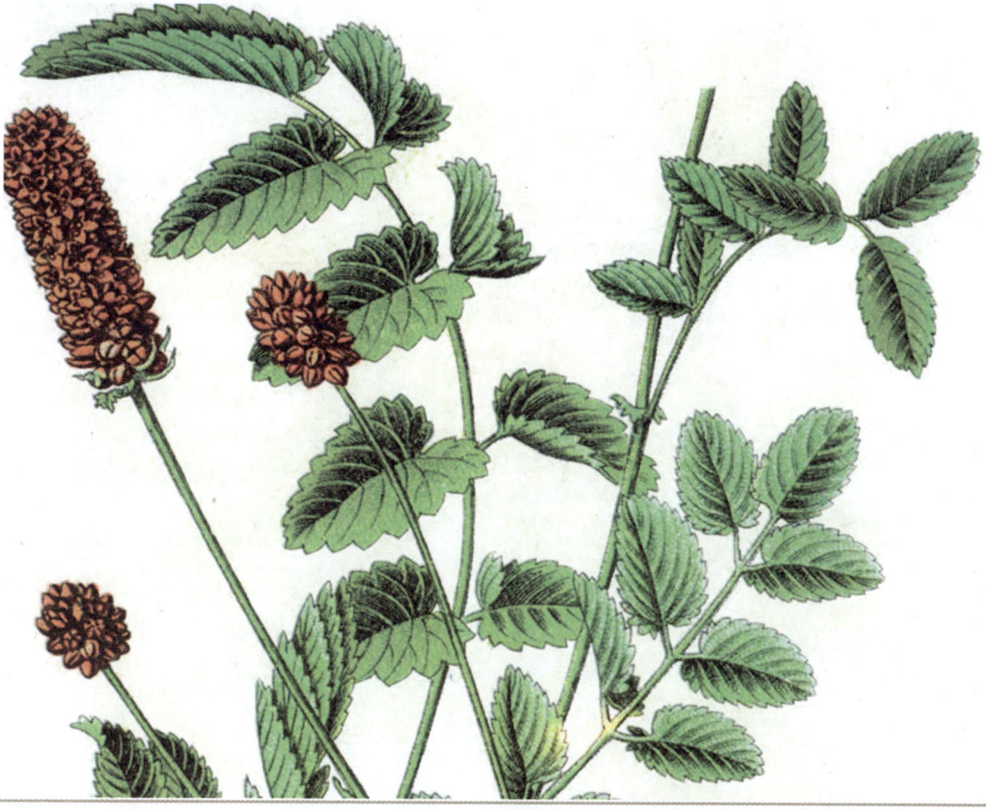

产后编

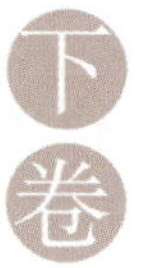

下卷

补编

产后各种病症治法

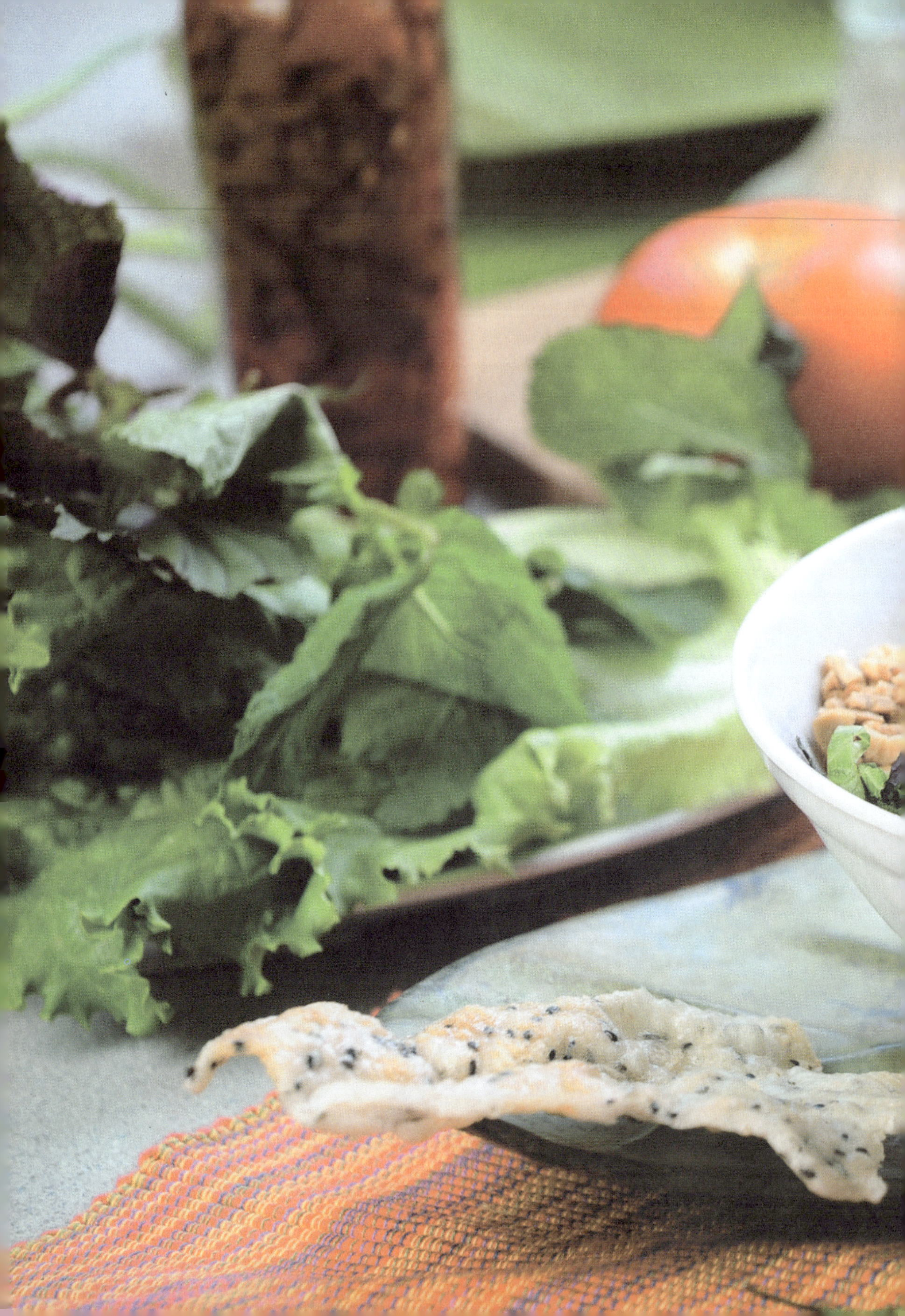

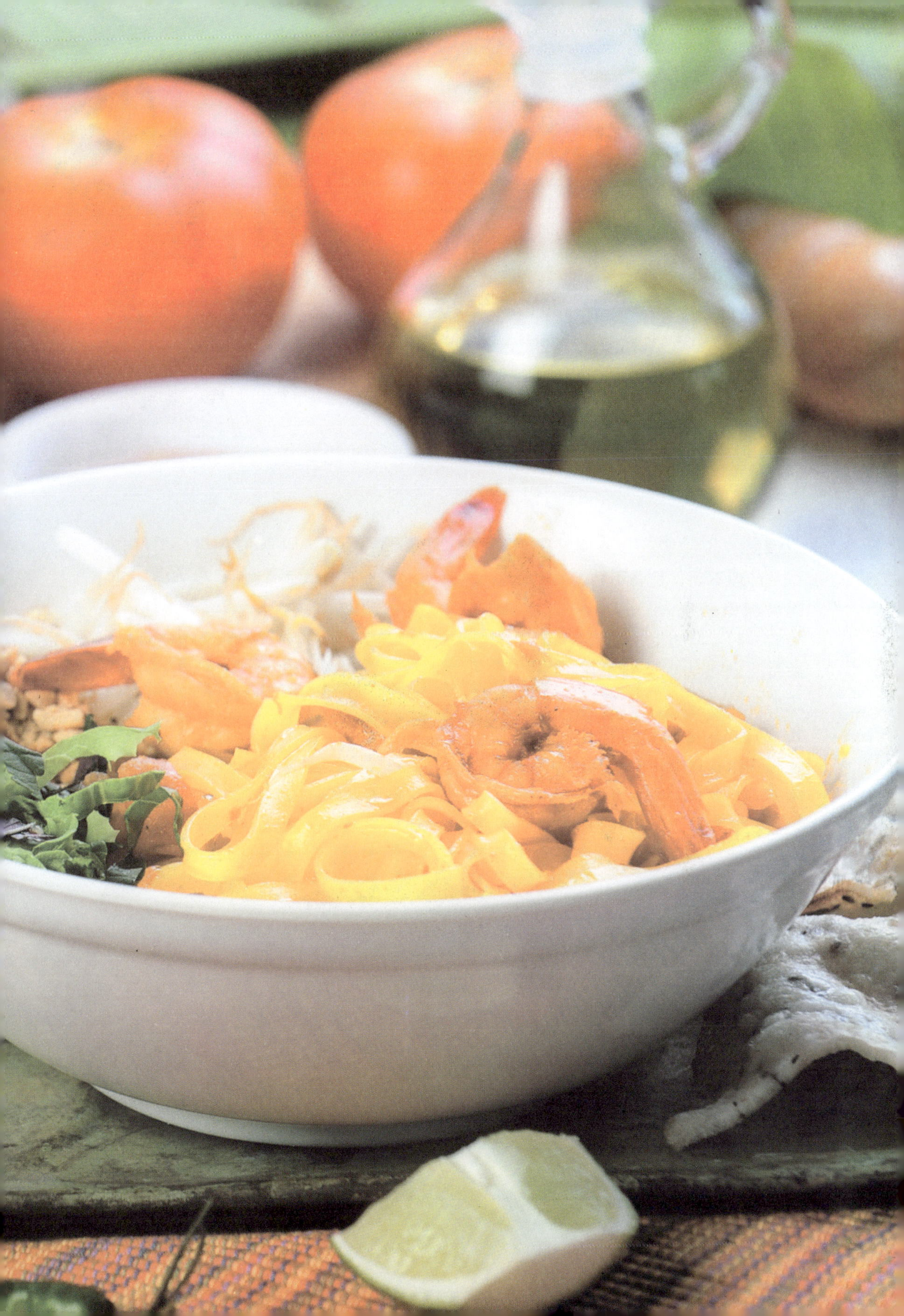

误破尿胞

产理不顺，稳婆不精，误破尿胞膀胱者，用参、为君，归、芎为臣，桃仁、陈皮、茯苓为佐，猪羊尿胞煎药，百服乃安。又方云，用生黄丝绢一尺，白牡丹皮根为末，白及末各二钱，水二碗，煮至绢烂如饴，服之，宜静卧，不可作声，名补脬饮，神效。

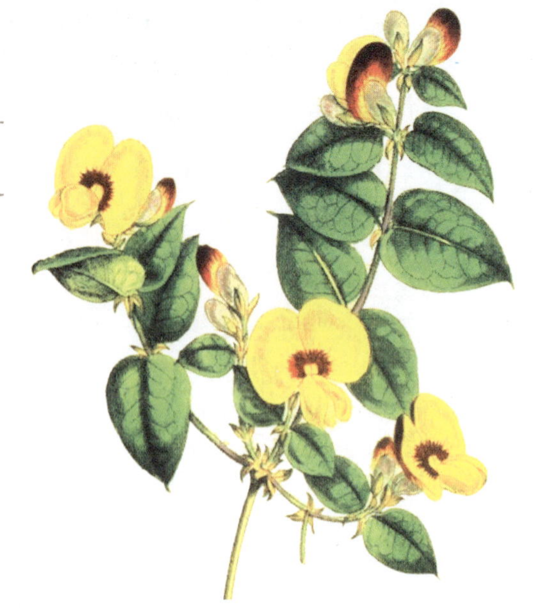

原文

产理不顺，稳婆不精，误破尿胞膀胱者，用参、为君，归、芎为臣，桃仁、陈皮、茯苓为佐，猪羊尿胞煎药，百服乃安。又方云，用生黄丝绢一尺，白牡丹皮根为末，白及末各二钱，水二碗，煮至绢烂如饴，服之，宜静卧，不可作声，名补脬饮，神效。

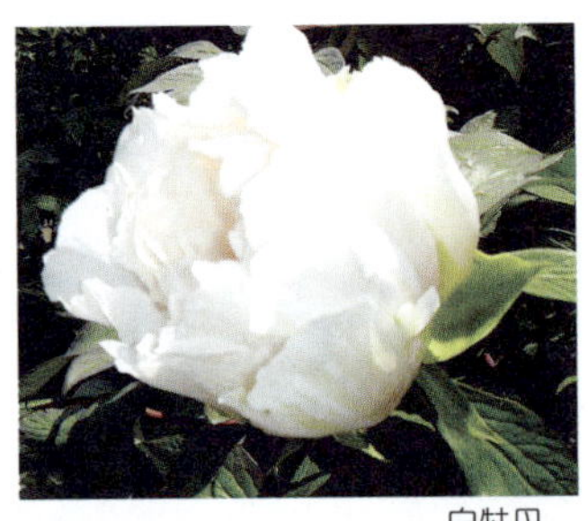

白牡丹

译文

分娩中产程不顺利而常导致难产，接生的妇女接生不精，失误弄破尿胞膀胱的产妇，可用参、为君，归、芎为臣，桃仁、陈皮、茯苓来辅助，猪羊尿胞煎药，百剂服下，就能全安。

又方，用生黄丝绢一尺，白牡丹皮根为末，白及末各二钱，水两碗，煮到绢烂如饴，服下，适宜静卧，不可作声，名字叫做补脬饮，效果神奇。

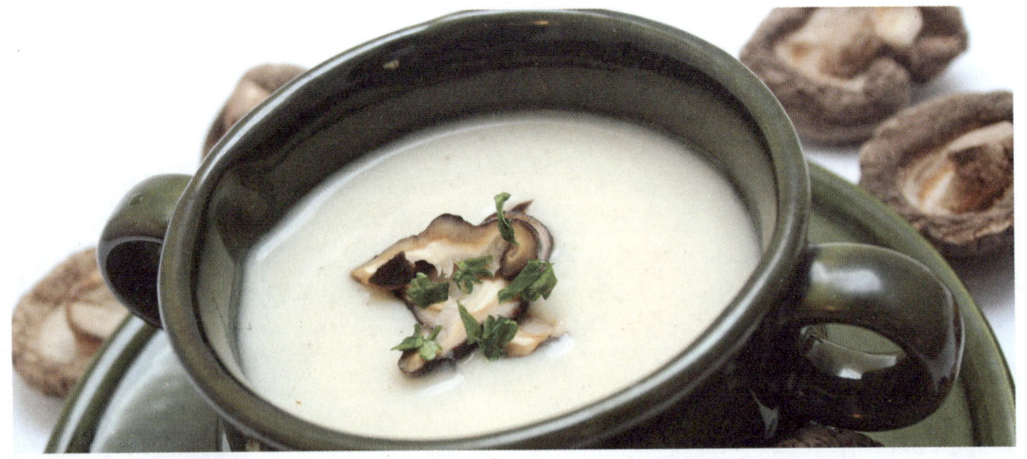

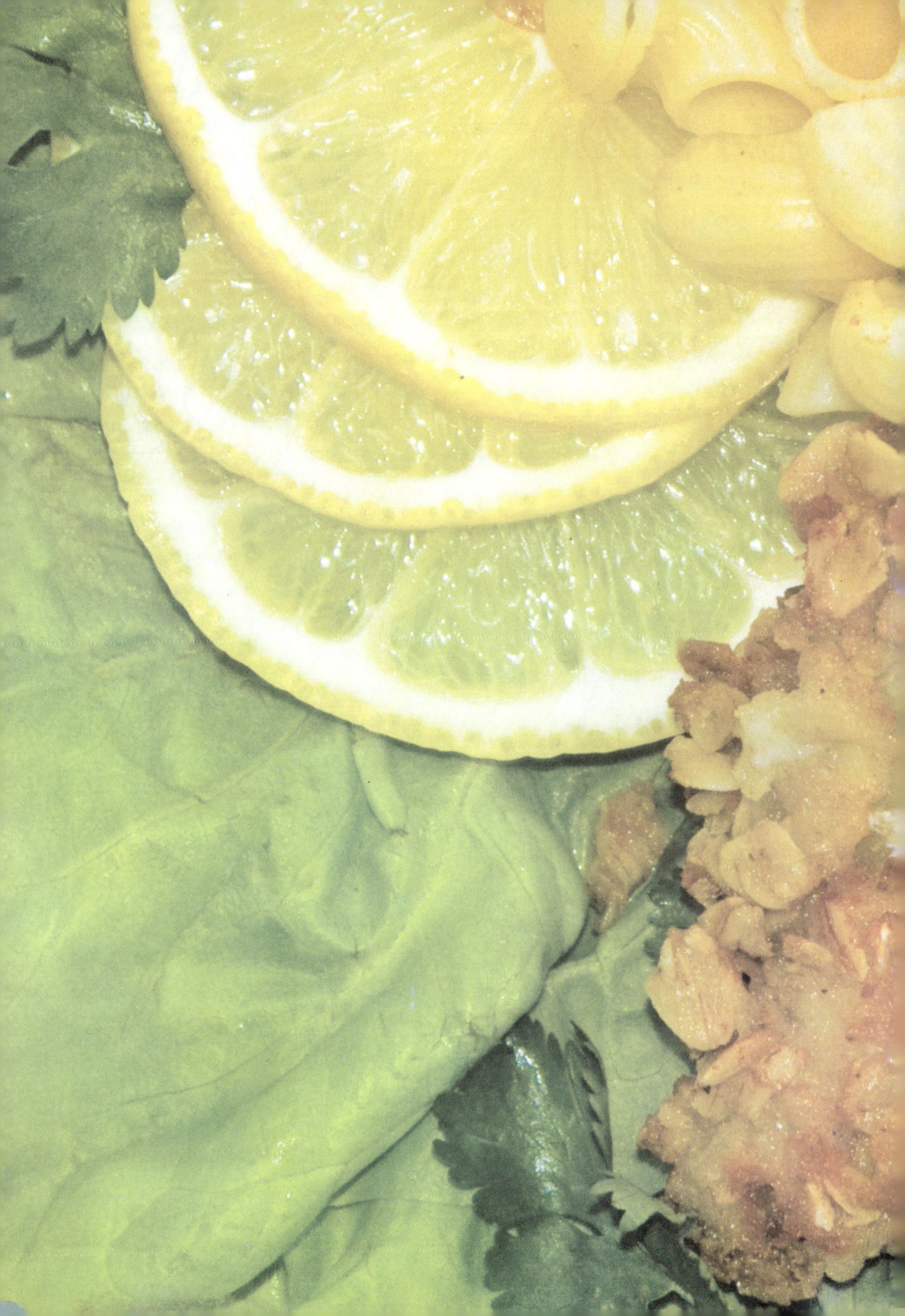

患小便涩痛

由产后虚弱，热容于脬中，内虚频数，热则小便淋涩作痛曰淋。

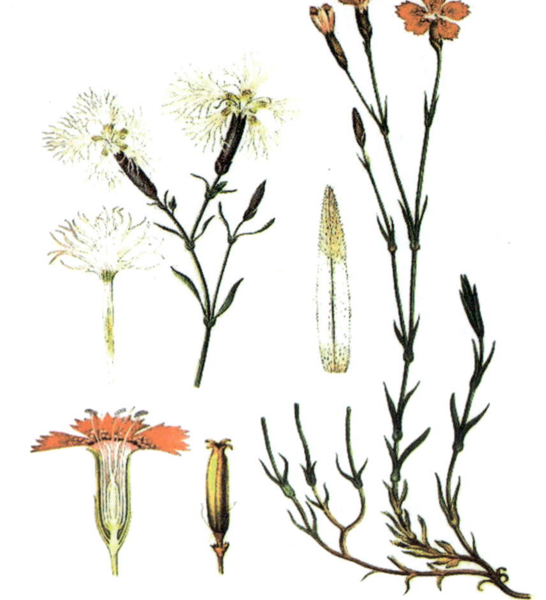

原文

由产后虚弱，热容于脬中，内虚频数，热则小便淋涩作痛曰淋。

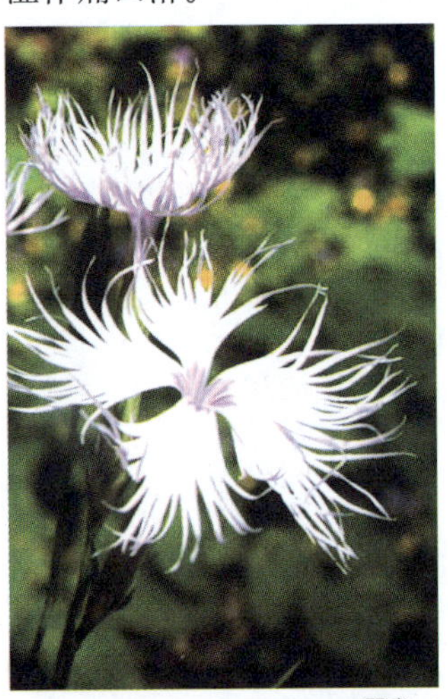
瞿麦

茅根汤

凡产后冷热淋并治之。石膏（一两）白茅根（一两）瞿麦、白茯苓（各五钱）葵子、人参、桃胶、滑石（各一钱）石首鱼头（四个）灯心水煎，入齿末，空心服。

又方

治产后小便痛淋血。白茅根、瞿麦、葵子、车前子、通草（以上俱无份量）鲤鱼齿（一百个）水煎服。亦入齿末。

译文

由于产后虚弱，热容于在脬内，脬内虚弱频数，发热就会小便淋涩作痛叫做淋。

茅根汤

凡是产妇产后有发冷热而小便涩痛的一同治疗。

石膏（一两）白茅根（一两）瞿麦、白茯苓（各五钱）葵子、人参、桃胶、滑石（各一钱）石首鱼头（四个）用灯心水煎服，入齿末，空心服用。

又方

治疗产后小便有疼痛并且伴有淋血症状的。

白茅根、瞿麦、葵子、车前子、通草（以上俱无分量）鲤鱼齿（一百个）用水煎服。也入齿末。

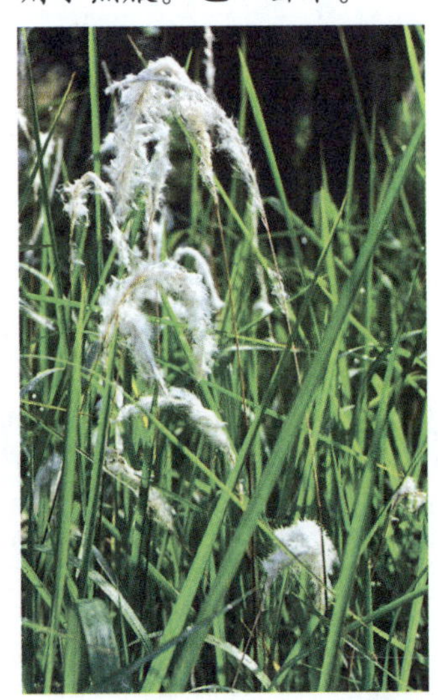
白茅根

产后小便频繁

由脬内素有冷气，因产发动，冷气入脬故也。用赤石脂二两为末，空心服。又方，治小便数及遗尿，用益智仁二十八枚为末，米饮送下二钱。

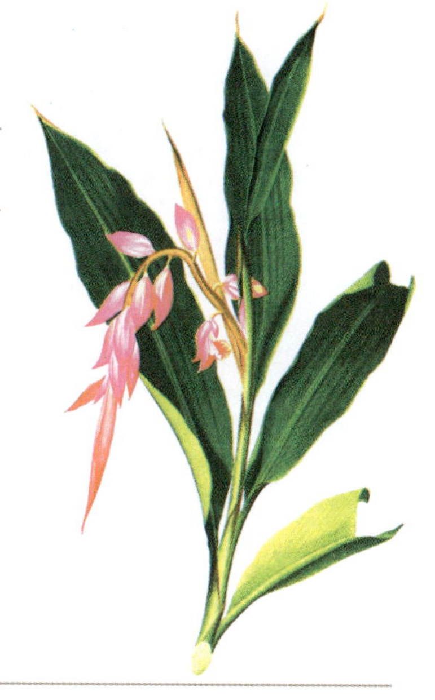

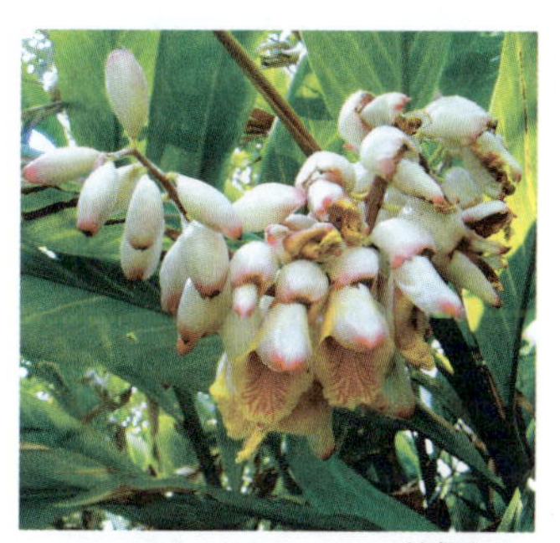
益智仁

原文

由脬内素有冷气，因产发动，冷气入脬故也。用赤石脂二两为末，空心服。又方，治小便数及遗尿，用益智仁二十八枚为末，米饮送下二钱。

又桑螵散

桑（三十个）人参、黄、鹿茸、牡蛎、赤石脂（各三钱）为末，空心服二钱，米饮送下。

译文

由于脬内平时就有冷气，因为分娩而引发，这便是冷气入脬的缘故。赤石脂二两为末，空心服用。

又方

治疗小便数及遗尿，用益智仁二十八枚为末，米饮送下二钱。

又桑螵散

桑(三十个) 人参、黄、鹿茸、牡蛎、赤石脂 (各三钱)为末,空心服用二钱,用米饮服下。

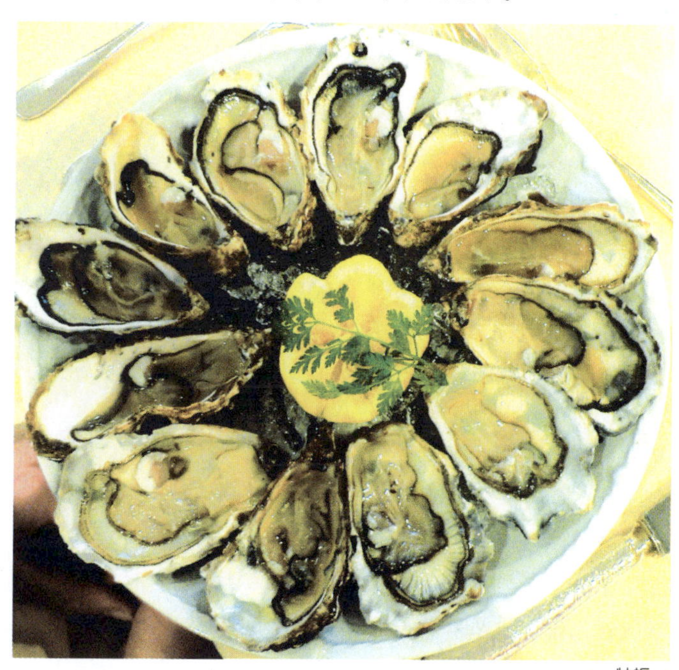
牡蛎

产后泄泻

产后泄泻，非杂症有食泄、湿泄、水谷注下之论，大率气虚食积与湿也。气虚宜补、食积宜消、湿则宜燥，然恶露未净，遽难骤燥，当先服生化汤二、三帖，化旧生新，加茯苓以利水道，俟血生，然后补气以消食，燥湿以分利水道，使无滞涩虚虚之失。若产旬日外，方论杂症，尤当论虚实而治也。

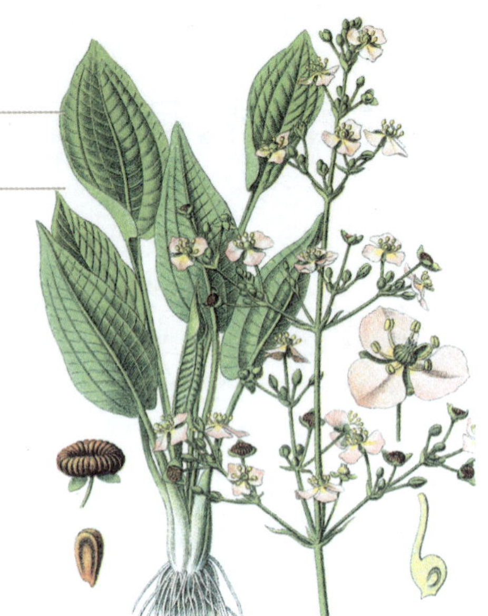

原文

产后泄泻，非杂症有食泄、湿泄、水谷注下之论，大率气虚食积与湿也。气虚宜补、食积宜消、湿则宜燥，然恶露未净，遽难骤燥，当先服生化汤二、三帖，化旧生新，加茯苓以利水道，俟血生，然后补气以消食，燥湿以分利水道，使无滞涩虚虚之失。若产旬日外，方论杂症，尤当论虚实而治也。如痛下清水，腹鸣，米饮不化者，以寒泄治；如粪水黄赤，肛门作痛，以热泄治之；有因饮食过多，伤脾成泄，气臭如败卵，以食积治之；又有脾气久虚少食，食下即鸣，急尽下所食之物，方觉快者，以虚寒泄治之。治法寒则温之，热则清之，脾伤食积，分利健脾，兼消补虚，善为调治，无失也。产后虚泻，眠昏人不识，弱甚形脱危症，必用人参二钱，白术、茯苓各二钱，附子一钱，方能回生。若脉浮弦，按之不鼓，即为中寒，此盖阴先亡而阳欲去，速宜大补气血，加附子、黑姜以回元阳，万勿忽视。

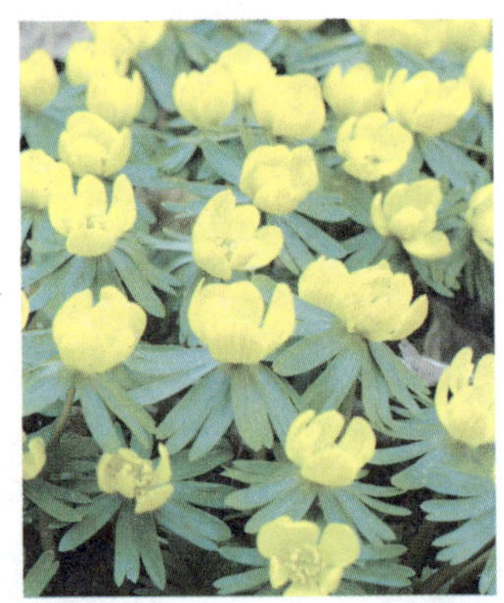

附子

加减生化汤

治产后块未消患泻症。

川芎（二钱）茯苓（二钱）当归（四钱）黑姜（五分）炙草（五分）桃仁（十粒）莲子（八枚）水煎，温服。

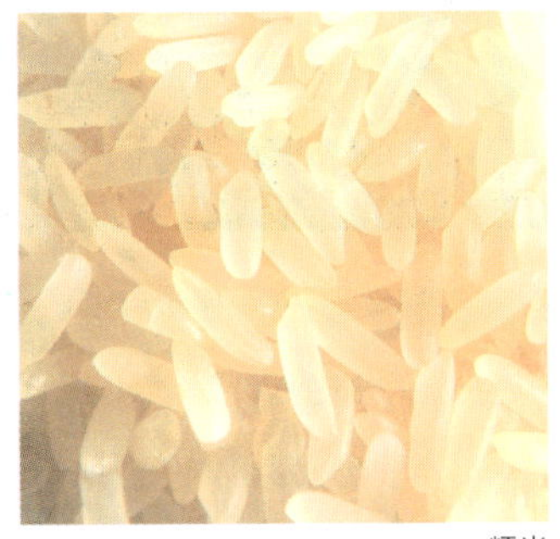

糯米

健脾利水生化汤

治产后块已除，患泻症。

川芎（一钱）茯苓（一钱半）归身（二钱）黑姜（四分）陈皮（五分）炙草（五分）人参（三钱）肉果（一个，制）白术（一钱，土炒）泽泻（八分）寒泻，加干姜八分；寒痛，加砂仁、炮姜各八分；热泻，加炒黄连八分；泻水腹痛，米饮不化，加砂仁八分，麦芽、山楂各一钱；泻有酸嗳臭气，加神曲、砂仁各八分。脾气久虚，泻出所食物方快，以虚寒论：泻水者，加苍术一钱以燥湿；脾气弱，元气虚，必须大补，佐消食清热却寒药。弱甚形色脱，必须第一方，参、术、苓、附，必用之药也。诸泻俱加升麻酒炒，莲子十粒。

译文

产后泄泻，非杂症有食泄、湿泄、水谷注下之论，大率气虚食积与湿也。气虚宜补、食积宜消、湿则宜燥，然恶露未净，遽难骤燥，当先服生化汤二、三帖，化旧生新，加茯苓以利水道，俟血生，然后补气以消食，燥湿以分利水道，使无滞涩虚虚之失。若产旬日外，方论杂症，尤当论虚实而治也。如痛下清水，腹鸣，米饮不化者，以寒泄治；如粪水黄赤，肛门作痛，以热泄治之；有因饮食过多，伤脾成泄，气臭如败卵，以食积治之；又有脾气久虚少食，食下即鸣，急尽下所食之物，方觉快者，以虚寒泄治之。治法寒则温之，热则清之，脾伤食积，分利健脾，兼消补虚，善为调治，无失也。产后虚泻，眠昏人不识，弱甚形脱危症，必用人参二钱，白术、茯苓各二钱，附子一钱，方能回生。若脉浮弦，按之不鼓，即为中寒，此盖阴先亡而阳欲去，速宜大补气血，加附子、黑姜以回元阳，万勿忽视。

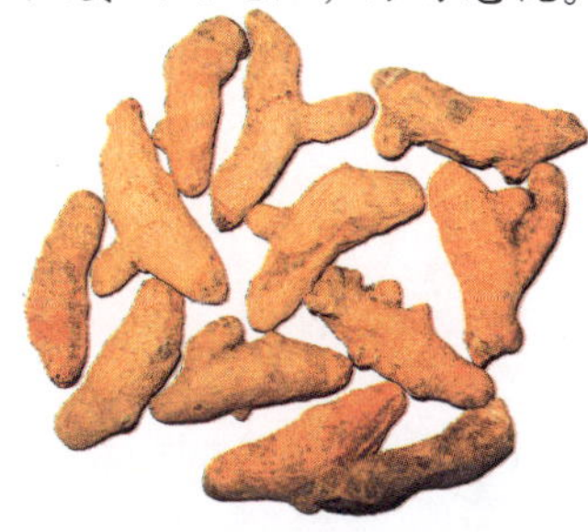

干姜

加减生化汤

治疗产后块没有消除，患有泻症的。

川芎（二钱）茯苓（二钱）当归（四钱）黑姜（五分）炙草（五分）桃仁（十粒）莲子（八枚）水煎，温服。

健脾利水生化汤

治疗产后块已经消除，患有泻症的。

川芎（一钱）茯苓（一钱半）归身（二钱）黑姜（四分）陈皮（五分）炙草（五分）人参（三钱）肉果（一个，制）白术（一钱，土炒）泽泻（八分）寒泻的，加干姜八分；寒痛，加砂仁、炮姜各八分；热泻的，加炒黄连八分；泻水有腹痛的，米饮不消化的，加砂仁八分，麦芽、山楂各一钱；泻有酸嗳臭气的，加神曲、砂仁各八分。脾气长久虚弱的，泻出所食物方快。

按照虚寒论中：泻水的，加苍术一钱以燥湿；脾气弱，元气虚，必须大补，佐消食清热却寒药。虚弱严重的形体和面色虚脱不正常的，必须第一方，参、术、苓、附，必用之药也。诸泻俱加升麻酒炒，莲子十粒。

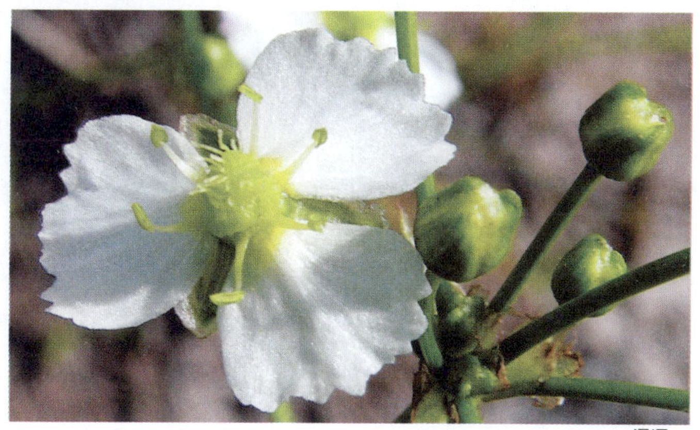

泽泻

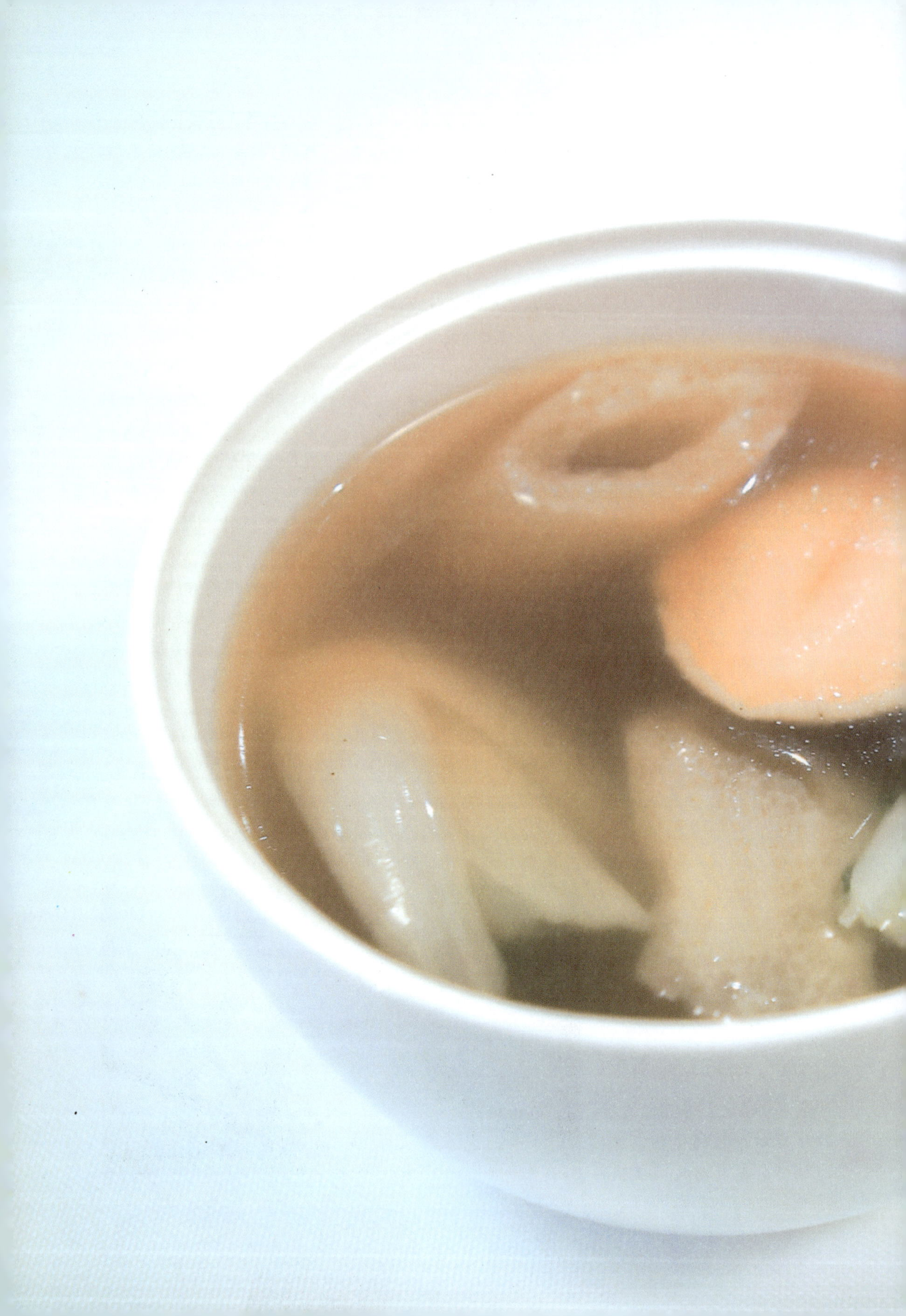

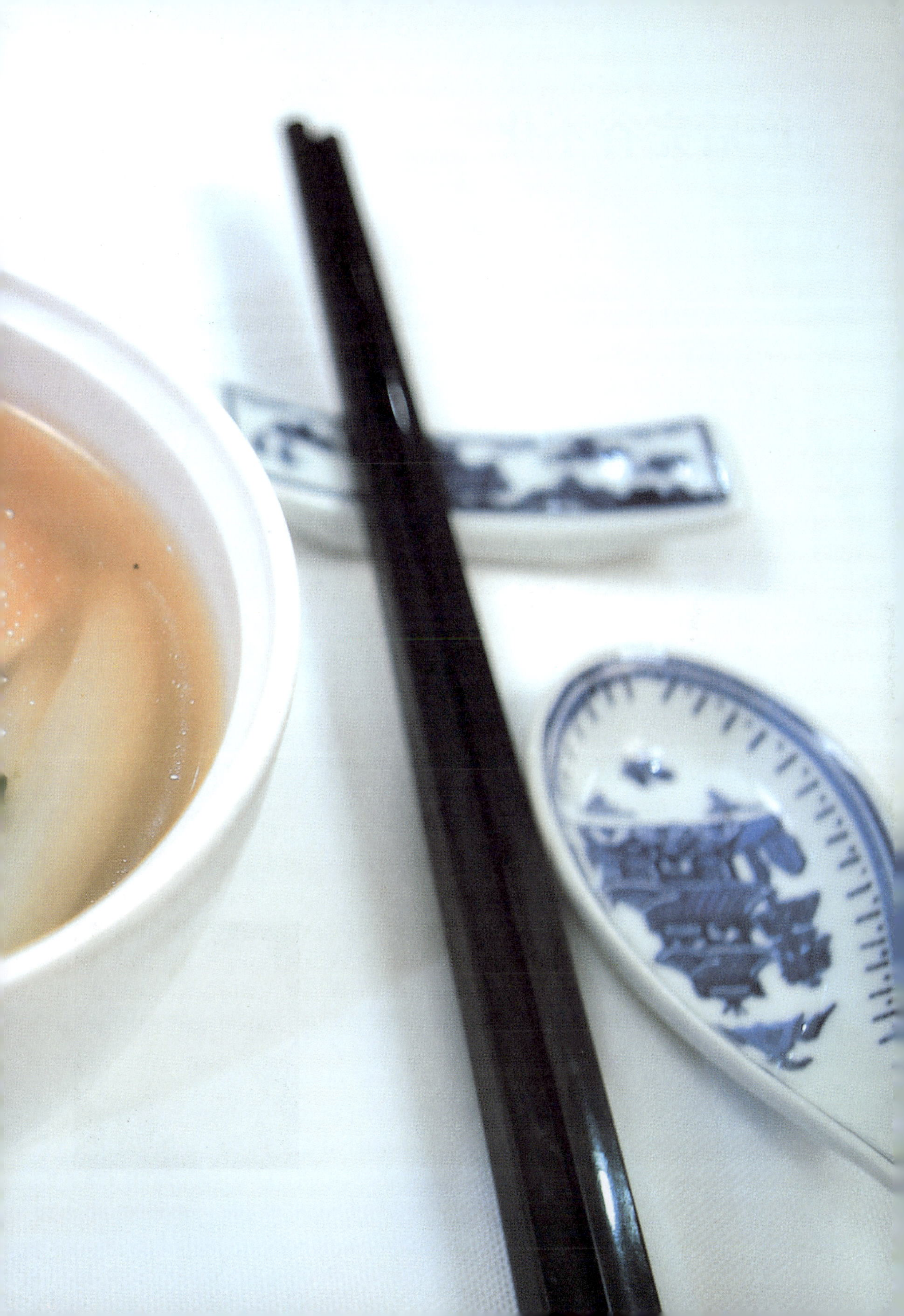

产后完谷不化

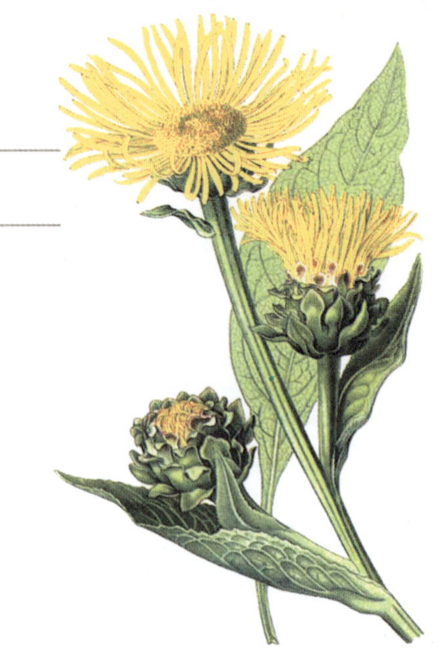

因产后劳倦伤脾，而运转稽迟也，名飧泄；又饮食太过，脾胃受伤，亦然，俗呼水谷痢是也。然产方三日内，块未消化，此脾胃衰弱，参、术未可遽加，且服生化汤加益智、香砂，少温脾气，俟块消后，加参、术补气、肉果、木香、砂仁、益智温胃，升麻、柴胡清胃气，泽泻、茯苓、陈皮以利水，为上策也。

原文

因产后劳倦伤脾，而运转稽迟也，名飧泄；又饮食太过，脾胃受伤，亦然，俗呼水谷痢是也。然产方三日内，块未消化，此脾胃衰弱，参、术未可遽加，且服生化汤加益智、香砂，少温脾气，俟块消后，加参、术补气、肉果、木香、砂仁、益智温胃，升麻、柴胡清胃气，泽泻、茯苓、陈皮以利水，为上策也。

加味生化汤

治产后三日内完谷不化，块未消者。

川芎（一钱）益智（一钱）当归（四钱）黑姜（四分）炙草（四分）桃仁（十粒）茯苓（一钱半）

参苓生化汤

治产后三日内块已消，谷不化，胎前素弱患此病者。

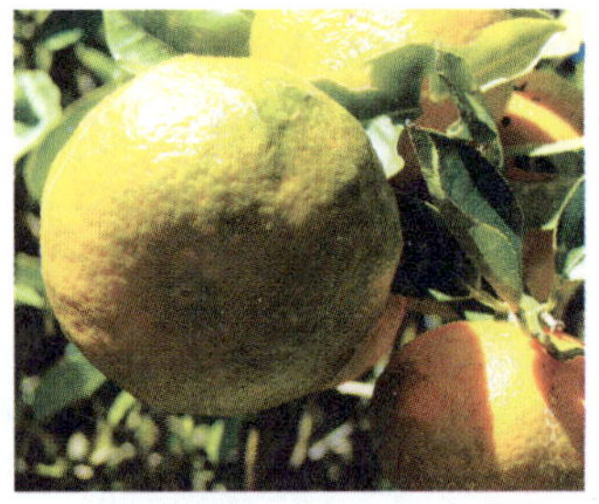
陈皮

川芎（一钱）当归（二钱）黑姜（四分）炙草（五分）人参（二钱）茯苓（一钱）白芍（一钱，炒）益智（一钱，炒）白术（二钱，土炒）肉果（一个，制）泻水多，加泽泻、木通各八分；腹痛，加砂仁八分；渴，加麦冬、五味子；寒泻，加黑姜一钱，木香四分；食积，加神曲、麦芽消饭面，砂仁、山楂消肉食。产后泻痢日久，胃气虚弱，完谷不化，宜温助胃气，六君子汤加木香四分，肉果一个（制）。

译文

由于产后劳倦损伤脾，而运转迟延滞留，叫做飧泄；又因为饮食太多，脾胃受到损伤，也一样，俗称：水谷痢。

如果产后三天内，块还没有消化，这是脾胃衰弱的原因，参、术不能突然骤加，且服生化汤加益智、香砂，少温脾气，等

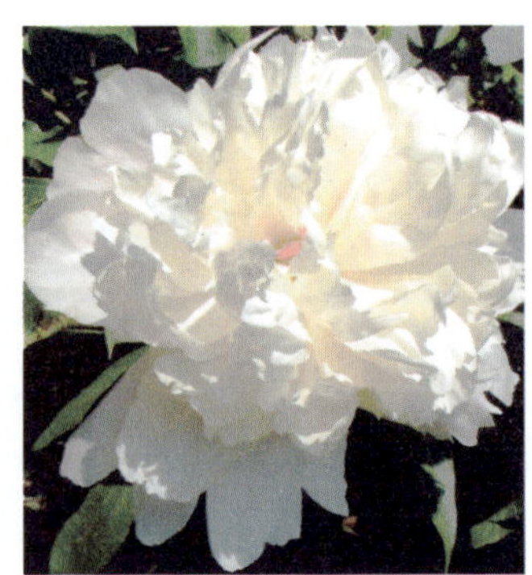
白芍

待块消除后，加参、术补气、肉果、木香、砂仁、益智温胃，升麻、柴胡清胃气，泽泻、茯苓、陈皮以利水，为上策也。

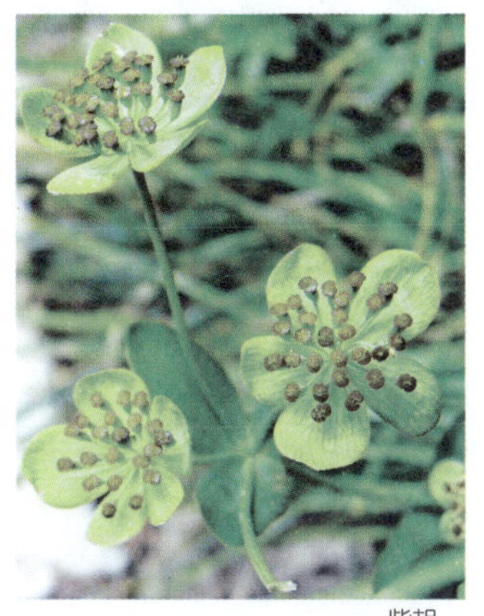
柴胡

加味生化汤

治疗孕妇产后三天内完谷不化，块没有消除的。

川芎（一钱）益智（一钱）当归（四钱）黑姜（四分）炙草（四分）桃仁（十粒）茯苓（一钱半）。

参苓生化汤

治疗产后三天内块已经消除，谷却不消化，胎前平日就虚弱患此病的。

川芎（一钱）当归（二钱）黑姜（四分）炙草（五分）人参（二钱）茯苓（一钱）白芍（一钱，炒）益智（一钱，炒）白术（二钱，土炒）肉果（一个，制）。

泻水多的，加泽泻、木通各八分；腹痛的，加砂仁八分；口渴的，加麦冬、五味子；寒泻的，加黑姜一钱，木香四分；食积的，加神曲、麦芽消饭面，砂仁、山楂消肉食。

产妇产后泻痢时间久的，胃气虚弱，完谷不化，适宜温助胃气，六君子汤加木香四分，肉果一个（制）。

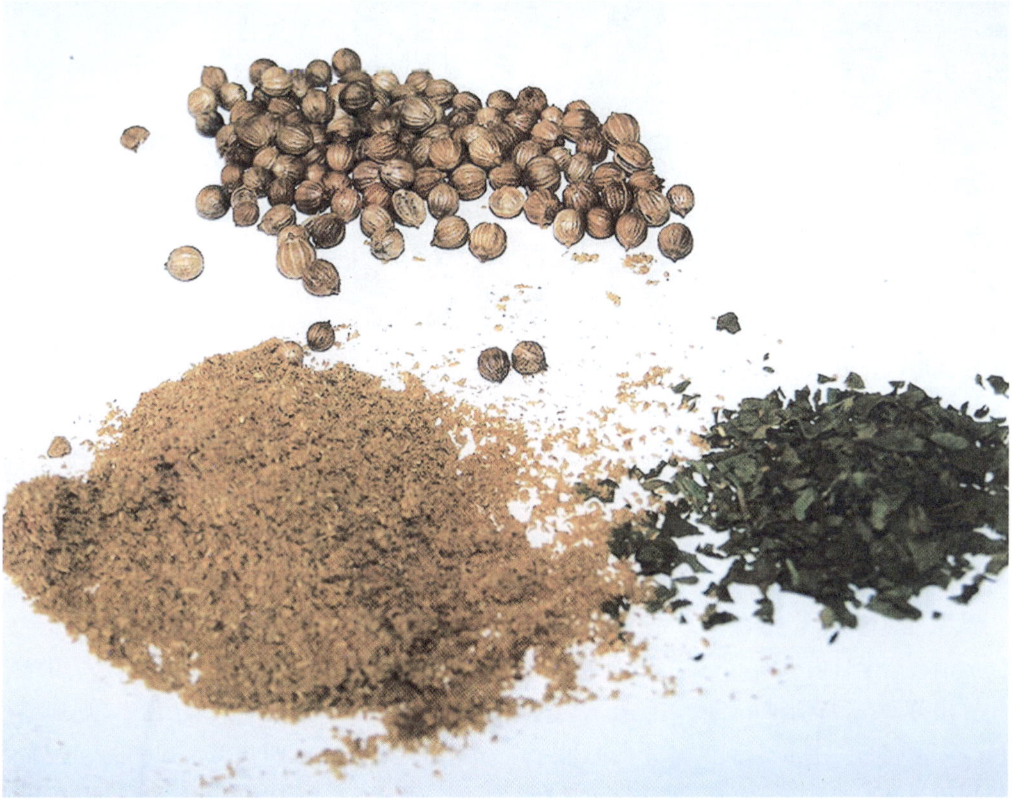

木香

产后痢疾

产后七日内外，患赤白痢，里急后重频并，最为难治。欲调气行血，而推荡痢邪，犹患产后元气虚弱；欲滋荣益气，而大补虚弱，又助痢之邪，惟生化汤减干姜，而代以木香、茯苓，则善消恶露，而兼治痢疾，并行而不相悖也。再服香连丸，以俟一、二日后，病势如减，可保无虞。若产七日外，有患褐花色后重，频并虚痢，即当加补无疑。

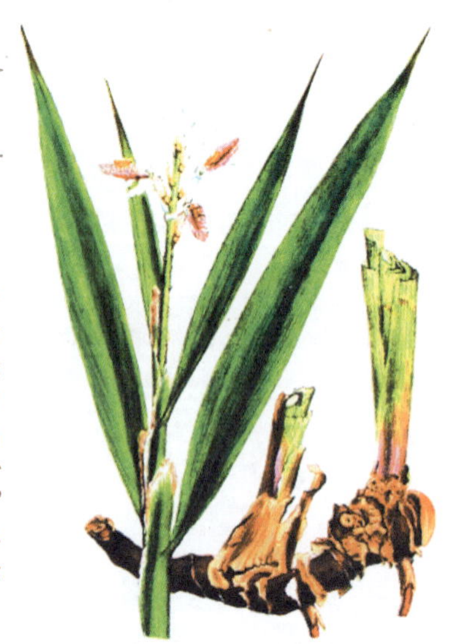

原文

产后七日内外，患赤白痢，里急后重频并，最为难治。欲调气行血，而推荡痢邪，犹患产后元气虚弱；欲滋荣益气，而大补虚弱，又助痢之邪，惟生化汤减干姜，而代以木香、茯苓，则善消恶露，而兼治痢疾，并行而不相悖也。再服香连丸，以俟一、二日后，病势如减，可保无虞。若产七日外，有患褐花色后重，频并虚痢，即当加补无疑。若产妇禀浓，产期已经二十余日，宜服生化汤加连、芩、浓朴、芍药行积之剂。

加减生化汤

治产后七日内患痢。

川芎（二钱）当归（五钱）炙草（五分）桃仁（十二粒）茯苓（一钱）陈皮（四分）木香（磨，三分）红痢腹痛，加砂仁八分。

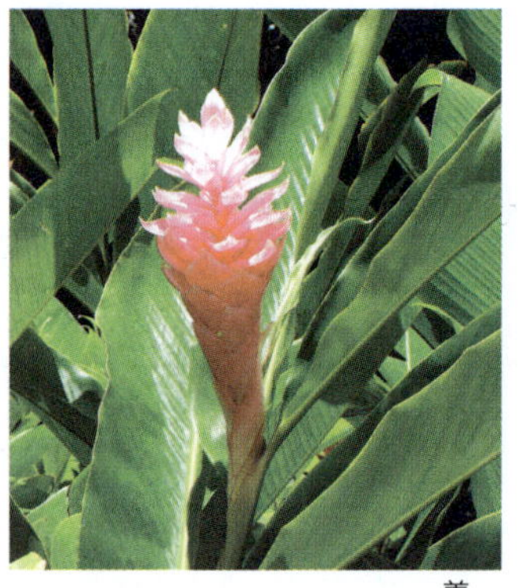

姜

青血丸

治噤口痢。香连为末，加莲肉粉，各一两半，和匀为丸，酒送下四钱。凡产三、四日后，块散，痢疾少减，共十症，开后根据治：一产后久泻：元气下陷，大便不禁，肛门如脱，宜服六君子汤，加木香四分，肉果一个（制），姜汁五分；二产后泻痢：色黄，乃脾土真气虚损，宜服补中益气汤，加木香、肉果；三产后伤面食：泻痢，宜服生化汤，加神曲、麦芽；一本神曲、麦芽下有各一钱。四产后伤肉食：泻痢，宜服生化汤，加山楂、砂仁；五产后胃气虚弱：泻痢，完谷不化，当温助胃气，宜服六君子汤，加木香四分，肉果一个（制）；六产后脾胃虚弱：四肢浮肿，宜服六君子汤，加五皮散（见后水肿）；七产后泻痢：无后重，但久不止，宜服六君子汤，加木香、肉果；八产后赤白痢：脐下痛，当归、浓朴、黄连、肉果、甘草、桃仁、川芎；九产后久痢：色赤，属血虚，宜四物汤，加荆芥、人参；十产后久痢：色白，属气虚，宜六君子汤，加木香、肉果。

译文

孕妇产后七日内外，患赤白痢，没有大便前腹部疼痛，大便的时候迫不及待。频并，是最难治的了。

想要调气行血，而推荡痢邪，犹患产后元气虚弱；想滋荣益气，而大补虚弱，又助痢之邪，惟生化汤减干姜，代以木香、茯苓，善消恶露，兼治痢疾，并行而不相悖。再服香连丸，以俟一、二天后，病势如减，可保无虞。若产七天外，有患褐花色后重，频并虚痢，即当加补无疑。若产妇禀浓，产期已经二十余天，适合服生化汤加连、芩、浓朴、芍药行积之剂。

加减生化汤

治疗孕妇产后七天内患痢。

川芎（二钱）当归（五钱）炙草（五分）桃仁（十二粒）茯苓（一钱）陈皮（四分）木香（磨，三分）红痢腹痛，加砂仁八分。

青血丸

治疗噤口痢。

香连为末，加莲肉粉，各一两半，和匀为丸，酒送下四钱。凡产三、四天后，块散，痢疾少减，共十症，开后根据治：

一产后久泻：元气下陷，大便不禁，肛门如脱，宜服六君子汤，加木香四分，肉果一个（制），姜汁五分；

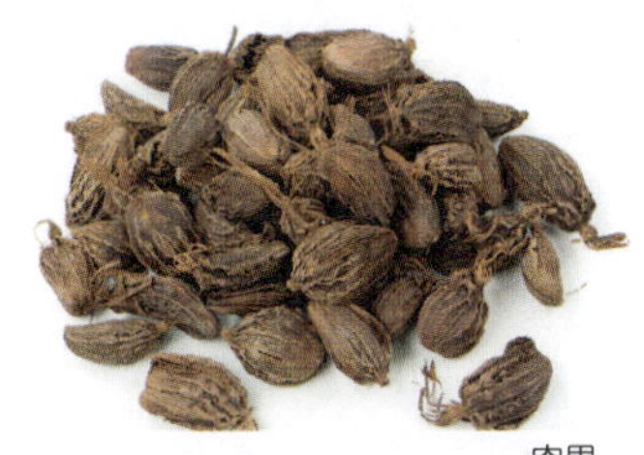

肉果

二产后泻痢：色黄，乃脾土真气虚损，宜服补中益气汤，加木香、肉果；

三产后伤面食：泻痢，宜服生化汤，加神曲、麦芽；一本神曲、麦芽下有各一钱。

四产后伤肉食：泻痢，宜服生化汤，加山楂、砂仁；

五产后胃气虚弱：泻痢，完谷不化，当温助胃气，宜服六君子汤，加木香四分，肉果一个（制）；

六产后脾胃虚弱：四肢浮肿，宜服六君子汤，加五皮散（见后水肿）；

七产后泻痢：无后重，但久不止，宜服六君子汤，加木香、肉果；

八产后赤白痢：脐下疼痛，当归、浓朴、黄连、肉果、甘草、桃仁、川芎；

九产后久痢：色赤，属血虚，宜四物汤，加荆芥、人参；

十产后久痢：色白，属气虚，宜六君子汤，加木香、肉果。

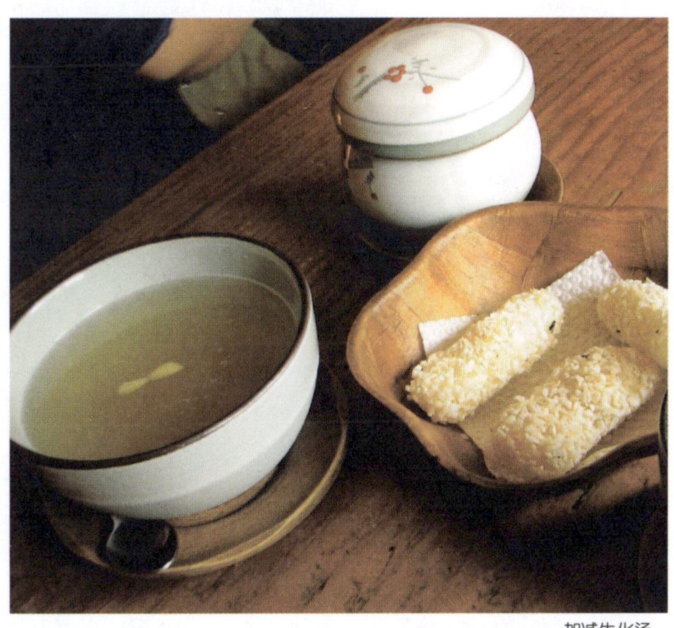

加减生化汤

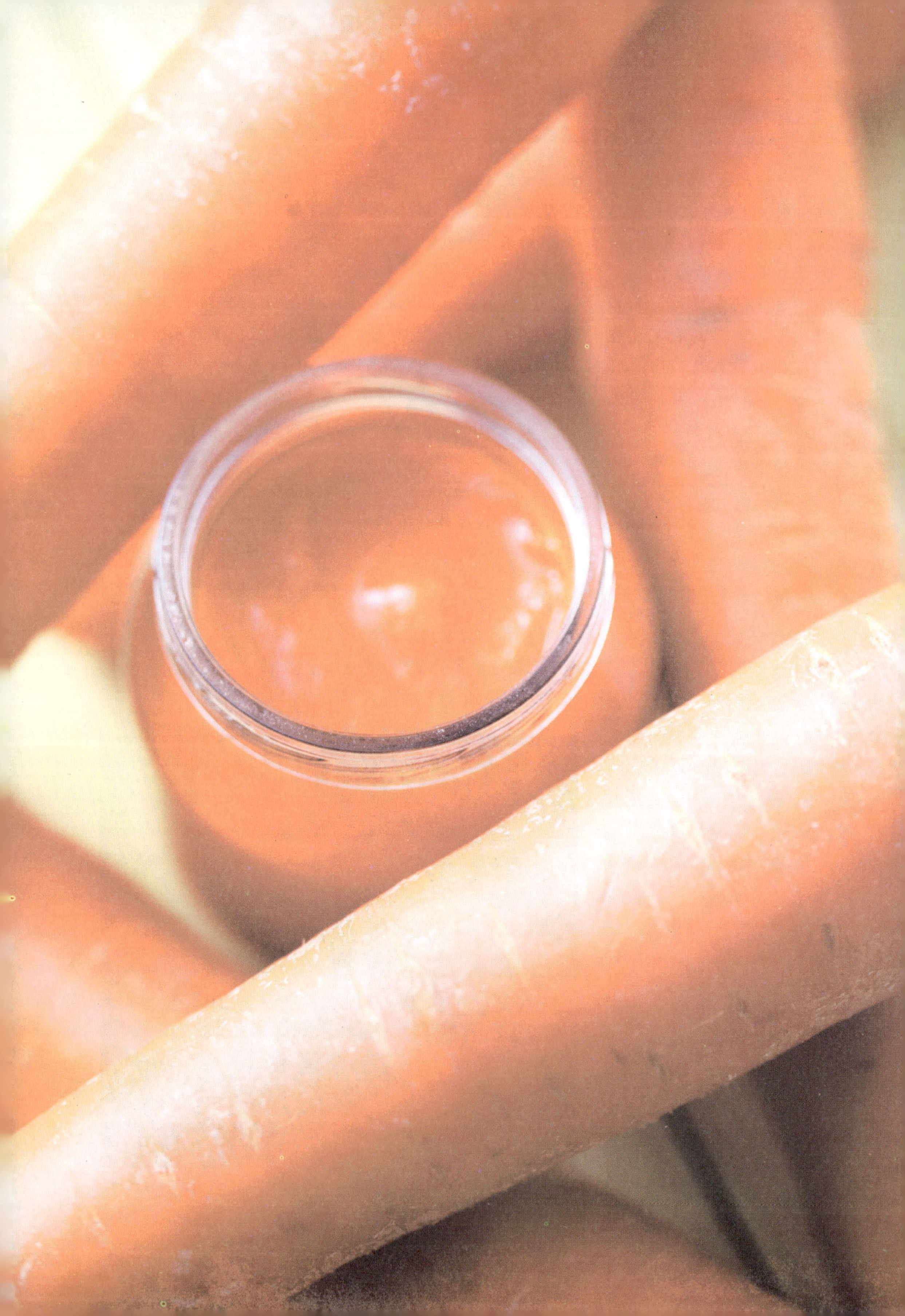

产后霍乱症候

由劳伤气血，脏腑空虚，不能运化食物，及感冷风所致，阴阳升降不顺，清浊乱于脾胃，冷热不调，邪正相搏，上下为霍乱。

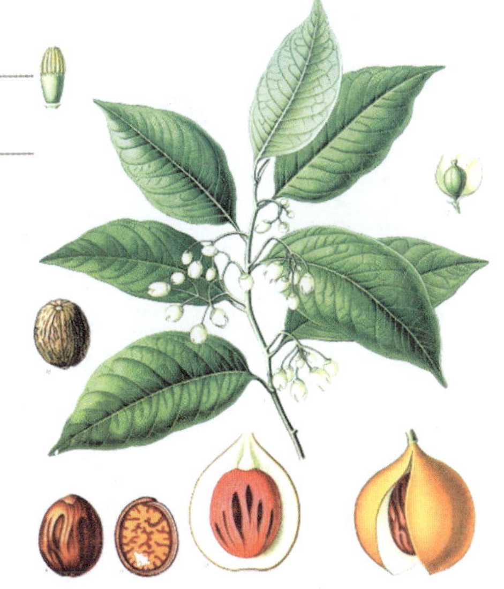

原文

由劳伤气血，脏腑空虚，不能运化食物，及感冷风所致，阴阳升降不顺，清浊乱于脾胃，冷热不调，邪正相搏，上下为霍乱。

生化六和汤

治产后血块痛未除，患霍乱。

川芎（二钱）当归（四钱）黑姜、炙草、陈皮、藿香（各四分）砂仁（六分）茯苓（一钱）姜三片，煎。

附子散

治产后霍乱吐泻手足逆冷须无块痛方可服。

白术（一钱）当归（二钱）陈皮、黑姜、丁香、甘草（各四分）共为末，粥饮送下二钱。一本有附子五分。

温中汤

治产后霍乱吐泻不止无块痛者可服。

人参（一钱）白术（一钱半）当归（二钱）浓朴（八分）黑姜（四分）茯苓（一钱）草豆蔻（六分）姜三片，水煎服。

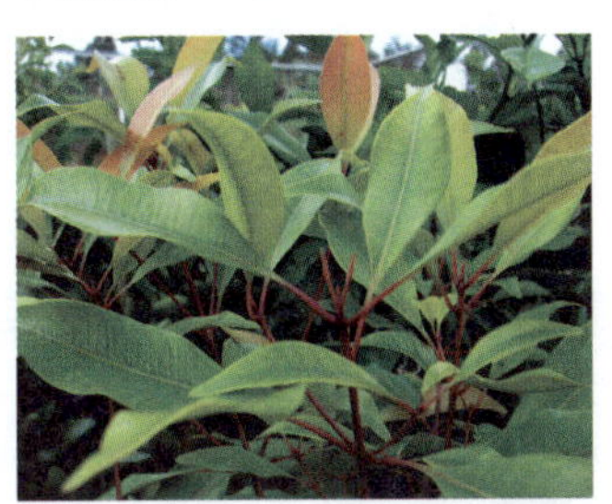

丁香

译文

由于产后虚劳损伤气血，脏腑内空虚不能运化食物，这是由于感冷风所导致的，阴阳升降不顺畅，脾胃清浊乱，冷热不调，邪正相搏，上下为霍乱。

生化六和汤

治疗：孕妇产后血块痛没有去除，患霍乱病症。

川芎（二钱）当归（四钱）黑姜、炙草、陈皮、藿香（各四分）砂仁（六分）茯苓（一钱）姜三片，煎。

附子散

治疗孕妇产后霍乱吐泻手脚逆冷必须没有块痛才可以服用。

白术（一钱）当归（二钱）陈皮、黑姜、丁香、甘草（各四分）共为末，粥饮送下二钱。一本有附子五分。

温中汤

治疗孕妇产后霍乱吐泻不停止，没有块痛的人也可服用。

人参（一钱）白术（一钱半）当归（二钱）浓朴（八分）黑姜（四分）茯苓（一钱）草豆蔻（六分）姜三片，用水煎服。

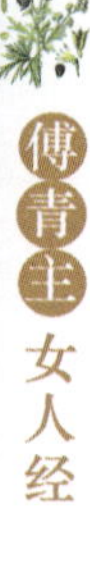

产后呕逆不食

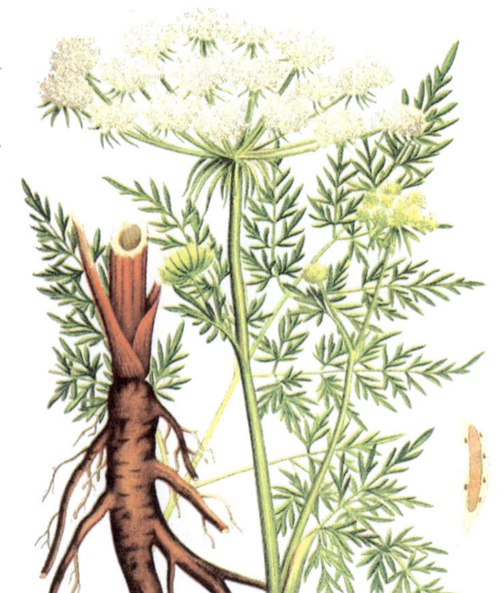

产后劳伤脏腑，寒邪易乘于肠胃，则气逆呕吐而不下食也。又有瘀血未净而呕者，亦有痰气入胃，胃口不清而呕者，当随症调之。

原文

产后劳伤脏腑，寒邪易乘于肠胃，则气逆呕吐而不下食也。又有瘀血未净而呕者，亦有痰气入胃，胃口不清而呕者，当随症调之。

加减生化汤

治产妇呕逆不食。

川芎（一钱）当归（三钱）黑姜、砂仁、藿香（各五分）淡竹叶（七片）水煎，和姜汁二匙服。

温胃丁香散

治产后七日外呕逆不食。当归（三钱）白术（二钱）黑姜（四分）丁香（四分）人参（一钱）陈皮（五分）炙草（五分）前胡（五分）藿香（五分）姜三片，水煎服。

石莲散

治产妇呕吐心冲目眩。石莲子（去壳、去心，一两半）白茯苓（一两）丁香（五分）共为细末，米饮送下。

生津益液汤

治产妇虚弱，口渴气少，由产后血少多汗内烦不生津液。人参、麦冬（去心）茯苓（一两）大枣、竹叶、浮小麦、炙草、栝蒌根，大渴不止，加芦根。

译文

孕妇产后劳伤脏腑，寒邪容易存在于肠胃内，导致气逆呕吐而不下食。又有瘀血没有干净而呕的人，也有痰气入胃，胃口不清而呕的人，应当随症

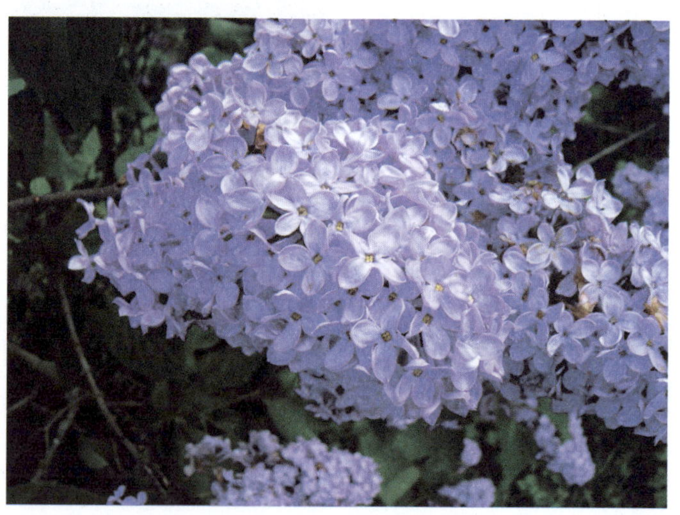

丁香

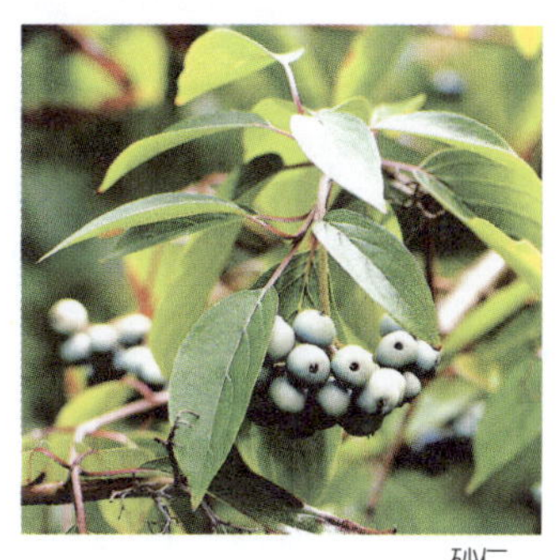

砂仁

状而进行调理。

加减生化汤

治疗：产妇呕逆不能吃饭。

川芎（一钱）当归（三钱）黑姜 砂仁 藿香（各五分）淡竹叶（七片）水煎，和姜汁二匙服。

温胃丁香散

治疗：产妇产后七天外呕逆不吃饭。

当归（三钱）白术（二钱）黑姜（四分）丁香（四分）人参（一钱）陈皮（五分）炙草（五分）前胡（五分）藿香（五分）姜三片，用水煎服。

石莲散

治疗产妇产后呕吐心冲头目晕眩。

石莲子（去壳、去心，一两半）白茯苓（一两）丁香（五分）共为细末，用米饮服下。

生津益液汤

治疗产妇产后身体虚弱，口渴气少，由产后血少多汗内烦不生津液。人参、麦冬（去心）茯苓（一两）大枣、竹叶、浮小麦、炙草、栝蒌根，大渴不止，加芦根。

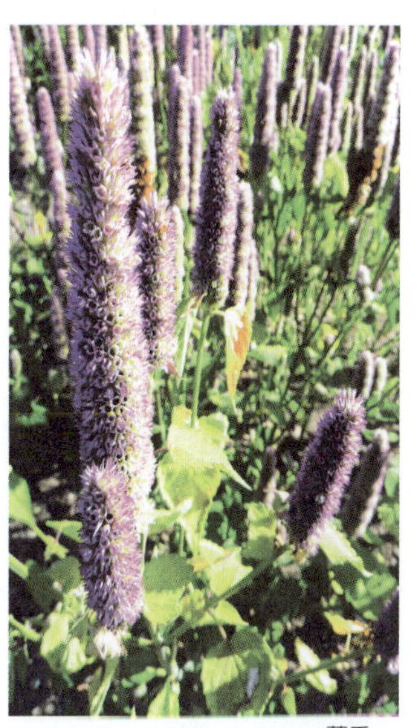

藿香

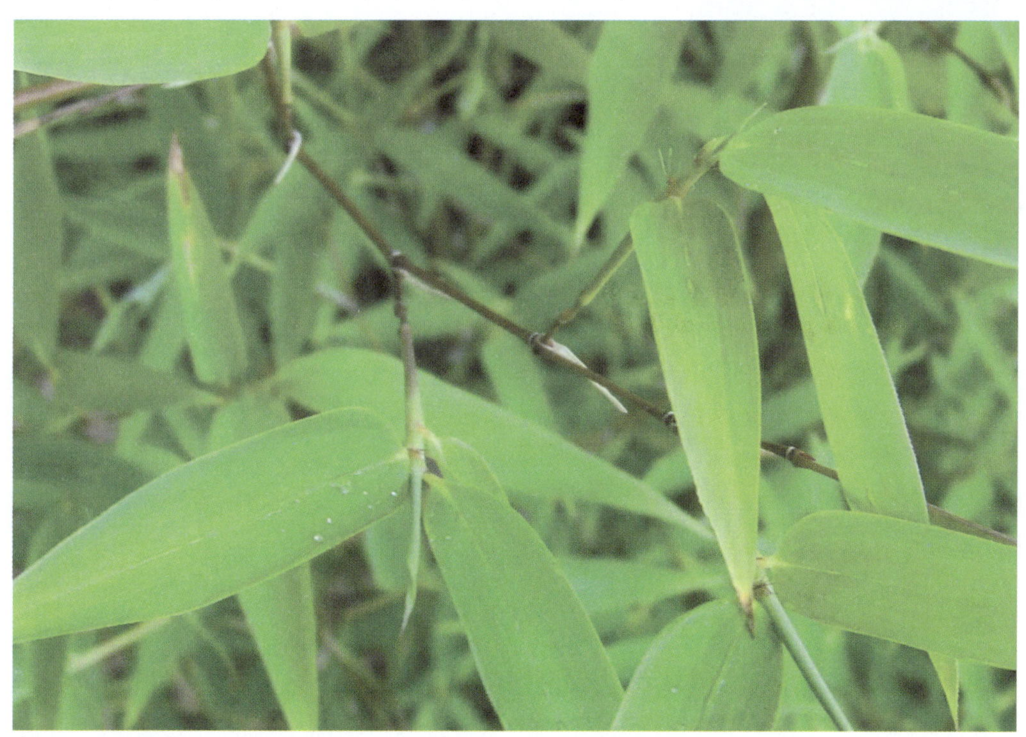

产后编下卷

产后咳嗽

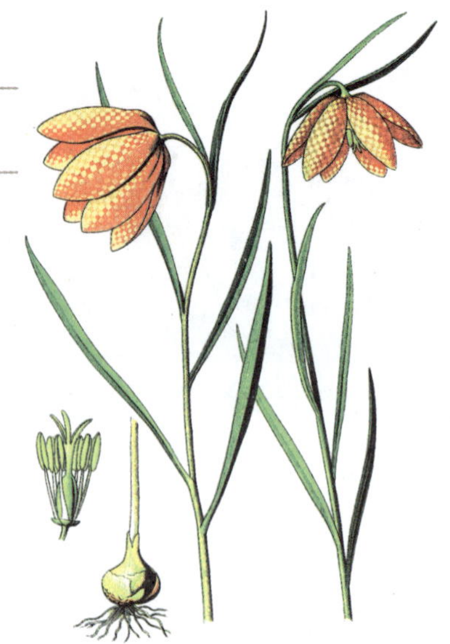

治产后七日内，外感风寒，咳嗽鼻塞，声重恶寒，勿用麻黄以动汗；嗽而胁痛，勿用柴胡汤；嗽而有声，痰少面赤，勿用凉药。凡产有火嗽，有痰嗽，必须调理半月后，方可用凉药，半月前不当用。

原文

治产后七日内，外感风寒，咳嗽鼻塞，声重恶寒，勿用麻黄以动汗；嗽而胁痛，勿用柴胡汤；嗽而有声，痰少面赤，勿用凉药。凡产有火嗽，有痰嗽，必须调理半月后，方可用凉药，半月前不当用。

加味生化汤

治产后外感风寒咳嗽及鼻塞声重。

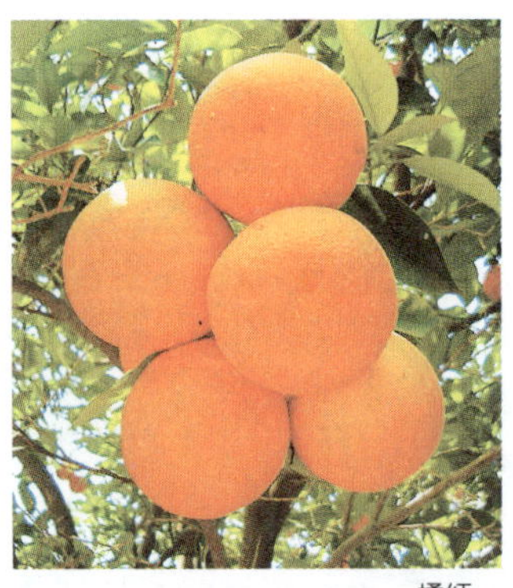

橘红

川芎（一钱）当归（二钱）杏仁（十粒）橘梗（四分）知母（八分）有痰，加半夏曲；虚弱有汗咳嗽，加人参。总之产后不可发汗。

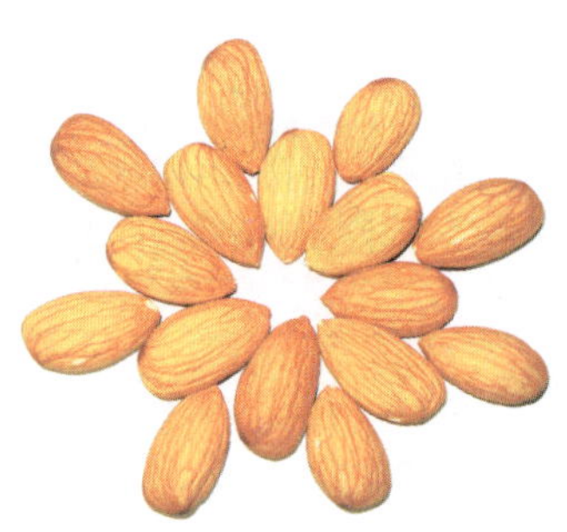

杏仁

加参安肺生化汤

治产后虚弱，旬日内外感风寒，咳嗽声重有痰，或身热头痛及汗多者。

川芎（一钱）人参（一钱）知母（一钱）桑白皮（一钱）当归（二钱）杏仁（十粒，去皮尖）甘草（四分）橘梗（四分）半夏（七分）橘红（三分）虚人多痰，加竹沥一杯，姜汁半匙。

加味四物汤

治半月后干嗽有声痰少者。

川芎、白芍、知母、栝蒌仁（各一钱）生地、当归（各二钱）诃子（二钱）冬花（六分）桔梗（四分）甘草（四分）葱铃（四分）生姜（一大片）。

译文

治疗：产后七天内，外感风寒，咳嗽鼻子拥塞不通，说话声音重浊怕寒怕冷，不要用麻黄以动汗；

咳嗽有胁痛的，不要用柴胡汤；

咳嗽有声音，痰少面露赤色的，不要用凉药。

凡是产有火嗽、痰嗽的，必须调理半月后，才可用凉药，半月前不当用。

加味生化汤

治疗孕妇产后外感风寒咳嗽及鼻子拥塞不通声音重浊。

川芎（一钱）当归（二钱）杏仁（十粒）桔梗（四分）知母（八分）有痰的，加半夏曲；身体虚弱有汗咳嗽的，加人参。总之产后不能发汗。

加参安肺生化汤

治产后虚弱，旬日内外感风寒，咳嗽声重有痰，或身热头痛及汗多者。

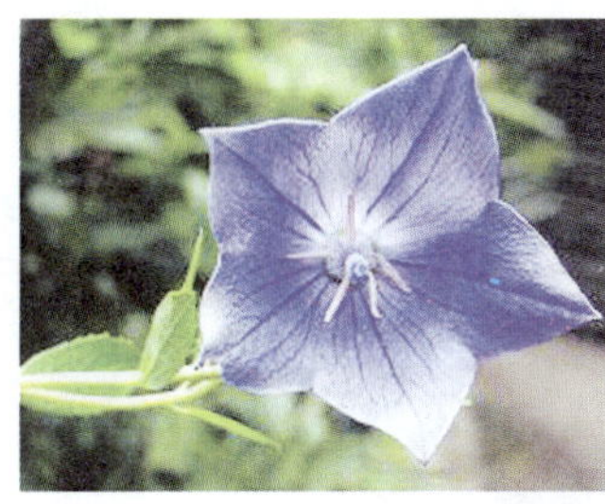
桔梗

川芎（一钱）人参（一钱）知母（一钱）桑白皮（一钱）当归（二钱）杏仁（十粒，去皮尖）甘草（四分）橘梗（四分）半夏（七分）橘红（三分）体质虚弱的多痰的，加竹沥一杯，姜汁半匙。

加味四物汤

治疗半月后干咳嗽有声音，痰少的。

川芎、白芍、知母、栝蒌仁（各一钱）生地、当归（各二钱）诃子（二钱）冬花（六分）橘梗（四分）甘草（四分）葱铃（四分）生姜（一大片）。

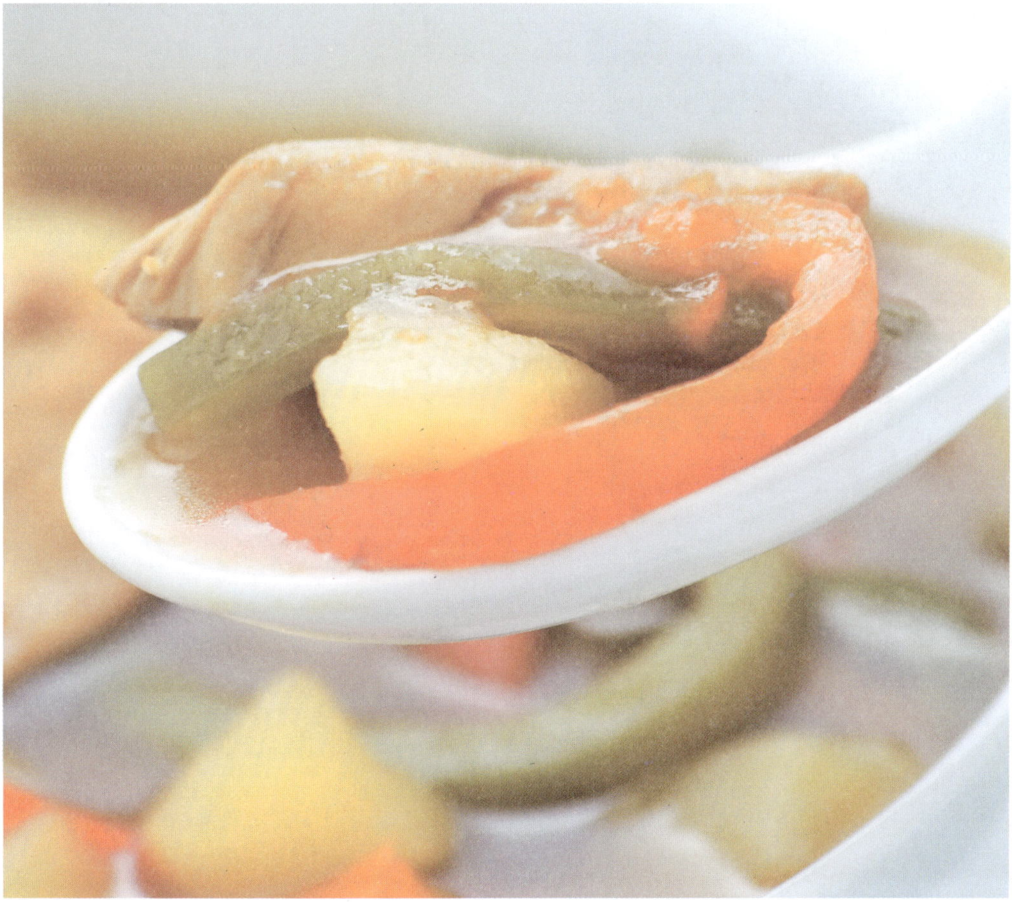

桔梗汤

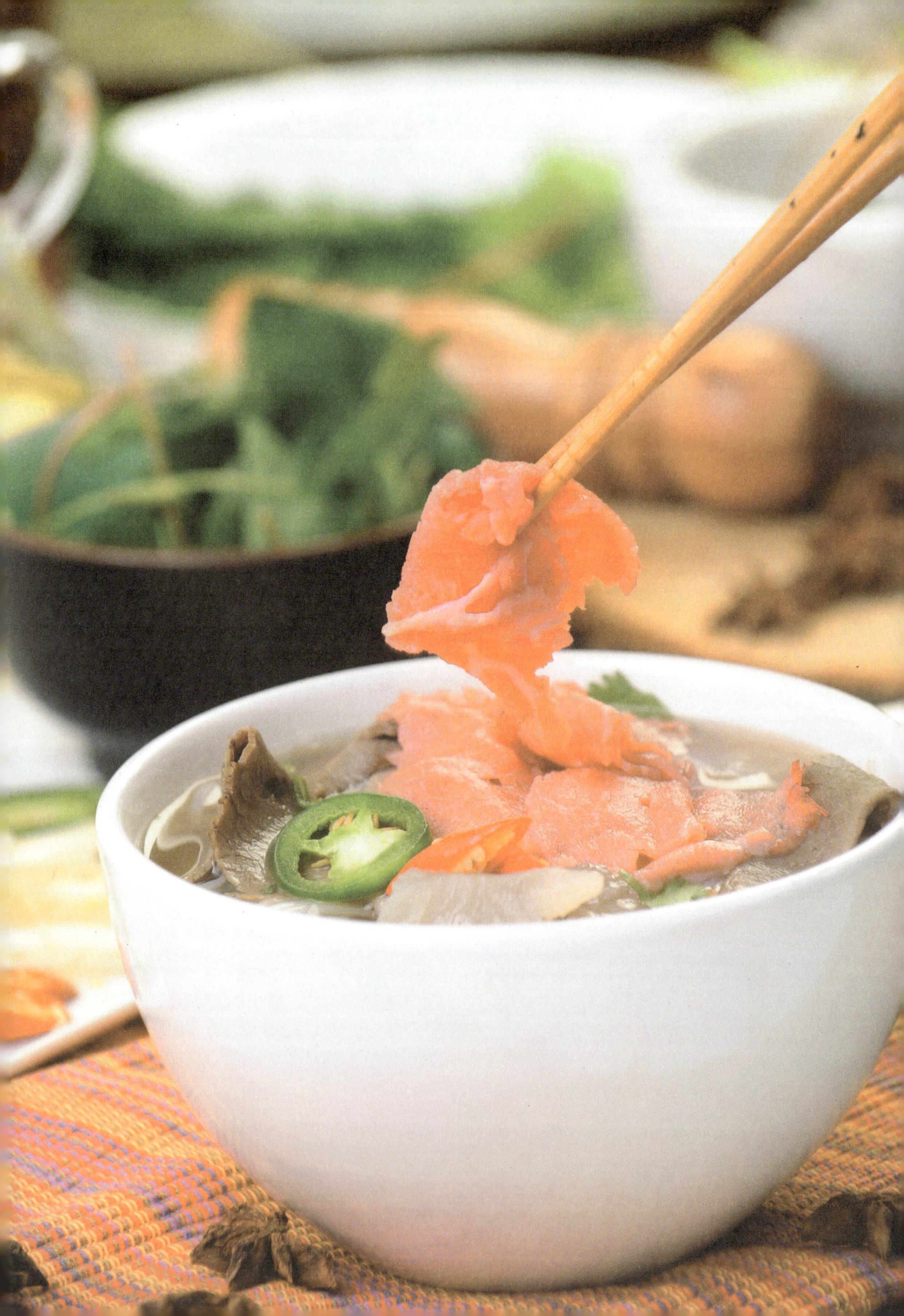

产后浮肿

产后水气，手足浮肿，皮肤现光荣色，乃脾虚不能制水，肾虚不能行水也。必以大补气血为先，佐以苍术、白术、茯苓补脾；壅满，用陈皮、半夏、香附消之；虚人加人参、木通；有热，加黄芩、麦冬以清肺金。

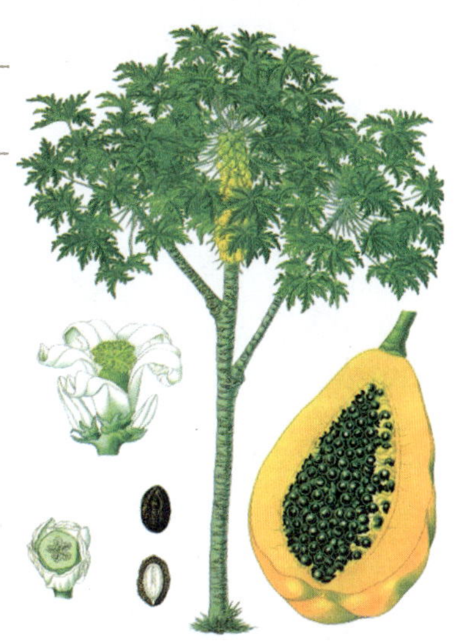

原文

产后水气，手足浮肿，皮肤现光荣色，乃脾虚不能制水，肾虚不能行水也。必以大补气血为先，佐以苍术、白术、茯苓补脾；壅满，用陈皮、半夏、香附消之；虚人加人参、木通；有热，加黄芩、麦冬以清肺金。健脾利水，补中益气汤；七日外，用人参、白术各二钱，茯苓、白芍各一钱，陈皮五分，木瓜八分，紫苏、木通、大腹皮、苍术、浓朴各四分；大便不通，加郁李仁、麻仁各一钱。如因寒邪湿气伤脾，无汗而肿，宜姜皮、半夏、苏叶加于补气方，以表汗。

五皮散

治产后风湿客伤脾经，气血凝滞，以致面目浮虚，四肢肿胀气喘。五加皮、地骨皮、大腹皮、茯苓皮（各一钱）姜皮（一钱）枣一枚，水煎服。

又云，产后恶露不净，停留胞络，致令浮肿，若以水气治之，投以甘遂等药，误矣！但服调经散，则血行而肿消矣。

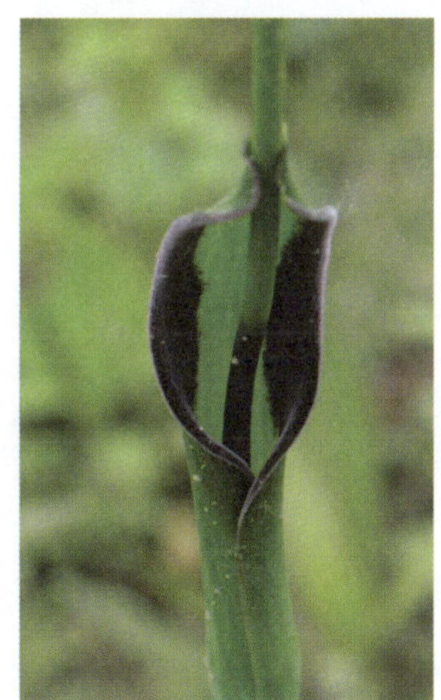

半夏

调经散

没药（另研）琥珀（另研，各一钱）肉桂、赤芍、当归（各一钱）上为细末，每服五分，姜汁、酒各少许，调服。

译文

孕妇产后水气，手脚有浮肿，皮肤因水湿溢于肌肤之下而呈现出的一种皮薄光亮的色泽，是脾虚不能制水，肾虚不能行水。

必然先大补气血，用苍术、白术、茯苓来帮助补脾；壅满，用陈皮、半夏、香附消除；虚弱的人加人参、木通；有热的，加黄芩、麦冬以清肺金。健脾利水，补中益气汤；七日外，用人参、白术各二钱，茯苓、白芍各一钱，陈皮五分，木瓜八分，紫苏、

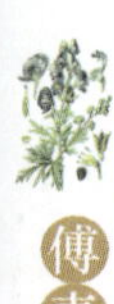

木通、大腹皮、苍术、浓朴各四分；大便不通，加郁李仁、麻仁各一钱。如因寒邪湿气伤脾，无汗而肿，宜姜皮、半夏、苏叶加于补气方，以表汗。

五皮散

治疗由于产后风湿损伤脾经，气血凝滞，导致面目浮虚，四肢肿胀气喘病症的。

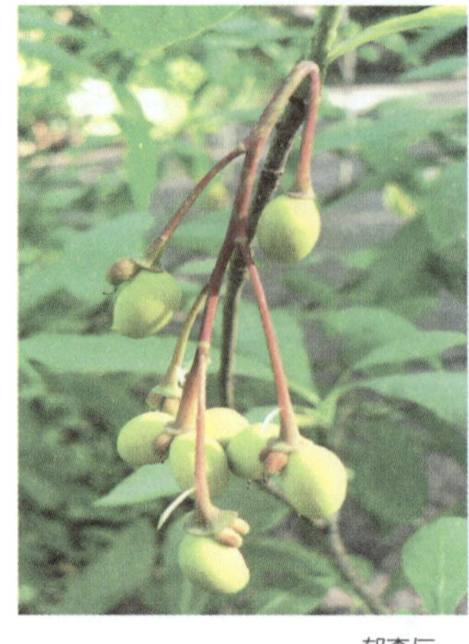

郁李仁

五加皮、地骨皮、大腹皮、茯苓皮（各一钱）姜皮（一钱）枣一枚，用水煎服。

又云产后恶露不净，停留胞络，致令浮肿，若以水气治之，投以甘遂等药，误矣！但服调经散，则血行而肿消矣。

调经散

没药（另研）琥珀（另研，各一钱）肉桂、赤芍当归（各一钱）上为细末，每服五分，姜汁、酒各少许，调服。

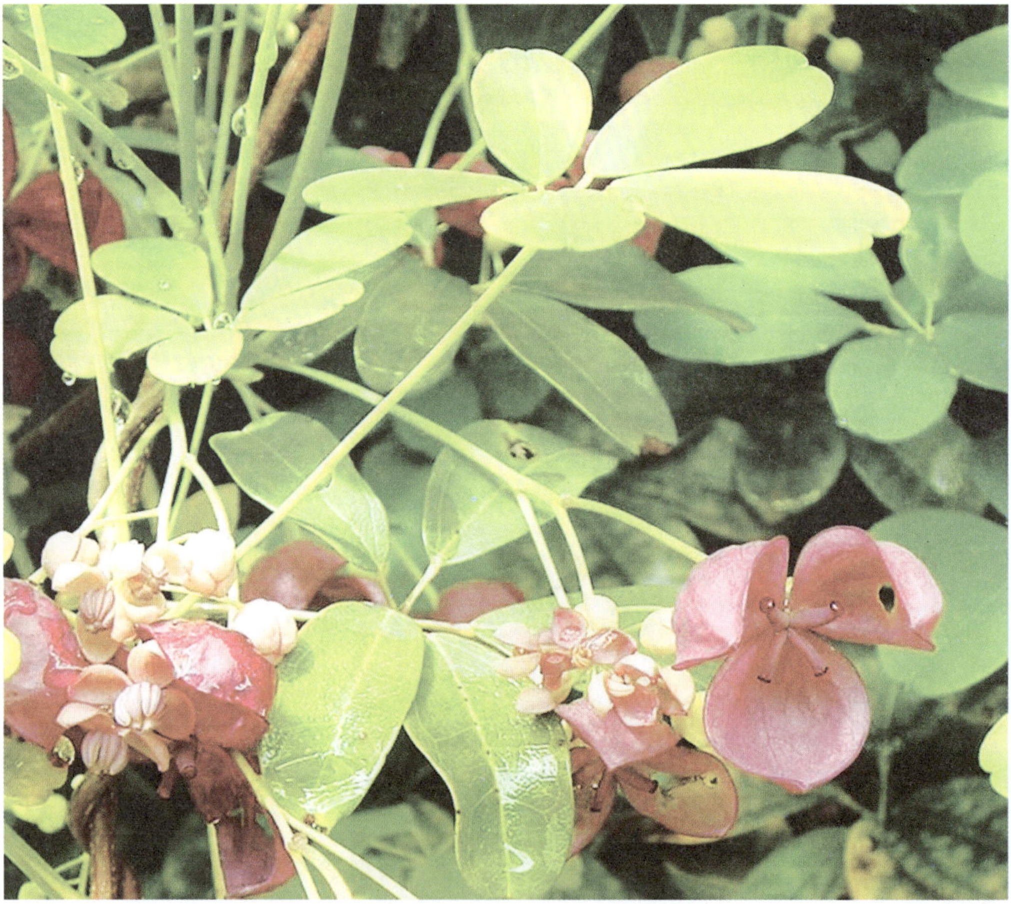

木通

产后瘀血流注

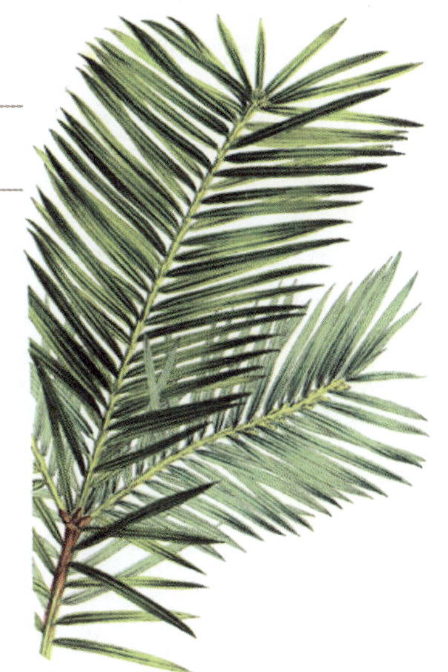

产后恶露流于腰臂足关节之处，或漫肿、或结块，久则肿起作痛，肢体倦怠，急宜用葱熨法以治外肿；内服参归生化汤以消血滞，无缓也。未成者消，已成者溃。

原文

产后恶露流于腰臂足关节之处，或漫肿、或结块，久则肿起作痛，肢体倦怠，急宜用葱熨法以治外肿，内服参归生化汤以消血滞，无缓也。未成者消，已成者溃。

葱熨法

用葱一握，炙热，捣烂作饼，敷痛处，用浓布二、三层，以熨斗，火熨之。

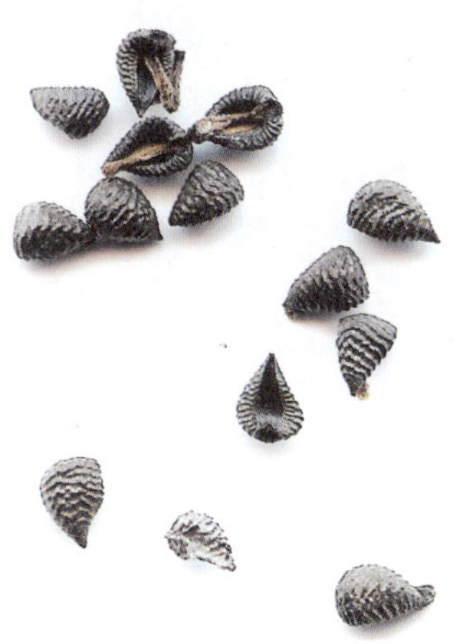

马蹄香

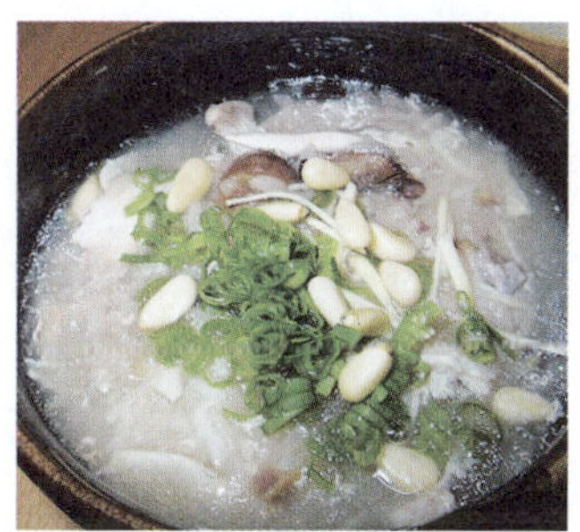

汤

参归生化汤

川芎（一钱半）当归（二钱）炙草（五分）人参（二钱）黄（一钱半）肉桂（五分）马蹄香（二钱）

此症若不补气血，节饮食，慎起居，未有得生者。如肿起作痛，起居饮食如常，是病气未深，形气未损，易治；若漫肿微痛，起居倦怠，饮食不足，最难治。或未成脓，未溃，气血虚也，宜服八珍汤；憎寒恶寒，阳气虚也，宜服十全人补汤；补后大热，阴血虚也，宜服四物汤，加参、术、丹皮；呕逆，胃气虚也，宜服六君子汤，加炮姜、干姜；食少体倦，脾气虚也，宜服补中益气汤；四肢冷逆，小便频数，肾气虚也，补中益气汤加益智仁一钱。神仙回洞散治产后流注恶露，日久成肿，用此宜导其脓，若未补气血旺，不可服此方。

译文

产后恶露流于腰臂足关节之处，或漫肿、或结块，久则肿起作痛，肢体倦怠，急宜用葱熨法以治外肿；内服参归生化汤以消血滞，无缓也。未成者消，已成者溃。

葱熨法

用葱一握，炙热，捣烂做饼，敷痛处，用浓布

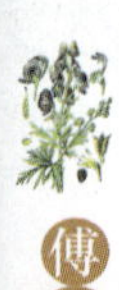

两、三层，用熨斗，火熨。

参归生化汤

川芎(一钱半)当归(二钱)炙草(五分)人参(二钱)黄（一钱半）肉桂（五分）马蹄香（二钱）此症若不补气血，节饮食，慎起居，未有得生者。如肿起作痛，起居饮食如常，是病气未深，形气未损，易治；若漫肿微痛，起居倦怠，饮食不足，最难治。或未成脓，未溃，气血虚也，宜服八珍汤；憎寒恶寒，阳气虚也，宜服十全人补汤；补后大热，阴血虚也，宜服四物汤，加参、术、丹皮；呕逆，胃气虚也，宜服六君子汤，加炮姜、干姜；食少体倦，脾气虚也，宜服补中益气汤；四肢冷逆，小便频数，肾气虚也，补中益气汤加益智仁一钱。神仙回洞散治产后流注恶露，日久成肿，用此宜导其脓，若未补气血旺，不可服此方。

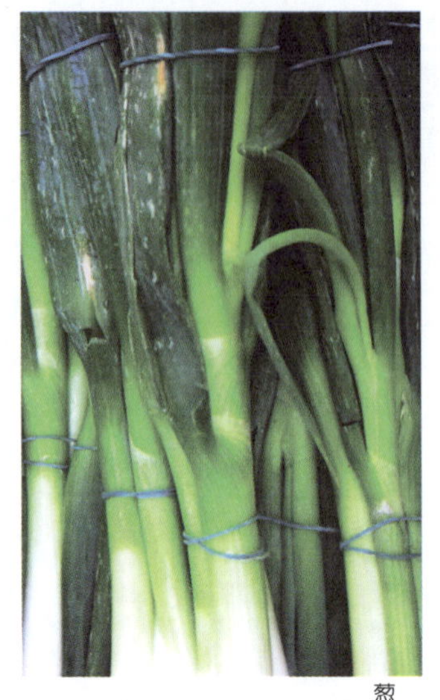
葱

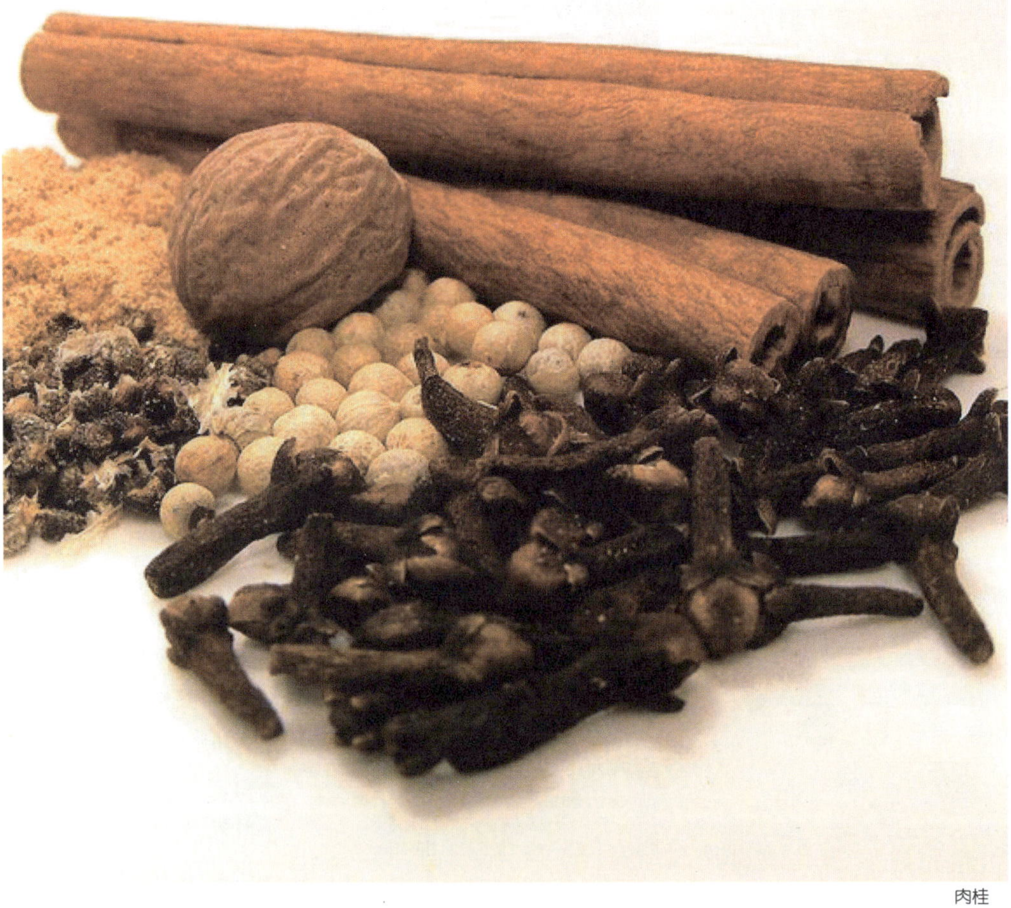

肉桂

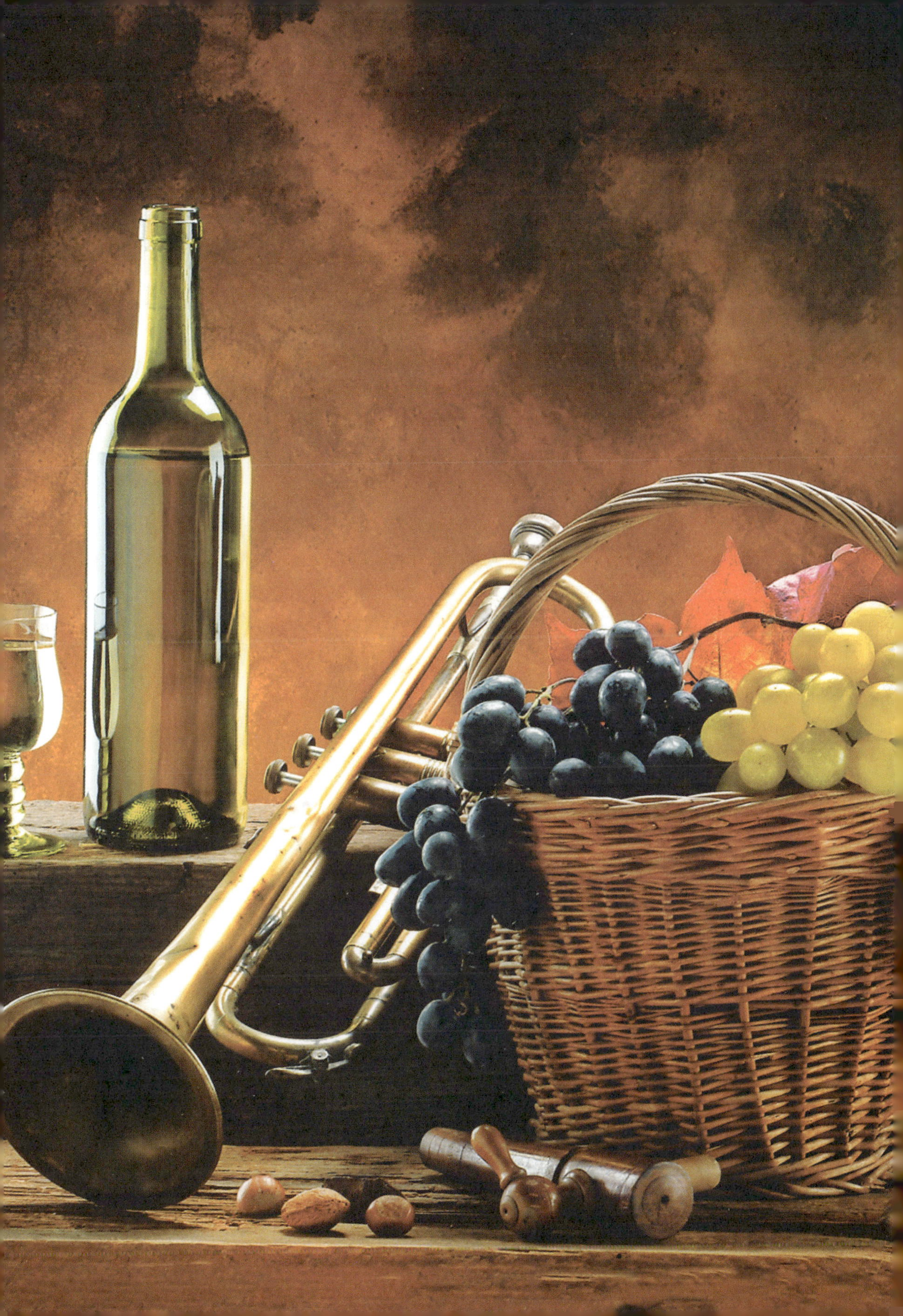

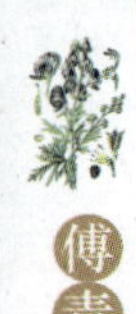

产后腹大膨胀

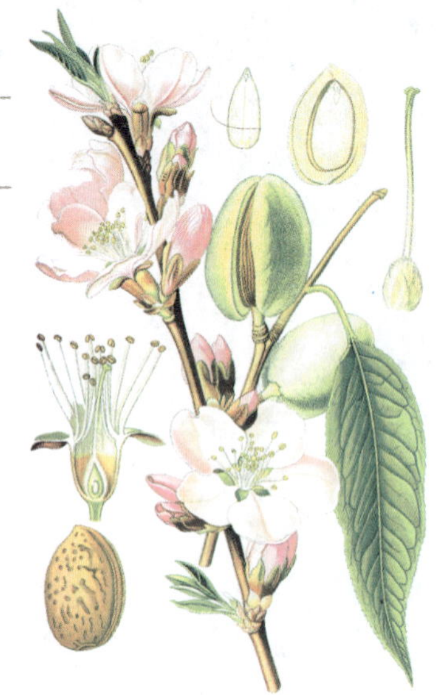

其人素弱，临产又劳，中气不足，胸膈不利，而转运稽迟，若产后即服生化汤以消块止痛，又服加参生化汤以健脾胃，自无中满之症。其膨胀，因伤食而误消，因气郁而误散，多食冷物而停留恶露；又因血虚大便燥结，误下而愈胀；殊不知气血两虚，血块消后，当大补气血，以补中虚。

原文

其人素弱，临产又劳，中气不足，胸膈不利，而转运稽迟，若产后即服生化汤以消块止痛，又服加参生化汤以健脾胃，自无中满之症。其膨胀，因伤食而误消，因气郁而误散，多食冷物而停留恶露；又因血虚大便燥结，误下而愈胀；殊不知气血两虚，血块消后，当大补气血，以补中虚。治者若但知伤食宜消，气郁宜散，恶露当攻，便结可下，则胃气反损，满闷益增，气不升降，湿热积久，遂成膨胀。岂知消导坐于补中，则脾胃强，而所伤食气消散；助血兼行，大便自通，恶露自行。如产后中风，气不足，微满，误服耗气药而胀者，服补中益气汤。

补中益气汤

人参（五分）当归（五分）白术（五分）白茯苓（一钱）川芎（四分）白芍（四分）萝卜子（四分）木香（三分）。

如伤食，误服导药成胀；或胁下积块，宜服健脾汤。人参、白术、当归（各三钱）白茯苓、白芍、神曲、吴萸（各一钱）大腹皮、陈皮（各四分）砂仁、麦芽（各五分）。

如大便不通，误服下药成胀，及腹中作痛，宜服养荣生化汤。当归（四钱）白芍（一钱）白茯苓（一钱）人参（一钱）白术（二钱）

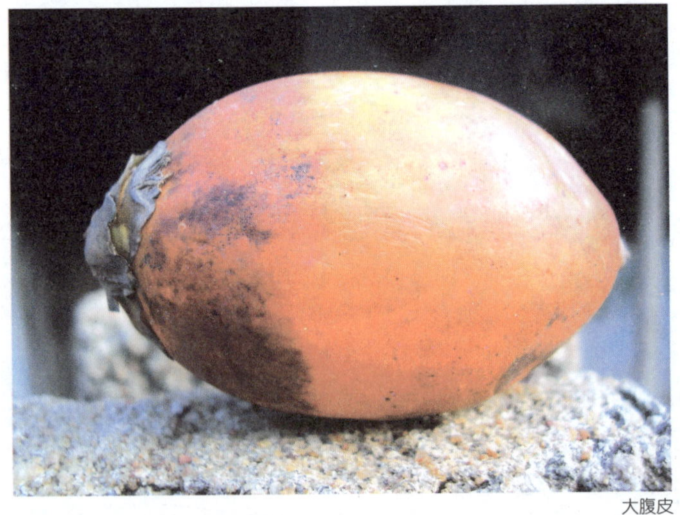

大腹皮

陈皮（五分）大腹皮（五分）香附（五分）苁蓉（一钱）桃仁（十粒，制）块痛，将药送四消丸。屡误下，须用参、归半斤。

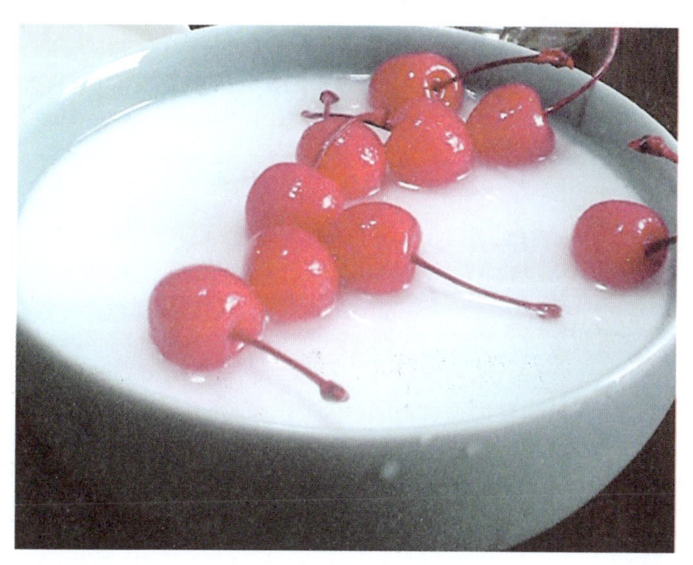

苁蓉汤

译文

其人平日身体就虚弱，临产又疲劳过度，中气不足，胸膈不通畅，而转运延迟滞留，如果产后就服生化汤来消出块止住痛，又加参生化汤以健脾胃，自无中满之症。其膨胀，因伤食而误消，因气郁而误散，多食冷物而停留恶露；又因血虚大便燥结，误下而愈胀；殊不知气血

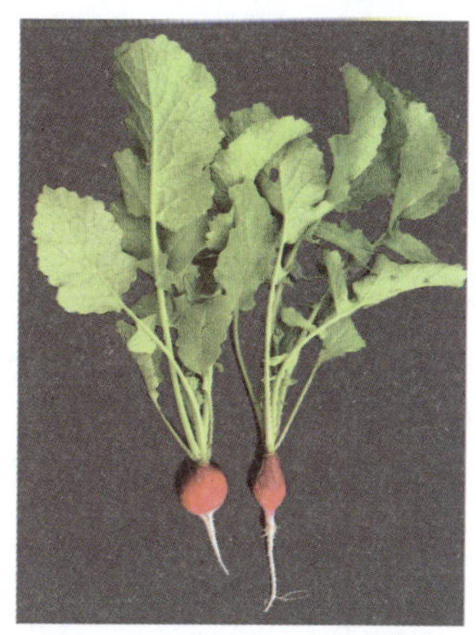

萝卜

两虚，血块消后，当大补气血，以补中虚。治者若但知伤食宜消，气郁宜散，恶露当攻，便结可下，则胃气反损，满闷益增，气不升降，湿热积久，遂成膨胀。岂知消导坐于补中，则脾胃强，而所伤食气消散；助血兼行，大便自通，恶露自行。如产后中风，气不足，微满，误服耗气药而胀者，可服补中益气汤。

补中益气汤

人参（五分）当归（五分）白术（五分）白茯苓（一钱）川芎（四分）白芍（四分）萝卜子（四分）木香（三分）。

如伤食，误服导药成胀；或胁下积块，宜服健脾汤。

人参、白术、当归（各三钱）白茯苓、白芍、神曲吴萸（各一钱）大腹皮、陈皮（各四分）砂仁、麦芽（各五分）。

如果大便不通，误服下药成胀，及腹中作痛，适宜服用养荣生化汤。

当归（四钱）白芍（一钱）白茯苓（一钱）人参（一钱）白术（二钱）陈皮（五分）大腹皮（五分）香附（五分）苁蓉（一钱）桃仁（十粒，制）。块痛：将药送四消丸。屡误下，须用参、归半斤。

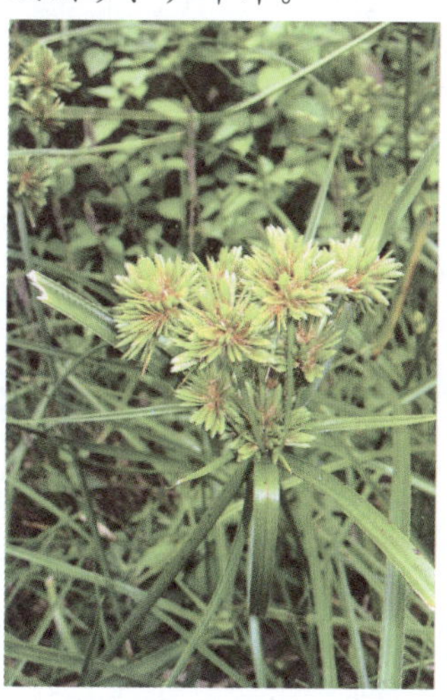

香附

产后怔忡惊悸

由产忧惊劳倦，去血过多，则心中跳动不安，谓之怔忡；若惕然震惊，心中怯怯，如人将捕之状，谓之惊悸。治此二症，惟调和脾胃，志定神清而病愈矣。如分娩后血块未消，宜服生化汤，且补血行块，血旺则怔定惊平，不必加安神定志剂。如块消痛止后患此，宜服加减养荣汤。

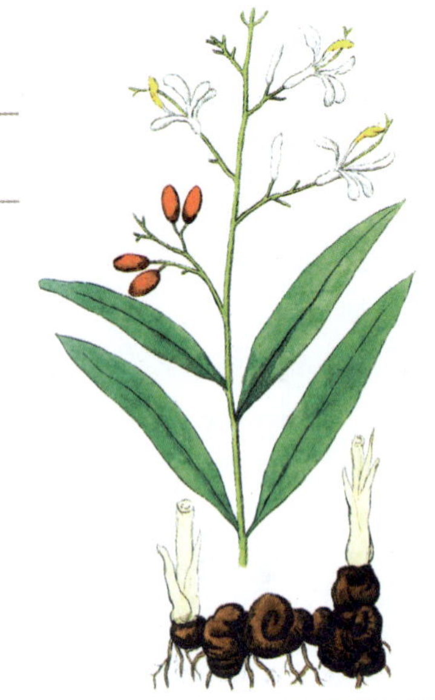

原文

由产忧惊劳倦，去血过多，则心中跳动不安，谓之怔忡；若惕然震惊，心中怯怯，如人将捕之状，谓之惊悸。治此二症，惟调和脾胃，志定神清而病愈矣。如分娩后血块未消，宜服生化汤，且补血行块，血旺则怔定惊平，不必加安神定志剂。如块消痛止后患此，宜服加减养荣汤。

加减养荣汤

当归（二钱）川芎（二钱）茯神（一钱）人参（一钱）枣仁（一钱，炒）麦冬（一钱）远志（一钱）白术（一钱）黄（一钱，炙）元肉（八枚）陈皮（四分）炙草（四分）姜煎。虚烦加竹沥、姜汁，去川芎、麦冬，再加竹茹一团；加木香，即归脾汤。

养心汤

治产后心血不定，心神不安。

炙黄（一钱）茯神（八分）川芎（八分）当归（二钱）麦冬（一钱八分）远志（八分）柏子仁（一钱）人参（一钱半）炙草（四分）五味（十粒）姜，水煎服。

译文

由于分娩时忧虑惊恐劳倦，失血过多，导致心中跳动不安，这就是怔忡；如果惕然震惊，心中怯怯，如人将捕之状，就是惊悸。

治疗这两种症状，只有调和脾胃，安神定性，病就会痊愈了。

如果分娩后血块没有消除，适合服生化汤，能够补血消块，血旺了怔忡就能平，惊悸就能平息。不必加安神定志剂。如果块消了，痛也止住了，后患此症，适合服用加减养荣汤。

加减养荣汤

当归（二钱）川芎（二钱）茯神（一钱）人参（一钱）枣仁（一钱，炒）麦冬（一钱）远志（一钱）白术（一钱）黄（一钱，炙）元肉（八枚）陈皮（四分）炙草（四分）用姜煎。虚烦加竹沥、姜汁，去川芎、麦冬，再加竹茹一团；加木香，即归脾汤。

养心汤

治疗产妇产后心血不定，心神不安宁。

炙黄（一钱）茯神（八分）川芎（八分）当归（二钱）麦冬（一钱八分）远志（八分）柏子仁（一钱）人参（一钱半）炙草（四分）五味（十粒）姜，用水煎服。

产后骨蒸

宜服保真汤。先服清骨散。

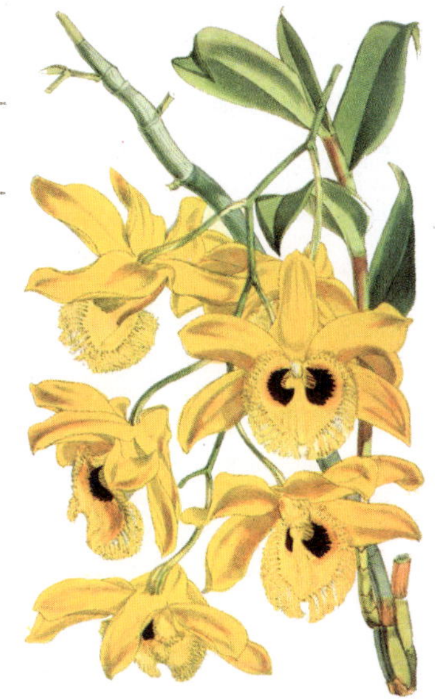

原文

宜服保真汤。先服清骨散。

柴胡梅连汤

即清骨散作汤，速效。柴胡前胡黄连乌梅（去核）各二两，共为末听用；再将猪脊骨一条，猪苦胆一个，韭菜白十根，各一寸，同捣成泥，入童便一酒盏，搅如稀糊，入药末，再捣，为丸如绿豆大，每服三、四十丸，清汤送下。如上膈热多，食后服。此方凡男女骨蒸皆可用之，不专治产妇。

保真汤

黄（六分）人参（二钱）白术（二钱，炒）炙草（四分）川芎（六分）当归（二钱）天冬（一钱）麦冬（二钱）白芍（二钱）枸杞（二钱）黄连（六分，炒）黄柏（六分，炒）知母（二钱）生地（二钱）五味（十粒）地骨皮（六分）枣三枚，去核，水煎服。一本无麦冬、黄连。

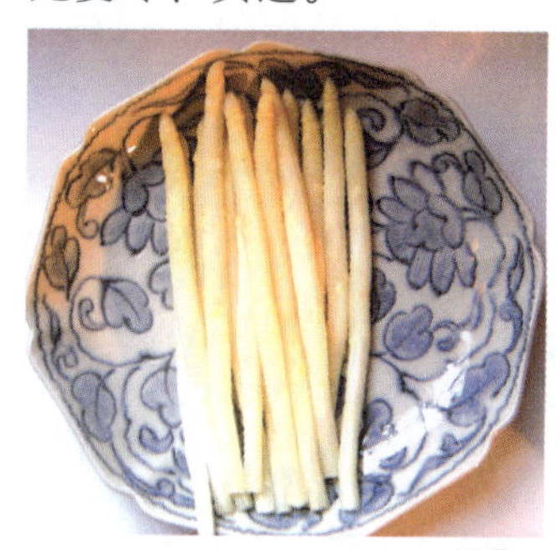

天冬

加味大造汤

治骨蒸劳热。若服清骨散、梅连丸不效服此方。人参（一两）当归（一两）麦冬（八分）石斛（八分，酒蒸）柴胡（六钱）生地（二两）胡连（五钱）山药（一两）枸杞（一两）黄柏（七分，炒）先将麦冬、地黄捣烂，后入诸药同捣为丸，加蒸紫河车另捣，焙干为末，炼蜜丸。

译文

适合服保真汤。先服用清骨散。

柴胡梅连汤

柴胡梅连汤，即清骨散作汤，速效。

柴胡、前胡、黄连、乌梅（去核）各二两，共为末待用；再将猪脊骨一条，猪苦胆一个，韭菜白十根，各一寸，同捣成泥，

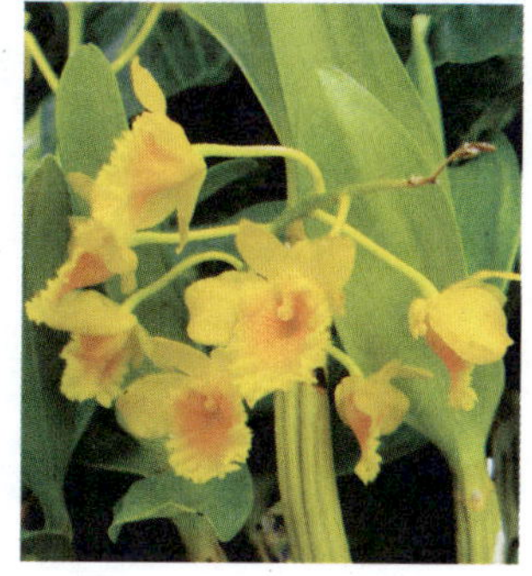

石斛

放入童便一酒盏，搅拌成像稀糊般，入药末，再捣，为丸如绿豆大，每服三、四十丸，用清汤服下。如果上膈热多，食后服。此方凡男女骨蒸都可以服用，不是专治产妇的。

保真汤

黄（六分）人参（二钱）白术（二钱，炒）炙草（四分）川芎（六分）当归（二钱）天冬（一钱）麦冬（二钱）白芍（二钱）枸杞（二钱）黄连（六分，炒）黄柏（六分，

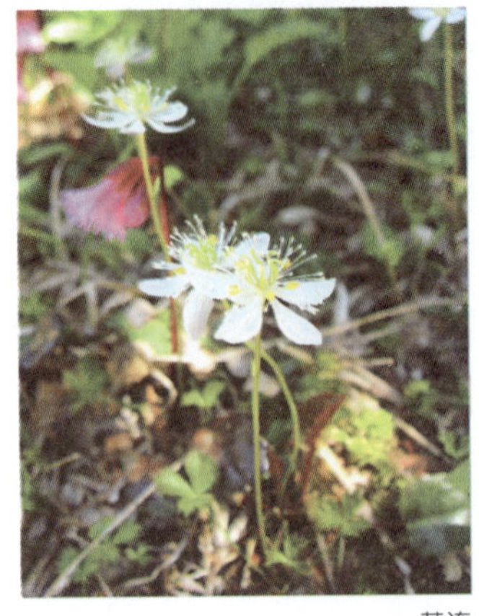
黄连

炒）知母（二钱）生地（二钱）五味（十粒）地骨皮（六分）枣三枚，去核，用水煎服。一本无麦冬、黄连。

加味大造汤

治疗骨蒸劳热，如果服清骨散、梅连丸没有疗效可服用此方。

人参（一两）当归（一两）麦冬（八分）石斛（八分，酒蒸）柴胡（六钱）生地（二两）胡连（五钱）山药（一两）枸杞（一两）黄柏（七分，炒）先将麦冬、地黄捣烂，后入各种药剂一起捣成丸，加蒸紫河车另捣，用火烤干为末，炼蜜丸。

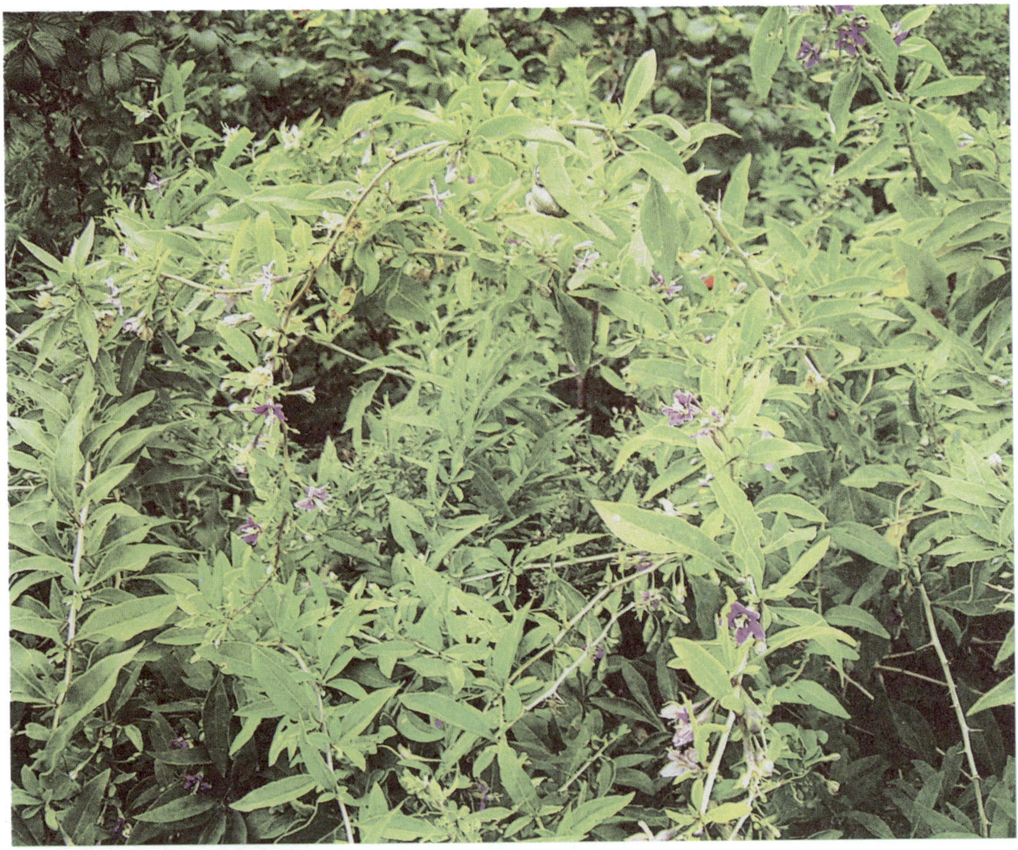

枸杞

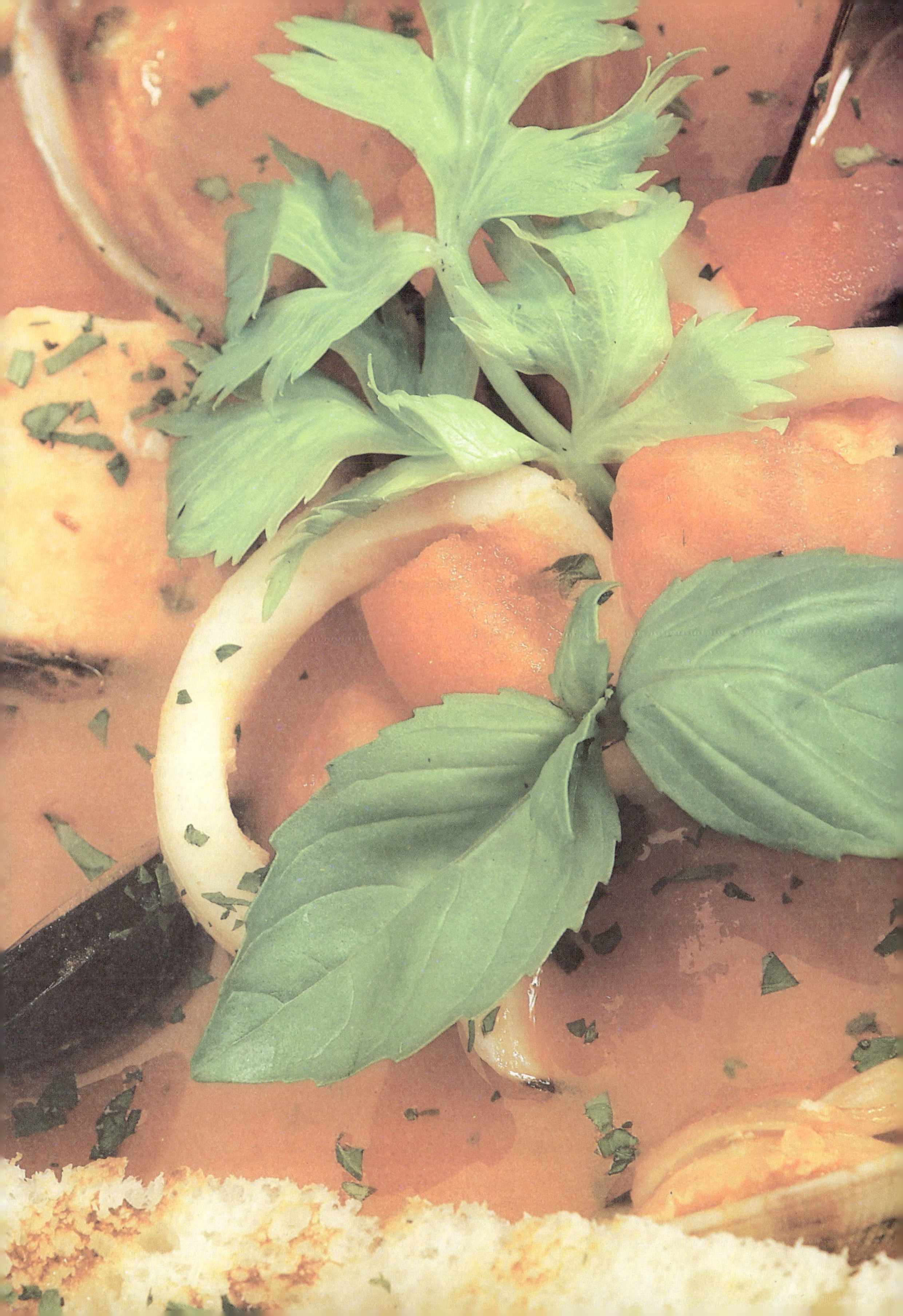

心痛

此即胃脘痛。因胃脘在心之下，劳伤风寒及食冷物而作痛，俗呼为心痛。心可痛乎！血不足，则怔忡惊悸不安耳。若真心痛，手足青黑色，旦夕死矣。治当散胃中之寒气，消胃中之冷物，必用生化汤，佐消寒食之药，无有不安。若绵绵而痛，可按止之，问无血块，则当论虚而加补也。

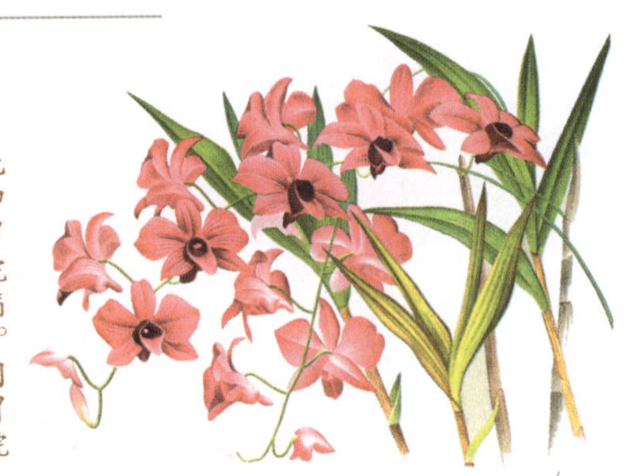

原文

此即胃脘痛。因胃脘在心之下，劳伤风寒及食冷物而作痛，俗呼为心痛。心可痛乎！血不足，则怔忡惊悸不安耳。若真心痛，手足青黑色，旦夕死矣。治当散胃中之寒气，消胃中之冷物，必用生化汤，佐消寒食之药，无有不安。若绵绵而痛，可按止之，问无血块，则当论虚而加补也。产后心痛、腹痛，二症相似，因寒食与气上攻于心，则心痛；下攻于腹，则腹痛，均用生化汤加肉桂、吴萸等温散之药也。

加味生化汤

川芎（一钱）当归（三钱）黑姜（五分）肉桂（八分）吴萸（八分）砂仁（八分）炙草（五分）伤寒食，加肉桂、吴萸；伤面食，加神曲、麦芽；伤肉食，加山楂、砂仁；大便不通，加肉苁蓉。

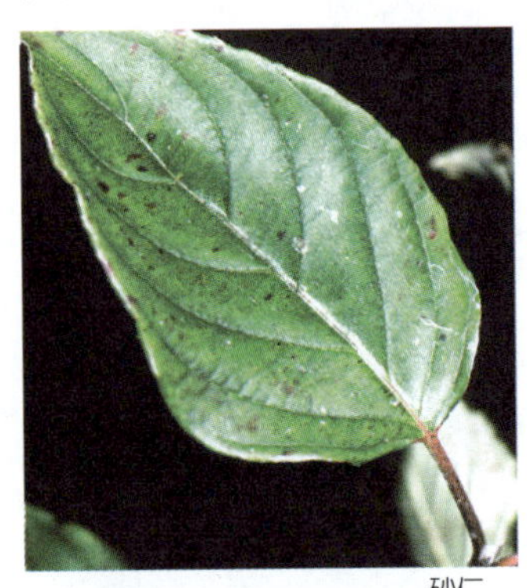

砂仁

译文

此叫做胃脘痛。

因为胃脘在心的下方，劳伤风寒及食冷物导致作痛，俗称为：心痛。

心可痛乎！血不足，则怔忡惊悸不安耳。

如果是真的心痛，手脚出现青黑色，早晚会死掉。治疗应该散去胃中的寒气，消除胃中的冷物，必用生化汤，用帮助消寒食的药剂，没有不安好的。

如果是故绵绵而痛，可按止之，问无血块，则当论虚而加补也。

产妇产后有心痛及腹部疼痛，两种症状相似，是由于寒食与气上攻入侵心内，就会心痛；下侵入腹内，就会腹痛，均用生化汤加肉桂、吴萸等温散的药剂。

加味生化汤

川芎（一钱）当归（三钱）黑姜（五分）肉桂（八分）吴萸（八分）砂仁（八分）炙草（五分）。

伤寒食的，加肉桂、吴萸；伤面食的，加神曲、麦芽；伤肉食，加山楂、砂仁；大便不通的，加肉苁蓉。

腹痛

先问有块无块，块痛，只服生化汤，调失笑散二钱，加元胡一钱；无块，则是遇风冷作痛，宜服加减生化汤。川芎（一钱）当归（四钱）黑姜（四分）炙草（四分）防风（七分）吴萸（六分）白蔻（五分）桂枝（七分）痛止去之。随伤食物，所加如前。

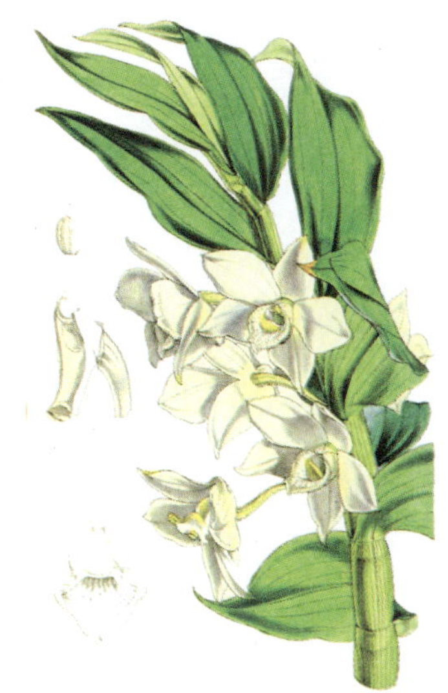

原文

先问有块无块。块痛，只服生化汤，调失笑散二钱，加元胡一钱；无块，则是遇风冷作痛，宜服加减生化汤。川芎（一钱）当归（四钱）黑姜（四分）炙草（四分）防风（七分）吴萸（六分）白蔻（五分）桂枝（七分）痛止去之。随伤食物，所加如前。

译文

要先问腹中是否有块，如果是块痛，只服生化汤，调失笑散二钱，加元胡一钱；如果没有块，只是遇到风冷作痛，适合服用加减生化汤。

川芎（一钱）当归（四钱）黑姜（四分）炙草（四分）防风（七分）吴萸（六分）白蔻（五分）桂枝（七分）痛止去之。随伤食物，所加如前。

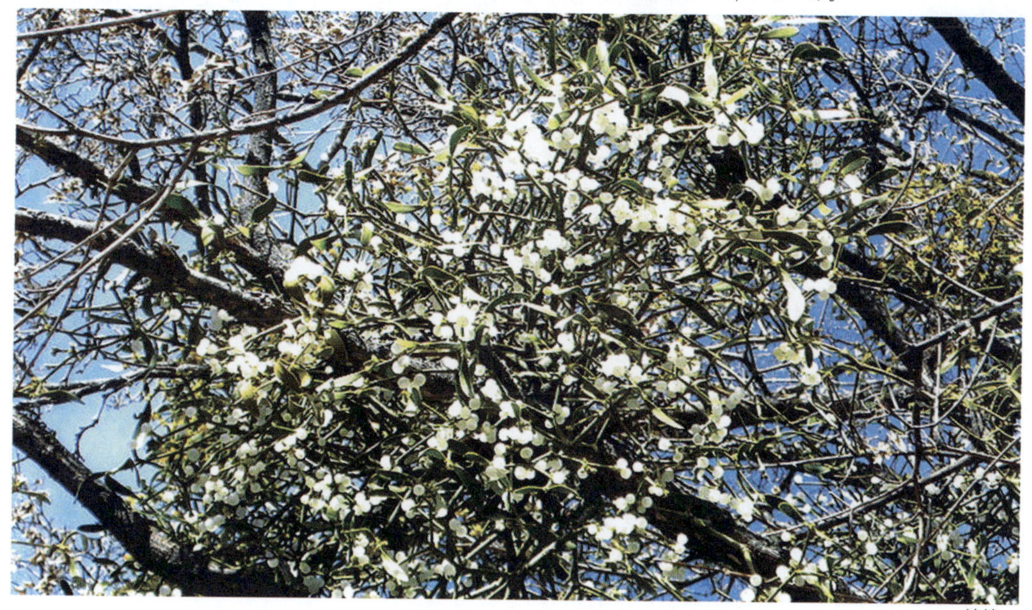

桂枝

小腹痛

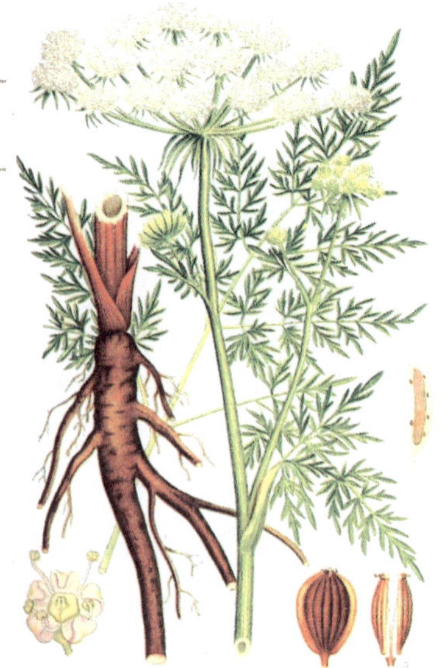

产后虚中，感寒饮冷，其寒下攻小腹作痛；又有血块作痛者；又产后血虚脐下痛者，并治之以加减生化汤。

原文

产后虚中，感寒饮冷，其寒下攻小腹作痛；又有血块作痛者；又产后血虚脐下痛者，并治之以加减生化汤。

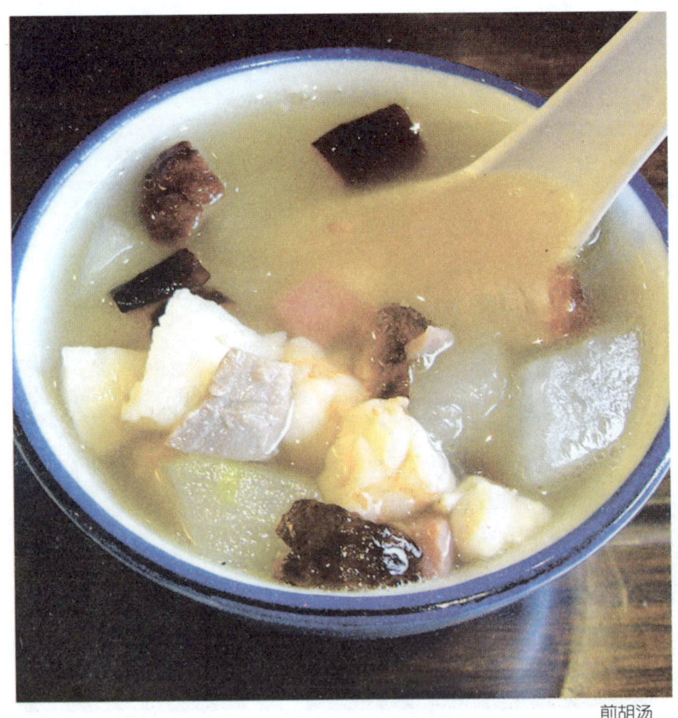

前胡汤

加减生化汤

川芎（一钱）当归（三钱）黑姜（四分）炙草（四分）桃仁（十粒）有块痛者，本方中送前胡散，亦治寒痛；若无块，但小腹痛，亦可按而少止者，属血虚，加熟地三钱，前胡、肉桂各一钱为末，名前朝胡散。

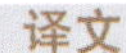

译文

孕妇产后虚中，感寒饮冷，有寒下侵小腹作痛；又有血块作痛的孕妇；又产后血虚脐下痛的孕妇，一起治疗用加减生化汤。

加减生化汤

川芎（一钱）当归（三钱）黑姜（四分）炙草（四分）桃仁（十粒）有块痛的，本方中送前胡散，也治疗寒痛。

如果没有块的，但是有小腹疼痛，也可按而少止的人，属于血虚，加熟地三钱，前胡、肉桂各一钱为末，名前朝胡散。

虚劳

指节冷痛，头汗不止。人参（三钱）当归（三钱）黄（二钱）淡豆豉（十粒）生姜（三片）韭白（十寸）猪肾（二个）先将猪肾煮熟，取汁煎药八分，温服。

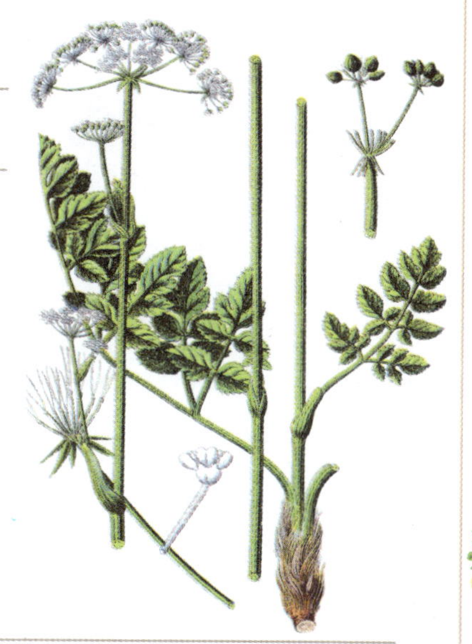

原文

指节冷痛，头汗不止。

人参（三钱）当归（三钱）黄（二钱）淡豆豉（十粒）生姜（三片）韭白（十寸）猪肾（二个）先将猪肾煮熟，取汁煎药八分，温服。

译文

指节，也就是手指指骨之间或指骨与掌骨之间相连接处有冷痛。头发汗而不能止住。

人参（三钱）当归（三钱）黄芪（二钱）淡豆豉（十粒）生姜（三片）韭白（十寸）猪肾（二个）先将猪肾煮熟，取汁煎药八分，温服。

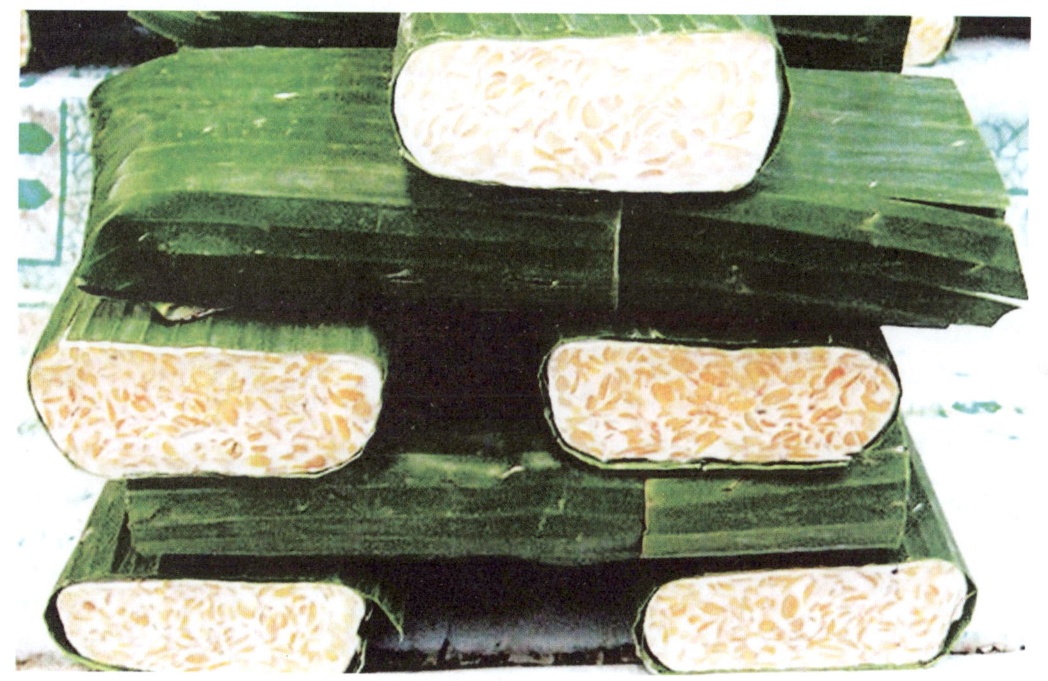

豆豉

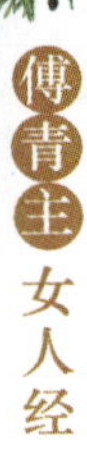

遍身疼痛

产后百节开张，血脉流散，气弱则经络间血多阻滞，累日不散，则筋牵脉引，骨节不利，故腰背不能转侧，手足不能动履，或身热头痛，若误作伤寒，发表出汗，则筋脉动荡，手足发冷，变症出焉，宜服趁痛散。

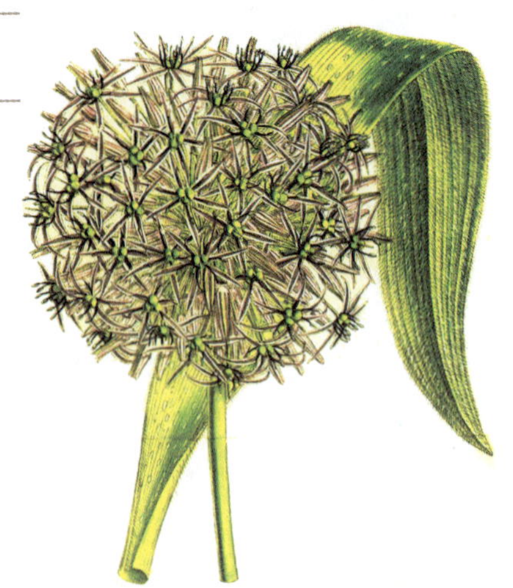

原文

产后百节开张，血脉流散，气弱则经络间血多阻滞，累日不散，则筋牵脉引，骨节不利，故腰背不能转侧，手足不能动履，或身热头痛，若误作伤寒，发表出汗，则筋脉动荡，手足发冷，变症出焉，宜服趁痛散。

当归（一钱）甘草、黄、白术、独活（各八分）肉桂（八分）桑寄生（一钱）牛膝（八分）薤白（五根）姜三片，水煎服。

译文

孕妇产后全身关节开张，血脉流散，气虚弱造成经络间血多受阻停滞，时间久了不散去，就会筋牵脉引，骨节不利索，因此腰背不能转侧，手脚不能动弹，或身热头痛，如果误认为成是伤寒，发表出汗，则筋脉动荡，手脚发冷，变症出焉，适合服用趁痛散。

当归（一钱）甘草、黄芪、白术、独活（各八分）肉桂（八分）桑寄生（一钱）牛膝（八分）薤白（五根）姜三片，用水煎服。

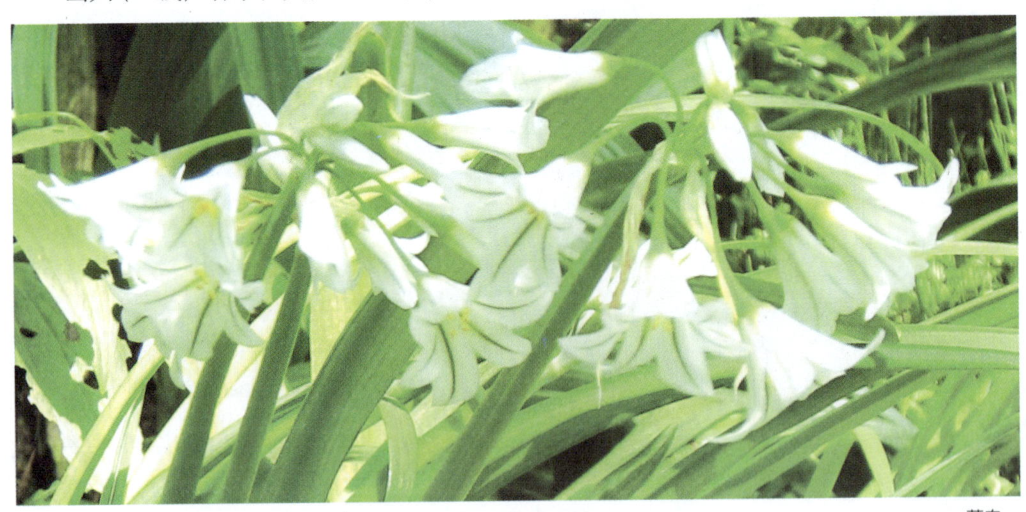

薤白

腰痛

由女人肾位系胞，腰为肾腑，产后劳伤肾气，损动胞络，或虚未复而风乘之也。

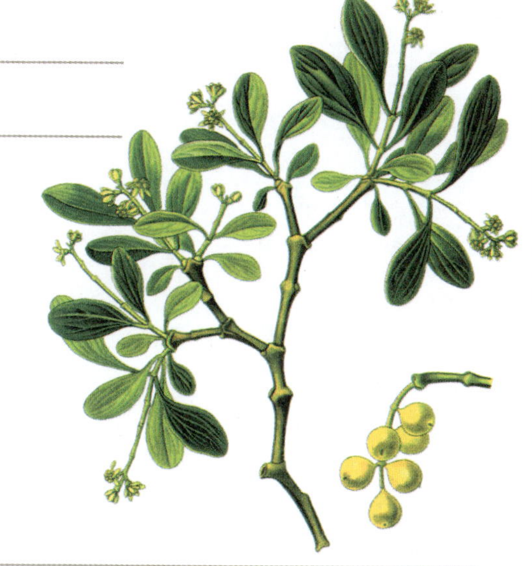

原文

由女人肾位系胞，腰为肾腑，产后劳伤肾气，损动胞络，或虚未复而风乘之也。

养荣壮肾汤

治产后感风寒，腰痛不可转。

当归（二钱）防风（四分）独活、桂心、杜仲、续断 桑寄生（各八分）生姜三片，水煎服。两贴后痛未止，属肾虚，加熟地三钱。一本有川芎八分。

加味大造丸

治产后日久，气血两虚，腰痛肾弱。方见骨蒸条。

青娥丸

胡桃（十二个）破故纸（八两，酒浸，炒）杜仲（一斤，姜汁炒，去丝）为细末，炼蜜丸，淡醋汤送六十丸。

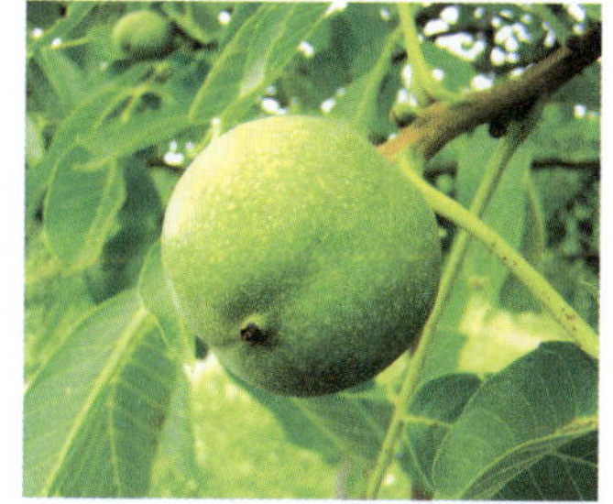

胡桃

译文

腰痛病症因素：由于女人肾位系胞，腰就是肾腑，产后虚劳损伤肾气，损动胞络，或者身体虚弱还没有恢复而受到风的侵袭。

养荣壮肾汤

治疗产后感风寒，腰痛不能转动。

当归（二钱）防风（四分）独活、桂心、杜仲、续断、桑寄生（各八分）生姜三片，水煎服。两贴后痛未止，属肾虚，加熟地三钱。一本有川芎八分。

加味大造丸

治产后时间长久，气血都虚弱，腰部疼痛肾部衰弱。方见骨蒸条。

青娥丸

胡桃（十二个）破故纸（八两，酒浸，炒）杜仲（一斤，姜汁炒，去丝）为细末，炼蜜丸，用淡醋汤服下六十丸。

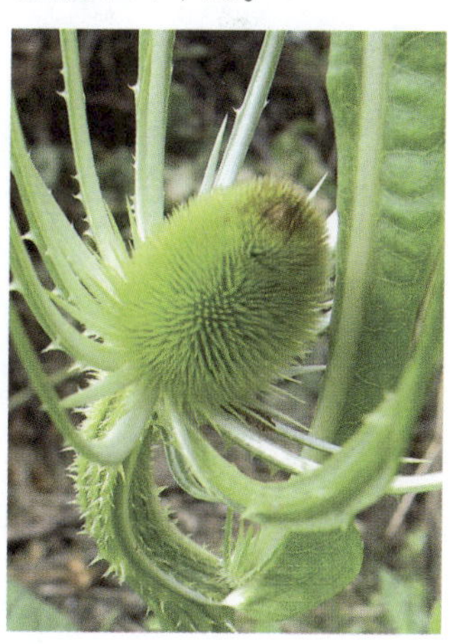

续断

胁痛

乃肝经血虚气滞之故。气滞，用四君子汤加青皮、柴胡；血虚，用四物汤加柴胡、人参、白术。若概用香燥之药，则反伤清和之气，无所生矣。

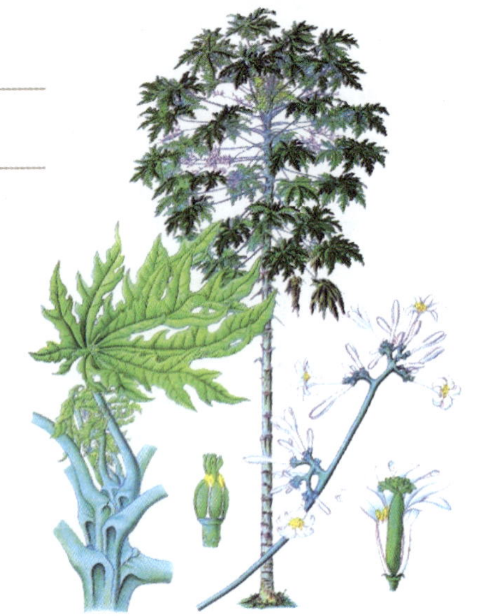

原文

乃肝经血虚气滞之故。气滞，用四君子汤加青皮、柴胡；血虚，用四物汤加柴胡、人参、白术。若概用香燥之药，则反伤清和之气，无所生矣。

补肺散

治胁痛。

山萸、当归、五味、山药、黄、川芎、熟地、木瓜、白术、独活、枣仁（各等分）水煎服。

译文

这是肝经血虚气滞的缘故。如果是气滞，用四君子汤加青皮、柴胡；如果是血虚，用四物汤加柴胡、人参、白术。如果一概用香燥的药，反而会伤害清和之气，没有能生还的。

补肺散

治疗胁痛。

山萸、当归、五味、山药、黄芪、川芎、熟地、木瓜、白术、独活、枣仁（各等分）用水煎服。

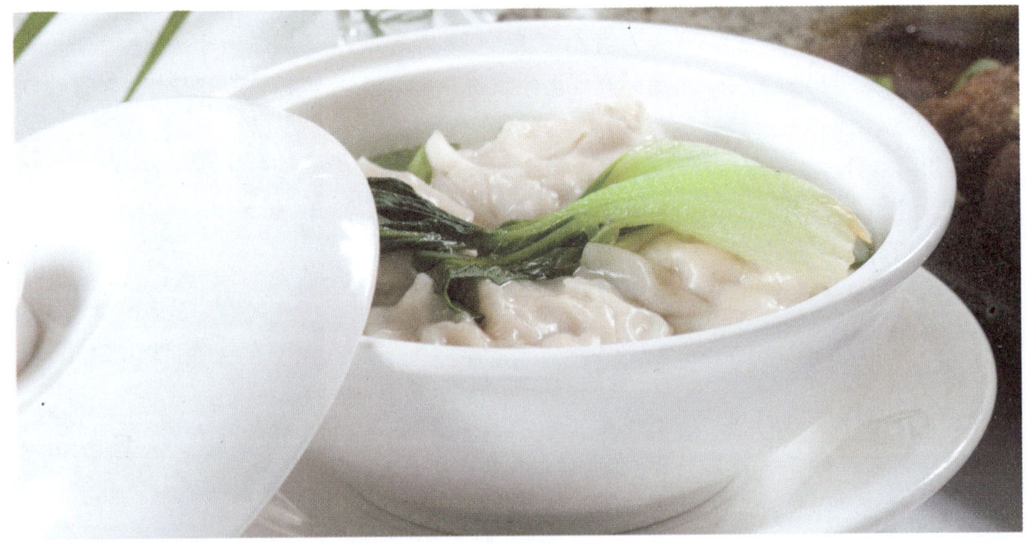

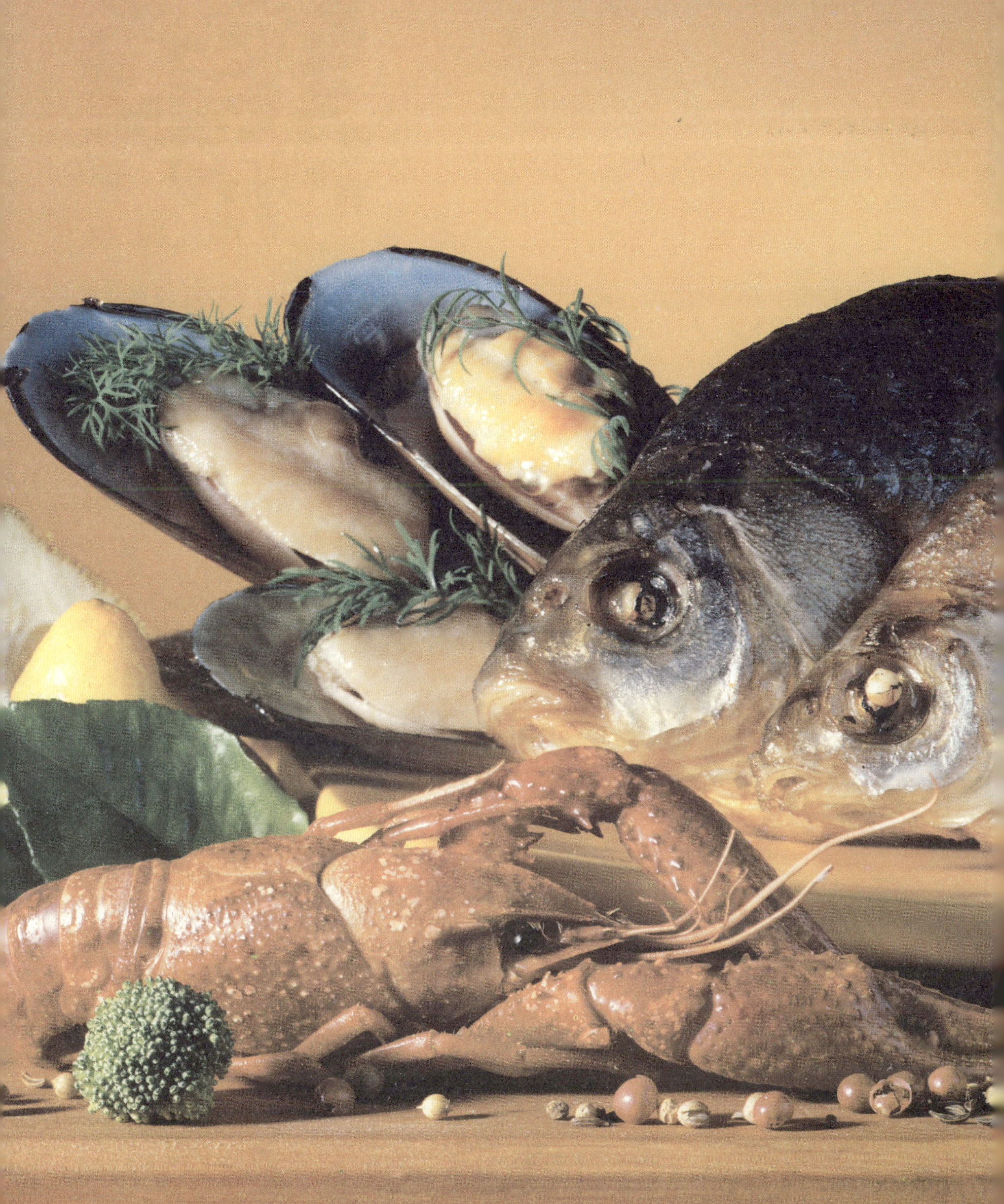

阴痛

产后起居太早，产门感风作痛，衣被难近身体，宜用祛风定痛汤。

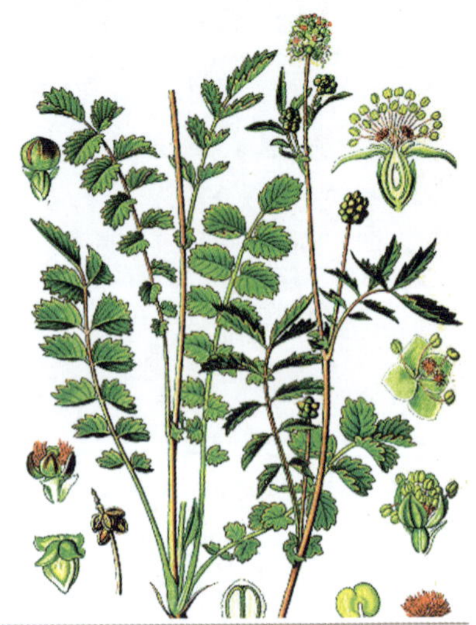

原文

产后起居太早，产门感风作痛，衣被难近身体，宜用祛风定痛汤。

祛风定痛汤

川芎（一钱）当归（三钱）独活、防风、肉桂、荆芥（各五分，炒黑）茯苓（一钱）地黄（二钱）枣二枚，煎服。又附阴疳阴蚀。阴中疮曰疮，或痛或痒，如虫行状，脓汁淋漓。阴蚀几尽者，由心肾烦郁，胃气虚弱，致气血流滞。经云：“诸疮痛痒皆属于心。”治当补心养肾，外以药熏洗，宜用十全阴疳散。

十全阴疳散

川芎、当归、白芍、地榆、甘草（各等分）水五碗，煎二碗，去渣熏，日三夜四，先熏后洗。一方，用蒲黄一升，水银二两，二味调匀搽。一方，用虾蟆、兔粪等分为末，敷疮。一方，治疳虫食下部及五脏。取东南桃枝，轻打头散，以绵缠之。一方，用石硫黄末，将缚桃枝蘸而烟熏之（按此条宜与上条合看）。一方，截一短竹筒，先纳阴中，以桃枝烧烟熏之。

译文

产妇刚产后，由于起居过于早导致产门遇风就隐隐作痛，衣被贴近身体也不能温暖，适宜服用祛风定痛汤。

祛风定痛汤

川芎（一钱）当归（三钱）独活、防风、肉桂、荆芥（各五分，炒黑）茯苓（一钱）地黄（二钱）枣二枚，煎服。

又附：阴疳阴蚀，阴道有疮或者作痛或者发痒，像虫行一样，脓汁淋漓。阴蚀几尽的人，由心肾烦郁，胃气虚弱，导致气血流滞。经说道：“各种疮痛痒都属于心。”治当补心养肾，外用药熏洗，适合用十全阴疳散。

十全阴疳散

川芎、当归、白芍、地榆、甘草（各等分）水五碗，煎二碗，去渣熏，白天三次晚上四次，先熏后洗。

一方：用蒲黄一升，水银二两，两种药材配方调理均匀后搽下。

一方：用虾蟆、兔粪等分成末，敷在疮上。

一方：治疗疳虫吃下部以及五脏。取东南桃枝，轻打头散，以绵缠之。

一方：用石硫黄末，将缚桃枝蘸而烟熏（按此条宜与上条合看）。

一方：截一短竹筒，先放入阴中，用桃枝烧烟去熏。

恶露

即系裹儿污血，产时恶露随下，则腹不痛而产自安。若腹欠温暖，或伤冷物，以致恶露凝块，日久不散，则虚症百出；或身热骨蒸，食少羸瘦；或五心烦热，月水不行，其块在两胁，动则雷鸣，嘈杂晕眩，发热似疟，时作时止，如此数症，治者欲泄其邪，先补其虚，必用补中益气汤送三消丸，则元气不损，恶露可消。

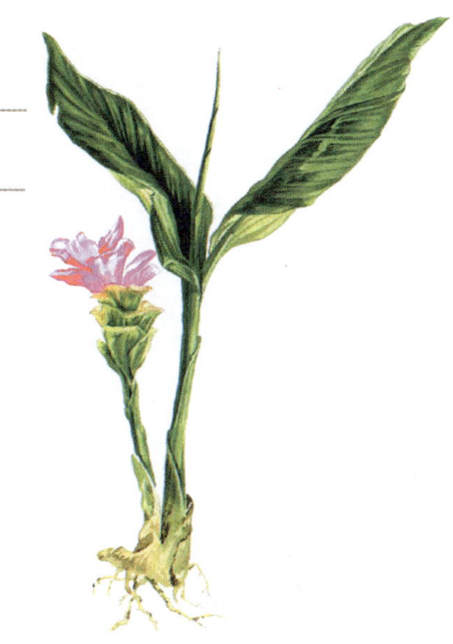

原文

即系裹儿污血，产时恶露随下，则腹不痛而产自安。若腹欠温暖，或伤冷物，以致恶露凝块，日久不散，则虚症百出；或身热骨蒸，食少羸瘦；或五心烦热，月水不行，其块在两胁，动则雷鸣，嘈杂晕眩，发热似疟，时作时止，如此数症，治者欲泄其邪，先补其虚，必用补中益气汤送三消丸，则元气不损，恶露可消。

加味补中益气汤

人参（一钱）白术（二钱）当归（三钱）黄（一钱，炙）白芍（一钱）广皮（四分）甘草（四分）姜、枣，煎服。

三消丸

治妇人死血食积痰三等症。

黄连（一两，一半用吴萸煎汁去渣浸炒，一半用益智仁炒，去益智仁不用）川芎（五钱）莱菔子（一两五钱，炒）桃仁（十粒）山栀 青皮 三棱 莪术（各五钱，俱用醋炒）山楂（一两）香附（一两，童便浸炒）上为末，蒸饼为丸，食运服，用补中益气汤送下五六十丸；或用白术三钱，陈皮五钱，水一钟，煎五分送下亦可。

译文

即系裹儿污血，孕妇在生产的时候恶露随下，然而腹不疼痛并且生产的时候能自安。

如果腹部缺少温暖，或者由于冷物而受到损伤，导致恶露凝块，时间久了

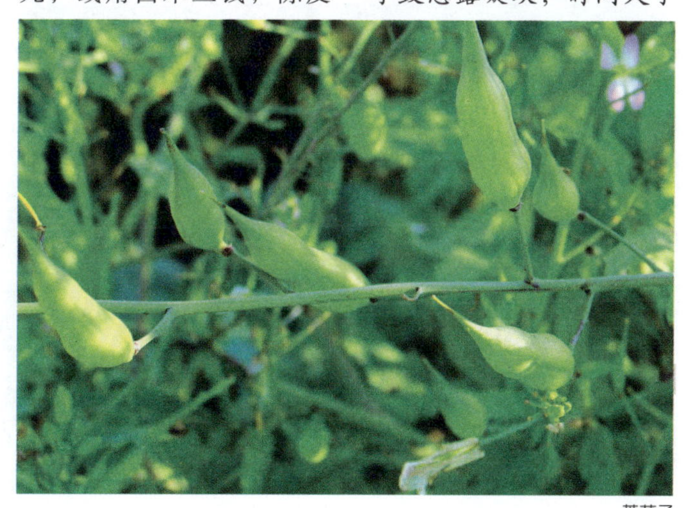

莱菔子

却没有散去，各种虚弱症候就会百出；或者身体发热有骨头被蒸的感觉，吃的少身体瘦弱；或者五心烦热，月水不行，凝块在两胁中，动则雷鸣，嘈杂晕眩，发热似疟，偶尔发作偶尔停止，如此数症，治者想排泄邪病，首先要补虚，必用补中益气汤送三消丸，如果元气不损，恶露就可消除。

加味补中益气汤

人参(一钱) 白术(二钱) 当归(三钱) 黄芪(一钱，炙) 白芍（一钱）广皮（四分）甘草（四分）姜、枣，煎服。

三消丸

治疗：妇人死血食积痰三等病症。

黄连（一两，一半用吴茱萸煎汁去渣浸炒，一半用益智仁炒，去益智仁不用）川芎（五钱）莱菔子（一两五钱，炒）桃仁（十粒）山栀、青皮、三棱、莪术（各五钱，俱用醋炒）山楂（一两）香附（一两，童便浸炒）上为末，蒸饼为丸，食运服，用补中益气汤送下五、六十丸；或用白术三钱，陈皮五钱，水一钟，煎五分送下也可。

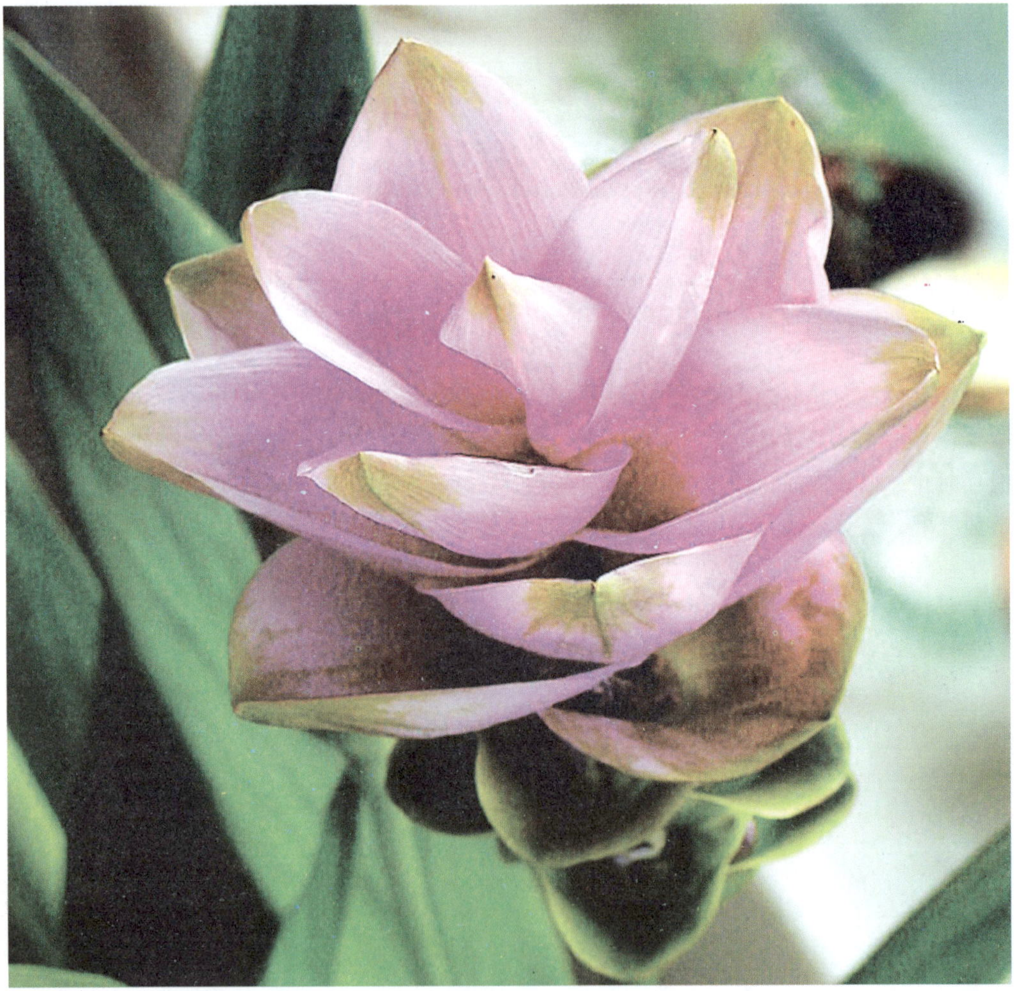

莪术

乳痈

乳头属足厥阴肝经，乳房属足阳明胃经。若乳房臃肿，结核色红，数日外肿痛溃稠脓，脓尽而愈，此属胆胃热毒，气血壅滞，名曰乳痈，易治。若初起内结小核，不红不肿不痛，积之岁月，渐大如岩山，破如熟榴，难治。治法痛肿寒热，宜发表散邪；痛甚，宜疏肝清胃；脓成不溃，用托里；肌肉不生，脓水清稀，宜补脾胃；脓出及溃，恶寒发热，宜补血气；饮食不进，或作呕吐，宜补胃气。

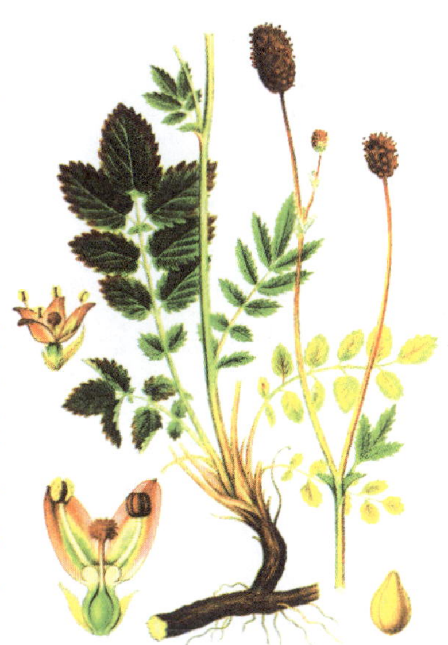

原文

乳头属足厥阴肝经，乳房属足阳明胃经。若乳房臃肿，结核色红，数日外肿痛溃稠脓，脓尽而愈，此属胆胃热毒，气血壅滞，名曰乳痈，易治。若初起内结小核，不红不肿不痛，积之岁月，渐大如岩山，破如熟榴，难治。治法痛肿寒热，宜发表散邪；痛甚，宜疏肝清胃；脓成不溃，用托里；肌肉不生，脓水清稀，宜补脾胃；脓出及溃，恶寒发热，宜补血气；饮食不进，或作呕吐，宜补胃气。乳岩初起，用益气养荣汤加归脾汤，间可内消；若用行气破血之剂，速亡甚矣。

栝蒌散

治一切痈疽，并治乳痈。痈者，六腑不和之气，阳滞于阴则生之。栝蒌（一个，连皮捣烂）生甘草（五分）当归（三钱）乳香（五分，灯心炒）金银花（三钱）白芷（一钱）没药（五分，灯心炒）青皮（五分）水煎，温服。

回脉散

乳痈未溃时服此，毒从大便出，虚人不用。大黄（三钱半）白芷（八分）乳香（五分）木香（五分）没药（五分）穿山甲（五分，蛤粉拌炒）共为末，人参二钱煎汤，调药末服。一本大黄作三钱，有人参三钱。

十全大补汤

人参 白术、黄、熟地（各三钱）茯苓（八分）甘草（五分）川芎（八分）金银花（三

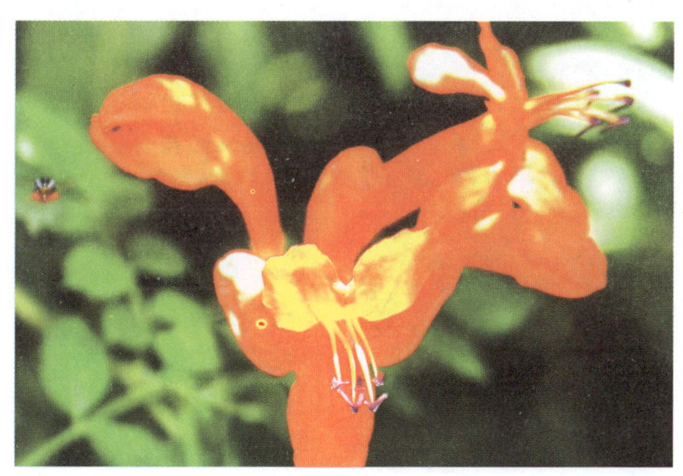

金银花

钱）泻，加黄连、肉果；渴，加麦冬、五味；寒热往来，用马蹄香捣散。凡乳痈服薏苡仁粥好。又方，用乌药软白 香辣者五钱，研，水一碗，牛皮胶一片，同煎七分，温服。如孕妇腹内痈，此二方可通用。一本人参四味各二钱。又有乳吹，乃小儿饮乳，口气所吹，乳汁不通，壅结作痛，不急治则成痈，宜速服栝蒌散，更以手揉散之。

译文

乳头属于足厥阴肝经，乳房属于足阳明胃经。

如果乳房臃肿，结核颜色发红，几天后外肿疼痛溃烂流出稠脓，稠脓流尽就痊愈了，这属于胆胃热毒，气血壅滞，叫做乳痈，容易治疗。如果刚开始是乳房内结小核，不发红也不臃肿也不痛，时间积久了，渐渐变大像岩石般，破开像熟了的榴一样，难以治疗。治疗痛肿寒热的方法，适合发表散邪；痛的严重的，适宜疏肝清胃；成脓不溃烂的，用托里；肌肉不生，脓水呈清稀的，适宜补脾胃；脓出来就溃烂的，恶寒发热，适宜补血气；饮食不进，或作呕吐，适宜补胃气。乳房像岩石般刚刚突起的，用益气养荣汤加归脾汤，间可内消；如果用行气破血的药剂，迅速死亡，非常严重。

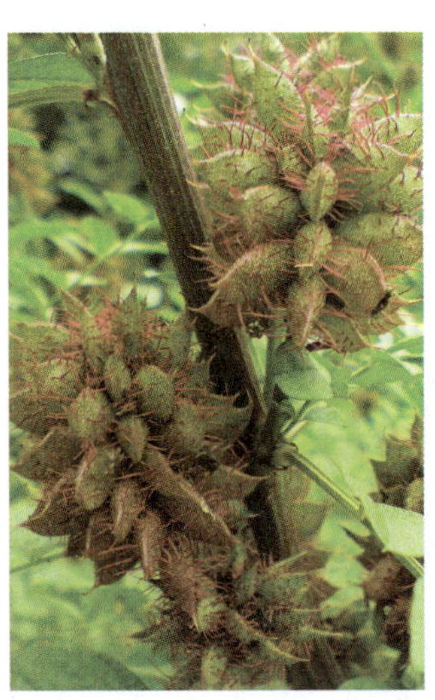
甘草

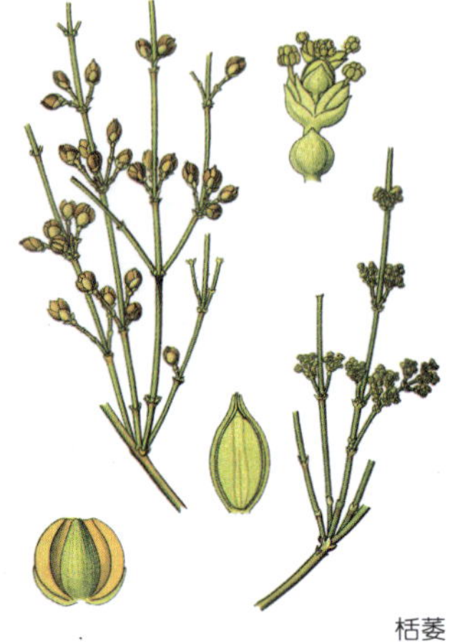
栝蒌

栝蒌散

治疗：一切痈疽并且治疗乳痈痈症的人及六腑的气不和，阳滞阴生。

栝蒌（一个，连皮捣烂）生甘草（五分）当归（三钱）乳香（五分，灯心炒）金银花（三钱）白芷（一钱）没药（五分，灯心炒）青皮（五分）水煎，温服。

回脉散

治疗：乳痈没有溃烂时可以服用此方，毒就会从大便排出，虚弱的人不可以用。

大黄（三钱半）白芷（八分）乳香（五分）木香（五分）没药（五分）穿山甲（五分，蛤粉拌炒）共为末，人参二钱煎汤，调药末服。一本大黄作三钱，有人参三钱。

十全大补汤

人参、白术、黄、熟地（各三钱）茯苓（八分）甘草（五分）川芎（八分）金银花（三钱）泻，加黄连、肉果；渴，加麦冬、五种药材配方；有寒热往来，用马蹄香捣散。凡乳痈服用薏苡仁粥为好。

又方：用乌药软白、香辣者五钱，研，水一碗，牛皮胶一片，同煎七分，温服。如孕妇是腹内痈，这两个方子可以通用。

一本人参四味各二钱。

又有：乳吹，就是小儿饮乳，口气所吹，乳汁不通，壅结作痛，不紧急治疗就成了痈，适合快速服用栝蒌散，用手揉散。

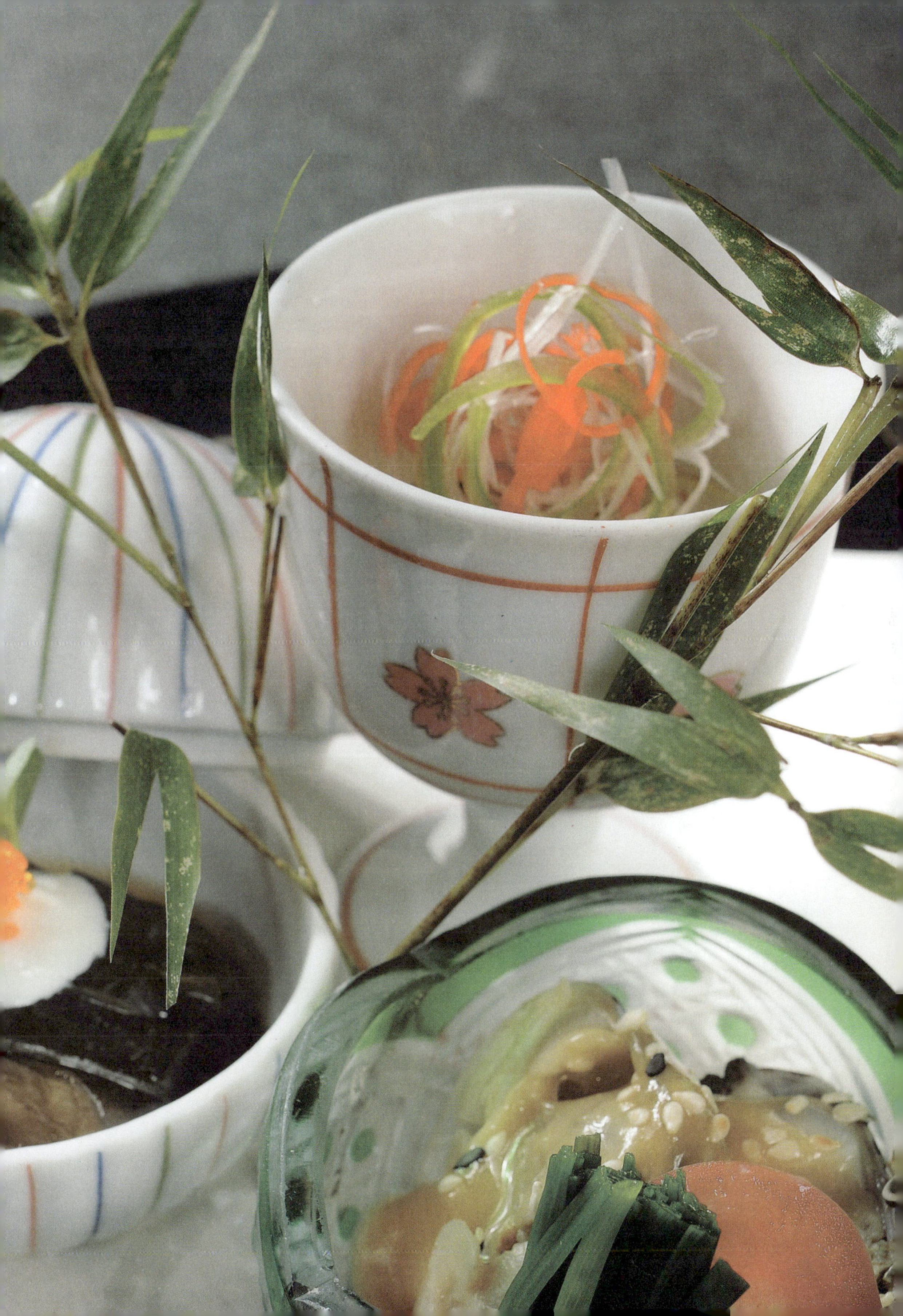

风甚

用山羊血取色新者，于新瓦上焙干，研末，老酒冲下五、六分为度；重者用至八分，其效如神。又用抱不出壳鸡子，瓦上焙干，酒调服。如治虚寒危症，用蓝须子根刮皮，新瓦上焙干，研末，温服一钱为度，虽危可保万全。

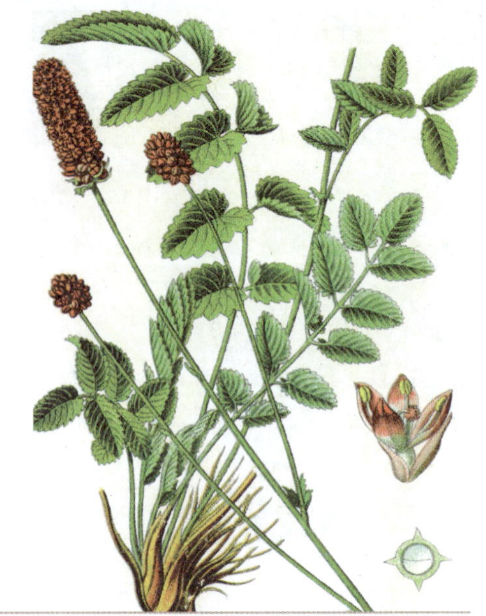

原文

用山羊血取色新者，于新瓦上焙干，研末，老酒冲下五、六分为度；重者用至八分，其效如神。又用抱不出壳鸡子，瓦上焙干，酒调服。如治虚寒危症，用蓝须子根刮皮，新瓦上焙干，研末，温服一钱为度，虽危可保万全。

译文

用山羊的血取用颜色新鲜的，放在新瓦上用火烤干，研成末，老酒冲下五、六分为度；严重的病人用到八分，疗效如神。

又：用抱不出壳鸡子，放在瓦上用火烤干，用酒调服。

如果治疗虚寒危症，用蓝须子根刮皮，放在新瓦上用火烤干，研成末，温服一钱为度，虽然危可确保万无一失。

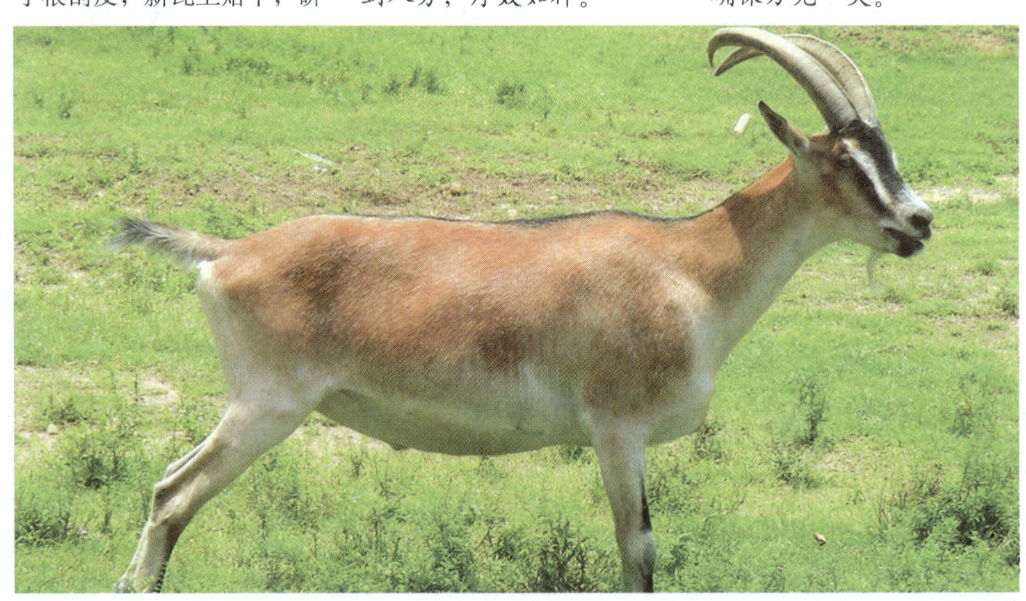

山羊

不语

乃恶血停蓄于心，故心气闭塞，舌强不语，用七珍散。人参石菖蒲川芎生地（各一两）辰砂（五分，研）防风（五钱）细辛（一钱）共为细末，用薄荷汤下一钱。因痰气郁结，闭口不语者，用好明矾一钱，水飞过，沸汤送下。一方治产后不语。人参石莲子（去心）石菖蒲（各等分）水煎服。

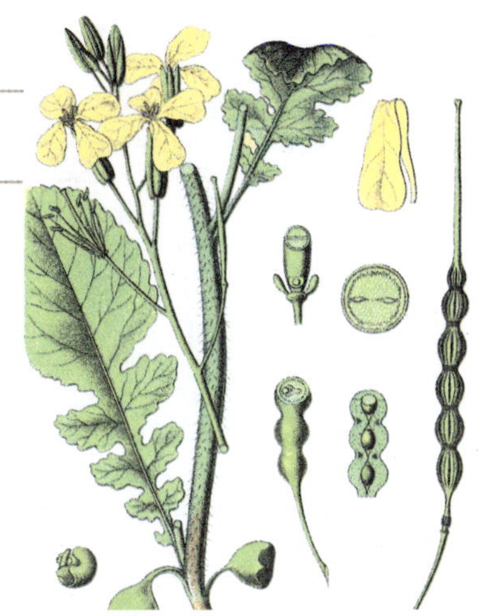

原文

乃恶血停蓄于心，故心气闭塞，舌强不语，用七珍散。

七珍散

人参、石菖蒲、川芎、生地（各一两）辰砂（五分，研）防风（五钱）细辛（一钱）共为细末，用薄荷汤下一钱。因痰气郁结，闭口不语者，用好明矾一钱，水飞过，沸汤送下。一方治产后不语。人参、石莲子（去心）石菖蒲（各等分）水煎服。《妇人良方》云：产后喑，心肾虚不能发声，七珍散；脾气郁结，归脾汤；脾伤食少，四君子汤；气血俱虚，八珍汤，不应，独参汤；更不宜急加附子，盖补其血以生血；若单用佛手散等破血药，误矣。

译文

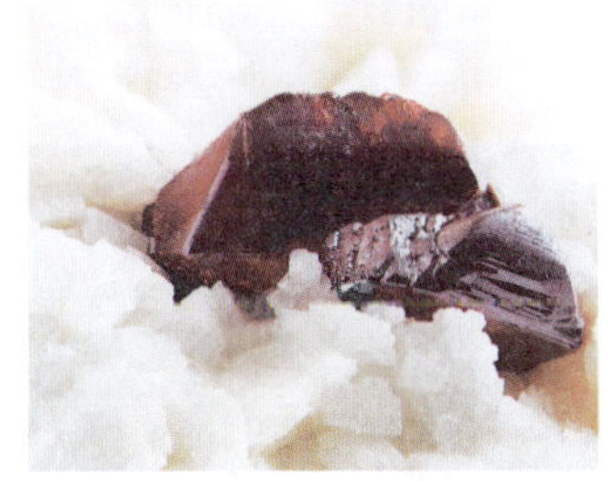

辰砂

是由于恶血停蓄在心中，因此而心气闭塞不通，舌强直僵硬不能说话，服用七珍散。

七珍散

人参 石菖蒲 川芎 生地（各一两）辰砂（五分，研）防风（五钱） 细辛（一钱）共为细末，用薄荷汤下一钱。由于有痰气郁结，口闭不能说话的，用好明矾一钱，水飞过，沸汤送下。

一方治疗：孕妇产后闭口不能说话。

人参、石莲子（去心）石菖蒲（各等分）用水煎服。

《妇人良方》有说到：产后不能说话，因心肾虚弱而不能发出声音，服用七珍散；有脾气郁结的，用归脾汤；脾受到损伤而吃饭少的，用四君子汤；气血都虚弱的，服八珍汤，不应，独参汤；更不适合急加附子，盖补其血来生血；如果单用佛手散等破血药，错误。

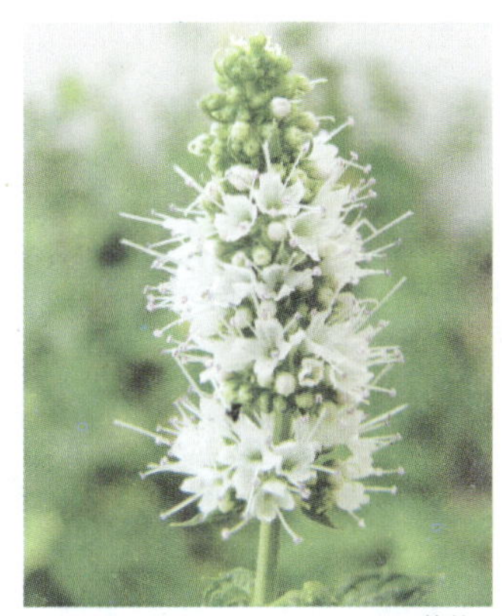

薄荷

产后大便不通

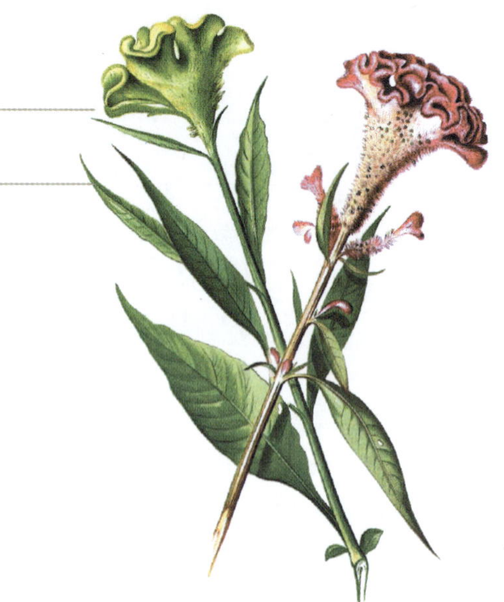

用生化汤内减黑姜加麻仁；胀满，加陈皮；血块痛，加肉桂、元胡。如燥结十日以上，肛门必有燥粪，用蜜枣导之。

原文

用生化汤内减黑姜加麻仁；胀满，加陈皮；血块痛，加肉桂、元胡。如燥结十日以上，肛门必有燥粪，用蜜枣导之。

炼蜜枣法

用好蜜二、三两，火炼滚，至茶褐色，先用湿桌，倾蜜在桌上，用手作如枣样，插肛门，待欲大便，去蜜枣，方便。又方，用麻油，口含竹管入肛门内，吹油四、五口，腹内粪和即通；或猪胆亦可。

译文

用生化汤内减黑姜加麻仁；

有胀满的，加陈皮；

有血块疼痛的，加肉桂、元胡。如果燥结十天以上的，肛门必然有燥粪，用蜜枣导引。

用好蜜二、三两，火

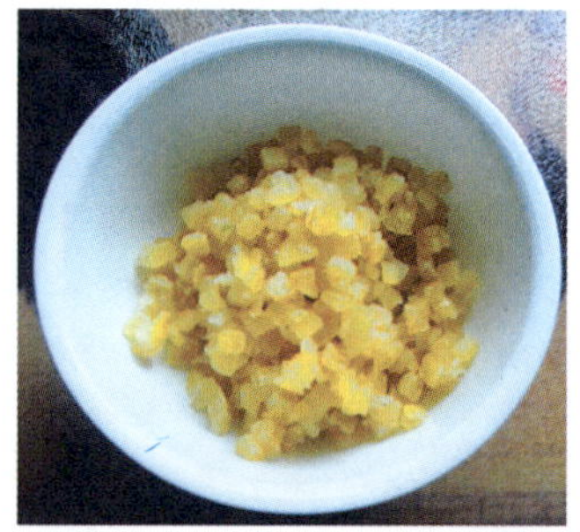

蜜枣

炼滚，到茶褐色，先用一张湿桌，把蜜倒在湿桌上，用手做成像枣样形状，插入肛门，等待想要大便了，把蜜枣去掉，方便。

又方用麻油，口含竹管入肛门内，吹油四、五口，腹内粪和就通了，或者猪胆也可以。

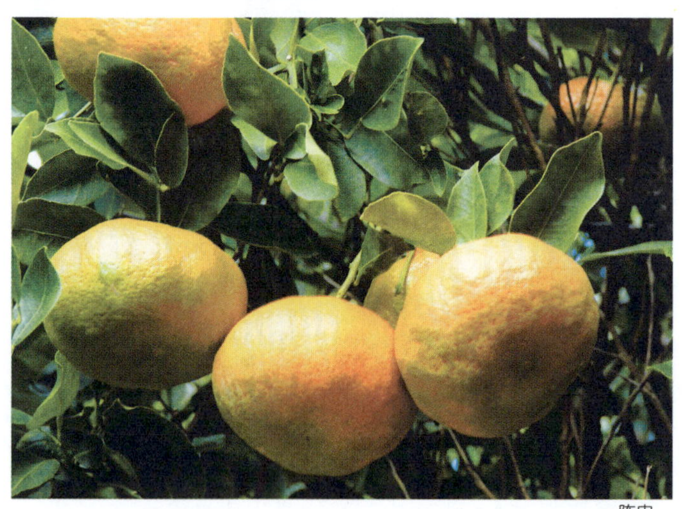

陈皮

治产后鸡爪风

桑柴灰（三钱，存性）鱼胶（三钱，炒）手指甲（十二个，炒）共为末，黄酒送下，取汗即愈。

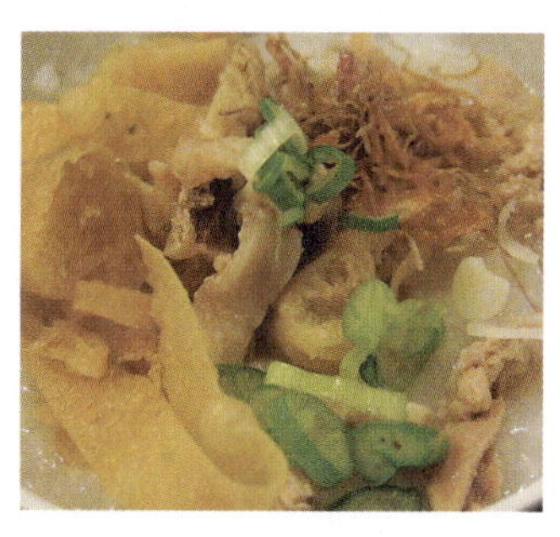

原文

桑柴灰（三钱，存性）鱼胶（三钱，炒）手指甲（十二个，炒）共为末，黄酒送下，取汗即愈。

译文

桑柴灰（三钱，存性）鱼胶（三钱，炒）手指甲（十二个，炒）共为末，用黄酒服下，出了汗就治愈了。

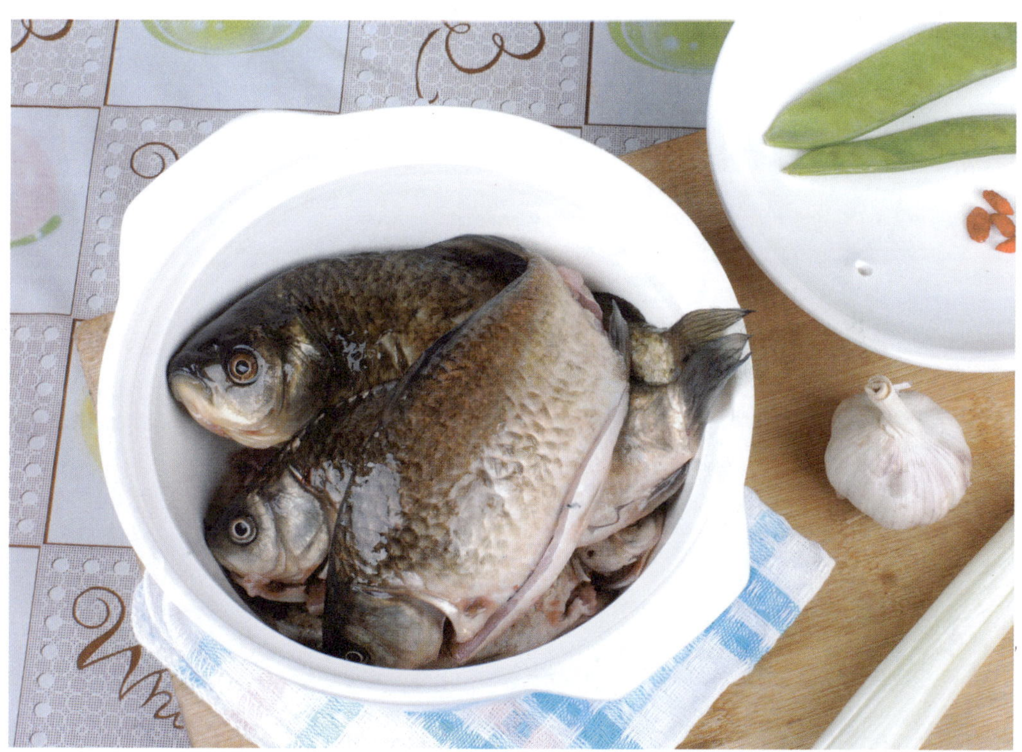

鱼

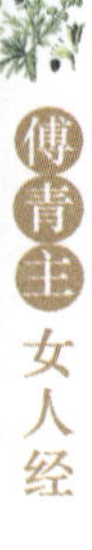

保产无忧散

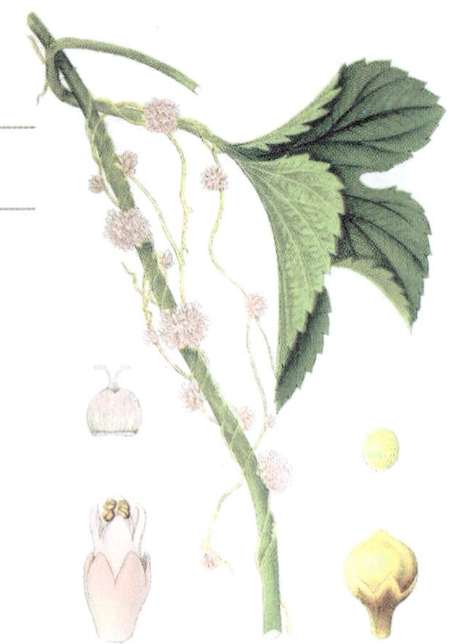

当归（钱半，酒洗）炒黑芥穗（八分）川芎（钱半）艾叶（七分，炒）面炒枳壳（六分）炙黄（八分）菟丝子（钱四分，酒炒）浓朴（七分，姜炒）羌活（五分）川贝母（一钱，去心）白芍（钱二分，酒炒）甘草（五分）姜三片，温服。上方保胎，每月三、五服，催生如神。

原文

当归（钱半，酒洗）炒黑芥穗（八分）川芎（钱半）艾叶（七分，炒）面炒、枳壳（六分）炙黄（八分）菟丝子（钱四分，酒炒）浓朴（七分，姜炒）羌活（五分）川贝母（一钱，去心）白芍（钱二分，酒炒）甘草（五分）姜三片，温服。上方保胎，每月三、五服，催生如神。

译文

当归（钱半，酒洗）炒黑芥穗（八分）川芎（钱半）艾叶（七分，炒）面炒、枳壳（六分）炙黄（八分）菟丝子（钱四分，酒炒）浓朴（七分，姜炒）羌活（五分）川贝母（一钱，去心）白芍（钱二分，酒炒）甘草（五分）姜三片，温服。上方可以保胎，每月三、五服，催生疗效如神。

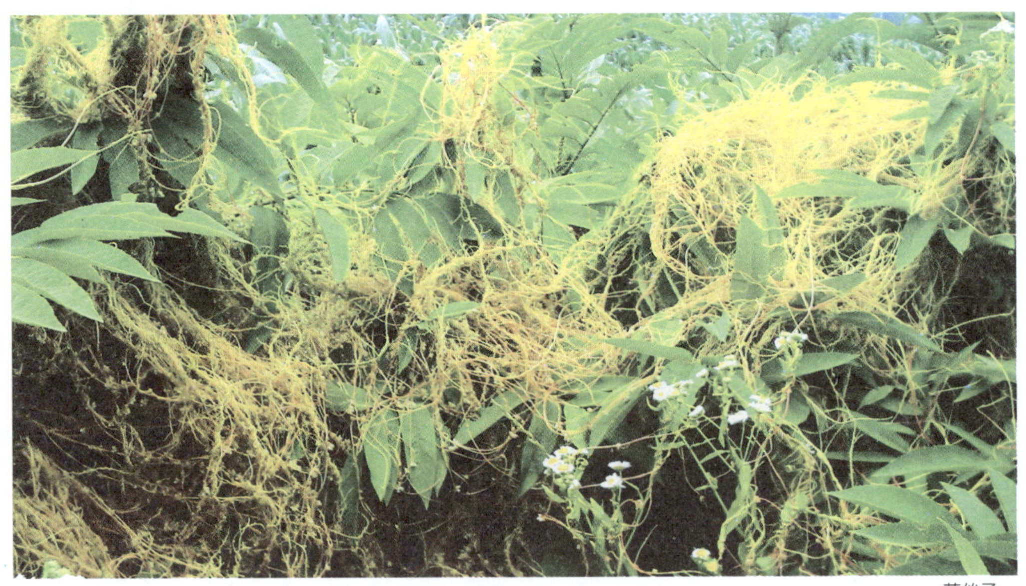

菟丝子

治疗遍体浮肿

是脾虚水溢之过。凡浮肿者可通用，俱神效。真缩砂仁四两，莱菔子二两四钱，研末，水浸浓取汁，浸砂仁，候汁尽，晒干，研极细末，每服一钱，渐加至二钱为度，淡姜汤送下。

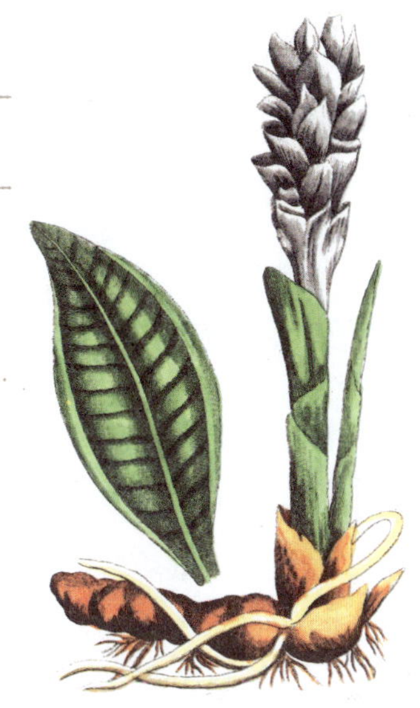

原文

是脾虚水溢之过。凡浮肿者可通用，俱神效。真缩砂仁四两，莱菔子二两四钱，研末，水浸浓取汁，浸砂仁，候汁尽，晒干，研极细末，每服一钱，渐加至二钱为度，淡姜汤送下。

译文

遍体浮肿是由于脾土虚弱水溢出导致的，所有浮肿的人都可以通用，效果都非常好。真缩砂仁四两，莱菔子二两四钱，研末，水浸浓取汁，浸砂仁，候汁尽，晒干，研极细末，每服一钱，渐加到二钱为度，用淡姜汤服下。

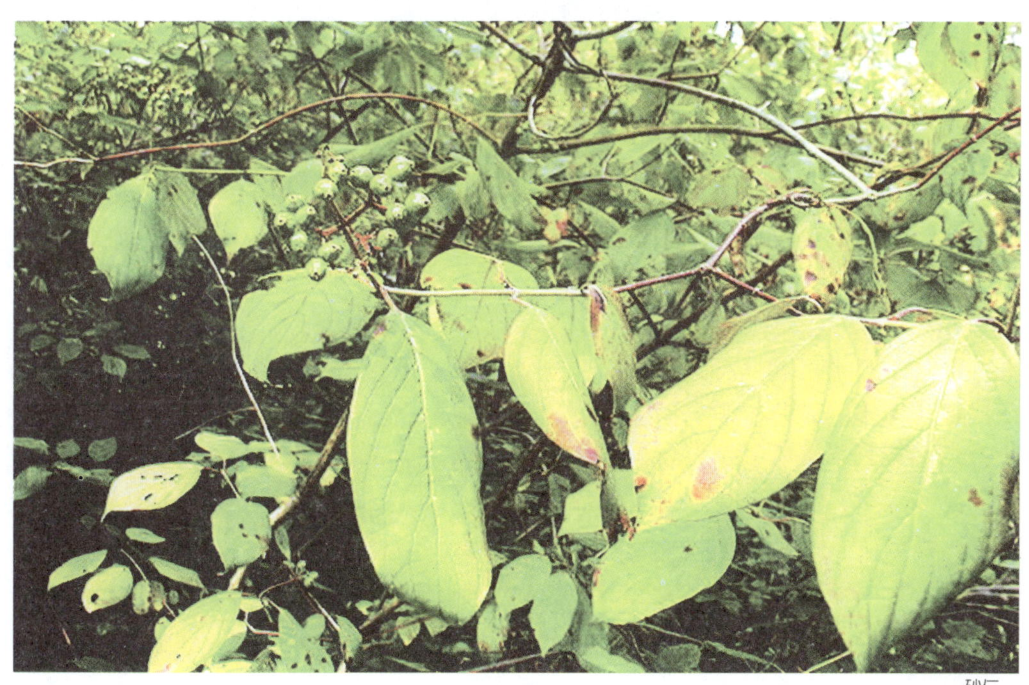

砂仁

保安产神效的药方

未产能安，临产能催，偶伤胎气，腰疼腹痛，甚至见红不止，势欲小产，危急之际，一服即愈，再服全安。临产时交骨不开，横生逆下，或子死腹中，命在垂危，服之奇效。

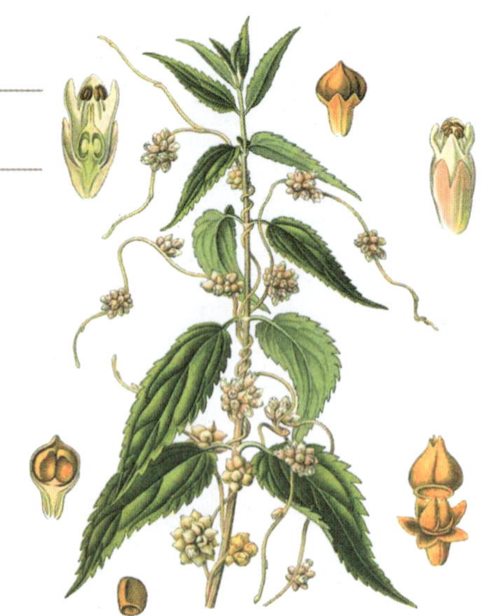

原文

未产能安，临产能催，偶伤胎气，腰疼腹痛，甚至见红不止，势欲小产，危急之际，一服即愈，再服全安。临产时交骨不开，横生逆下，或子死腹中，命在垂危，服之奇效。全当归（一钱五分，酒洗）紫浓朴（七分，姜汁炒）真川芎（一钱五分）菟丝子（一钱五分，酒泡）川贝母（二钱，去心，净煎好方和入）枳壳（六分，面炒）川羌活（六分）荆芥穗（八分）黄（八分，蜜炙）蕲艾（五分，醋炒）炙草（五分）白芍（一钱二分，冬用二钱，酒炒）生姜三片，水二钟，煎八分，渣水一钟煎六分，产前空心预服两剂，临产随时热服。

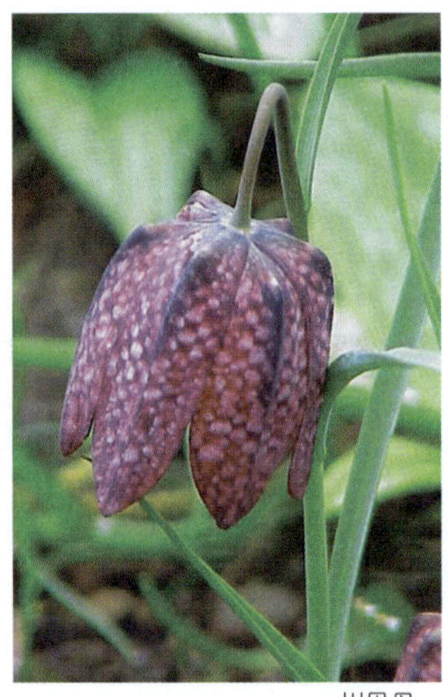

川贝母

译文

没有产出的孕妇能够安神定性，临产的孕妇能够帮助催生。偶有伤到胎气，有腰疼腹痛，甚至有见血不能止住，有要小产的态势，危急的时候，一服就能治愈，再服就能全安。临产的时候交骨不开，横生逆下，或胎儿死在腹中，性命垂危的，服用有奇效。

全当归（一钱五分，酒洗）紫浓朴（七分，姜汁炒）真川芎（一钱五分）菟丝子（一钱五分，酒泡）川贝母（二钱，去心，净煎好方和入）枳壳（六分，面炒）川羌活（六分）荆芥穗（八分）黄（八分，蜜炙）蕲艾（五分，醋炒）炙草（五分）白芍（一钱二分，冬用二钱，酒炒）生姜三片，水二钟，煎八分，渣水一钟煎六分，分娩之前空心预服两剂，临产随时热服。

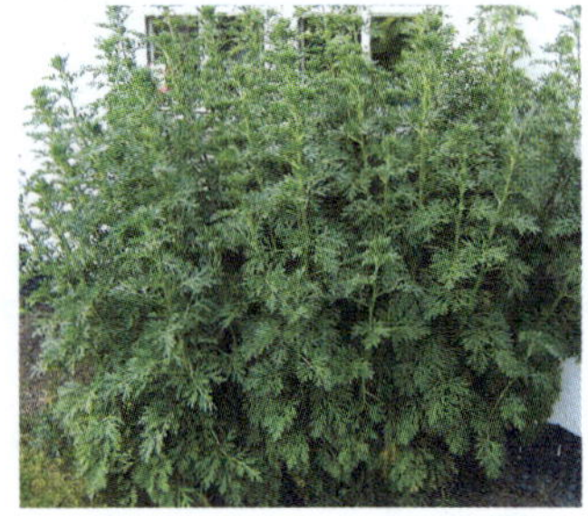

蕲艾

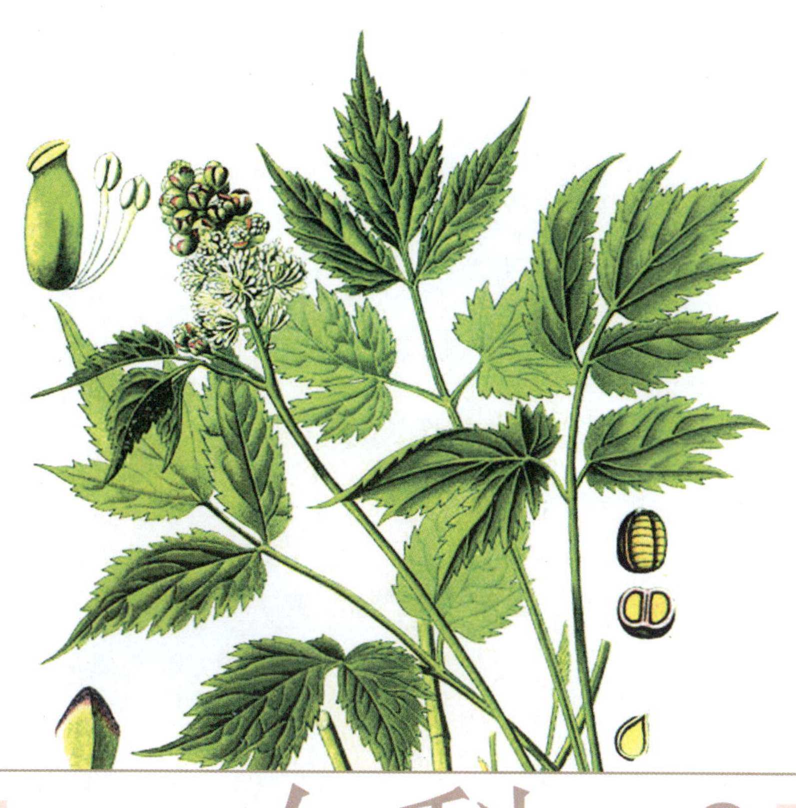

附录 女科

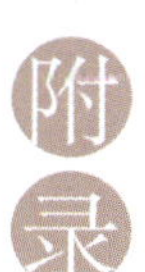

虽然《傅青主女科》这部著作，理法方药上谨严而实用，重视肝、脾、肾三脏病机，善用气血培补、脾胃调理之法，颇受妇产医家推崇。然而《傅青主男科》独到精辟处也决不逊色，尤其是痰饮学说，在中医学上有着独特的理论精华之一。在浩瀚的中医文献中关于痰饮的记载非常丰富，《傅青主男科》就是一部对痰证有独到见解的杰作。从现有文献中看，隋唐以前，对痰与饮尚未作区别，而侧重于饮的论述，这从《内经》、《伤寒论》、《金匮要略》等重要著作中即可以反映出来。到宋代，杨仁斋著《直指方》始将痰与饮明确区分，认为“痰之于饮，其由自别，其状亦殊，痰质稠粘，饮为清水。”之后，痰证学说代有发展。金元时，王隐君创“顽痰怪症”说，史载之有“痰生百病”论，刘、张、李、朱四大家亦各有见地。明朝张景岳论痰证治疗，强调“善治痰者，惟能使之不生，方是补天之手”的治本之策。《傅青主男科》一书对痰证的论述，不但继承了前人的经验，且颇有新见，有所发挥。笔者仅就《傅青主男科》所载有关痰证的内容作一分析，探讨其痰证辨治规律。

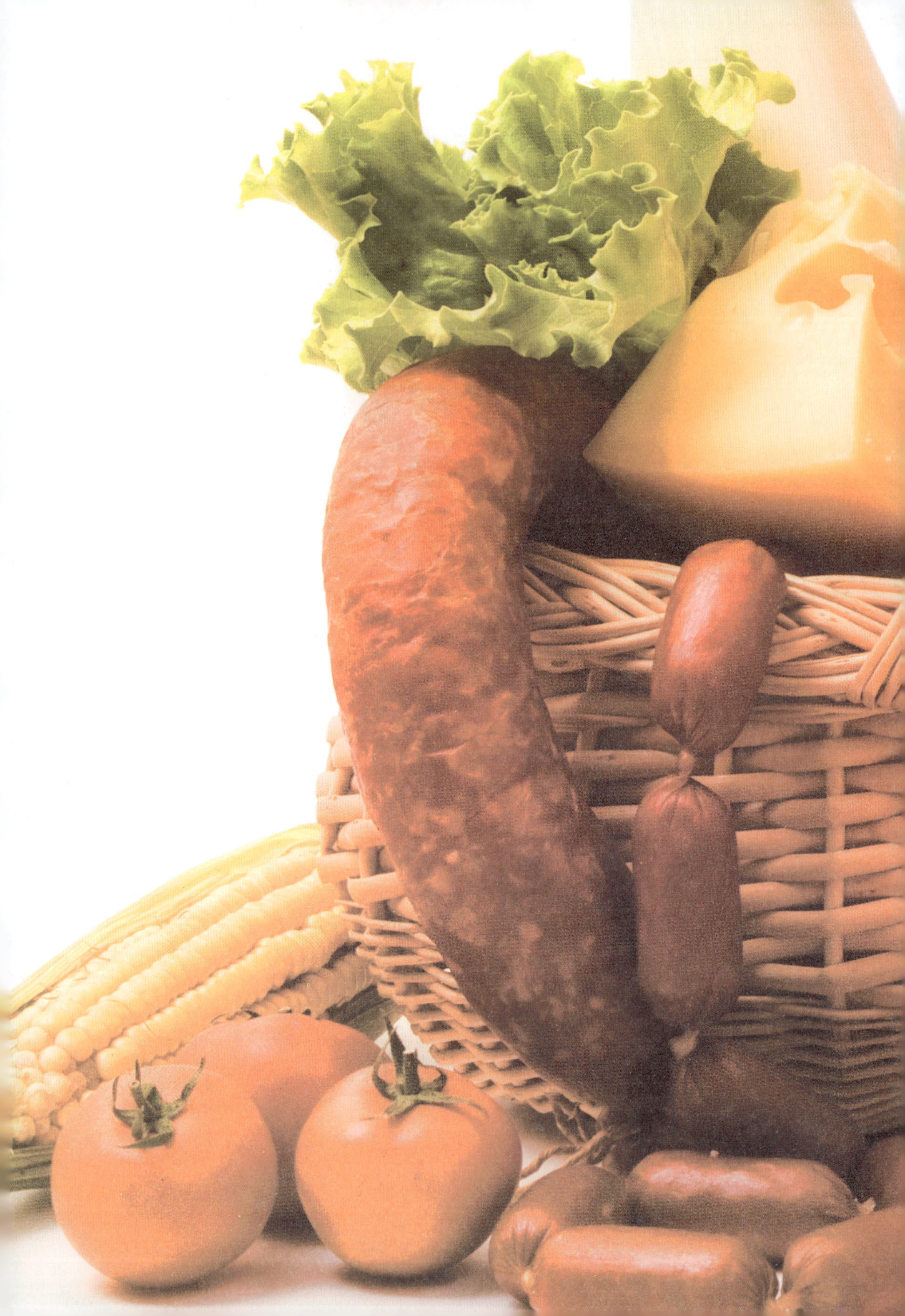

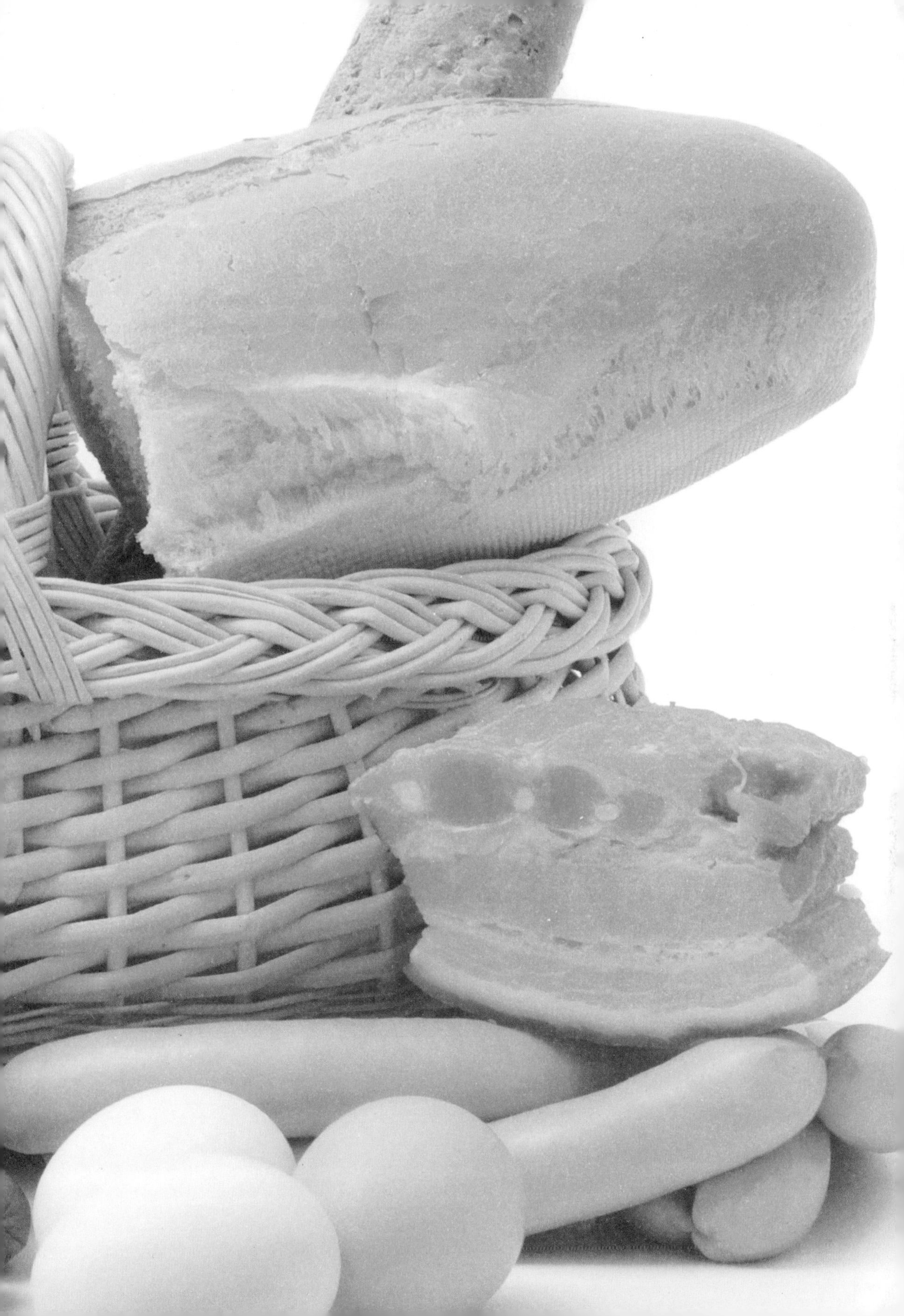

伤寒门

初病说

凡病初起之时，用药原易奏功，无如世人看不清症，用药错乱，往往致变症蜂起，苟看病情，用药当，何变症之有。

伤风

（按古方书皆曰中风今曰伤风）

凡人初伤风，必然头痛身痛，咳嗽痰多，鼻流清水，切其脉必浮，方用：荆芥防风、柴、胡、黄、芩、半、夏、甘草各等分，水煎服，一剂即止，不必再剂也。

伤寒

凡伤寒初起，鼻塞目痛，项强头痛，切其脉必浮紧，方用：桂枝、干葛、陈皮、甘草各等分，水煎服，一剂即愈。

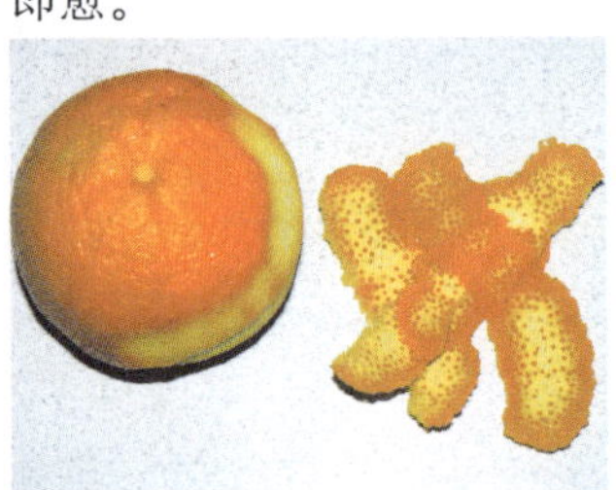
陈皮

外感

（外感之发热，卫气外闭也，内伤之发热，营气内损也，外感热在皮毛，内伤热在骨髓，治法不同，内伤发热方见下）

凡人外感，必然发热，方用：

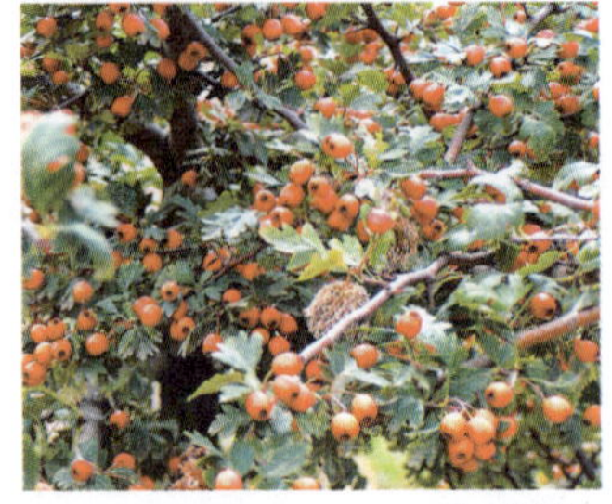
山楂

柴胡、黄芩、荆芥、半夏、甘草各等分，水煎服。

四时不正之气，来犯人身，必然由皮毛而入荣卫，故用柴胡、荆芥，先散皮毛之邪，邪既先散，安得入内，又有半夏以祛痰，使邪不得挟痰以作祟，黄芩以清火，使邪不得挟火以作殃，甘草调药以和中，是以邪散而无伤于正气也，若内伤之发热，则不可用此方。

伤食

凡伤食必心中饱闷，见食则恶，食之转痛也，方用：

白术、茯苓、枳壳（各壹钱）谷芽、麦芽（各二钱）山楂（二拾个）神曲（五钱）半夏（一钱）甘草（五分）砂仁（三粒）水煎服，一剂快，两剂愈。

疟疾方用遇仙丹

（此方丸之大小，未曾定分两，愚酌以一钱为准，南方之人，以及老弱久疟，尤宜减半）

生军（六两），槟榔、三棱、莪术、黑丑、白丑各三两，木香（二两），甘草一两，水丸，遇发日清晨，温水化三四丸，寻以温米饮补之，忌生冷鱼腥，孕妇勿服。

伤暑

人感此症，必然头晕口渴恶热，甚则痰多，身热气喘。

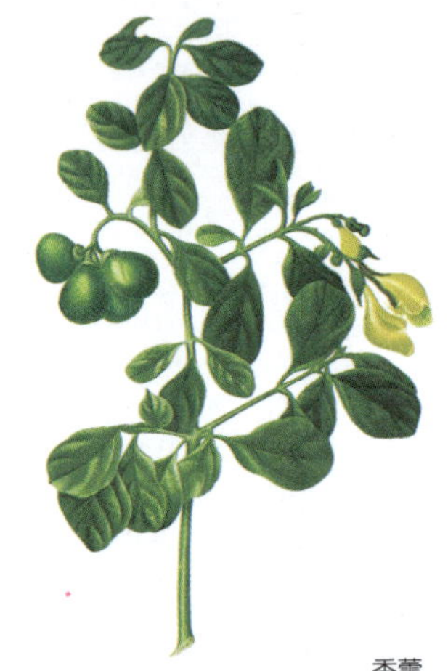
香薷

人参（一钱）白术（五钱）茯苓（三钱）甘草（一钱）青蒿（一两）香薷（三钱）陈皮（一钱）水煎服，一剂愈。

大满

此邪在上焦，壅塞而不得散也，方用：

瓜蒌（一个捣碎）枳壳 天花粉（各三钱）栀子（二钱）陈皮（三钱）厚朴（一钱五分）半夏、甘草（各一钱）水煎服。此方之妙，全在用瓜蒌，能去胸膈之食，而消上焦之痰，况又佐以枳壳花粉，同是消中圣药，又有厚朴半夏，以消胃口之痰，尤妙在甘草，使群药留中而不速下，则邪气不能久存而散矣。

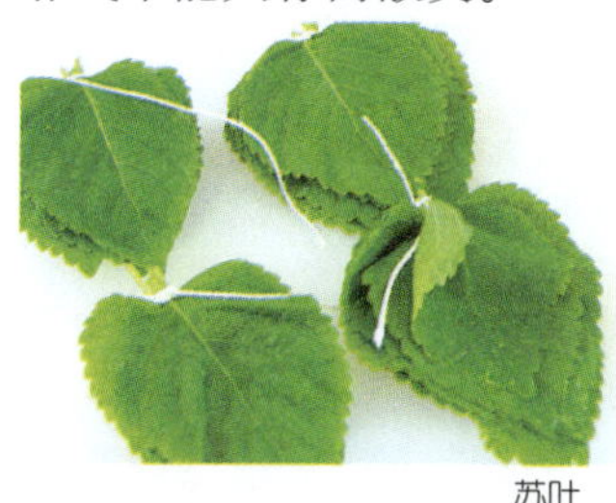
苏叶

发汗

凡人邪居腠理之间，必须用汗药以泄之，方用：

荆芥、防风、甘草、桔梗、苏叶（各一钱）白术（五钱）云苓（三钱）陈皮（五分）水煎服，此方妙在君白术，盖人之脾胃健，而后皮毛腠理始得开合自如，白术健脾去湿，而邪已难存，况有荆防苏梗以表散之乎。

寒热真假辨

真热症，口干极而呼水，舌燥极而开裂，生刺喉痛，日夜不已，大热烙手而无汗也，真寒症手足寒久而不回，色变青紫，身战不已，口噤出声而不可禁也。假热症，口虽渴而不甚，舌虽干而不燥，即燥而无芒刺纹裂也。假寒症，手足冰冷，而有时温和厥逆身战。亦未太甚，而有时而安，有时而搐是也。

乍寒乍热辨

（凡此可知治疟有用小柴胡汤之法）

病有

淅恶寒而后发热者，盖阴脉不足，阳往从之，阳脉不足，阴往乘之，何谓阳不足，寸脉微，名曰阳不足，阴气上入阳中，则恶寒也，何谓阴不足，尺脉弱，名曰阴不足，阳气下陷阴中，则发热也，凡治寒热，用柴胡升阳气，使不下陷阴中，则不热也，用黄芩降阴气，使不升入阳中，则不寒也。

真热症

麻黄、黄连、黄芩、石膏、知母、半夏（各三钱）当归（五钱）枳壳（二钱）甘草（一钱）水煎服，一剂轻两剂愈。

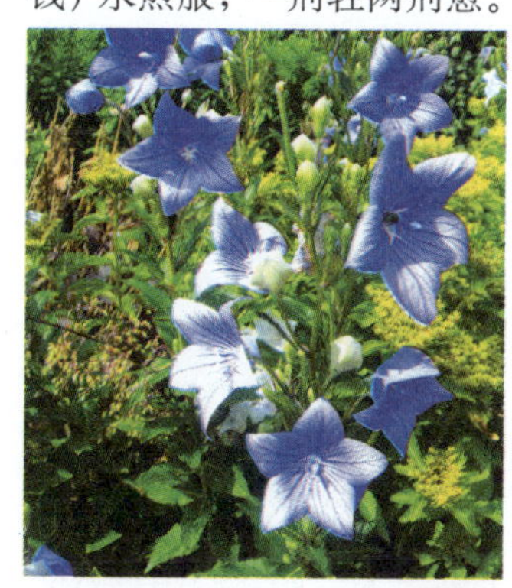
桔梗

真寒症

附子（三钱）肉桂、干姜（各一钱）白术（五钱）人参（一两）水煎服急救之。此乃真中寒邪，肾火避出躯壳之外，而阴邪之气，直犯心宫，心君不守，肝气无依，乃发战发噤，手足现青色，然则用桂附干姜逐其寒邪足矣，何用参术即用何至多加，盖元阳飞越。

一线之气未绝，纯用桂附干姜一派辛辣之药，邪虽外逐，而正气垂绝，若不多加参术，何以反正气于若存若亡之际哉。

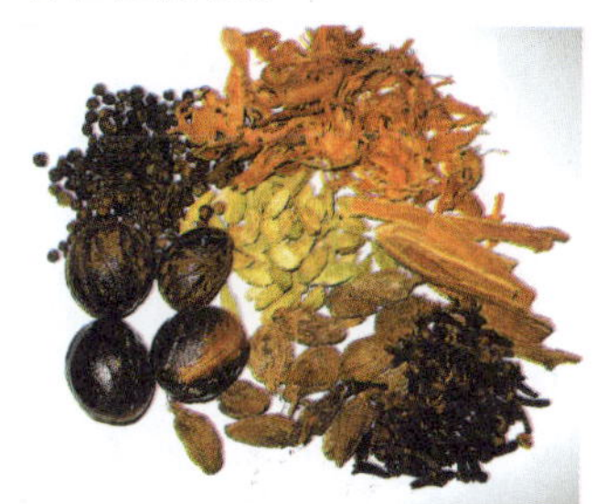
肉桂

假热症

黄连、当归、白芍、半夏（各三钱）茯苓、柴胡、栀子（各二钱）枳壳（一钱）菖蒲（三分）水煎服。此方妙在用黄连入心宫，佐以栀子，提刀直入，无邪不散，柴胡白芍，又塞敌运粮之道，半夏枳壳，斩杀党余，中原既定，四隅不战而归，然火势居中，非用之得法，则贼势弭张，依然复入，又加菖蒲之辛热，乘热饮之，则热喜热，不致相反而更相济也。

假寒症

肉桂、附子（各一钱）人参（三钱）白术（五钱）猪胆汁（半个）苦菜汁（十三

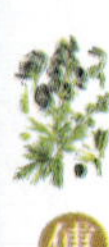

匙）水三杯，煎一杯，冷服将药并器放冷水中，激凉入胆菜汁调匀，一气服之，方中全是热药，倘服不舒服，必然虚火上冲，将药呕出，必热药凉服，已足顺其性，况下行又有二汁之苦，以骗其假道之防也哉。

真热假寒

此症身外冰冷，身内火炽，发寒发热，战栗不已，乃真热反现假寒之象以欺人也，法当用三黄汤加石膏生姜，乘热饮之，再用井水以扑其心，至二、三十次，内热自止，外之战栗亦若失矣，后用元参、麦冬、白芍各二两煎汤，任其恣饮，后不再甚也。

真寒假热

此症下部冰冷，上部大热，渴欲饮水，下喉即吐，乃真寒反现假热之形以欺人也，法当用八味汤，大剂探冷与服，再令人以手擦其足心，如火之热，不热不已，以大热为度，用吴萸一两，附子一钱，麝香三分，以少许白面入之，打糊作膏，贴足心，少顷必睡，醒来下部热，而上之火息矣。

上热下寒

此症上焦火盛，吐痰如涌泉，面赤喉痛，上身不欲盖衣，而下身冰冷，此上假热而下真寒也，方用：

附子（一个）熟地（半斛）山萸（四两）麦冬（一两）茯苓（三两）五味子（一两）丹皮（三两）泽泻（三两）肉桂（一两）水十碗煎三碗，探冷与服，其渣再用水三碗，煎一碗，一气服之，立刻安静，此上病下治之法也。

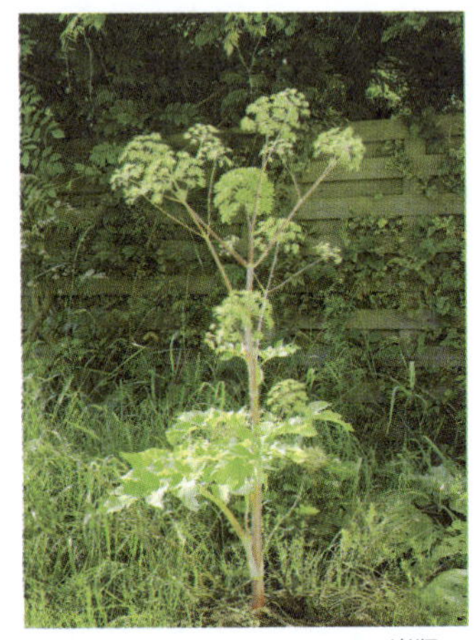

当归

循衣撮空

此症非大实则大虚，当审其因，察其脉，参其症而分黑白矣，实而便秘者，大承气汤，虚而便滑者，独参汤，厥逆者加附子。

阴虚双蛾

附子（一钱）盐水炒，每用一片含口中，后以六味地黄汤，大剂饮之，附外治法，引火下行，用附子一个为末，醋调贴涌泉穴，或吴萸一两，白面五钱水调贴涌泉穴，急针刺少商穴，则咽喉有一线之路矣。

结胸

此伤寒之变症也，伤寒邪火正炽，不可急于饮食，饮食而成此者。

瓜蒌（一个捶碎）甘草（一钱）水煎服，勿迟。

瓜蒌乃结胸之圣药，常人服之，必至心如遗若，病人服之，不畏其虚乎，不知结胸之症，是食在胸中，非大黄、枳壳、槟榔、厚朴所能逐，必得瓜蒌，始得推荡辟脾，少加甘草以和之，不致十分猛烈也。

扶正散邪汤

人参、半夏、甘草（各一钱）白术、茯苓、柴胡（各三钱）水煎服，此方专治正气虚而邪气入之者，如头痛发热，右寸脉大于左寸口者，急以此方投之，无不全愈。

火症门

泻火汤总方

栀子、丹皮（各三钱）白芍（五钱）元参（二钱）甘草（一钱）水煎服，心火加黄连一钱，胃火加生石膏三钱，肾火加黄柏、知母各一钱，肺火加黄芩一钱，大肠火加地榆一钱，小肠火加天冬麦冬各一钱，膀胱火加泽泻三钱，治火何独治肝经，盖肝属木，最易生火，肝火散，则诸经之火俱散，但散火必须用下泄之药，而使火之有出路也则得矣。

火症

真火症，初起必大渴引饮，身有斑点，或身热如焚，或发狂乱语，方用：

石膏、知母、升麻、半夏、甘草(各三钱)元参、麦冬(各一两)竹叶(一百片)水煎服，一剂少止，三剂愈。大寒之症亦有发斑者，但看其渴与不渴，若身发斑不渴，小饮即吐饮虽沸汤不觉甚热，此大寒症，不可与此。

火越

此乃胃火与肝火共腾，而外越不为丹毒，即为痧疹，非他火也，方用：

元参（一两）干葛（三两）升麻、青蒿、黄（各三钱）水煎服，此方妙在用青蒿，肝胃之火俱平，又佐以群药重剂，而火安有不灭者乎（治小儿亦效）。

燥症

此症初起，喉干口渴，干燥不吐，痰干咳嗽不已，面色日红，不畏风吹者是也，方用：

麦冬、元参（各五钱）橘梗（三钱）花粉、甘草（各一钱）陈皮（三分）百部（八分）水煎服。

治火丹神方

丝瓜子、元参（各一两）柴胡、升麻(各一钱)当归(五钱）水煎服，小儿服之亦效。

消食病

此火盛之症，大渴引饮，呼水自救，朝食即饥，或夜食不止，方用：

元参（一两）麦冬（五钱）生地（参钱）竹叶（三十片）菊花、白芥子、丹皮（各二钱）陈皮（五分）水煎服。

痿症

不能起床，已成废人者，此乃火盛内炽，肾水熬乾，治法宜降胃火而补肾水。方用降补汤。

熟地、元参、麦冬（各一两）甘菊花、生地、沙参、地骨皮（各五钱）车前子（二钱）人参（三钱）水煎服。

痿症

人有两足无力，不能起立，而口又健饭，少饥则头面皆热，咳嗽不已，此亦痿症，方用起痿至神汤。

熟地 元参、山药、菊花（各一两）当归、白芍、人参（各五钱）神曲（二钱）白芥子（三钱）水煎服，三十剂而愈。

郁结门

开郁

如人头痛身热，伤风咳嗽，或心不爽，而郁气蕴于中怀，或气不舒，而怒气留于胁下，断不可用补药，方用：

当归（三钱）白芍（五钱）半夏（二钱）枳壳、薄荷、白术、丹皮、甘草（各一钱）水煎服。头痛加川芎一钱，目痛加蒺藜一钱，菊花一钱，鼻塞加苏叶一钱，喉痛加桔梗二钱，肩背痛加枳壳羌活，两手痛加姜黄或桂枝一钱，腹痛不可按者，加大黄二钱，按之而不痛者，

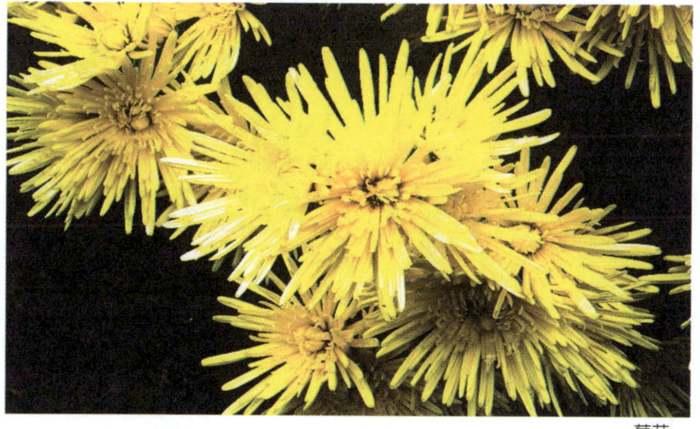

菊花

加肉桂（一钱），馀不必加。

关格

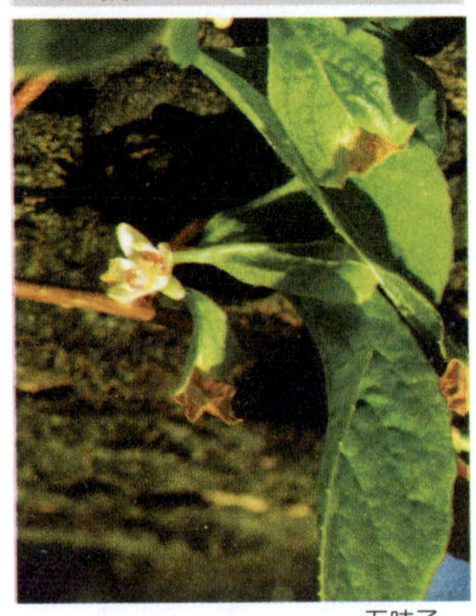
五味子

怒气伤肝，而肝气冲于胃口之间，肾气不得上行，肺气不得下行，而成此症，以开郁为主，方用：

荆芥、柴胡、川郁金茯苓、苏子、白芥子、花粉（各一钱）白芍（三钱）甘草（五分）水煎服，又方用

阴阳水各一碗，加盐一撮，打百余下，起泡，饮之即吐而愈，凡上焦有疾，欲吐而不能吐者，饮之立吐，

虚劳门

痨症虚损辨

二症外相似而治法不同，虚损者，阴阳两虚也，劳症者，阴虚阳亢也，故虚损可用温补，若劳症则忌温补而用清补也，两症辨法不必凭脉，但看人着复衣，此着单衣者为劳症，人着单衣，此着复衣者为虚损，劳症骨蒸而热，虚损营卫虚而热也，

内伤发热

当归、柴胡、陈皮、栀子、甘草（各一钱）白芍、花粉（各二钱）水煎服，凡肝木郁者，此方一剂即快，人病发热，有内伤外感，必先散其邪气，邪退而后补正，则正不为邪所伤也，但外感内伤，不可用一方也，外感发热方见前。

未成劳而将成劳

熟地（一两）地骨皮、人参、麦冬（各五钱）白芥子、山药（各三钱）白术（一钱）五味子（三分）水煎服。凡人右寸脉大于左寸，即内伤之症，不论左右关尺脉何如，以此方投之效验。

阳虚下陷

凡人饥饱劳役，内伤正气，以致气乃下行，脾胃不能克化，饮食不能运动，往往变为劳瘵，盖疑饮食不进为脾胃之病，肉黍之积，轻则砂仁、枳壳、山楂、麦芽之品，重则芒硝、大黄、牵牛巴豆之类，纷然杂进，必致臓闷而渐成劳矣，若先以升提之药治之，何至于成劳，方用：

人参、柴胡、陈皮、甘草（各一钱）升麻（三分）黄、白术（各一钱）水煎服。

阴虚下陷

凡人阴虚脾泄，岁久不止，或食而不化，或化而溏泄，方用：

熟地（一两）山药、山萸、白术（各五钱）茯苓（三钱）升麻（三分）肉桂、五味子车前子（各壹钱）水煎晚服。此方纯是补阴之药，且有升麻以提阴中之气，又有温湿之品以暖命门而健脾土，何至溏泄哉。此症每至腿脚发肿，稍多饮食即便蛔虫，乃脾阴虚陷已极，方宜加入干姜、乌梅。

阴虚火动夜热昼寒

此肾水虚兼感寒，或肾水亏竭，夜热昼寒，若认作阳症治之，则口渴而热益炽，必致消尽阴水，吐痰如絮，咳嗽不已，声哑声嘶，变成劳瘵，法当峻补其阴，则阴水足而火焰消，骨髓清泰矣，方用：

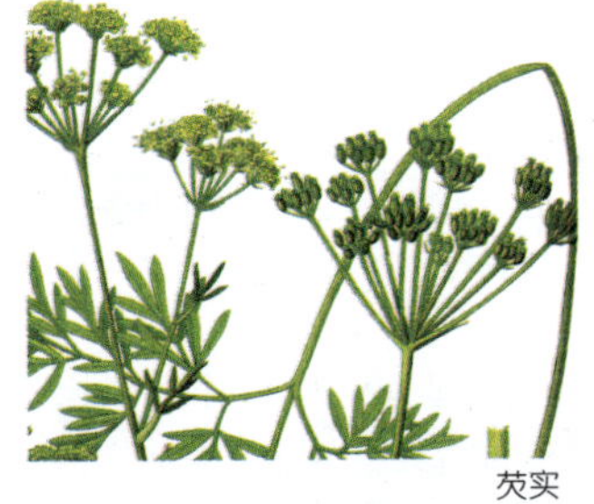
芡实

熟地、元参（各一两）山萸、地骨皮、芡实（各五钱）五味子、麦冬、沙参、白芥子（各三钱）桑叶（十四片）

水煎服。此方治阴虚火动者神效，阴寒无火方用：

肉桂、柴胡（各一钱）熟地（一两）附子、白术、人参（各三钱）水煎服，二方治阴之中，即有以治阳，

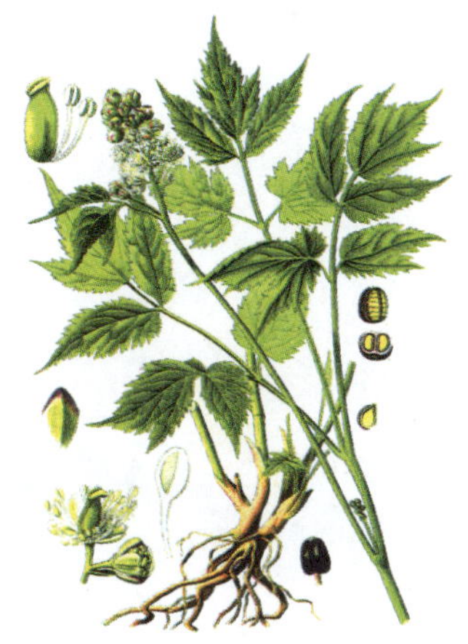
麦冬

治阳之中，即藏于补阴。此两方似六味八味地黄，而上方之白芥，桑叶，下方之柴胡，其妙用有过于地黄丸之丹，泽者，用者不可以意加减也。

过劳

凡人过劳，脉必浮大不伦，若不安闲作息，必有吐血之症，法当滋补，方用：

熟地、黄、白芍、白术（各五两）山萸（四两）人参、茯苓、五味子、麦冬（各三两）神曲（一两）砂仁、陈皮、当归（半斛）蜜丸，早晚滚水送下五钱。

日重夜轻

病重于日间，而发寒发热，较夜尤重，此症必须从天未明而先截之，方用：

人参、枳壳、青皮、陈皮、半夏、甘草（各一钱）黄、白术（各五钱）当归（三钱）柴胡（三钱）干姜（五分）水煎服。又方 熟地（一两）人参、陈皮、白芥子、甘草（各一钱）白术（五钱）柴胡（二钱）水煎服。

夜重日轻

病重於夜间，而发热发寒，或寒少热多，或热少寒多，一到天明，便觉清爽一到黄昏，即觉沉重，此阴气虚甚也，方用：

熟地（一两）山萸（四钱）当归、白芍、柴胡、生何首乌、麦冬、白芥子（各三钱）鳖甲（五钱）五味子、陈皮（各

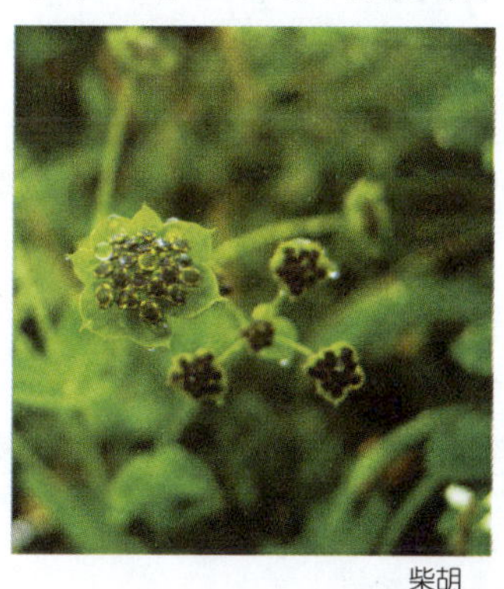
柴胡

一钱）水煎服，此方妙在用鳖甲，乃至阴之物，逢阴则入，遇阳则转，生何首乌直入阴经，亦攻邪气，白芥子去痰，又不耗真阴之气，有不奏功者乎，必须将黄昏时服，则阴气固，而邪气不敢入矣。

阴邪兼阳邪

此症亦发于夜间，亦发寒发热，无异纯阴邪气之症，但少烦燥耳，不若阴症之常静也，法当于补阴之中，少加阳药一两味，使阳长阴消，自奏功如响矣，方用：

熟地（一两）山萸（四钱）鳖甲、茯苓（各五钱）当归、白术、白芥子、麦冬、五味子、生何首乌（各三钱）人参、柴胡（各二钱）陈皮（一钱）水煎服。

气血两虚

饮食不进，形容枯槁，补其气血益燥，补其血气益馁，助胃气而盗汗难止，补血脉而胸膈阻滞，法当气血同治，方用：

人叁、白术、川芎、谷芽（各一钱）麦冬（五钱）甘草（八分）当归、茯苓（各二钱）熟地、白芍（各三钱）陈皮、神曲（各五分）水煎服，此治气血两补，与八珍汤同功，而胜于八珍汤者，妙在补中有调和之法耳。

气虚胃虚

人有病久而气虚者，必身体弱，饮食不进，或大便溏泄，小便艰涩，方用：

人参（一两）白术（五钱）茯苓（三钱）甘草、陈皮、

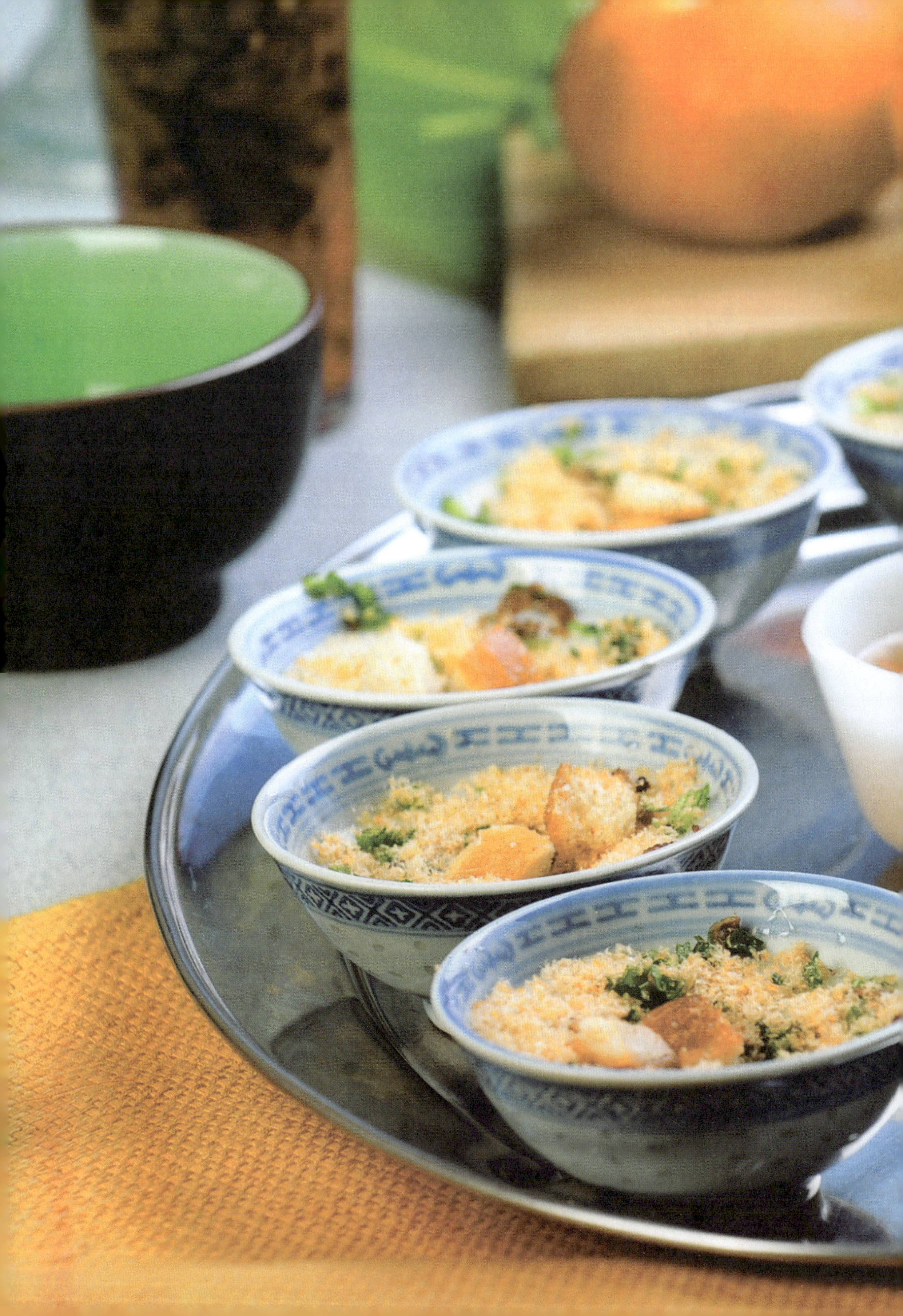

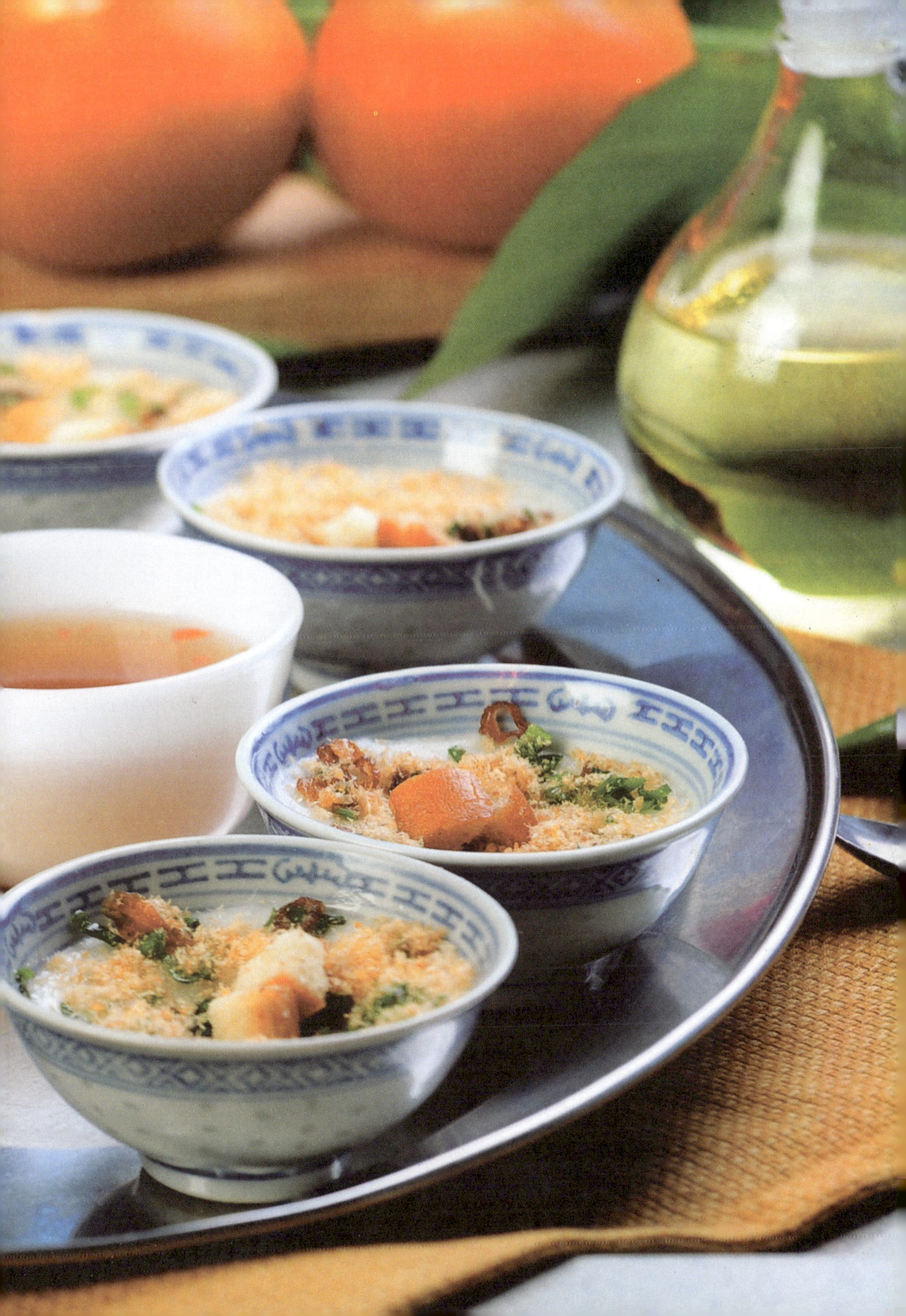

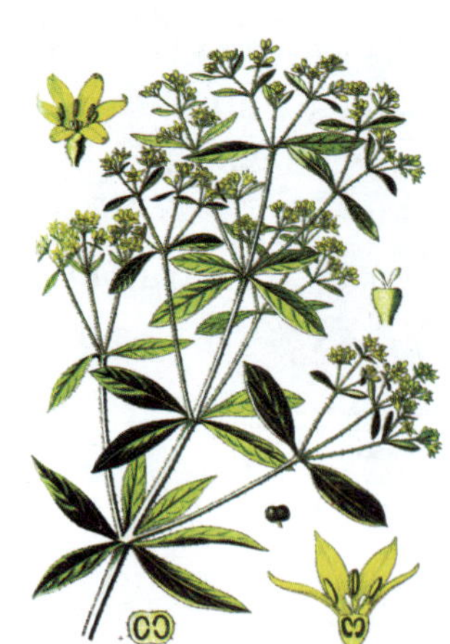

茜草

车前子、泽泻（各一钱）水煎服，此方用人参为君者，开其胃气，盖胃为肾之关，关门不开，则上之饮食不能进，下之糟粕不能化，必用人参以养胃土，茯苓车前以分消水气，如服此不效，兼服八味丸，最能实大肠而利膀胱也。

气虚饮食不消

饮食入胃，必须气充足，始能消化而生津液，今饮食不消，气虚也，方用：

人参（二钱）黄、白术、茯苓、甘草（各三钱）神曲、麦芽、陈皮（各五分）山木楂（三个）水煎服。伤曲食加莱菔子，有痰加半夏白芥子，各一钱，咳嗽加苏子一钱，橘梗二钱，伤风加柴胡二钱，夜卧不安，加炒枣仁二钱，胸中微痛，加枳壳五分，方内纯是开胃之品，又恐饮食难消，后加消导之品，则饮食化而津液生矣。

血虚面色黄瘦

出汗盗汗，夜卧常醒，不能润色以养筋是也，血虚自当补血，舍四物汤又何求耶，今不用四物汤，用熟地（壹两）麦冬、枸杞（各叁钱）当归（伍钱）茜草（壹钱）桑叶（拾片）水煎服。此方妙在用桑叶，以补阴而生血，又妙在加茜草，则血得活而益生，况又济之归地麦冬大剂，以共生乎。

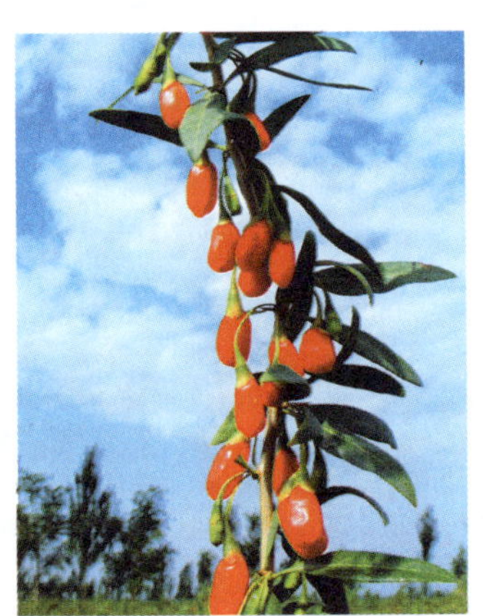

枸杞

肺脾双亏

咳嗽不已，吐泻不已，此肺脾受伤也，人以咳嗽宜治肺，吐泻宜治脾，殊不知咳嗽由于脾气之衰，斡旋之令不行，则上为咳嗽矣，吐泻由于肺气之弱，清肃之令不行，始上吐而下泻矣。

人参（一钱五分）麦冬、茯苓（各二钱）车前子、甘草（各一钱）柴胡、神曲、薏仁（各五分）水煎服，此治脾治肺之药，合而用之，咳嗽吐泻之病各愈，所谓一方而两用之也。

肝肾两虚

肾水亏不能滋肝，则肝木抑郁而不舒，必有两胁饱闷之症，肝木不能生肾中之火，则肾水日寒，必有腰背难以服俯仰之症，此症必须肝肾同补，方用：

熟地（一两）山萸、当归　白芍（各五钱）柴胡（二钱）肉桂（一钱）水煎服。熟地、山萸，补肾之药，归、芍、柴、桂，补肝之品，既云平补，似乎用药不宜有重轻，今补肝之药多於补肾者何，盖肾为肝之母，肝又为命门之母，岂有木旺而不生命门之火者哉。

心肾不交

肾，水藏也，心，火藏也，是心肾二经，为仇敌矣，似不可牵连而合治之也，不知心肾相克而实相须，肾无心之火则水寒，心无肾之水则火炽，心必得肾水以滋润，肾必得心火以温暖，如人惊惕不安，梦遗精泄，皆心肾不交之故，人以惊惕为心之病，我以为肾之病，人以梦泄为肾之病，我以为心之病，非颠倒也，实有至理焉，人果细心思之，自然明白。

熟地、白术（各五两）山萸、人参、茯神、枣仁炒麦冬、柏子仁（各三两）远志、菖蒲、五味子（各一两）山药（三钱）芡实（五钱）蜜丸，每早晚温水送下五钱，此方之妙，治肾之药，少于治心之味，盖心君谧静，肾气自安，何至心动，此治肾正所以治心，治心即所以治肾也，所谓心肾相依。

精滑梦遗

此症人以为肾虚也，不独肾病也，心病也，宜心肾兼治，方用：

熟地（半斛）山药、肉桂、鹿茸、炒枣仁、远志、杜仲、柏子仁、破故纸、五味子（各一两）山萸、白术（各四两）人参、茯苓、麦冬、白芍、巴戟、肉苁蓉（各三两）紫河车（一副）砂仁（五钱）附子（一钱）蜜丸，早

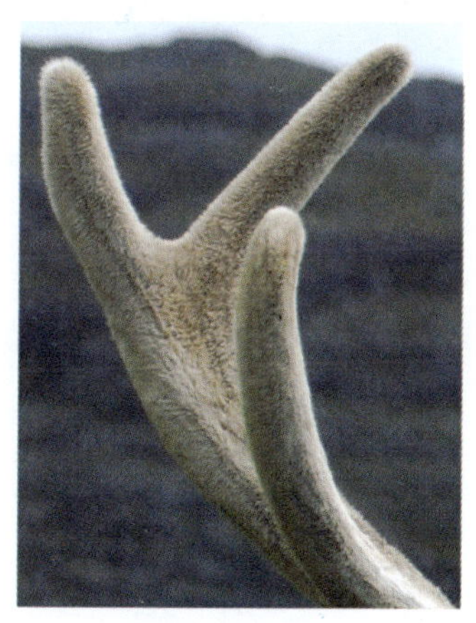
鹿茸

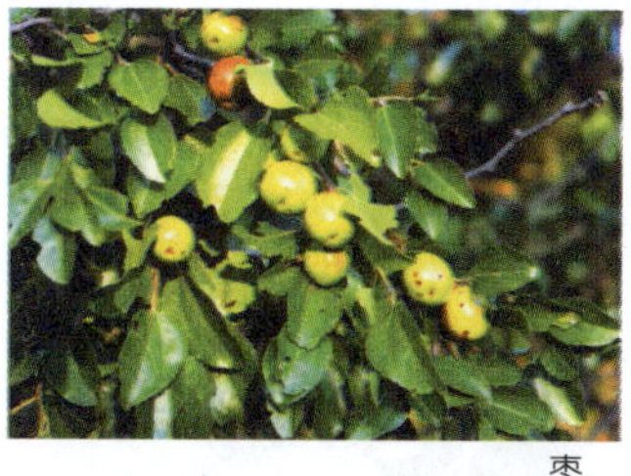
枣

晚白水送下五钱，此方用熟地山药山萸之类，补肾也，巴戟、肉苁蓉、附子、鹿茸，补肾中之火也，可以已矣，而又必加人参、茯苓、柏子仁、麦冬、远志、枣仁者何也，盖肾火虚，由于心火虚也，使补肾火不补心火，则反增上焦枯渴，故欲补肾火，必须补心火，则水火相济也。

夜梦遗精

此症由于肾水耗竭，上不能通于心，中不能润于肝，下不能生于脾，以致玉关不闭，无梦且遗，法当补肾而少佐以益心肝脾之品，方用：

熟地（一两）山萸（四钱）茯苓、白芍、生枣仁、当归、薏仁（各三钱）白术（五钱）茯神（二钱）五味子、白芥子（各一钱）肉桂、黄连（各五分）水煎服，一剂止，十剂不犯。

遗精健忘

遗精，下病也，健忘，上病也，何以合治之而咸当乎，盖遗精虽是肾水之虚，而实本于君火之弱，今补其心君，则玉关不必闭而自闭矣，所谓一举而两得也，方用：

人参、芡实、麦冬、生枣仁、当归、山萸（各三两）莲须（二两）熟地（五两）山药（四两）柏子仁去油、远志、昌蒲、五味子（各一两）蜜丸，每日服五钱，白水下。

倒饱中满

气虚不能食，食则倒满，方用：

人参、莱菔子、甘草（各一钱）白术（二钱）茯苓、山药（各三钱）芡实、薏仁（各五钱）陈皮（三分）水煎服下喉虽则微胀，入腹渐觉爽快。

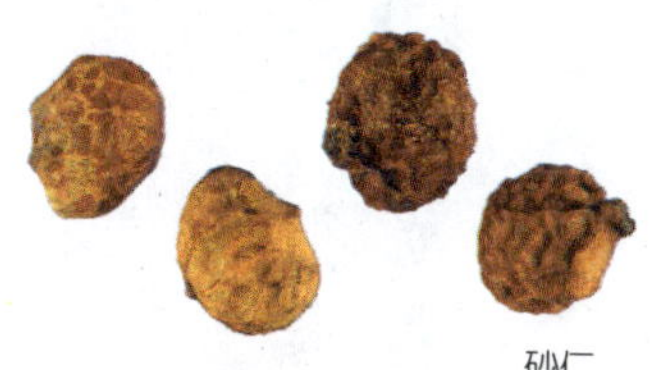
砂仁

久虚缓补

久虚之人，气息奄奄，无不曰宜急治矣，不知气血大虚，骤加大补之剂，力量难任，必致胃口转膨胀，不如缓缓清补之也，方用：

当归、茯苓、山药（各一钱）白芍（二钱）白术、枣仁（各五分）人参、陈皮、麦芽、炮姜、甘草（各三分）水煎服，此方妙在以白芍为君，引参苓入肝为佐，小小使令，徐徐奏功，使脾

气渐实，胃口渐开，然后再用纯补之剂，先宜缓补之也，“如久饿之人，骤投以饭则饱死，须以薄粥徐徐饮之，同是一理。”

补气

右手脉大，气分之劳也，方用补气丸。人参、黄、白芍（各三两），茯苓（肆两）白术（半斛）陈皮、五味子、白芥子、远志（各壹两）麦冬（二两）炙甘草（八钱）蜜丸，早服五钱，白水下。

补血

左手脉大，血分之劳也，方用补血丸、熟地、

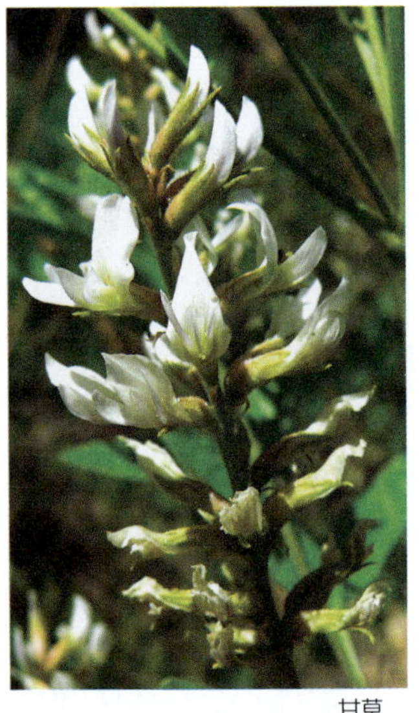
甘草

白芍（各半斛）山萸、当归（各四两）枣仁、麦冬、白芥子、五味子（一钱）砂仁、肉桂（各五钱）蜜丸，晚服一两，白水下，如身热，去肉桂加地骨皮五钱。

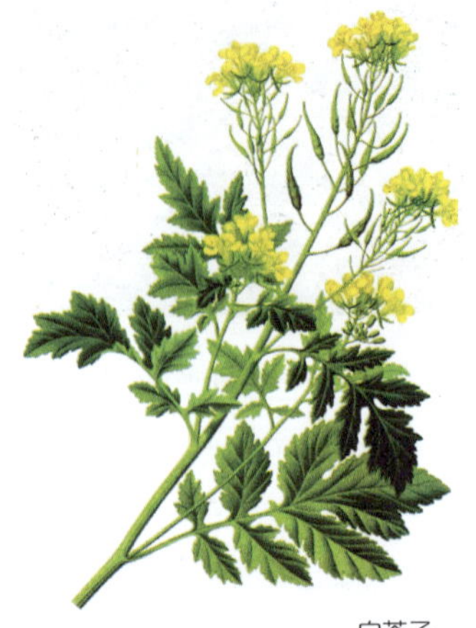
白芥子

出汗

人有病不宜汗多，若过出汗，恐其亡阳，不可不用药以敛之，方用：

人参、黄、当归（各一两）桑叶（五片）麦冬（三钱）炒枣仁（一钱）水煎服。

痨症

痨症既成，最难治者，必有虫生之以食人之气血也，若徒补其气血，而不入杀虫之药，则饮食入胃，荫虫而不生气血，若但杀虫而不补气血，则五藏俱受伤，又何有生理哉，惟于大补之中，加杀虫之药，则元气既全，真阳未散，虫死而身安矣，方用：熟地 地栗粉、何首乌各半斛，鳖甲、山药各一斛，神曲、麦冬各五两，桑叶（半斛）人参、白微各三两，熟地为丸，每日白水送下五钱，半年虫从大便出矣。

痰嗽门

古人所立治痰之法，皆是治痰之标，而不能治其本也，如二陈汤，上中下久暂之痰皆治之，而其实无实效也，今立三方，痰病总不出其范围也。

初病之痰

伤风咳嗽吐痰是也，方用：

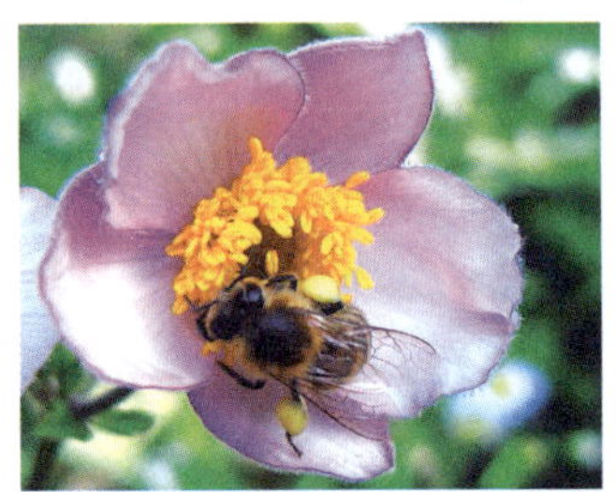
花粉

陈皮、半夏、花粉、茯苓、苏子、甘草（各一钱）水煎服。两剂而痰可消矣，此去上焦之痰，上焦之痰，原在胃中而不在肺，去其胃中之痰，而肺自然清肃，又何致火之上升哉。此症医治不善，极易成劳，缘痰嗽皆责之于肺，伤风痰嗽是风伤肺也，若发散燥痰太过，则肺不敛必嗽愈甚，而上呛血丝，久则肺伤而肾炽，若寒凉滋润太过，则肺不舒必痰愈多，而气喘声痿，久则金冷而水寒，此方无此二弊，愿病者勿以小病而忽之也。

已病之痰

必观其色之白与黄而辨之，黄者火已退也，白者火正炽也，正炽者用寒凉之品，将退者用逐之味，今一方而俱治之，方用：

白术、白芥子（各三钱）茯苓（五钱）陈皮、甘草（各一钱）枳壳（五分）水煎服，有火加栀子，无火不必加。此方健脾去湿，治痰之在中焦者，也又方：

白术、茯苓、薏仁至义尽（各五钱）陈皮（一钱）益智（三分）水煎服。有火加黄芩一钱，无火加干姜一钱，甘草二分。此方健脾去湿而不耗气，两剂而痰自消也。

久病之痰

久病痰多，切不可作脾湿生痰论之，盖久病不愈，未有不因肾水亏损者也，非肾水泛上为痰，即肾火沸腾为痰，当补肾以逐之，方用：

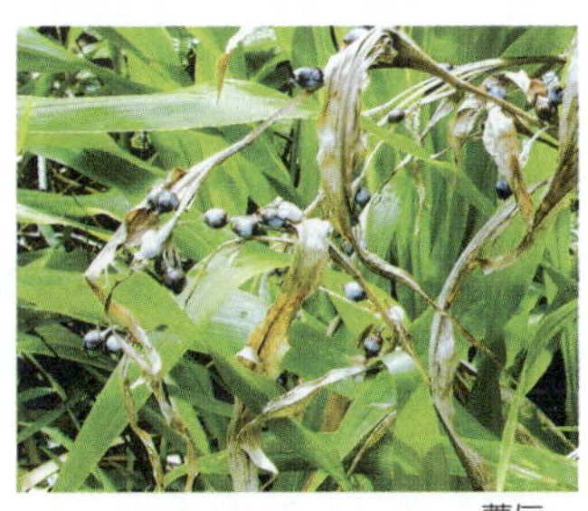

薏仁

熟地、薏仁（各一两）山药、山萸、麦冬、芡实（各五钱）五味子、茯苓（各三钱）益智仁（二钱）车前子（一钱）水煎服，此治水泛为痰之圣药也，若火沸腾为痰，加肉桂一钱，补肾去湿而化痰，水入肾宫，自变为真精而不化痰矣，此治下焦之痰也，又方六味地黄汤，加麦冬五味子，实有奇功，无火加桂附。

滞痰

夫痰之滞，乃气之滞也，不补气，而惟去其痰，未见痰去而病消也，方用：

人参、陈皮、花粉、白芥子（各一钱）白术（二钱）茯苓（三钱）苏子（八分）白蔻仁（二粒）水煎服。

湿痰

治痰之法，不可徒去其湿，必以补气为先，而佐以化痰之品，乃克有效，方用：

人参（一两）茯苓、半夏、神曲（各三钱）薏仁（五钱）陈皮、甘草（各一钱）水煎服，盖此方之中用神曲，人多不识，谓神曲乃消食之味，绝非化痰之品，不知痰之积聚稠黏，甚不易化，惟用此神曲以发之，则积聚稠黏开矣，继之以半夏、陈皮，可以奏功，然虽有陈半消痰，使不多用人参，则痰难消，今有人参以助气，又有薏仁茯苓，健脾去湿，而痰焉有不消者乎。

寒痰

人有气虚而痰寒者，即用前方加肉桂三钱、干姜五分足之矣。

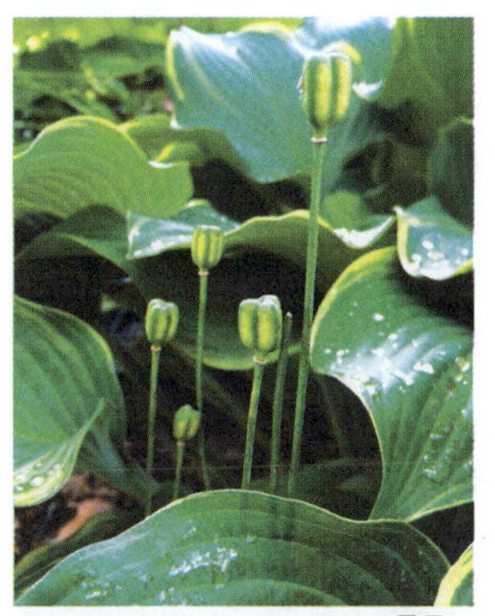

贝母

热痰

人有气虚而痰热者，方用：

当归（三钱）、白芍、麦冬、茯苓（各二钱）甘草、白芥子、花粉、陈皮（各一钱）神曲（三分）水煎服。

老痰

凡痰在胸膈不化者，谓之老痰，方用：

柴胡、茯苓、甘草、陈皮、丹皮、花粉（各一钱）白芍薏仁（各一钱）白芥子（五钱）水煎服。此方妙在百芥子为君，薏仁、白芍为臣，柴胡、花粉为佐，使老痰无处可藏，十剂而老痰可化矣。

顽痰

痰成而塞咽喉者，谓之顽痰，方用：

贝母、半夏、茯苓（各

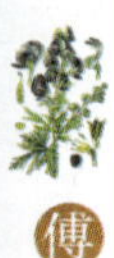

三钱）白术（五钱）神曲（二钱）甘草、橘梗、白矾、炙紫苑（各一钱）水煎服。此方妙在贝母半夏同用，一燥一湿，使痰无处逃避，又有

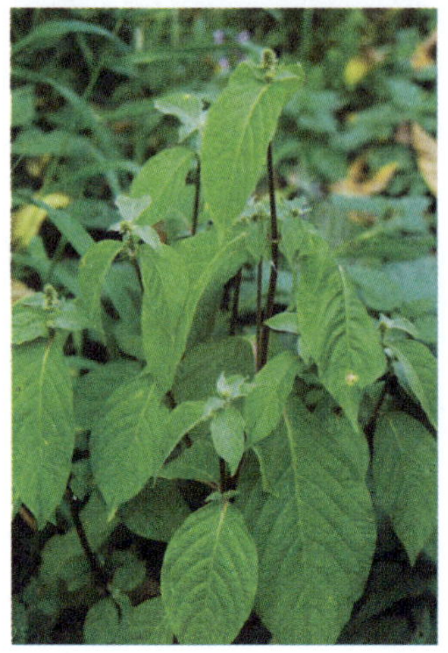

牛膝

白矾消块，梗苑去邪，甘草调中，有不奏功者乎。

水泛为痰

肾中之水，有火则安，无火则泛，倘人过于入房，则水去而火亦去，久之则水虚而火亦虚，水无可藏之地，必泛上为痰矣，治之法，欲抑水之下降，必先使火之下温，当于补肾之中，加大热之药，使水足以制火，火足以暖水，则水火有既济之道，自不上泛为痰矣，方用：

熟地（一两）山萸（五钱）肉桂（二钱）牛膝（三钱）五味子（一钱）水煎服，一剂而痰下行矣，两剂而痰自消矣。

中气又中痰

中气中痰，虽若中之异，而实中于气之虚也，气虚自然多痰，痰多必然耗气，虽分而实合也，方用：

人参、甘草（各一两）半夏、南星、茯苓（各三钱）附子（一钱）水煎服。人参原是气分之神剂，而亦消痰之妙药，半夏南星，虽逐痰之神品，而亦扶气之正药，附子甘草，一仁一勇，相济而成。

湿嗽

秋伤于湿，若用乌梅、粟壳等味，断乎不效，方用

陈皮、当归、甘草、枳壳、橘梗（各一钱）白术（二钱）水煎服。三剂帖然矣，冬嗽皆秋伤于湿也，岂可拘于受寒乎。久嗽，方用：

人参（五钱）益智仁（五分）白芍、枣仁（各三钱）五味子、白芥子（各一钱）水煎服。两剂后，服六味地黄丸。久嗽方用

瓜蒌仁（去油）乌梅（各伍钱）薄荷、甘草（各伍分）人参（童便浸）五味子（酒蒸）

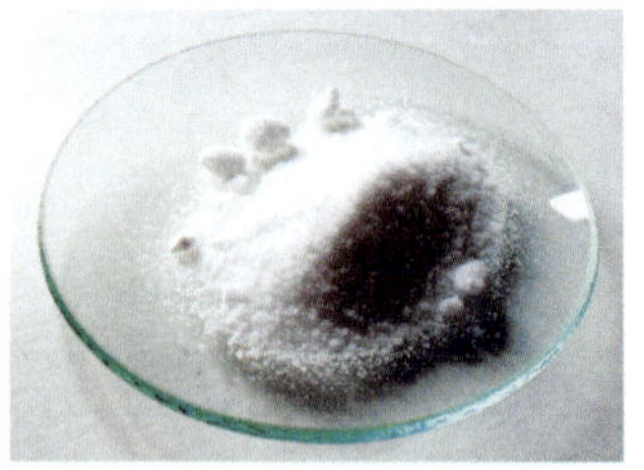

硼砂

寒水石火煅、杏仁、硼砂（各一钱）贝母（三两）胡桃仁（二钱去油）蜜丸樱桃大，净绵包之，口中噙化，虚劳未曾失血，脉未数者，皆用之，无论老少神曲效，十粒见功，二十粒愈，又方用：

人参、当归、细茶各一钱，水煎，连渣嚼尽，一两剂即愈。

肺嗽兼补肾

肺嗽之症，本是肺虚，其补肺也明矣，奈何兼补肾乎，盖肺经之气，夜必归于肾，若肺金为心火所伤，必求救于其子，子若力量不足，将何以救其母哉，方用：

熟地、麦冬（各一钱）紫苑（五分）山萸（四钱）元参（五钱）苏子、牛膝（各一钱）沙参 、天冬（各二钱）水煎服。

喘症门

气治法

气虚气实，不可不平之也，气实者非气实，乃正气虚而邪气实也，法当用补正之药，而加逐之品，则正气足而邪气消矣，方用：

人参、白术、麻黄、半夏、甘草（各一钱）柴胡（二钱）白芍（三钱）水煎服。推而广之，治气非一条也，气陷

补中益气汤可用，气衰，六君子汤可采，气寒，人参白术附子汤可施，气虚则用四君子汤，气郁则用归脾汤，气热则用生脉散，气喘用独参汤，气动用二陈汤加人参，气壅塞用射干汤，气逆用逍遥散，气虚则羸弱，气实则壮盛，气虚用前方，实者另一方，白术、柴胡、甘草、

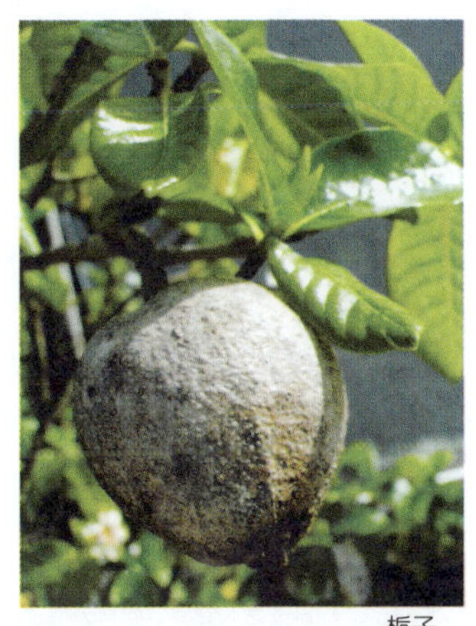
栀子

栀子（各一钱）茯苓（三钱）白芍（二钱）陈皮、枳壳（各五分）山楂（十个）水煎服。

气喘

凡人气喘而上者，人以为气有余也，殊不知气盛当作气虚看，有余当作不足看，若认作肺气之盛，而用苏叶橘梗百部豆根之类，去生远矣，方用：

人参（三两）牛膝（三钱）熟地、麦冬（各五钱）山萸（四钱）胡桃（三个）枸杞、五味子（各一钱）生姜（五片）水煎服，一此方不治肺，而正所以治肺也，或疑人参乃健脾土之药，既宜补肾，不宜多用人参，不知肾水大虚，在一时不能遽生，非急补其气，则元阳一线必且断绝，况人参少用则泛上，多用即下行，妙在用人参三两，使下达病原，补气以生肾水，方中熟地、山萸之类，同气相求，直入命门，又何患其多哉，若病重之人，尤宜多加，但喘有初起之喘，有久病之喘，初起之喘多实邪，久病之喘多气虚，实邪喘者必抬肩，气虚喘者微微气息耳，此方治久病之喘，若初起之喘，四磨四七汤，一剂即止喘，不独肺气虚而肾水竭也。实喘方用：

黄芩（二钱）柴胡、甘草（各五分）麦冬（三钱）苏叶、乌药、半夏、山豆根（各一钱）水煎服。一剂喘定，

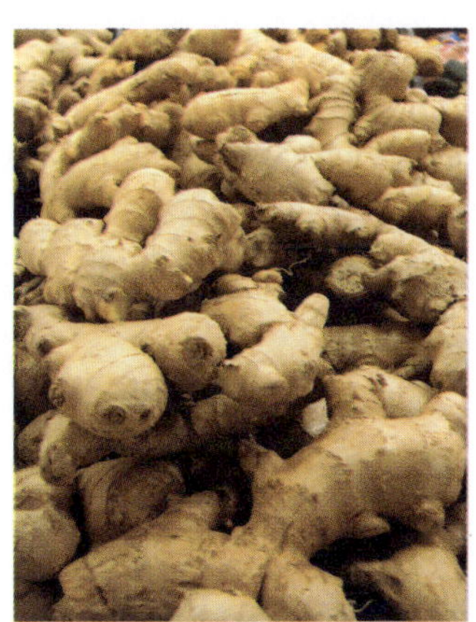
生姜

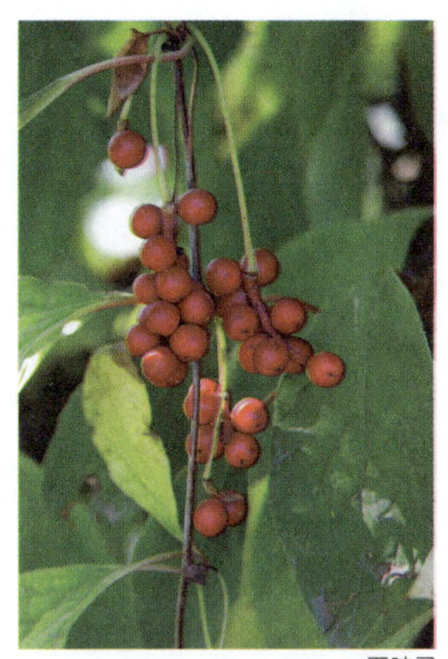
五味子

不必再剂也，凡实喘症，气大急，喉中必作声，肩必抬，似重而实轻也。

虚喘

大抵此等症，气少息，喉无声，肩不抬也，乃肾气大虚，脾气又复将绝，故奔冲而上，欲绝未绝也，方用救绝汤。人参、熟地（各一两）山萸（三钱）牛膝、五味子、白芥子（各一钱）麦冬（五钱）水煎服。

气短似喘

此证似喘而非实喘也，若非实喘治之，立死，盖气短乃肾气虚耗，气冲上焦，壅塞于肺经不足之故也，方用：人参（二两）熟地（一两）山萸、牛膝、补骨脂、枸杞（各三钱）麦冬（五钱）胡桃（三个去皮）五味子（二钱）水煎服，三剂气平喘定。此方妙在用人参之多，能下达气

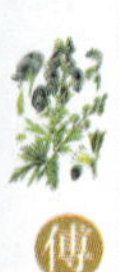

原，挽回于无何有之乡，又纯是补肺补肾之品，子母相生，水气自旺，则火气自安于故宅，不上冲于喉门矣。

抬肩大喘

人忽感风邪，寒入于肺，以致喘息肩抬气逆，痰吐不出，身不能卧，方用：

柴胡、茯苓、麦冬、橘梗（各二钱）黄芩、当归、甘草、半夏、射干（各一钱）水煎服。此方妙在用柴胡射干桔梗，以发舒肺金之气，半夏以去痰，黄芩以去火，盖感寒邪，内必变为热证，故用黄芩以清解之，然徒用黄芩，虽曰清火，转足以遏抑其火，而火未必伏也，有射干橘梗柴胡一派辛散之品，则足以消火减邪矣。

肾寒气喘

人有气喘不能卧，吐痰如涌泉者，舌不燥而喘不止，一卧即喘，此非外感之寒邪，乃肾中之寒气也，盖肾中无火，则水无所养，乃泛上而为痰，方用六味地黄汤，加

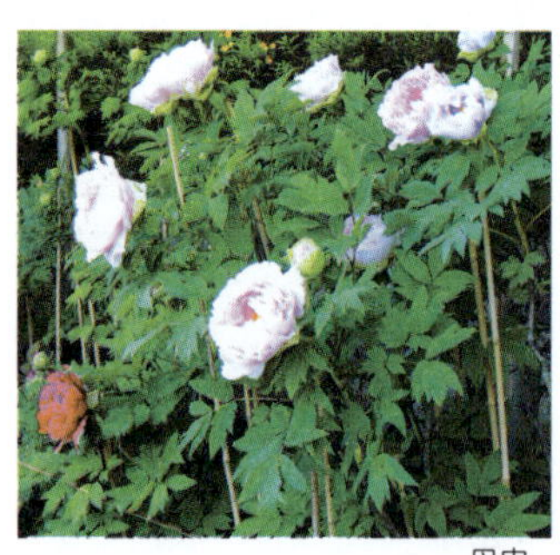

丹皮

桂附大剂饮之，盖人之卧，必肾气与肺气相安，而後河车之路，平安而无奔越也。

肾火扶肝上冲

凡人肾火，逆扶肝气而上冲，以致作喘，甚有吐红粉痰者，此又肾火炎，上以烧肺金，肺热不能克肝，而龙雷之火升腾矣，方用：

沙参、地骨皮（各一两）麦冬（五钱）丹皮（三钱）甘草（三分）桔梗（五分）白芍（五钱）白芥子（二钱）水煎服，此方妙在地骨皮清骨中之火，沙参丹皮以养阴，白芍平肝，麦冬清肺，甘草橘梗引入肺经，则痰消而喘定矣。

假热气喘吐痰

人有假热气喘吐痰者，人以为热而非热也，乃下元寒极，逼其火而上喘也，此最危急之症，不急补其肾水与命门之火，则一线之微，必然断绝，方用：

熟地（四两）山药、麦冬（各三两）五味子、牛膝（各一两）附子、肉桂（各一钱）水煎冷服，一剂而愈。

喘嗽

人有喘而且嗽者，人以为气虚而有风痰也，谁知是气虚不能归源于肾，而肝木挟之作祟乎，法当峻补其肾，少助以引火之品，则气自归源于肾，而喘嗽俱止，方用：

人参（一两）熟地（二两）麦冬（五钱）茯苓（三钱）牛膝、枸杞、白术、五味子、菟丝子（各一钱）水煎服，连服几剂，必有大功，倘以四磨四七汤治之，则不效矣，贞元饮：

此方专治喘而脉微涩者熟地（三两）当归（七钱）甘草（一钱）水煎服，妇人多此症。

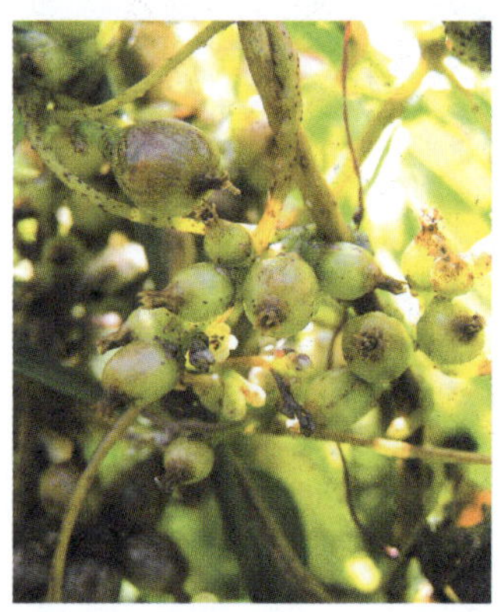

菟丝子

吐血门

阳症吐血

人有感暑伤气，忽然吐血盈盆，人以为阴虚也，不知阴虚吐血与阳虚不同，阴虚吐血，人安静无躁动，阳虚必大热作渴，欲饮冷水，舌必有刺，阴虚口不渴而舌胎滑也，法当清胃火，不必止血也，方用：

人参、当归、香薷、石膏（各三钱）荆芥（一钱）

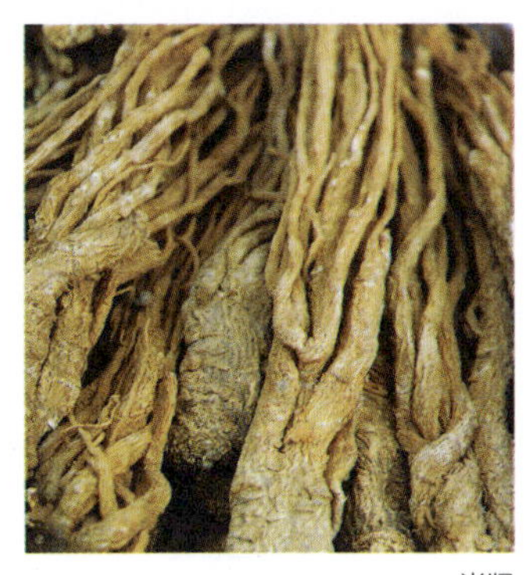

当归

青蒿（五钱）水煎服。此方乃阳症吐血之神曲剂也，方中虽有解暑之品，然补正多于解暑，去香薷一味，实可同治，但此方可用一两剂，即改六味地黄汤。

大怒吐血

其吐也，或倾盆而出，或冲口而来，一时昏晕，死在顷刻，以止血治之，则气闷不安，以补血治之，则胸满不受，有变症蜂起而死者，不可不治之得法也，方用解血平气汤。

白芍　当归（各贰两）炒荆芥　黑栀（各三钱）红花（二钱）柴胡（八分）甘草（一钱）水煎服。一剂而气平舒，两剂而血止息，三剂而病大愈，此症盖怒伤肝，不能平其气，以致吐血，若不先舒其气，而遽止血，则愈激动肝火之气，必气愈旺而血愈吐矣，方中用白芍平肝又舒气，荆芥柴胡引血归经，当归红花，生新去旧，安有不愈者哉。

吐血

此症人非以为火盛，即以为阴亏，用凉药以泻火，乃火愈退而血愈多，用滋阴之味，止血之品，仍不效，谁知是血不归经乎，治法当用补气之药，而佐以引血归经之味，不止血而血自止矣，方用：

人参（五钱）当归（一两）丹皮炒，黑芥穗（各三钱）水煎服。一剂而止，此方妙在不专补血，而反去补气以补血，尤妙在不去止血，而去行血以止血，盖血逢寒则凝，逢散则归经，救死于呼吸之际，大有神曲功。大凡吐血，多系不归经之血，因何腑何藏而发，腑藏之血，吐则立死，此自然之理也，火盛阴亏两层，世间误杀，奚止千百，寒凉滋阴之，轻则凝结而成病根，重则经阻而成干血，此论此方，发菩提心，作当头棒喝也。

吐白血

血未有不红者，何以名白血，不知久病之人，吐痰皆白沫，乃白血也，白沫何以名白血，以其状似蟹涎，无败痰存其中，实血而非痰也，若将所吐白沫，露于星光之下，一夜必变红矣，此沫出于肾，而肾火沸腾于咽喉，不得不吐者也，虽是白沫，而实肾中之精，岂特血而已哉，不速治，则白沫变为绿痰，无可如何矣，方用：

熟地、麦冬（各一两）山药、山萸、茯苓（各五钱）丹皮、泽泻（各二钱）五味子（一钱）水煎，日日服之。

血不归经

凡人血不归经，或上或下，或四肢毛窍，各处出血，循行经络，外行于皮毛，中行于脏腑，内行于筋骨，上行于头目两手，下行于二便，一剂周身无非血路，一不归经，斯各处妄行，有孔则钻，有洞则泄，甚则呕吐，或见于皮毛，或出于齿缝，或渗于脐腹，或露于二便，皆宜顺其性以引之归经，方用：

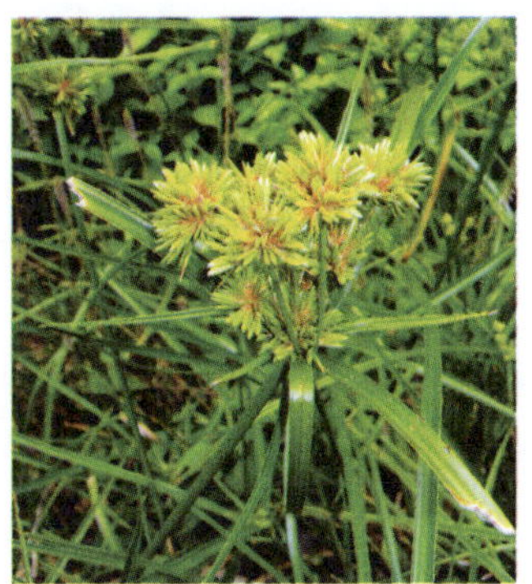

附子

熟地、生地（各五钱）当归、白芍、麦冬（各三钱）荆芥、川芎、甘草、茜草根（各一钱）水煎服。此方即四物汤加减，妙在用

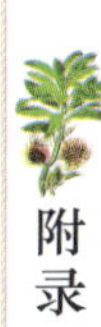

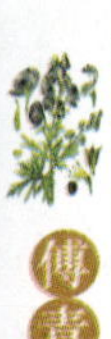

茜草引血归经。

三黑神曲奇散

丹皮（炒黑七分）黑栀（五分）真蒲黄（炒黑一钱二分）川芎（酒洗）贝母（各一钱）生地（酒洗）水两樽，童便藕汁各半樽，煎服。此方治吐血神效无比，两剂止。六味地黄汤加麦冬五味子，最能补肾滋肝，木得其养，则血有可藏之经，而不外泄，血证最宜服之。

呕吐门

脾胃症辨

人有能食而不能化者，乃胃不病而脾病也，当补脾，补脾尤宜补肾中之火，盖肾火能生脾土也，不能食，食之而安然者，乃脾不病而胃病也，不可补肾中之火，当补心火，盖心火能生胃土也，世人一见不饮食，动曰脾胃虚也，殊不知胃之虚寒，责之心，脾之虚寒，责之肾也，不可不辨也。

反胃大吐

大吐之症，舌有芒刺，双目红肿，人以为热也，谁知是肾水之亏乎，盖脾胃必借肾水而滋润，肾水一亏，则脾胃之火，沸腾而上，以致目红肿而舌芒刺也，但此症时躁时静，时欲饮水，及水到又不欲饮，即强之饮亦不甚快，此乃上假热而下真寒也，宜六味地黄汤加桂附，水煎服。外治法，先以手擦其足心，使之极热，然後用附子一个煎汤，用鹅翎扫之，随干随扫，少顷即不吐矣，后以六味地黄汤，大剂饮之，即安然也，或逍遥散加黄连，亦立止也，无如世医以杂药投之，而成噎嗝矣，方用：

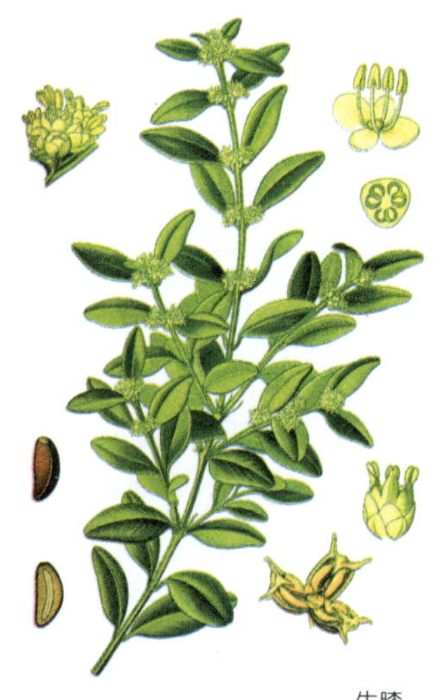

牛膝

熟地（贰两）山萸、元参（各一两）当归（五钱）五味子（二钱）牛膝、白芥子（各三钱）水煎服，盖肾水不足，则大肠必干而细，饮食入胃，难于下行，故反而上吐矣。

寒邪犯肾大吐

寒入肾宫，将脾胃之水，挟之尽出，手足厥逆，小腹痛不可忍，以热物熨之少快，否则寒冷难支，人多以为胃病，其实肾病也，方用：

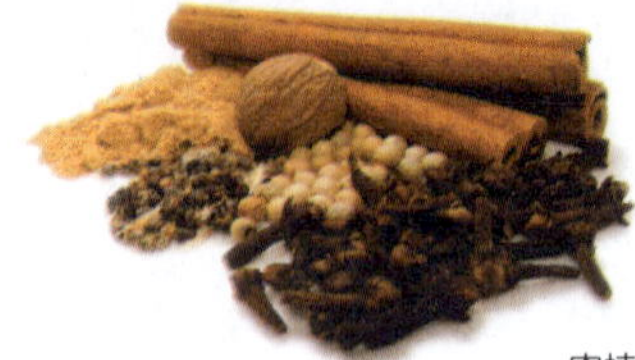

肉桂

附子（一个）白术（四两）肉桂（一钱）干姜（三钱）人参（三两）水煎服。此药下喉，便觉吐定，煎渣再服，安然如故。

呕吐

世人皆以呕吐为胃虚，谁知由于肾虚乎，故治吐不效，为窥见病之根也，方用：

人参、芡实（各三钱）白术、薏仁（各五钱）砂仁（五粒）吴萸（五分）水煎服。

火吐

此症若降火，则火由脾而入于大肠，必变为便血之症，法宜清火止吐，方用：

茯苓（一两）人参（二钱）砂仁（五粒）黄连（三钱）水煎服。

寒吐

此症若降寒，则又引入肾而流于膀胱，必变为遗尿之症，法宜散寒止吐，方用：

白术（二两）人三（五钱）附子、干姜（各一钱）

丁香（五分）水煎服。此方散寒而用补脾之品，则寒不能上越，而亦不得下行，势不能不从脐出也。

胃吐

此症由于脾虚，脾气不得下行，自必上反而吐，补脾则胃安，方用：

人参、茯苓（各三钱）白术（五钱）甘草、肉桂、神曲、半夏（各一钱）砂仁（三粒）水煎服。此方治胃病，以补脾者何也，盖胃为脾之关，关门之沸腾，由于关中之溃乱，欲使关外之安静，必先使关中之安宁，况方中砂仁半夏神曲等味，全是止吐之品，有不奏功者乎，此脾胃两补之法也。

反胃

人有食入而即出者，乃肾水虚不能润喉，故喉燥而即出也，方用：

熟地（二两）山萸、茯苓、麦冬（各五钱）山药（一两）泽泻、丹皮（各三钱）五味子（二钱）水煎服。此症又有食久而反出者，乃肾火虚不能温脾，故脾寒而反出也，方用：

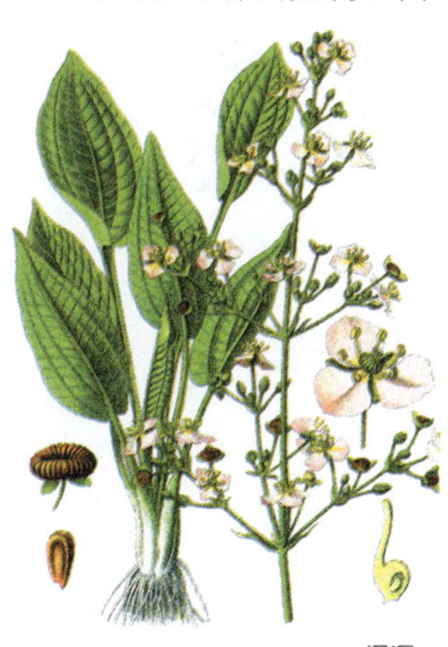
泽泻

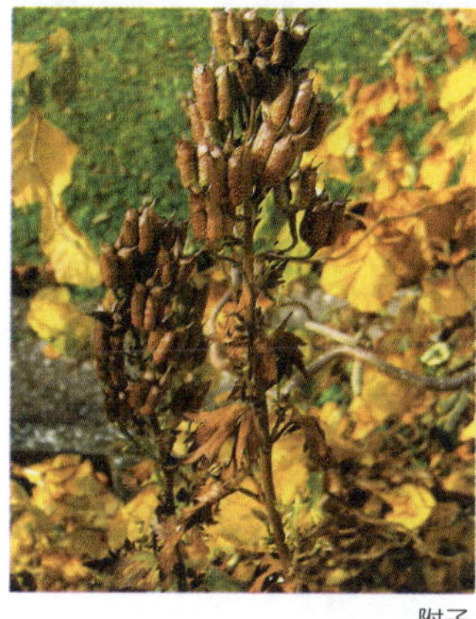
附子

熟地（二两）山萸（一两）山药（六钱）泽泻（二钱）茯苓、丹皮、附子、肉桂（各三钱）水煎服。此即八味地黄，也可用生地桂枝。

胃寒

心肾兼补，治脾胃两虚者固效，若单胃之虚寒，自宜独治心之为妙，方用：

人参、远志（各一两）白术、茯苓、莲子、白芍（各三两）菖蒲、良姜、枣仁（各五钱）半夏、附子、白芥子（各三钱）山药（四钱）蜜丸，每日白水送下五钱。肾寒吐泻心寒胃弱此症由于心寒胃弱，呕吐不已，食久而出是也，下痢不止，五更时痛泻三五次者是也，人以为脾胃之寒，服脾胃之药而不效者何也，盖胃为肾之关，而脾为肾之海，胃气弱，不补命门之火，则心包寒甚，何以生胃土而消谷食，脾气弱不补命门之火，则下焦虚冷，何以化饮食而生精华，故补脾胃，莫急於补肾也。方用：

熟地、茯苓、人参（各三两）山萸（二两）山药（四两）附子、肉桂、五味子（各一两）吴萸（五钱）蜜丸，每日空心白水送下五钱。

臌症门

水臌

此症满身皆水，按之如泥者，是若不急治，水流四肢，不得从膀胱出，则为死症矣，方用决流汤。

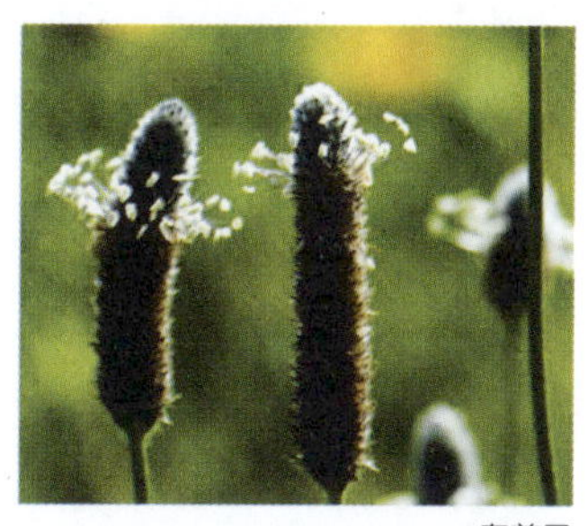
车前子

黑丑、甘草各二钱，肉桂（三分）车前（一两）水煎服。一剂水流斗余，两剂全愈，断勿与三剂也，与三剂反杀之矣，盖二丑甘遂，最善利水，又加肉桂车前子，

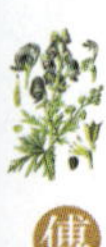

引火以入膀胱，利水而不走气，不使牛遂之过猛也，两剂之后，须改五苓散，调理两剂，再用六君子汤补脾可也，忌食盐，犯之则不救矣。诸臌症最忌宽中市医多用五皮饮描头画角百无一效。

气臌

此症气虚作肿，似水而实非水也，但按之不如泥耳，必先从脚面上肿起，后渐肿至身上，于是头面皆肿者有之，此即谓之气臌，宜于健脾行气之中，加引水之品，若以治水臌治之，是速之死也，方用：

白术、茯苓、薏仁（各一两）甘草、肉桂（各一分）枳壳（五分）人参、神曲、车前子、萝卜子（各一钱）山药（五钱）水煎服。初服若觉有碍，久之自有大功，三十剂而愈矣，亦忌食盐秋石。

虫臌

此症小腹痛，四肢浮肿而未甚，面色红而有白点，如虫食之状，是之谓虫臌，

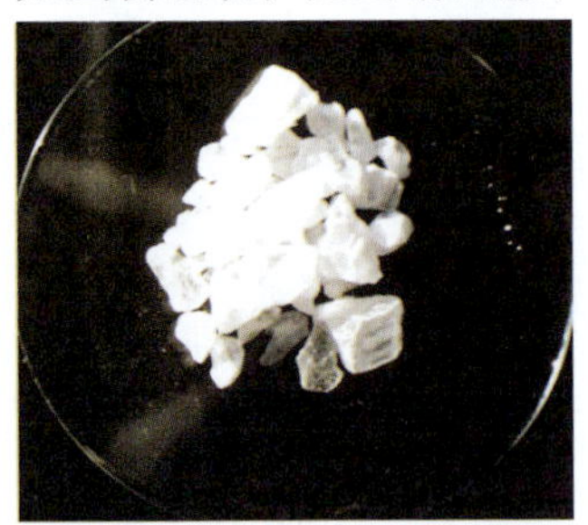

白矾

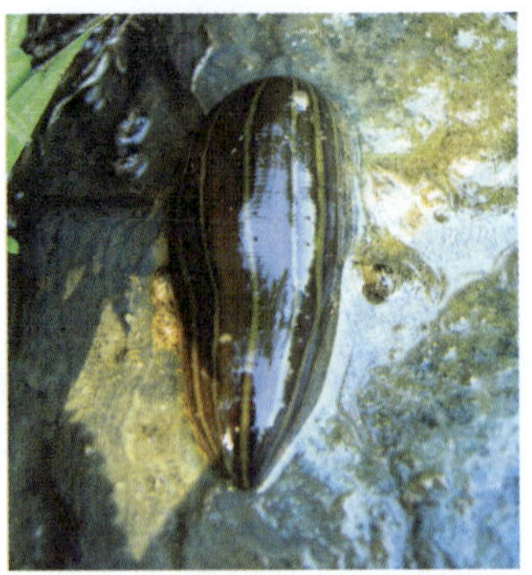

水蛭

方用消虫神奇丹。当归、鳖甲、地栗粉（各一两）雷丸、神曲、茯苓、白矾（各三钱）车前子（五钱）水煎服。一剂下虫无数，两剂虫尽臌消，不必三剂，但病好必用六君子汤，去甘草调理。

血臌

此症或因跌闪而瘀血不散，或忧郁而结血不行，或风邪而蓄血不散，留在腹中，致成血臌，饮食入胃不变精血，反去助邪，久则胀，胀成臌矣，倘以治水法逐之，而症非水，徒伤元气，以治气法治之，而又非气，徒增饱满，方用逐瘀汤。

水蛭（此物最难死火烧经年，入水犹生，必须炒黄为末方妥）雷丸、红花、枳壳、白芍、牛膝（各三钱）当归（二两）桃仁（四拾两）水煎服。一剂血尽而愈，切勿与两剂，当改四物汤调理，于补血内加白术茯苓人参，补元气而利水，自然全愈，否则恐成干枯之症，辨血臌惟腹账如臌，而四肢手足并无臌意也。

水症门

水肿

此症土不能克水也，方用：

牵牛、甘遂（各三钱）水煎服。此症治法虽多，独此方奇妙，其次鸡屎醴亦效，鸡屎醴治血臌尤效。

呃逆

此症乃水气凌心包也，心包为水气所凌，呃逆不止，号召五脏之气，救水气之犯心也，治法当利湿分水，方用：

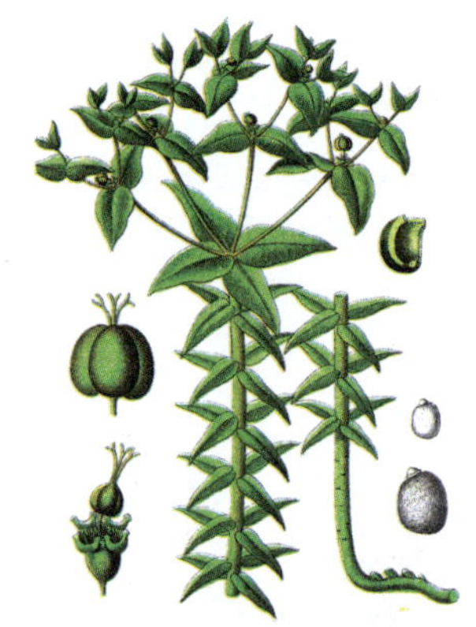

甘遂

茯神、薏仁（各一两）苍术、白术、人参（各三钱）芡实、丁香（各五钱）法制半夏、陈皮（各一钱）吴萸（三分）水煎服，两剂愈。

水结膀胱

此症目突口张，足肿气

喘，人以为不治之症，不知膀胱与肾，相为表，膀胱之开合，肾司其权，特通其肾气而膀胱自通矣，方用通肾

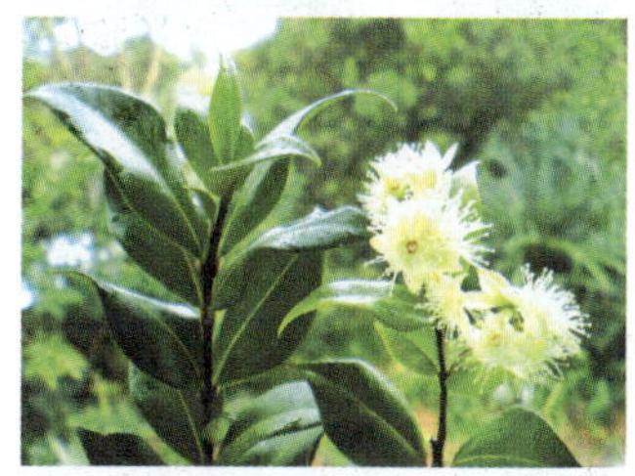
肉桂

消水汤。

熟地、山药、薏仁（各一两）山萸（一钱五分）茯神（五钱）肉桂、牛膝（各一钱）车前子（三钱）水煎服。

湿症门

黄症

此症外感之湿易治，内伤之湿难疗，外感者利水则愈，若内伤之湿，泻水则气消，发汗则精泄，必健脾行气而后可也，方用：

白术、茯苓、薏仁（各一两）茵陈、黑栀（各三钱）陈皮（五分）水煎服。此方治内感之湿，不治外感之湿，若欲多服去栀子。

痺症

此症虽因风寒湿而来，亦因元气之虚，邪治得趁虚而入，倘攻邪而不补正，则难愈矣，今于补正之中，佐以祛风寒湿之品，而痺如失矣，方用：

白术（五钱）人参（三钱）茯苓（一两）柴胡、附子、半夏（各一钱）陈皮（五分）水煎服。经云风寒湿三者合而成痹。注此条原本痺字，当是痹字之误。

伤湿

此症恶湿，身重足肿，小便短赤，方用：

泽泻、猪苓（各三钱）肉桂（五分）茯苓、白术（各五钱）柴胡、半夏、车前子（各一钱）水煎服，一剂愈。

脚气

今人以五苓散去湿，亦是正理，然不升其气，而湿未必尽去也，必须提气而水乃散也，方用：

黄（一两）人参、白术（各三钱）防风、肉桂、柴胡（各一钱）薏仁、芡实、白芍（各五钱）半夏（二钱）陈皮（五分）水煎服。此方去湿之圣药，防风用于黄之中，已足提气而去湿，又助之柴胡舒气，则气自升腾，气升则水散，白术茯苓薏仁芡实，俱是去湿之品，有不神效者乎。

泄泻门

泻甚

一日五六十回，倾肠而出，完谷不化，粪门肿痛，如火之热，无以救之，必致立亡，方用截泻汤。

薏仁　白芍（各二钱）山药、车前子（各一两）黄连、茯苓（各五钱）泽泻、甘草（各二钱）肉桂（三分）人参（三钱）水煎服。水泻方用白术（一两）车前子（五钱）水煎服。此方补肾健脾，利水去湿，治泻神效。泄泻之症，皆由于膀胱不能化气，胃中

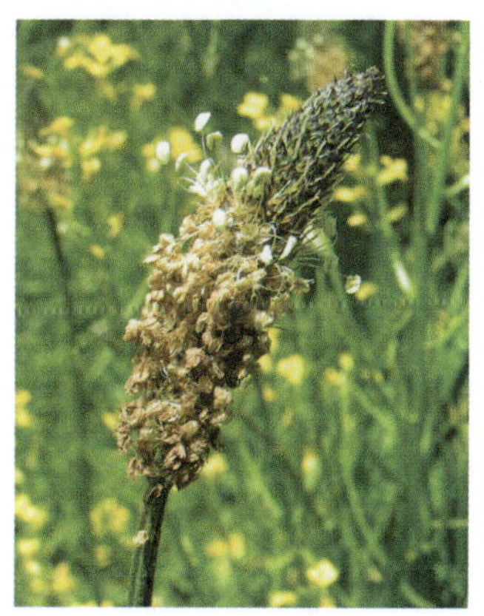
车前子

所纳水谷不得分消，直由大肠而出故以利小便为主，与伤寒下利自利，大相悬殊，须察之。

火泻

完谷不化，饮食下喉即出，日夜数十次，甚至百次，人皆知为热也，然而热之生也何故，生于肾中之水衰不能制火，使胃土关门，不守于上下，所以直进而直出也，论其势之急迫，似乎宜治其

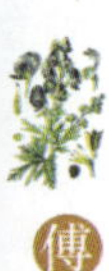

标，然治其标而不能使火之骤降，必须急补肾中之水，使火有可居之地，而后不致上腾也，方用：

熟地、白芍（各三两）山萸、茯苓、甘草、车前子（各一两）肉桂（三分）水煎服，此乃补肾之药，非止泻之品，然而止泻之妙，捷如鼓矣，世人安知此也。

水泻

此乃纯是下清水，非言下痢也，痢无止法，岂泻水亦无止法乎，故人患水泻者，急宜止遏，方用：

白术（五钱）茯苓（三钱）吴萸（五分）车前子、五味子（各一钱）水煎服。

泄泻吞酸

泄泻，寒也，吞酸，火也，似乎寒热殊而治法异矣，不知吞酸虽热，由于肝气之郁结，泄泻虽寒，由于肝木之克脾，用一方以治水郁，又一方以培脾土，土必大崩，木必大雕矣，不若一方而两治之为愈也，方用：

白芍（五钱）柴胡、车前子（各一钱）茯苓（三钱）神曲、陈皮、甘草（各五分）水煎服。此方妙在白芍以舒肝木之郁，木郁一舒，上不克胃，下不克脾，又有茯苓车前，以分消水湿之气，则水尽从小便出，而何有余水以吞酸，刺汁以泄泻哉。

痢疾门

火邪内伤辨

火邪之血，色必鲜红，脉必洪缓，口必渴而饮冷水，小便必涩而赤浊，内伤之血色不鲜而紫暗，或微红淡白，脉必细而迟，或浮涩而空，口不渴，即渴而喜饮热汤，小便不赤不涩，即赤而不热不浊，此诀也。痢疾以调达气血为主，痢门以芍药汤为总方，芍药汤偏于凉，用之每不得效此诸方虽归芍木香，却分症而用芩连，不用大黄，可云尽善尽美。

痢疾

此症感湿热而成，红白相见，如脓如血，至危至急者也，用凉药止血，热药攻邪，俱非善治之法，方用：

白芍、当归（各二两）

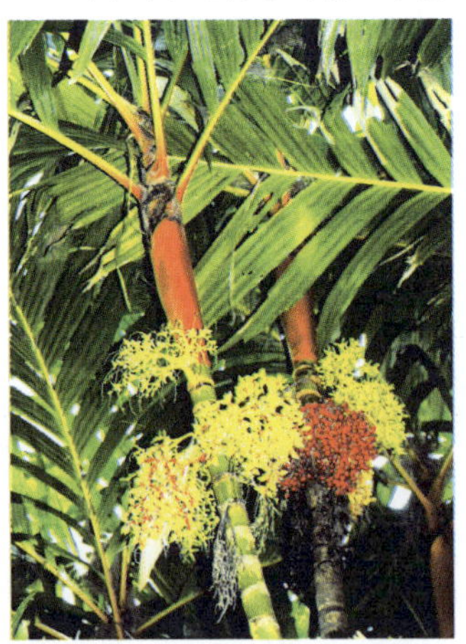

槟榔

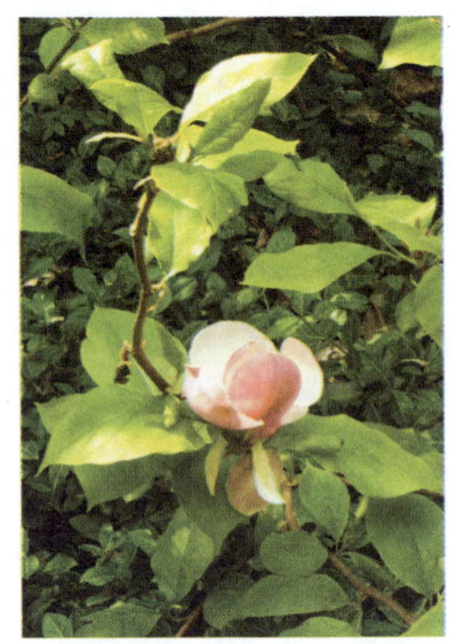

厚朴

枳壳、槟榔（各二钱）滑石（三钱）广木香、莱菔子、甘草（各一钱）水煎服。一两剂收功，此方妙在用归芍至二两之多，则肝血有馀，不去克脾土，自然大肠有传送之功，加之枳壳槟榔，俱逐秽去积之品，尤能于补中用，攻而滑石甘草木香，调达于迟速之间，不疾不余，使于滞尽下也，其馀些小痢疾，减半用之，无不奏功，此方不论红白痢疾，痛与不痛，服之皆神效，又方：

当归（一两）黄芩（七分酒洗）苍术、厚朴、大复皮、陈皮（各一钱）水两碗，煎一碗，顿服。

血痢

凡血痢腹痛者，火也，方用：

归尾、白芍（各一两）黄连（三钱）枳壳、木香、莱菔子（各二钱）水煎服。

寒痢

凡痢腹不痛者，寒也，方用：

白芍、当归（各三钱）枳壳、槟榔、甘草、莱菔子（各一钱）水煎服。前方治壮实之人，火邪挟湿者，此方治寒痢，腹不痛者，更有内伤劳倦，与中气虚寒之人，脾不摄血而成血痢者，当用理中汤，加木香肉桂，或用补中益气汤加熟地炒干姜，治之而始愈也。

大小便门

大便不通

此症人以为大肠燥也，谁知是肺气燥乎，盖肺燥则清肃之气，不能下行于大肠，而肾经之水，仅足自顾，又何能旁流以润哉，方用：

熟地、元参（各三两）升麻（三钱）火麻仁（一钱）牛乳（一碗）水二碗，煎六分，将牛乳同调服之。一两剂必大便矣，此方不在润大肠而在补肾及清肺，夫大肠居于下流，最难独治，必须从肾以润之，从肺以清之，启其上窍，则下窍自然流动通利矣，此下病上治之法也。实症大便不通，方用 ：

大黄（五钱）归尾（一

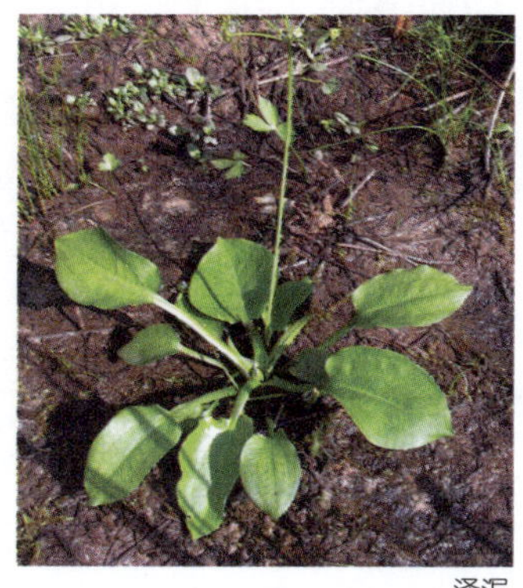
泽泻

两）升麻（五分）蜂蜜（半杯）水煎服。此方大黄泄利，当归以润之，仍以为君，虽泄而不至十分猛烈，不致有亡险之弊，况有升麻以提之，则泄中有留，又何必过虑哉。此方之妙在升麻，味能化板为灵，启其上窍则下窍自流，每以笔管汲砚池水比之，指按管则得水，指启则水落砚上，浅而易明，岳诊小便不通，以青龙汤之姜、细、味主之，亦此意也。此方比大承气和平，然阳明燥粪，非大承气不可，此方当归重用，温润而不猛也，此方从八味地黄悟出。

虚症大便不通

人有病后大便秘者，方用：

熟地、元参、当归（各一两）川芎（五钱）桃仁（十粒）红花、大黄（各三钱）火麻仁（一钱）蜂蜜（半杯）水煎服。

小便不通

膀胱之气化不行，即小便不通，似乎治膀胱也，然而治法全不在膀胱，方用：

人参、茯苓、莲子（各三钱）白果（二钱）甘草肉桂、车前子、王不留行（各一钱）水煎服。此方妙在用人参肉桂，盖膀胱必得气化而出，气化者何，心包络之气也，既用参桂而气化行矣，尤妙在用白果，人多不识此意，白果通任督之脉，走膀胱而引群药，况车前子王不

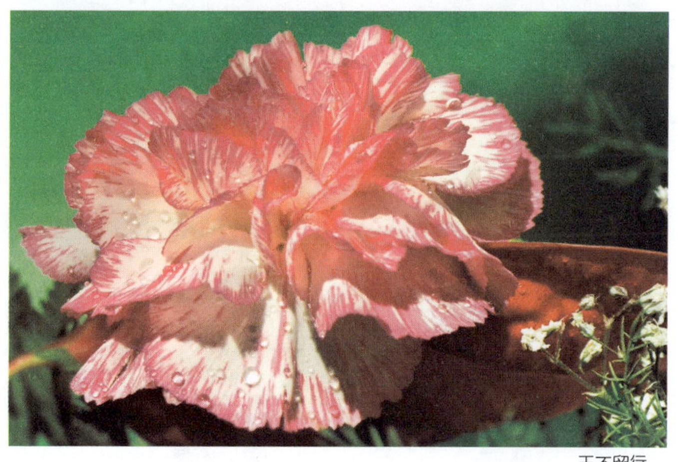
王不留行

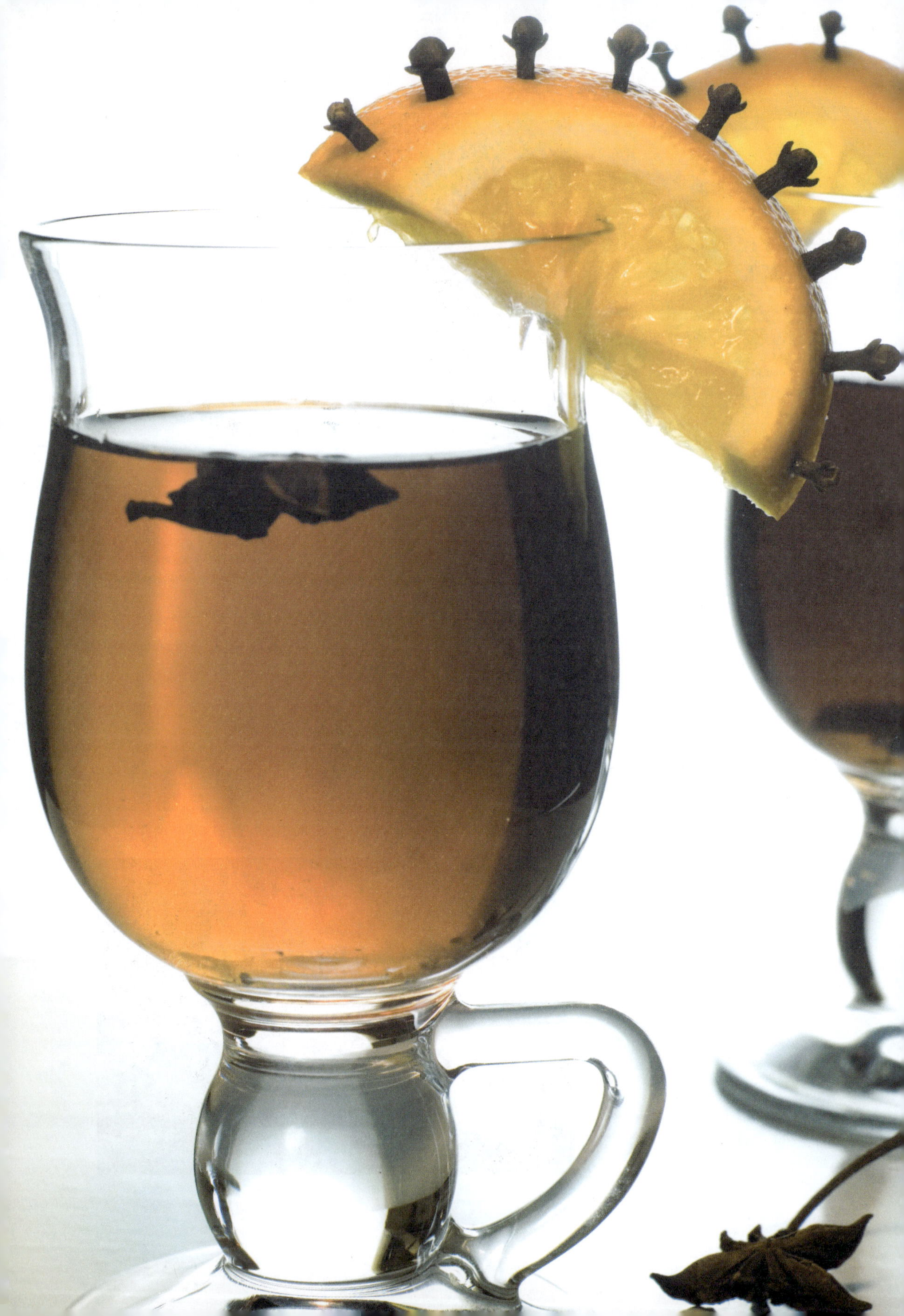

留行，尽下泄之品，服之而前阴有不利者乎。又方：

熟地(一两)山药、丹皮、泽泻、肉桂、车前子(各一钱)山萸（四钱）水煎服。此方不去通小便而专治肾水，肾中有水，而膀胱之气，自然行矣，盖膀胱之开合，肾司其权也。大小便不通，方用：

头发烧灰研末，用三指一捻，入热水半碗，饮之立通。又方：

蜜一茶杯，皮硝一两，黄酒一茶杯，大黄一钱，煎一处，温服神效。

厥症门

寒厥

此症手足必青紫，饮水必吐，腹必痛，喜火熨之，方用：

人参（三钱）白术（一两）附子、肉桂、吴萸（各一钱）水煎服。

热厥

此症手足虽寒而不青紫，饮水不吐，火熨之腹必痛，一时手足厥逆，痛不可忍，人以为四肢之风症也，谁知是心中热蒸，外不能泄，故四肢手足则寒，而胸腹皮热如火，方用：

柴胡(三钱)当归、黄连、炒栀（各二钱）荆芥、半夏、

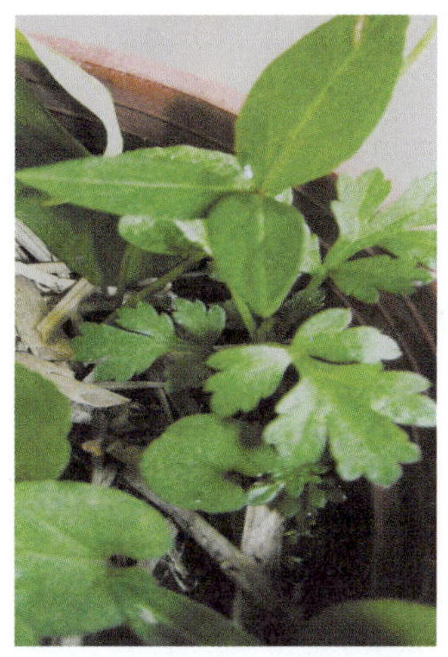

半夏

枳壳（各一钱）水煎服，两剂愈，又方：

白芍(一两)黑栀(三钱)陈皮、柴胡（各一钱）花粉(二钱)水煎服，以白芍为君，取入肝而平木也。此症热在于肝前方之柴胡当归后方之白芍皆肝药也

尸厥

此症一时猝倒，不省人事，乃气虚而痰迷心也，补气化痰而已，方用：

人参、半夏、南星（各三钱）白术（五钱）附子（五分）白芥子（一钱）水煎服，又方：

苍术（三钱）水煎，灌之必吐，吐后即愈，盖苍术阳药，善能祛风，故有奇效，凡见鬼者用之更效。

厥症

人有忽然发厥，闭目撒手，喉中有声，有一日死者，有二、三日死者，此厥多犯神明，然亦素有痰气而发也，治法宜攻其痰而开心窍，方用起迷丹。

人参、半夏各五钱，菖蒲二钱，菟丝子一两，茯苓、皂荚各三钱，生姜一钱，甘草三分，水煎服。

气虚猝倒

人有猝然昏倒，迷而不悟，喉中有痰，人以为风也，谁知是气虚乎，若作风治，无不死者，此症盖因平日不慎女色，精亏以致气衰，又加不慎起居，而有似乎风者，其实非风也。方用：

人参、黄、白术(各一两)茯苓（五钱）菖蒲、附子（各一钱)半夏(二钱)白芥子(三钱）水煎服。此方补气而不治风，消痰而不耗气，一剂神定，两剂痰消，三剂全愈。

阴虚猝倒

此症有肾中之水虚，而

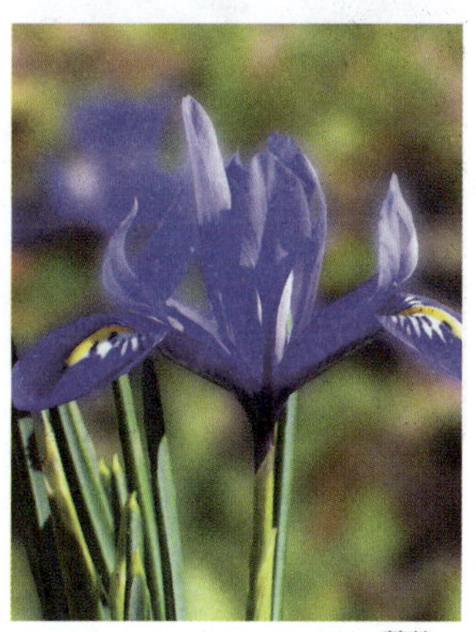

菖蒲

不上交于心者，又有肝气燥，不能生心之火者，此皆阴虚，而能令人猝倒者也，方用再苏丹。

熟地二两，山萸、元参、麦冬、五味子各一两，柴胡、菖蒲各一钱，茯苓五钱，白芥子三钱，水煎服。此方补肾水，滋肺气，安心通窍，泻火消痰，实有神功，十剂全愈。此症切实为阴虚者，当此人身本瘦，面部以下青黑，倒时微喘，目不能瞑。

阳虚猝倒

人有心中火虚，不能下交于肾而猝倒者，阳虚也，方用：

人参、白术、生枣仁（各一两）茯神（五钱）附子、甘草（各一钱）生半夏（三钱）水煎服。药下喉，则痰静而气出矣，连服数剂，则安然如故。此症又有胃热，不能

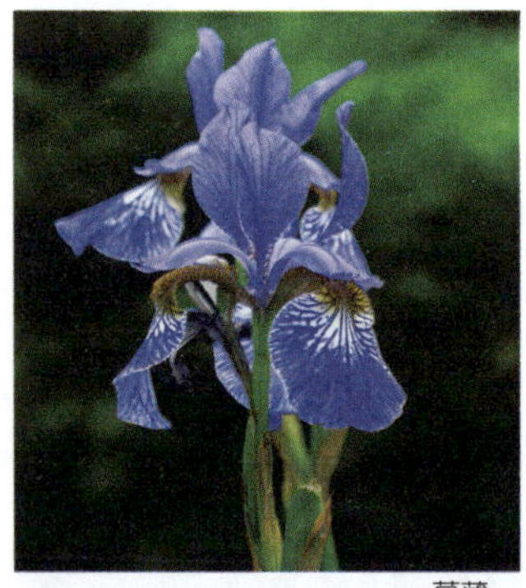
菖蒲

安心之火而猝倒者，亦阳虚也，方用：

人参、元参（各一两）石膏、花粉（各五钱）麦冬（三钱）菖蒲（一钱）水煎服。一剂心定，两剂火清，三剂全愈。此症切实为阳虚者，当此人素有眩晕，面色红明，倒时额鼻有微汗，阴器欲举，胃热必口有秽气，板齿燥。

肾虚猝倒

人有口渴索引，眼红气喘，心脉洪大，舌不能言，不可作气虚治，此乃肾虚之极，不能上滋于心，心火亢极，自焚闷乱，遂致身倒，有如中风者，法当补肾，而佐以清火之药，方用水火两治汤。

熟地、当归、元参（各一钱）麦冬、生地、山萸、茯苓（各五钱）黄连、白芥子、五味子（各三钱）水煎服，连服数剂而愈。

大怒猝倒

人有大怒跳跃，忽然卧地，两臂抽搦，唇口歪邪，左目紧闭，此乃肝火血虚，内热生风之症，当用八珍汤，加丹皮钩 山栀，若小便自遗，左关脉弦洪而数，此肝火血燥，当用六味汤，加钩、五味子、麦冬、川芎、当归，愈后需改用补中益气汤，加山栀、丹皮、钩，多服，如妇人得此症，则逍遥散加钩及六味汤，便是治法。

中风不语

人有跌倒昏迷，或自卧而跌下床者，此皆气虚，而痰邪犯之也，方用三生引。

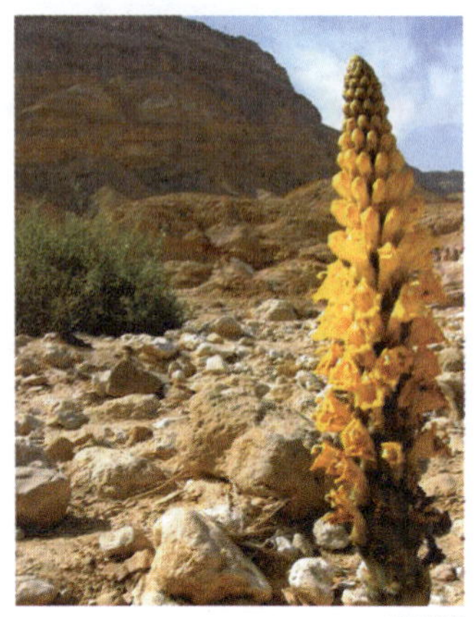
肉苁蓉

人参（一两）半夏（生）南星（生各三钱）附子（生一个）水煎灌之。此症又有因肾虚而得之者，夫肾主藏精，主下焦地道之生身，冲任二脉系焉，二脉与肾之大络，同出于肾之下，起于胞之中，其冲因称胞络，为经脉之海，遂名海焉，其冲之上行者，渗诸阳，灌诸精，下行者，渗诸阴，灌诸络，而温肌肉，别络结于跗，因肾虚而肾络与胞内绝，不通于上则，肾脉不上循喉咙挟舌本，则不能言，二络不通于下，则痱厥矣，方用地黄饮子。熟地、巴戟、山萸、茯苓、麦冬、肉苁蓉（各一两）附子、菖蒲、五味子（各五钱）石斛（六钱）肉桂（三

钱）薄荷、姜、枣，水煎服。

口眼歪邪

此症人多治木治金固是，而不知胃土之为尤切，当治胃土，且有经脉之分，经云足阳明之经，急则口目为僻，眦急不能视，此胃土之经为歪邪也，又云足阳明之脉，挟口环唇，口歪唇邪，此胃土之脉为歪邪也，二者治法，皆当用黄、当归、人

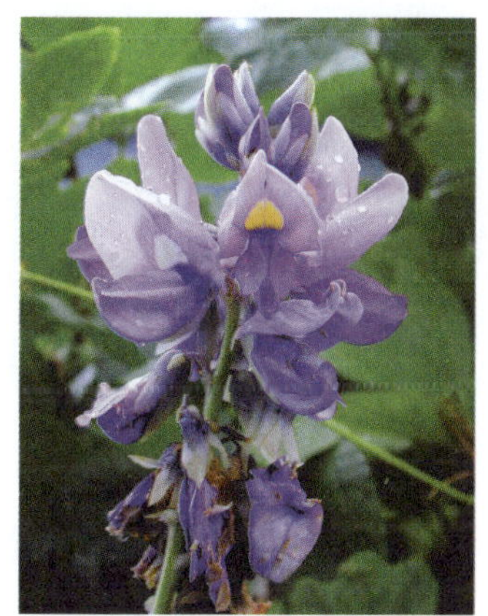

葛根

参、白芍、甘草、桂枝、升麻、葛根、秦艽、白芷、防风、黄柏、苏木、红花，水酒各半煎，微热服，如初起有外感者，加葱白三茎同煎，取微汗自愈。此症又有心中虚极，不能运于口耳之间，轻则邪，重则不语，方用：

人参、茯苓、菖蒲、白芍（各三钱）白术（五钱）甘草（一钱）半夏、肉桂（各二钱）当归（一两）水煎服，两剂愈。又治法，令一人抱住身子，又一人抱住歪邪之耳轮，再令一人手摩其歪邪之处，至数百下，使面上火热而后已，少顷口眼如故矣，最神效。

半身不遂

此症宜於心胃而调理之，盖心为天真，神机开发之本，胃是谷府，充大真气之标，标本相得，则心膈间之中气海，所留宗气盈溢，分布五脏三焦，上下中外，无不周偏，若标本相失，不能致其气于气海，而宗气散矣，故分布不周于经脉，则偏枯，不周于五脏，则，即此言之，未有不因真气不周而病者也，法宜黄为君，参、归、白芍为臣，防风、桂枝、钩、竹沥、姜、韭、葛、梨、乳汁为佐，治之而愈，若杂投乎乌附羌活之类，以涸营而耗卫，如此死者，医杀人也。半身不遂，口眼歪邪，方用：

人参、当归、白术各五钱，黄一两，半夏、干葛各

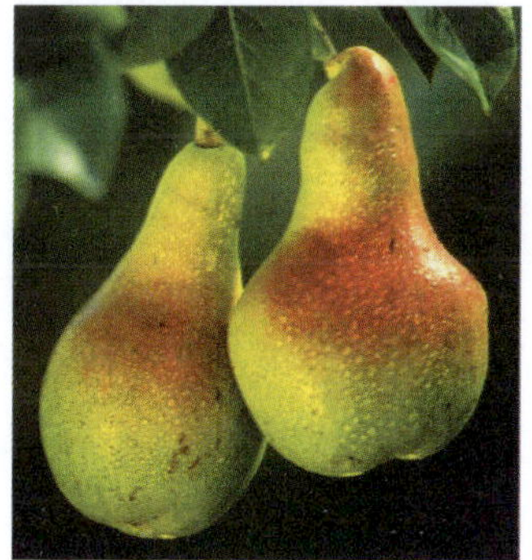

梨

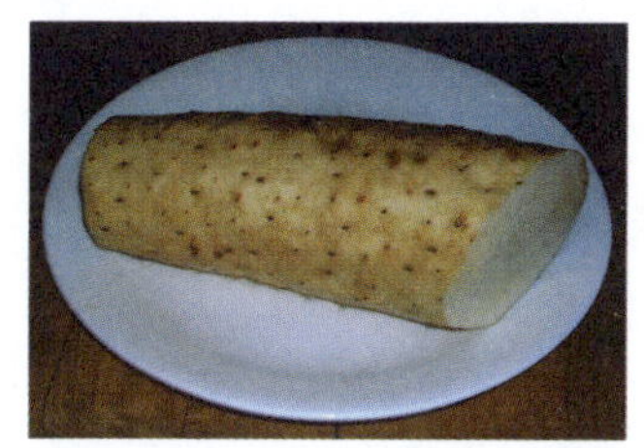

山药

三钱，甘草一钱，红花二钱，桂枝一钱五分，水二樽，姜三片，枣二枚，煎服。此症人多用风药治之，殊不见功，此药调理气血，故无不效。此症由于血不行又中风，若用驱风之品，偏枯则终不起矣，故当以养血和血为主，治风先治血，血行风自灭，此为的论。

痫症

此症忽然卧地，作牛马猪羊之声，吐痰如涌泉者，痰迷心窍也，盖因寒而成，感寒而发也，方用：

人参、山药、半夏（各三钱）白术（一两）茯神、薏仁（各五钱）肉桂　附子（各一钱）水煎服。又方人参、茯苓（各一两）白术（五钱）半夏、南星、附子、柴胡（各一钱）菖蒲（三分）水煎服，此本治寒狂之方，治亦效。

癫狂门

癫狂

此症多生于脾胃之虚寒，饮食入胃，不变精而变

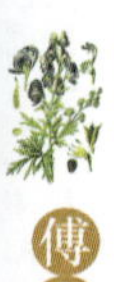

痰，痰迷心窍，遂成癫狂，徒治痰而不补气，未有不死者也，方用：

人参、白芥子各五钱，白术一两，半夏三钱，陈皮、干姜、肉桂各一钱，甘草、菖蒲各五分，水煎服。如女人得此症，去肉桂加白芍、柴胡、黑栀，治之亦最神效。

发狂见鬼

此症气虚而中痰也，宜固其正气，而佐以化痰之品，方用：

人参、白术（各一两）半夏、南星（各三钱）附子（一钱）水煎服。男子补气，女子补血。

发狂不见鬼

此是内热之症，方用：

人参、白芍、半夏（各三钱）南星、黄连（各二钱）陈皮、甘草、白芥子（各一钱）水煎服。

狂症

此症有因寒得之者，一时之狂也，可用白虎汤以泻火，更有终年狂而不愈者，或拿刀杀人，或骂亲戚，不

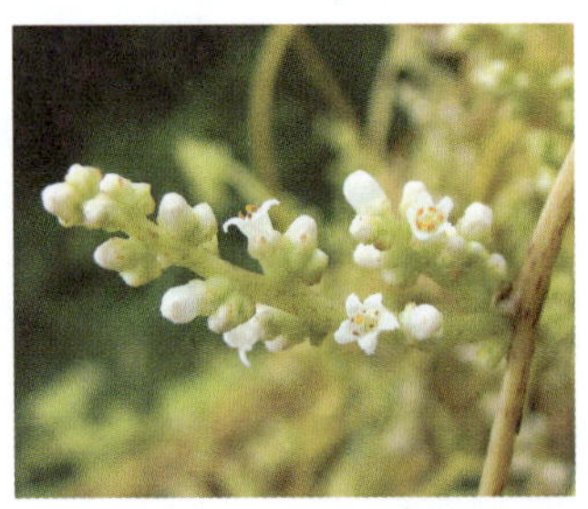

菟丝子

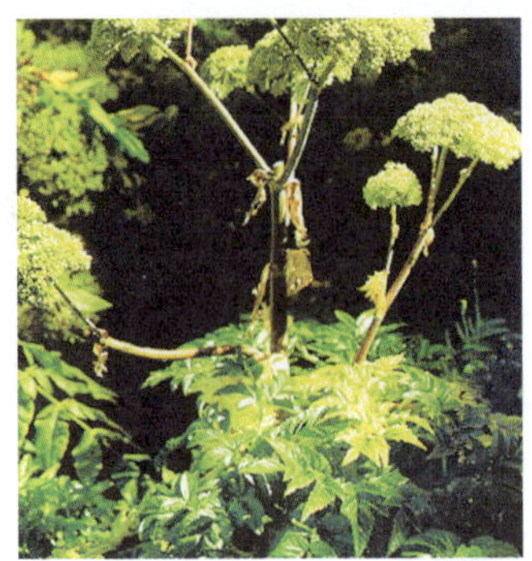

当归

认儿女，见水大喜，见食大恶，此乃心气之虚，而热邪乘之，痰气侵之也，方用化狂丹。

人参、白术、茯神（各一两）附子（一分）半夏、菟丝子（各三钱）菖蒲、甘草（各一钱）水煎服，一剂狂定。此方妙补心脾胃三经，而化其痰，不去泻火，盖泻火则心气益虚，而痰涎益盛，狂何以止乎，尤妙在微用附子，引补心消痰之品，直入心中，则气易补而痰易消，又何用泻火之多事哉。此症因寒得之，何以用白虎汤，血寒邪外逼，不热泄而扰心胃，如冬伤於寒，春必病温是也。

寒狂

凡发狂骂人，未渴索饮，与水不饮者，寒证之狂也，此必气郁不舒，怒气未泄，其人必性情过于柔弱，不能自振者耳，宜补气消痰，方用：

人参、茯神（各一钱）白术（五钱）菖蒲（三分）半夏、南星、附子、柴胡（各一钱）水煎服，药下喉，睡熟醒来，病如失也。

怔忡惊悸，怔忡不寐

此症心经血虚也，方用：

人参、当归、茯苓（各三钱）丹皮、麦冬（各二钱）甘草、菖蒲、五味子（各一钱）生枣仁、熟枣仁（各五钱）水煎服。此方妙在用生熟枣仁，生使其日间不卧，熟使其日间不醒，又以补心之药为佐，而怔忡安矣。

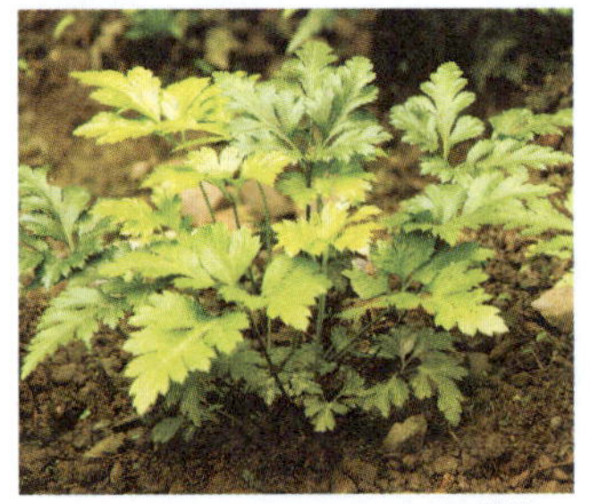

黄连

心惊不安夜卧不睡

此心病而实肾病也，宜心肾兼治，方用：

人参、茯苓、茯神、熟地、山萸、当归（各三两）远志（二两）菖蒲（三钱）黄连、肉桂、砂仁（各五钱）生枣仁、白芥子（各一两）麦冬（三两）蜜丸，每日下五钱，汤酒俱可。此方治心惊不安与不寐耳，用人参、当归、茯神、麦冬足矣，即为起火不寐，亦不过用黄连足矣，何

以反用熟地、山萸补肾之药，又加肉桂以助火，不知人之心惊，乃肾气不入於心也，不寐乃心气不归于肾也，今用熟地山萸补肾，则肾气可通于心，肉桂以补命门之火，则肾气既温，相火有权，君火相得，自然上下同心，君臣合德矣，然补肾固是，而亦有肝气不上于心而成此症者，如果有之，宜再加白芍二两，兼补肝木，斯心泰然矣。恐怕人夜卧交睫，则梦争斗负败，恐怖之状，难以形容，人以为心病，谁知是肝病乎，盖肝藏魂，肝血虚则魂失养，故交睫若魇，此乃肝胆虚怯，故负恐维多，此非大补，不克奏功，而草木之品，不堪任重，当以酒化鹿角胶，空腹服之可愈，盖鹿角胶大补精血，血旺则神自安矣。何以知肝气不上于心，此人当面色青，或潮热，或手足烧，或眩晕左佪涨。

神气不宁

人每卧则魂飞扬，觉身在床而魂离体矣，惊悸多魇，通夕不寐，人皆以为心病也，谁知是肝经受邪乎，盖肝气一虚，邪气袭之，肝藏魂，肝受邪，魂无依，是以魂飞扬而若离体也，法用珍珠母为君，龙齿佐之，珍珠母入肝为第一，龙齿与肝同类，龙齿虎睛，今人例以为镇心之药，讵知龙齿安魂，虎睛定魄，东方苍龙木也，属肝而藏魂，西方白虎金也，属肺而藏魄，龙能变化，故魂游而不定，虎能专静，故魄止而有守，是以治魄不宁宜虎睛，治魂飞扬宜龙齿，药各有当也，此症岳每用桂枝汤温胆汤参之颇效。

腰腿肩背手足疼痛

满身皆痛

手足心腹一身皆痛，将治手乎，治足乎，治肝为主，盖肝气一舒，诸痛自愈，不可头痛救头，足痛救足也，方用：

柴胡、甘草、陈皮、栀子（各一钱）白芍、薏仁、茯苓（各五钱）当归 苍术（各二钱）水煎服，此逍遥散之变化也，舒肝而又去湿去火，

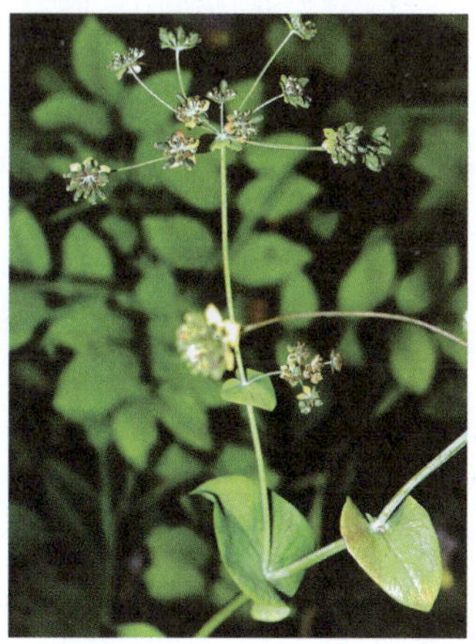
柴胡

治一经而诸经无不愈也。

腰痛

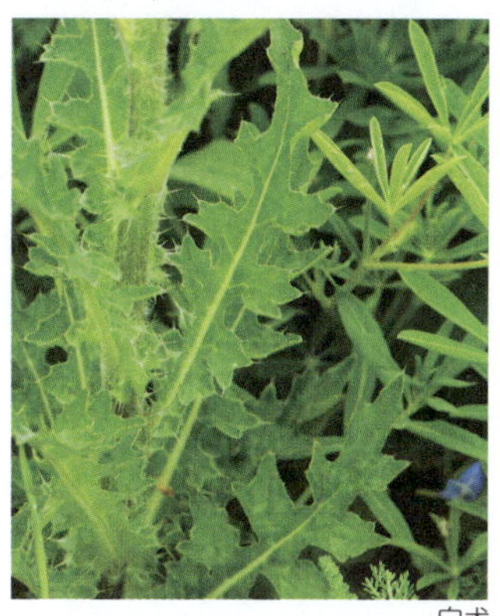
白术

痛而不能俯者，湿气也，方用：

柴胡、泽泻、猪苓、白芥子（各一钱）防已（二钱）白术、甘草（各五钱）肉桂（三分）山约（三钱）水煎服。此方妙在入肾去湿，不是入肾而补水，初痛者，一、两剂可以奏功，日久必多服为妙。

腰痛

痛而不能直者，风寒也，方用逍遥散加防已一钱，一剂可愈，若日久者，当加杜仲一两，改白术二钱，酒煎服，十剂而愈。又方杜仲（壹两盐炒）破故纸（伍钱盐炒）熟地、白术（各三两）核桃仁（二钱）蜜丸，每日空心白水送下五钱，服完可愈，如未全愈，再服一料，必愈。

腰痛

凡痛而不止者，肾经之病，乃脾湿之故，方用：

白术四两，薏仁三两，芡实二两，水六碗，煎一碗，一气饮之，此方治梦遗之病亦神效，腰腿筋骨痛，方用养血汤。

当归、生地、肉桂、牛膝、杜仲、破故纸、茯苓、防风各一钱，川芎五分，甘草三分，核桃二个，山萸、土茯苓各二钱水酒煎服。腰痛足亦痛，方用：

黄半斛，防风、茯苓各五钱，薏仁五两，杜仲一两，肉桂一钱，车前子三钱，水十碗，煎二碗入酒，以醉为主，醒即愈，腰足痛，明系是肾虚而气衰，更加之湿，自必作楚，妙在不补肾而单益气，盖气足则血生，血生

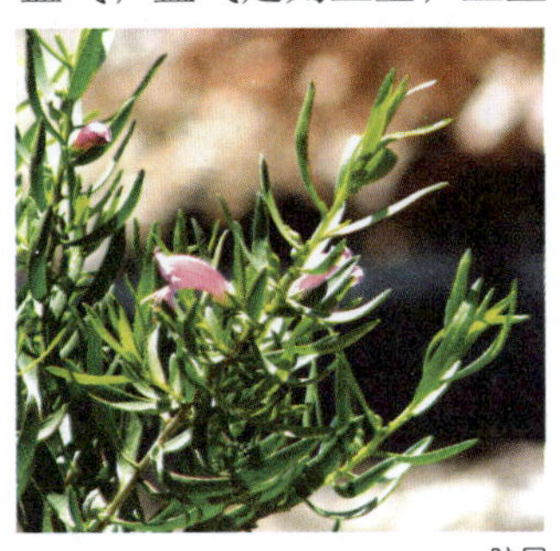
防风

则邪退，又助之薏仁、茯苓、车前之类，去湿，湿去而血活矣，况又有杜仲之健肾，肉桂之温肾，防风之荡风乎。

腿痛

身不离床褥，伛偻之状可掬，乃寒湿之气侵也，方用：

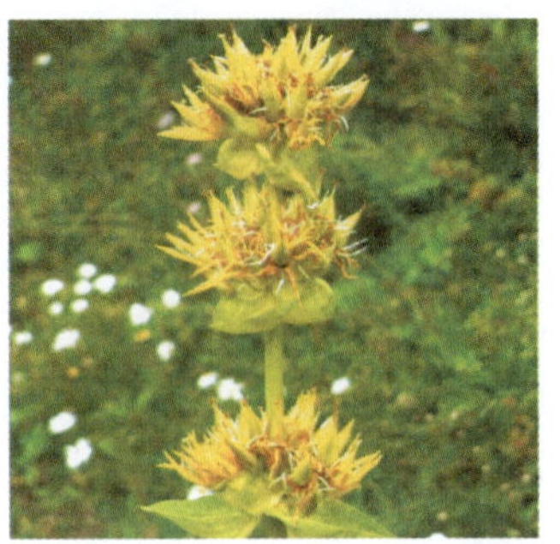
秦艽

白术（五钱）芡实（二钱）肉桂（一钱）茯苓、萆（各一两）杜仲（三钱）薏仁（二两）水煎，日日服之，不必改方，久之自奏大功。

两臂肩膊痛

此手经之病，肝气之郁也，方用：

当归、白芍（各三两）柴胡、陈皮（各五钱）羌活、秦艽、白芥子、半夏（各三钱）附子（一钱）水六碗，煎三沸，取汁一碗，入黄酒服之，一醉而愈，此方妙在用白芍为君，以平肝木不来侮胃，而羌活柴胡又去风，直走手经之上，秦艽亦是风药，而兼附子攻邪，邪自退出，半夏、陈皮、白芥子，祛痰圣药，风邪去而痰不留，更得附子无经不达，而其痛如失也。

手足痛

手足肝之分野，而人乃为脾经之热，不知散肝木之郁结，而手足之痛自去，方用逍遥散。

加栀子（三钱）半夏（二钱）白芥子（二钱）水煎服，两剂，其痛如失，盖肝木作祟，脾不敢当其锋，气散于四肢，结而不伸，所以作楚，今平其肝气，则脾气自舒矣。

胸背手足颈项腰膝痛

筋骨牵引，坐卧不得，时时走易不定，此是涎伏在心膈上下，或令人头痛，夜间喉中如锯声，口流涎唾，手足重，腿冷，治法用控涎丹，不足十剂，其病如失矣。控涎丹方药未见此条，仍照原本存之。

背骨痛

此症乃肾水衰耗，不能上润于脑，则河车之路，干涩而难行，故作痛也，方用：

黄芪、熟地（各一两）山萸（四钱）白术、防风（各五钱）五味子（一钱）茯苓（三钱）附子（一分）麦冬（二钱）水煎服。此方补气补水，去湿去风，润筋滋骨，何痛之不愈哉。

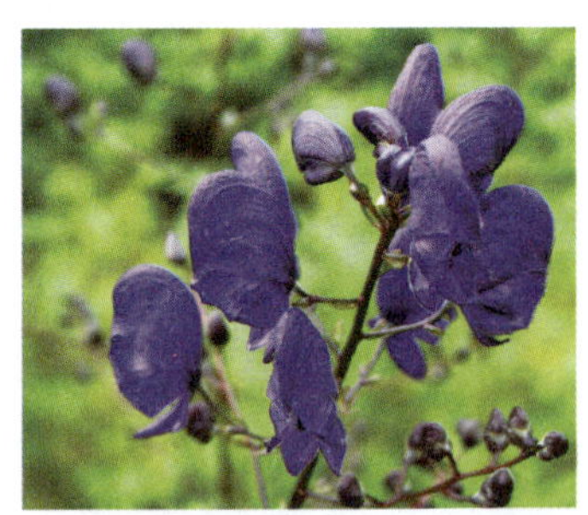
附子

腰痛兼头痛

上下相殊也，如何治之

乎，治腰乎，治头乎，谁知是肾气不通乎，盖肾气上通于脑，而脑气下达于肾，上下虽殊，而气实相通，法当用温补之药，以大益其肾中之阴，则上下之气通矣，方用：

熟地（一两）杜仲、麦冬（各五钱）五味子（二钱）水煎服。一剂即愈，方内熟地，杜仲，肾中药也，腰痛是其专功，今并头而亦愈者

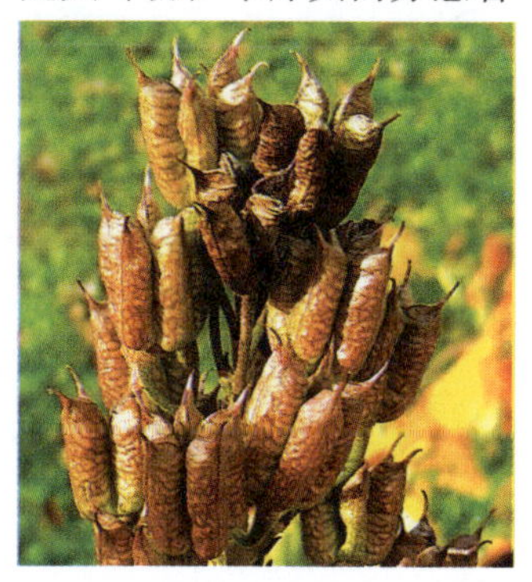

草乌

何也，盖此头痛，是肾气不上达之故，用补肾之味，则肾气旺而上通于脑，故腰不痛而头亦不痛矣。

心腹痛门

心痛辨

心痛之症有二，一则寒气侵心而痛，一则火气焚心而痛，寒气侵心者，手足反温，火气焚心者，手足反冷，以此辨之最得。寒痛方用：

良姜、白术、草乌、贯仲（各三钱）肉桂、甘草（各一钱）水煎服。

热痛方用：

黑栀（三钱）白术（五钱）甘草、半夏、柴胡（各一钱）水煎服。心不可使痛，或寒或火，皆冲心包耳。

久病心痛

心乃神明之君，一毫邪气不可干犯，犯则立死，经年累月而痛者，邪气犯心包络也，但邪有寒热之辨，如恶寒见水如仇，火熨之则快，此寒邪也，方用：

苍术（二钱）白术（五钱）当归（一两）肉桂、良姜（各一钱）水煎服。

久病心痛

如见水喜悦，手按之而转痛者，热气犯心包络也，方用：

白芍（一两）黑栀、当归、生地（各三钱）甘草（一钱）陈皮（八分）水煎服。寒热二症，皆之责于肝也，肝属木，心属火，木衰不能生火，则包络寒，补肝而邪自退，若包络之热，由于肝经之热，泻肝而火自消也。心腹之痛共有九种，其实皆心包络、胃、中及腹痛，无真心痛也，虫痛、注痛、气痛、血痛、悸痛、食痛、饮痛、冷痛、热痛、证各有辨，其用药亦大有不同，如虫痛则唇上有疮，痛时作时止，可与乌梅圆，注痛则兼头痛，或抽或妄语，可与苏合丸，气痛则或上或下，或前或后，有肝、有胃、有肺，可与左金丸、平胃散之属，血痛则有痞块，可与桃仁汤、失笑散，悸痛则按之不拒，可与理中汤、妙香散，食痛则拒按发热，可与承气汤、槟榔丸，饮痛则吐清水，下有水声，可与二陈汤，甚者十枣汤，冷痛热痛则此二方可用，先生此书因穷乡僻壤而设，执此可以应急，且免误于庸医，故去烦就简也。

腹痛

痛不可忍，按之愈痛，口渴饮以凉水，则痛少止，少顷依然大痛，此火结在大小肠也，若不急治，一时气绝，方用定痛如神汤。

黑栀　苍术（各三钱）甘草　厚朴（各一钱）茯苓（一两）白芍（五钱）水煎服。此方舒肝经之气，利膀胱之水，泻水逐瘀，再加大黄壹钱，水煎服勿迟。

腹痛

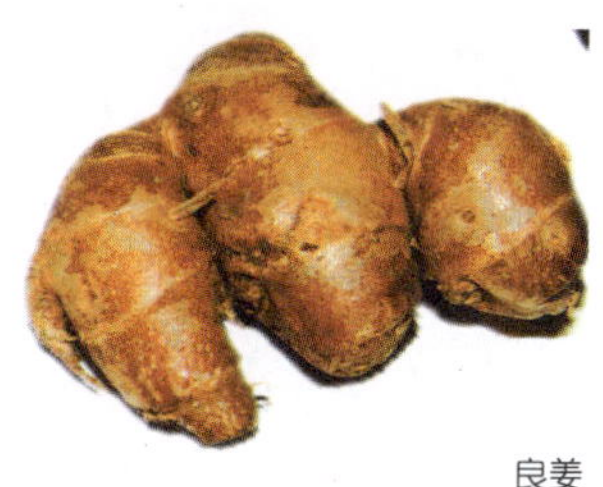

良姜

腹中有痞块，一时发作，而痛不可手按者，方用：

白术（二两）枳实（一两）马粪（炒焦伍钱）好酒煎服。冷气心腹痛，方用火龙丹。硫磺（醋制壹两）胡椒（一钱）白矾（四钱）醋打荞面为丸如桐子大，每服二十五丸，米下汤。

胃气痛

人病不能饮食，或食而不化，作痛作满，或兼吐泻，此肝木克脾土也，方用：

白芍、当归、柴胡、茯苓（各二钱）白术（三钱）甘草、白芥子（各一钱）水煎服。有火加栀子（二钱），无火加肉桂（一钱），有食加山楂（三钱），伤面食加枳壳（一钱），麦芽（一钱），有痰加半夏（一钱），有火能散，有寒能驱，此右病而左治之也。

麻木门

手麻木

此乃气虚而寒湿中之，如其不治，三年后必中大风，方用：

白术、黄（各五钱）陈皮、桂枝（各五分）甘草（一两）水煎服。

手麻

十指皆麻，面目失色，

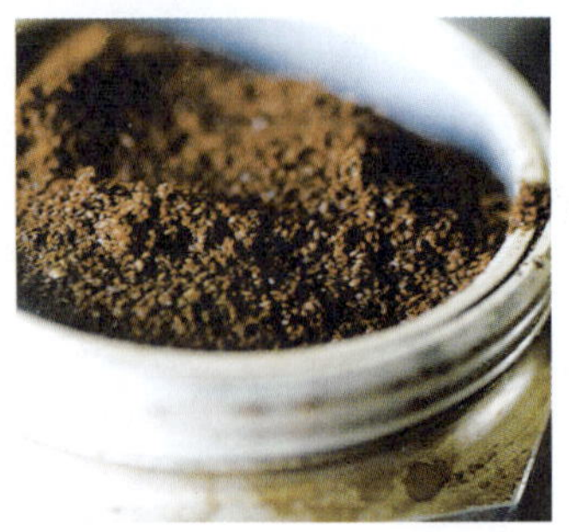
木香

此亦气虚也，治当补中益气汤，加木香麦冬香附羌活乌药防风，三剂可愈。

手足麻木

手足麻木为中风之候，左右偏枯皆先由手足大指不用起，盖手太阴肺经行于手大指，肺藏气而右降，气分虚则病偏于右，足厥阴肝经行于足大指，肝藏血而左升，血分虚则病偏于左，故手足麻木必补气血，且验中风之候于未来也。四物汤加人参、白术、茯苓、陈皮、半夏、桂枝、柴胡、羌活、防风、秦艽、牛膝炙草，姜、枣引煎服，四剂愈。

木

凡木是湿痰死血也，用四物汤。

加陈皮、半夏、茯苓、桃仁、红花、白芥子、甘草、竹沥、姜汁，水煎服。

腿麻木方用导气散

黄（二钱）甘草（一钱五分）青皮（一钱）升麻、柴胡、归尾、泽泻（各五分）五味子（三十粒）陈皮（八分）红花（少许）水煎，温服甚效。

两手麻困倦嗜卧

此乃热伤元气也，方用益气汤。

人参、甘草（各一钱）黄芪（二钱）炙草（五分）五味子（三十粒）柴胡、白芍（各七分）姜（三片）枣（二枚）水煎热服。

浑身麻木

凡人身体麻木不仁，两目羞明怕日，眼涩难开，视物昏花，睛痛，方用神效黄汤。

黄芪、白芍（各一钱）陈皮（五分）人参（八分）炙草（四分）蔓荆子（二分）如有热，加黄柏参分，水煎服。

麻木痛

风寒湿三气，合而成疾，客于皮肤肌肉之间，或痛或麻木，方用：

牛膝胶（二两）南星

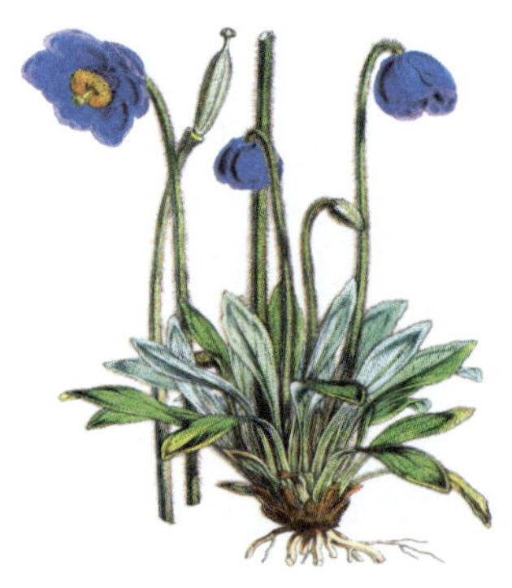
蔓荆子

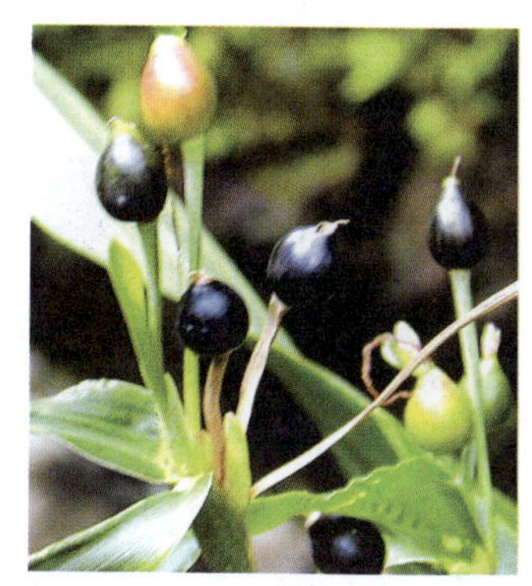

薏仁

（五钱）姜汁（半碗）共熬膏摊贴，再以热鞋底熨之，加羌活乳香没药，更妙。

足弱

此症不能步履，人以为肾水之虚，谁知由于气虚而不能运动乎，方用补中益气汤。

加人参、牛膝（各三钱）金石斛（五钱）黄 （一两）水煎服。

筋缩

凡人一身筋脉，不可有病，病则筋缩而身痛，脉涩而体重矣，然筋之舒，在于血和，而脉之平，在于气足，故治筋必须先治血，而治脉必须补气，人若筋急拳缩伛偻，而不能直立者，皆筋病也，方用：

当归（一两）白芍、薏仁、生地、元参（各五钱）柴胡（一钱）水煎服。此方妙在用柴胡一味，入于补药中，盖血亏则筋病，用补药以治筋宜矣，何又用柴胡，夫肝为筋之主，筋乃肝之余，气不顺，筋自缩急，今用柴胡以舒散之，郁气既除，而又济之以大剂补血，则筋得其养矣。

胁痛门

两胁有块

左胁有块作痛，是死血也，右胁有块作痛，是食积也，遍身作痛，筋骨尤甚，不能伸屈，口渴目赤头眩，痰壅胸不利，小便短赤，夜间殊甚，又遍身作如虫行，人以为风也，谁知是肾气虚而热也，法用六味地黄汤加栀子柴胡，是乃正治也，三剂见效。

左胁痛

左胁痛，肝经受邪也，方用：

黄连（吴萸炒二钱）柴胡、当归、青皮、桃仁（研各一钱）川芎（八分）红花（五分）水煎食（远服）有痰。加陈皮半夏。

右胁痛

此是邪入肺经也。方用：

片姜黄、枳壳（各二钱）桂心（二分）炙草、陈皮、半夏（各五分）水煎服。

左右胁俱痛

方用：

柴胡、青皮、龙胆草、当归（各一钱）川芎、枳壳（各八分）甘草（三分）砂仁、木香（各五分）姜水煎服。

两胁走注

两胁走注，痛而有声者，痰也，方用二陈汤。

去甘草加枳壳、砂仁、广木香、川芎、青皮、苍术、香附、茴香，水煎服。

胁痛身热

此劳也，用补中益气汤，加川芎、白芍、青皮、砂仁、枳壳、茴香，去黄 ，水煎服。

胁痛

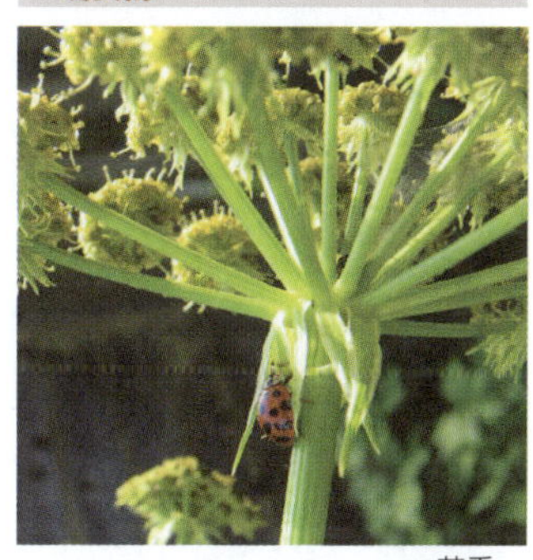

茴香

此乃肝病也，故治胁痛，必须平肝，平肝必须补肾，肾水足而后肝气有养，不治胁痛，而胁痛自平也，方用肝肾兼资汤。

熟地、当归（各一两）白芍（二两）黑栀（一钱）山萸（五钱）白芥子 甘草（各三钱）水煎服。每咯血之人，胁涨痛而咯，是经血瘀滞胁下也，两方用时加桃仁七枚，黑荆芥穗捌分尤效。

胁痛咳嗽

咳嗽气急，脉滑数者，痰结痛也，瓜蒌仁、枳壳、青皮、茴香、白芥子水煎服。

浊淋门（附肾病）

二浊五淋病

浊淋二症，俱小便赤也，浊多虚，淋多实，淋痛浊不痛为异耳，浊淋俱属热症，惟其不痛，大约属湿痰下陷，及脱精所致，惟其有痛，大约纵淫欲火动，强留败精而然，不可混治。淋症方用五淋散。

淡竹叶、赤茯苓、芥穗、灯心（各一钱）车前子（五钱）水煎服。浊症方用清心莲子饮。

石莲子、人参（各二钱五分）炙草、赤茯苓（各二钱）麦冬、黄、地骨皮、车前子（各一钱五分）甘草（五分）水煎服。

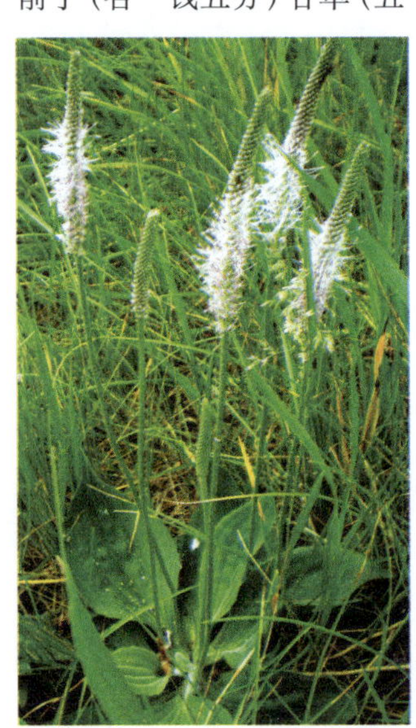

车前子

阳强不倒

此虚火炎上，而肺气不能下行故耳，若用黄柏知母煎汤饮之，立时消散，然自倒之后，终年不能振起，亦非善治之法也，方用：

元参、麦冬（各三两）肉桂（三分）水煎服。此方妙在用元参以泻肾中之火，肉桂入其宅，麦冬助肺金之气，清肃下行，以生肾水，水足则火自息矣，不求倒而自倒矣。

阳痿不举

此症乃平日过于削，日泄其肾中之水，而肾中之火，亦因而消亡，盖水去而火亦去，必然之理，有如一家人口，厨下无水，何以为炊，必有水而后取柴炭以煮饭，不则空铛也，方用：

熟地（一两）山萸（四钱）远志、巴戟、肉苁蓉、杜仲（各一钱）肉桂、茯神（各二钱）白术（五钱）人参（三钱）水煎服。

尿血又便血

便血出于后阴，尿血出于前阴，最难调治，然总之出血于下也，方用：

生地（一两）地榆（三钱）水煎服，二症俱愈，盖大小便各有经络，而其症皆因膀胱之热也，生地地榆，俱能清膀胱之热，一方而两用之也，盖分之中有合。

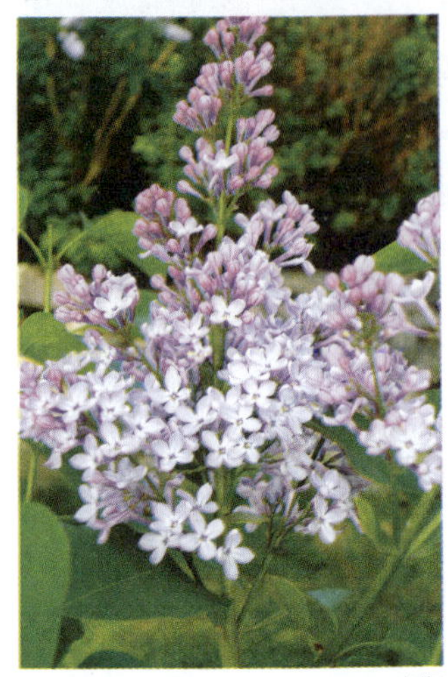

乌梅

疝气方用去铃丸

大茴香、姜汁（各一斛）将姜汁入茴香内，侵一宿，入青盐贰两，同炒红为末，酒丸桐子大，每服三十丸，温酒或米汤送下。

肾子痛方

泽泻、陈皮、赤苓（各一钱）丹皮、小茴香、枳实（各三钱）吴萸、苍术（各五分）山楂（四分）苏梗（四分）姜水煎服。又方：

酒炒大茴香酒炒小茴香、赤石脂（煅）、广木香各等分，乌梅肉捣烂为丸，如桐子大，空心每服十五丸，葱酒送下立效。偏坠方用：

小茴香、猪苓等分，微炒为末，空心盐水冲服，热盐熨亦甚效。